内科基地住院医师口袋书
临床思维

姜林娣 杨露伟 戴晓敏 主编

复旦大学出版社

编委会

主 编

姜林娣　杨露伟　戴晓敏

编 委

（按姓氏拼音排序）

卞　华　陈菲菲　陈淑靖　崔　洁　戴晓敏
丁　晶　董　玲　方　颖　洪群英　姜林娣
李晓牧　潘　珏　王伟光　杨达伟　杨露伟
姚雨濛　叶　伶　于　鹏　张　尧　张　臻
　　　　　　邹建洲　朱　蕾

致 谢

（按姓氏拼音排序）

郭津生　金美玲　李　蕾　石　虹
内科基地各专科教学主任及教学秘书
2018—2020年内科基地住院医师

前言

初入临床的住院医师大部分的知识来源于课堂和书本的学习,缺乏实战能力。因此,临床的实践尤为重要,也十分必要。其中核心的内容包括培育良好的职业素养、专业能力、病人管理、沟通能力、教学能力,自主学习和持续提升的能力。对教学规律的尊重、丰富的病例学习、富有经验的指导医师和成熟的教学制度,无疑都有助于培养具有临床胜任力的医师。

内科住院医师的培训阶段,是在单纯的记忆型医学知识和理论基础上,实施临床基本能力的规范训练和临床思维的构建,是促进内科的理论知识内化和临床实践能力的关键和基石,而且对住院医师职业生涯的发展会产生长远的影响。由于内科教科书展现的是一个个疾病,而临床所见是一组组症状和具有个体化特性的患者,需要根据床旁患者的特点去思考首要的诊断和排他疾病;在每一个专科轮转,学到的是这个专科的疾病知识,会采用相应的检查方法去印证专科疾病,但是其他可能的或常见的疾病也需要进行鉴别,这就需要有扎实的基本功,厘清不同疾病的特征和区别点,确立最可能的疾病,细化诊疗计划,步步递进,明确诊断,少走弯路。治疗同样重要,比如治疗原则,一般治疗(如饮食/活动/心理指导、随访计划等)、药物治疗、预防措施及综合治疗等。这是目前住院医师培训中存在的困难,也是亟须解决的问题。

由此,基于规范化培训的目标,我们团队和内科专科的老师们用近 2 年时间编制此内科住院医师培训的口袋书,供住院医师在床旁学习时使用；在内容上主要围绕内科专业基地培养目标，对常见病、多发病，在体例上强调问诊病史和体检的重要性，有针对性的实验室检查和影像学资料的获得和解读，在上述获得的每一条线索基础上，开展分析、推理及整合；口袋书更多采用图和表，着力铸造内科常见病的临床思维，启迪住院医师展开思考、推理和鉴别诊断，在初步诊断的基础上，计划下一步的诊疗，最终实现明确诊断和治疗；在疾病诊治上尽可能地参考了现时的国内外指南。

我们编写的内科住院医师规范化培训口袋书还具有其他特点。比如，在具体疾病/症状阐述上给出清晰的概念并附上英文名词；详细地指导住院医师在接诊患者时，问诊和体检的具体内容，以及侧重点、重要特征、危急重甄别和处理等，主要的实验室检查和辅助检查内容和意义；每一系统重要的症状和疾病临床思维，强化住院医师规范化诊断思路的架构，以及建立疾病治疗的原则和措施，着力于培育具有实践能力的临床医师。

住院医师口袋书适用于内科基地住院医师以及其他专业基地的住院医师，也适用于医学生见习和实习之用。在编写此书时，我们复习了内科的知识和诊疗过程，由衷体会到教学相长。因此，指导老师在教学中也可以参考。

最后，感谢所有参与编写此书的老师！

复旦大学附属中山医院

姜林娣　教授

2022年1月1日

目 录

第一章　心血管疾病 ····· 001
第一节　常见症状总结 ····· 001
一、心悸 ····· 001
二、胸痛 ····· 003
三、发绀 ····· 009
四、水肿 ····· 011

第二节　常见疾病诊治 ····· 012
一、心力衰竭 ····· 012
二、冠状动脉粥样硬化性心脏病 ····· 022
三、心律失常 ····· 028
四、心房颤动 ····· 032
五、高血压 ····· 037
六、血脂异常 ····· 045
七、心脏瓣膜病 ····· 048
八、急性心包炎 ····· 053
九、主动脉夹层 ····· 056

第二章　呼吸系统疾病 ····· 061
第一节　常见症状总结 ····· 061
一、咯血 ····· 061
二、呼吸困难 ····· 065

三、慢性咳嗽 ······ 068

第二节 常见疾病诊治 070

一、急性气管-支气管炎 ······ 070

二、上呼吸道感染 ······ 072

三、支气管哮喘 ······ 074

四、慢性阻塞性肺疾病 ······ 081

五、支气管扩张 ······ 095

六、社区获得性肺炎 ······ 098

七、医院获得性肺炎 ······ 104

八、肺结核 ······ 110

九、间质性肺疾病 ······ 113

十、气胸 ······ 115

十一、胸腔积液 ······ 118

十二、肺癌 ······ 121

十三、肺栓塞 ······ 123

十四、急性呼吸窘迫综合征 ······ 128

十五、慢性呼吸衰竭 ······ 130

十六、肺脓肿 ······ 132

第三节 功能性检查：肺功能 135

第三章 消化系统疾病 139

第一节 常见症状总结 139

一、腹痛 ······ 139

二、黄疸 ······ 146

三、慢性腹泻 ······ 150

四、消化道出血 ······ 152

第二节 常见疾病诊治 ················ 158
一、胃食管反流病 ················ 158
二、食管癌 ························ 160
三、消化性溃疡 ·················· 163
四、慢性胃炎 ···················· 165
五、胃癌 ·························· 167
六、炎症性肠病 ·················· 170
七、肠结核 ······················ 176
八、肠易激综合征 ················ 177
九、大肠癌 ······················ 180
十、酒精性肝病 ·················· 184
十一、肝硬化 ···················· 188
十二、自身免疫性肝病 ············ 194
十三、原发性肝癌 ················ 198
十四、腹水及自发性腹膜炎 ········ 200
十五、急性胰腺炎 ················ 202
十六、急性胆道感染 ·············· 207

第四章 泌尿系统疾病 ············ 211
第一节 常见症状总结 ············ 211
一、蛋白尿 ······················ 211
二、血尿 ························ 213
三、高钾血症 ···················· 216
四、低钾血症 ···················· 220
第二节 常见疾病诊治 ············ 222
一、肾小球疾病 ·················· 222

二、急性链球菌感染后肾小球肾炎 ·········· 224
三、快速进展性肾小球肾炎 ·········· 227
四、IgA 肾病 ·········· 233
五、肾病综合征 ·········· 235
六、继发性肾小球疾病 ·········· 237
七、慢性肾小球肾炎 ·········· 246
八、间质性肾炎 ·········· 248
九、肾小管酸中毒 ·········· 250
十、急性肾损伤和慢性肾脏病 ·········· 253
十一、尿路感染 ·········· 260
十二、血液透析 ·········· 263

第五章 血液系统疾病 ·········· 268
第一节 常见症状总结 ·········· 268
一、贫血 ·········· 268
二、血小板减少 ·········· 273
三、中性粒细胞减少症和中性粒细胞缺乏症 ·········· 276
四、淋巴结肿大 ·········· 279

第二节 常见疾病诊治 ·········· 283
一、缺铁性贫血 ·········· 283
二、巨幼红细胞贫血 ·········· 286
三、自身免疫性溶血性贫血 ·········· 290
四、再生障碍性贫血 ·········· 294
五、血红蛋白病 ·········· 299
六、急性白血病 ·········· 302
七、慢性髓细胞白血病 ·········· 311

八、慢性淋巴细胞白血病 ………………………… 314
　　九、淋巴瘤 ………………………………………… 318
　　十、多发性骨髓瘤 ………………………………… 326
　　十一、骨髓增生异常综合征 ……………………… 330
　　十二、噬血细胞性淋巴组织细胞增生症 ………… 340
　　十三、嗜酸性粒细胞增多症 ……………………… 341
　　十四、POEMS综合征 ……………………………… 343
　　十五、原发免疫性血小板减少症 ………………… 345
　　十六、出血性疾病 ………………………………… 350
　　十七、血友病 ……………………………………… 352
第三节　功能性检查：骨髓涂片解读 …………………… 355
　　一、正常骨髓 ……………………………………… 355
　　二、病理骨髓 ……………………………………… 356

第六章　内分泌疾病 ……………………… 358
第一节　常见疾病诊治 …………………………………… 358
　　一、甲状腺功能亢进症 …………………………… 358
　　二、甲状腺功能减退症 …………………………… 363
　　三、亚急性甲状腺炎 ……………………………… 368
　　四、甲状腺结节 …………………………………… 373
　　五、甲状旁腺功能亢进症 ………………………… 375
　　六、甲状旁腺功能减退症 ………………………… 378
　　七、库欣综合征 …………………………………… 379
　　八、肾上腺皮质功能减退症 ……………………… 385
　　九、原发性醛固酮增多症 ………………………… 389
　　十、嗜铬细胞瘤 …………………………………… 392
　　十一、低血糖症 …………………………………… 396

十二、糖尿病 ········· 400
十三、糖尿病急性并发症 ········· 409
十四、糖尿病慢性并发症 ········· 414
十五、骨质疏松 ········· 417
第二节　功能性检查 ········· **421**
一、常见内分泌轴 ········· 421
二、内分泌系统功能试验 ········· 422

第七章　风湿免疫病 ········· **434**
第一节　常见症状总结 ········· **434**
一、关节痛 ········· 434
二、自身抗体 ········· 442
第二节　常见疾病诊治 ········· **445**
一、类风湿关节炎 ········· 445
二、系统性红斑狼疮 ········· 450
三、脊柱关节炎 ········· 458
四、干燥综合征 ········· 464
五、痛风及高尿酸血症 ········· 468
六、特发性炎性肌病 ········· 475
七、系统性硬化症 ········· 481
八、成人 Still 病 ········· 485

第八章　常见感染性疾病诊治 ········· **489**
一、发热待查 ········· 489
二、脓毒症与感染性休克 ········· 494
三、结核病 ········· 499
四、深部真菌感染 ········· 504

五、获得性免疫缺陷综合征 ············ 510
六、病毒性肝炎 ············ 514
七、多重耐药菌/泛耐药菌感染 ············ 519
八、肝脓肿 ············ 522
九、感染性腹泻 ············ 524
十、流行性感冒 ············ 528
十一、皮肤和软组织感染 ············ 530
十二、中枢神经系统感染 ············ 532

第九章 神经系统疾病 ············ **536**

一、特发性面神经麻痹 ············ 536
二、三叉神经痛 ············ 537
三、脑梗死 ············ 539
四、脑出血 ············ 543
五、蛛网膜下腔出血 ············ 547
六、癫痫和癫痫持续状态 ············ 551
七、多发性硬化 ············ 555
八、急性炎性脱髓鞘性多发性神经病 ············ 561
九、偏头痛 ············ 566
十、脊髓压迫症 ············ 570
十一、帕金森病 ············ 574
十二、重症肌无力 ············ 580
十三、周围神经病 ············ 584

索引 ············ **587**

第一章

心血管疾病

第一节 ◈ 常见症状总结

一、心悸

1. 定义 心悸(palpitation)是一种自觉心脏跳动的不适感或心慌感,包括心率加快、心率缓慢及心律失常。

2. 病因 ①心脏疾病:心律失常(快速型、缓慢型或异位搏动)、心力衰竭、二尖瓣脱垂、起搏器综合征、心脏神经官能症及更年期综合征;②高输出状态:发热、妊娠及贫血;③内分泌和代谢疾病:低血糖、甲状腺功能亢进(甲亢)及嗜铬细胞瘤;④儿茶酚胺大量分泌:应激、剧烈运动、精神过度紧张、妊娠及过度饮酒/浓茶/咖啡;⑤药物:肾上腺素、麻黄碱、阿托品、可卡因、咖啡因、尼古丁及甲状腺素片;⑥精神疾病:焦虑症、惊恐症及躯体化障碍。

3. 问诊和查体关注

(1)病史询问要点:

1)诱因:运动、体位改变、吸烟、过度饮酒/浓茶/咖啡及精神刺激。

2)心悸特点:①发作/终止方式:突发突止或渐发渐止、需特殊动作(屏气、按压眼眶、刺激咽后壁等)终止心悸。②频度及持续时间:起病年龄、发生频率及持续时间(衡量是否需要干预)。③血流动力学影响:冷汗、乏力、黑矇及晕厥等。

3) 伴随症状:包括胸痛、呼吸困难、发热、晕厥、消瘦及发绀等。①伴胸痛:见于心绞痛、心肌梗死、心肌炎及心包炎等;②伴呼吸困难:见于心肌梗死、心肌炎、心包炎、心力衰竭及重度贫血等;③伴发热:见于急性感染、风湿热、心肌炎、心包炎及感染性心内膜炎等;④伴晕厥:见于窦性停搏、高度房室传导阻滞、室性心动过速及病态窦房结综合征等;⑤伴消瘦:见于甲状腺功能亢进等;⑥伴发绀:见于休克、先天性心脏病及右心功能不全等。

4) 相关疾病史:①器质性心脏病史:心脏瓣膜病、感染性心内膜炎、心肌炎及心包炎等;②系统疾病史:甲状腺功能亢进、低血糖、严重贫血、尿毒症及重症感染等;③电解质异常:高/低钾血症、高/低钙血症及酸/碱中毒等;④理化和毒物因素:热射病、电击伤、食物、药物及化学毒物中毒等。

5) 特殊药物使用史:二氢吡啶类钙拮抗剂、β受体激动剂(如沙丁胺醇)、洋地黄类、三环类抗抑郁药及抗肿瘤药物等。

(2) 体格检查重点:

1) 头面部:结膜苍白、口唇发绀及突眼等。

2) 颈部:颈静脉怒张或颈动脉搏动增强、甲状腺肿大伴震颤。

3) 心脏:心界增大、心率/心律/心音异常、附加音、瓣膜区杂音及血压升高/降低。

4) 四肢:杵状指、下肢水肿及脉搏短绌等。

4. 辅助检查 ①必须检查:心电图,用于评估心律失常、房室肥大等异常改变;②血液检查:血常规、电解质、血糖、甲状腺功能、心肌损伤标志物、NT-proBNP,必要时儿茶酚胺(尿+血)及外周血药物浓度或毒物等监测;③其他检查:24 h

动态心电图、超声心动图及电生理检查等。

二、胸痛

1. 定义 一种常见的、病因复杂多样的症状,常见病因包括急性冠脉综合征、主动脉夹层、肺栓塞、气胸、心包炎、胸膜炎及胃食管反流等。

2. 导致胸痛的系统疾病分类 导致胸痛(chest pain)的病因很多,可根据系统疾病进行分类,见表1-1。

表1-1 导致胸痛的系统疾病分类

按系统分类	疾病	临床表现	特点
心血管系统	稳定性心绞痛	胸骨后压榨感、灼烧感,可放射至左肩或臂、颈部、下颌及剑突下	诱发因素:体力活动、寒冷、跑步及精神紧张
	不稳定性心绞痛	症状同上,但持续时间较长,且疼痛更严重	静息时或轻体力活动时出现胸痛
	急性心肌梗死	症状同稳定性心绞痛,但疼痛较为剧烈	持续时间≥30 min,可伴呼吸困难及乏力、大汗
	主动脉夹层	突发剧烈胸痛,可放射至后背	常伴发高血压、风湿病史或遗传家族史
	心包炎	为心包炎性胸痛,前倾位明显	发热、心包摩擦感及摩擦音
呼吸系统	肺栓塞	突发性胸痛及呼吸困难,可表现为胸膜炎性胸痛	呼吸困难,呼吸急促,心动过速,常有下肢静脉血栓形成的高危因素

(续表)

按系统分类	疾病	临床表现	特点
	肺炎	常伴有局限性、胸膜炎性胸痛	咳嗽、发热及听诊肺部闻及啰音
	自发性气胸	单侧、胸膜炎性胸痛及伴呼吸困难	急性起病,患侧呼吸音减轻或者消失
消化系统	胃食管反流病	胸骨后灼烧感及上腹部不适	加重因素:暴饮暴食或餐后卧位
	消化道溃疡	上腹部或胸骨后持续性烧灼感	服用抗酸药物,球部溃疡患者进食后缓解
	胆道疾病	右上腹痛(腹部四分法)	无诱因或饱食后出现
	胰腺炎	上腹部或胸骨后剧痛	与酗酒、甘油三酯升高及胆石症相关
骨骼肌肉系统	肋软骨炎	一过性、局限性疼痛,偶可表现为剧痛	常有按压痛
	颈椎间盘疾病	突发一过性疼痛	颈部活动后可再次出现疼痛
精神神经系统	伴躯体障碍,突发,一过性胸痛,部分可由颈部活动诱发	症状不典型,不能定位到实质器官	症状持续存在,但无器质性病变
	肋间神经痛	常呈线状沿肋间分布	局部有触痛感,咳嗽、深呼吸可加重
	带状疱疹	一侧胸壁剧烈、呈条带状的针刺样痛	疼痛后数日出现疱疹,常呈线状沿肋间分布

3. 问诊和查体关注　胸痛患者问诊及体格检查,见表1-2。

表1-2　胸痛患者问诊及查体关注内容

项目		内　　容
病史询问要点	胸痛特点	部位(范围及有无放射)、性质、诱因、持续时间及缓解方式
	伴随症状	发热、咳嗽、呼吸困难、出汗、晕厥、恶心及呕吐等
	心血管疾病危险因素	性别、发病年龄、起病方式(急/慢性)、基础心脏疾病及其他系统疾病史
体格检查重点	生命体征	精神和神志、双上肢血压水平(高低及对称性),脉率及呼吸
	头颈部	口唇发绀、颈静脉怒张
	胸壁	皮损、压痛
	呼吸情况	节律异常、呼吸运动受限、肺部呼吸音异常及摩擦音
	心脏	心界增大、心率/心律/心音异常、异常心音及摩擦音

4. 辅助检查　如表1-3~1-5所示。

表1-3 导致胸痛疾病鉴别及主要检查

疾病	心绞痛	急性心肌梗死	主动脉夹层	急性肺栓塞	急性心包炎	肋间神经痛	带状疱疹
心电图	发作期ST-T段缺血性改变,发作后好转或消失,无病理性Q波	心电图ST-T段动态改变	类似急性心肌梗死表现(心肌酶升高,累及冠状动脉开口时可有心电图ST段抬高)	部分患者有典型的心电图特点,如肺型P波及$S_I Q_{III} T_{III}$	心电图ST段弓背向下抬高,无病理性Q波,但无明显动态改变	心电图无缺血性ST-T动态改变	心电图无缺血性ST-T动态改变
血清学特点	心肌酶不升高	心肌酶升高	心肌酶不升高或轻度升高,但无明显动态改变	D-二聚体升高	心肌酶不升高,或轻度升高,但无明显动态改变	心肌酶不升高	心肌酶不升高
其他	静息后可好转	静息无好转,严重者生命体征不平稳	①主动脉CTA和心超可见主动脉夹层形成;②双侧血压不对称或上肢血压高于下肢血压	指尖氧饱和度下降	心超检查提示少量心包积液	沿着肋间神经分布区域触痛	疼痛区域可有疱疹形成

注:CTA,computed tomography angiography,CT血管成像。

附

表1-4 主动脉夹层筛查量表

比较项	病史及体征	评分
病史	满足以下任1项：①马方综合征；②主动脉疾病家族史；③主动脉瓣疾病；④近期主动脉手术；⑤胸主动脉瘤	1
胸痛特点	满足以下任1项：①骤然出现；②剧烈疼痛；③撕裂样疼痛	1
体征特点	满足以下任1项：①灌注不足(脉搏短绌、双侧收缩压不对称及局灶神经功能缺损)；②新发主动脉瓣关闭不全杂音；③低血压或休克状态	1

注：0分，低度可疑；1分，中度可疑；2~3分，高度可疑。

表1-5 急性肺栓塞筛查量表

比较项	项目(分数)
风险因素	年龄≥65岁(1分)、下肢静脉血栓或者肺栓塞病史(3分)、1个月内手术或骨折史(2分)、肿瘤(2分)
症状	单侧下肢疼痛(3分)、咯血(2分)
体征	心率75~94次/分钟(3分)、≥95次/分钟(5分)、单侧下肢触痛或肿胀(4分)

注：0~3分，低度可疑，4~10分，中度可疑，≥11分，高度可疑。

(1) 血压(对怀疑主动脉夹层者建议行四肢血压检查)、心电图(18导联检查)、指尖血氧饱和度监测。

(2) 血常规、凝血功能[D-二聚体(D-dimer)]检查、血气分析、血电解质、心肌酶谱、NT-proBNP、血淀粉酶/脂肪酶

（怀疑胰腺炎）及 CRP。

（3）胸部 X 线、胸部 CT、肺动脉 CTA、腹部超声/CT、胸腹主动脉 CTA、超声心动图检查。

5. 急性胸痛诊断及处理流程　如图 1-1 所示。

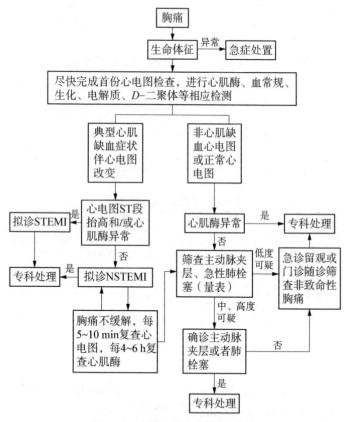

图 1-1　急性胸痛诊断及处理流程

注：STEMI，ST 段抬高心肌梗死；NSTEMI，非 ST 段抬高心肌梗死。

第一章 心血管疾病

三、发绀

1. 定义 发绀(cyanosis)是指毛细血管床血液中还原血红蛋白浓度增加时皮肤和黏膜出现的蓝紫色改变,最常见于嘴唇、指(趾)、甲床、耳垂、黏膜及其他皮肤较菲薄的部位。

2. 分类及病因 可根据发绀的原因分类为中心性发绀及外周性发绀,如下所示:

(1) 中心性发绀:全身动脉血中还原血红蛋白>3.1 mmol/L(50 g/L)(血氧饱和度≤85%)时出现;重度贫血[还原血红蛋白(HGb)<3.1 mmol/L(5 g/dl)]时发绀不易查见。

中心性发绀常见原因:①窒息缺氧,如异物、哮喘、会厌炎、气管炎及软骨炎等所致气道梗阻等;②胸壁运动或肺扩张受限,如创伤、张力性气胸等;③严重肺部疾病、急性呼吸窘迫综合征(ARDS)等;④发绀型先天性心脏病,如法洛四联症等;⑤肺水肿、肺出血及各种原因引起的肺动脉高压、肺栓塞等;⑥其他疾病可以通过影响呼吸或降低血红蛋白携氧能力(如高铁血红蛋白血症)而发生中心性发绀。

(2) 外周性发绀:由外周循环血流障碍所致发绀,全身动脉血氧饱和度正常,可见于血管舒缩功能不稳定、寒冷环境中血管收缩、静脉梗阻、静脉压增大、红细胞增多症和低心输出量。

外周性发绀常见原因:①肢端发绀:手、足和口周发绀,黏膜一般仍呈粉色;②雷诺现象:一种特殊类型的肢端发绀,即在温度(冷或热)或情绪改变后,手指和(或)脚趾血管异常痉挛导致局部组织血供减少,皮肤相继发生白色(血供减少)、蓝色(低循环状态下氧气在血液中逐渐被清除)及红色(去除温度与情绪等因素后血供恢复)等颜色变化。

3. 问诊和查体关注

(1) 病史询问要点:①发生情况:发病年龄、起病时间、出现缓急、可能诱因及发绀范围;②诱因:异物摄入、上呼吸道感染、高龄、长时间久坐、过量食用亚硝酸盐类食物/药物、外伤(胸壁或上气道)、烟雾吸入及受凉(雷诺现象);③伴随症状:发热、咳嗽、胸闷、气促、呼吸困难、晕厥、恶心、肢端疼痛及少尿等;④病史:软骨炎(耳痛、肋软骨痛、关节痛及鼻根疼痛)、先天性心脏病、慢性心功能不全、严重支气管肺部疾病(COPD、哮喘、肺大疱)及遗传性疾病(蚕豆病等)。

(2) 体格检查重点:①生命体征:神志、呼吸频率、指尖氧饱和度、心率及血压;②头颈部:口唇发绀、颈静脉怒张、喉鸣音、鼻压痛/鞍鼻及耳郭肿痛/变形;③胸壁:肋软骨压痛、呼吸动度减小;④肺部:湿啰音、哮鸣音、肺动脉瓣区听诊音大于主动脉瓣区听诊音及呼吸音低(严重哮喘或大量胸腔积液);⑤心脏:心界增大、心率/心律/心音异常、异常心音及摩擦音;⑥四肢:杵状指(趾)。

4. 辅助检查 ①动脉血气:主要针对中心性发绀,外周性发绀为非必需;②血常规(血细胞比容):有助于排查红细胞增多症,高铁血红蛋白血症可直接测定高铁血红蛋白;③心电图检查:有助于协助心脏病和(或)肺高压诊断;④超声心动图检查:对先天性心脏病有重要意义,对心功能不全、肺栓塞及肺动脉高压等有提示意义;⑤胸部 X 线/CT 检查:排查肺部感染、肺疾病,对先天性心脏病、肺高压及肺水肿等有提示意义。

5. 诊断及处理 诊断主要侧重于问诊、体格检查、血氧饱和度是否下降及辅助检查的结果,对生命体征不平稳者应紧急进行处理(处理流程详见各章节)。

四、水肿

1. **定义** 水肿(edema)是指组织间隙液体积聚引起的组织肿胀。

2. **病因及分类** 病因包括血浆胶体渗透压减低、毛细血管内流体静力压升高、毛细血管壁通透性增高以及淋巴回流受阻。①心脏疾病:心力衰竭(右心衰或全心衰)、心包积液、限制/缩窄性心包炎、限制型心肌病、肺动脉高压;②静脉系统:局部静脉血栓形成;③肾脏疾病:肾病综合征、肾炎综合征等;④消化系统疾病:肝硬化、失蛋白肠病及营养不良性疾病等;⑤内分泌疾病:甲状腺功能减低症(甲减)所致黏蛋白沉积症等。

3. **问诊和查体关注** 详细地询问病史及体格检查有助于明确水肿病因。

(1) 水肿部位及范围:①单侧肢体水肿:局部肢体疾病,如静脉回流障碍、淋巴系统疾病等;②颜面部水肿:肾脏疾病;③低垂部水肿:心力衰竭、低蛋白血症等;④全身性水肿:心力衰竭,同时导致肺水肿和外周性水肿。

(2) 凹陷性/非凹陷性:非凹陷性水肿提示淋巴管阻塞或甲状腺功能减退症。

(3) 诱发因素:过度补液。

(4) 伴随症状:运动耐量减退、尿量及体重改变及肢体疼痛。

(5) 起病方式:急性/慢性、持续性/间歇性(间歇性水肿是一种常见的经前期症状)。

(6) 基础疾病史:高血压,慢性肝、肾、甲状腺等。

(7) 药物使用:米诺地尔/肼屈嗪/二氢吡啶类钙离子通道阻滞剂等血管扩张剂、α受体阻滞剂、噻唑烷二酮类药物。

第二节 ◆ 常见疾病诊治

一、心力衰竭

1. 定义 心力衰竭(heart failure)是多种原因导致心脏结构和(或)功能的异常改变,使心室收缩和(或)舒张功能发生障碍,从而引起的一组复杂的临床综合征,根据起病缓急分急性心力衰竭及慢性心力衰竭。

2. 病因及诱因 心力衰竭的病因很复杂,识别导致心力衰竭的病因及诱因有利于指导治疗及评估患者预后,常见病因及诱因如下。

(1) 心肌病变:

1) 缺血性心脏病:心肌梗死等。

2) 炎症/免疫/药物介导心肌损害:感染性心肌炎、自身免疫疾病相关性心肌病[系统性红斑狼疮(systemic lupus erythematosus, SLE)、特发性炎症性心肌病(idiopathic inflammatory myopathies, IIM)、系统性硬化(systemic scleredema, SSc)]、药物性心肌损害(如免疫检查点抑制剂、紫杉醇类药物)等。

3) 代谢性心肌病:甲亢/甲减、肢端肥大症、艾迪森(addison)病及糖尿病心肌病等。

4) 特发性心肌病:扩张型心肌病、肥厚型心肌病及限制型心肌病等。

5) 浸润性心肌病:淀粉样变、结节病、糖原贮积症及肿瘤浸润性心肌病等。

6) 毒物相关心肌病:重金属中毒、酒精性心肌病等。

(2) 负荷异常:

1) 压力负荷:原发性/继发性高血压、贫血、甲亢、妊娠、动静脉瘘及肺栓塞等。

2) 容量负荷:肾功能不全、瓣膜病、房间隔/室间隔缺损、动脉导管未闭及补液过量等。

(3) 心律失常:

1) 快速型心律失常:室速、房颤/房扑。

2) 缓慢型心律失常:病窦综合征、高度房室传导阻滞等。

(4) 心包疾病:心包积液、缩窄性心包炎。

(5) 常见诱因:感染、液体入量过多、贫血及情绪激动等。

3. **临床表现** 左心衰竭主要表现为运动耐量下降、胸闷、气急、夜间阵发性呼吸困难等,严重者可以出现端坐呼吸、发绀、大汗、咳嗽、咳粉红色泡沫样痰,心源性休克及晕厥,甚至心脏骤停。

右心衰竭主要表现为体循环淤血:胃肠道淤血和肝淤血(可引起消化道症状)、胸腔积液、水肿、白天少尿/夜间多尿、轻度呼吸困难。

当右心衰竭发展至全心衰过程中,可因肺循环淤血减轻,呼吸困难症状可短暂好转。

4. **问诊与查体关注** 病史询问要点。①诱因:情绪激动、上呼吸道感染、液体入量过多、贫血、心脏毒性药物摄入及妊娠;②伴随症状:发热、头痛、胸痛、心悸、少尿、乏力、咳嗽、咳痰及水肿;③疾病史/个人史:高血压、冠心病、慢性心功能不全、先心病史、甲亢、贫血、肿瘤放化疗、长时间进食差(电解质异常)、饮酒史及近期有应激事件;④家族史:心脏病家族史。

体格检查重点:面容、神志、心律、心脏叩诊、心脏听诊、双肺啰音、下肢水肿及肢端温度。

5. 辅助检查　①急症检查：a. 血气分析(快速,如有条件可初步评估电解质水平)；b. 血常规、肝肾功能＋电解质(静脉血)、NT-proBNP(肾功能不全者可考虑行BNP检查)、凝血功能(包含D-二聚体)、心肌损伤标志物,考虑感染加送血培养等病原学检测；c. 心电图、床旁胸片及超声心动图(最有价值,急性期可床旁检查)。②常规检查(病因排查)：a. 网织红细胞(贫血患者)、尿常规及粪常规；b. 怀疑内分泌、血液系统疾病：甲状腺功能、儿茶酚胺相关激素、生长激素、血清蛋白电泳,血/尿免疫固定电泳(必要时行游离轻链检查及骨髓穿刺)等；c. 怀疑冠心病：冠脉CTA、心脏核素显像检查；d. 怀疑心肌病：超声心动图检查,如有毒物接触史,送毒物检测；如怀疑遗传相关心肌病,可行基因检测。

6. 分类、诊断及鉴别诊断　临床诊断依据：症状＋体征＋辅助检查(主要为超声心动图)＋NT-proBNP/BNP。分类见表1-6。

表1-6　心力衰竭的分类及标准

分类		诊断标准	
射血分数降低的心衰	症状和(或)体征	左心室射血分数(left ventricular ejection fractions, LVEF)<40%	
射血分数中间值的心衰	症状和(或)体征	LVEF 40%~49%	BNP>35 ng/L 和(或)NT-proBNP>125 ng/L 并符合以下≥1条：①左室肥厚和(或)左房扩大；②心脏舒张功能异常

(续表)

分类	诊断标准	
射血分数保留的心衰	症状和(或)体征	LVEF≥50%	BNP>35 ng/L 和(或) NT-proBNP>125 ng/L 并符合以下≥1 条：①左室肥厚和(或)左房扩大；②心脏舒张功能异常

完整的心力衰竭诊断：急性/慢性心衰＋分级[Killip 分级(急)/纽约心脏协会(NYHA)分级(慢)]＋心衰分类[射血分数(EF 值)]＋心衰病因/结构异常/血流动力学异常/心律失常。

鉴别诊断：主要与引起明显呼吸困难的疾病进行鉴别，如支气管哮喘和哮喘持续状态、急性肺栓塞、肺炎、慢性阻塞性肺疾病急性加重期(acute exacerbation of chronic obstructive pulmonary disease，AECOPD)、急性呼吸窘迫综合征等。

NYHA 心功能分级如表 1-7 所示。

表 1-7 NYHA 心功能分级

分级	具 体
Ⅰ级	日常活动无心衰症状(如疲乏/心悸/呼吸困难/心绞痛)
Ⅱ级	日常活动出现心衰症状
Ⅲ级	小于日常活动即引起心衰症状
Ⅳ级	静息状态下也出现心衰症状，体力活动后加重

7. 处理流程

(1) 治疗原则：处理急症,去除病因及诱因,改善临床症状,提高生活质量,避免风险因素,延缓心肌重构进展。

(2) 慢性射血分数降低的心力衰竭(HFrEF)患者治疗流程见图1-2。

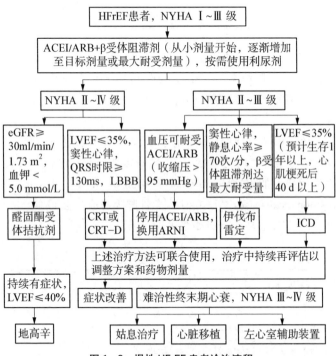

图1-2 慢性HFrEF患者诊治流程

注：ACEI,angiotensin converting enzyme inhibitor,血管紧张素转化酶抑制剂；CRT,cadiac resyn-chronization therapy,心脏再同步化治疗；CRT-D:植入式心脏再同步化治疗心律复除颤器；ARNI:血管紧张素受体脑啡肽酶抑制剂；ICD:植入型心律转复除颤器。

(3)急性左心衰竭患者治疗流程见图1-3、表1-8。

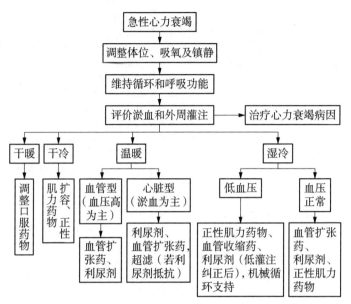

图1-3 急性左心衰竭患者治疗流程

(4)急性右心衰竭处理流程见图1-4。

表1-8 急性左心衰竭处理

类型	原则	具体项目
急症处理	减少氧耗、保证供氧	抬高体位(半卧位,下肢下垂)、吸氧(必要时机械通气)及镇静(吗啡)
	严格容量管理	血流动力学稳定者,加强利尿

(续表)

类型	原则	具体项目
	降低后负荷(针对后负荷增加型心力衰竭)	左心衰竭:硝普钠/硝酸甘油静脉泵入,在持续泵入过程中监测患者血流动力学变化 右心衰竭:肺动脉高压或急性肺栓塞所致者解除肺循环梗阻(抗凝/溶栓或扩张肺血管),下壁心肌梗死所致者以适当扩容为主
	正性肌力药物使用	毛花苷C、多巴酚丁胺及米力农
	纠正可逆诱因/病因	纠正电解质紊乱以及发热、感染等高代谢负荷情况
后期处理	控盐限水,容量管理	无明显低血容量因素者,每日摄入液体量宜在1 500 ml以内,负平衡约500 ml/d;严重者负平衡可达1 000～2 000 ml/d
	对因治疗	针对代谢、缺血性心肌病等病因排查及纠正
	辅助治疗	改善能量代谢(曲美他嗪、辅酶Q10),病情稳定后逐渐加用ACEI/ARB、β受体阻滞剂、醛固酮受体拮抗剂等,冠心病者可应用硝酸酯类药物改善心肌缺血状态
	非药物治疗	植入式心脏转复除颤器及心脏再同步化治疗

第一章 心血管疾病

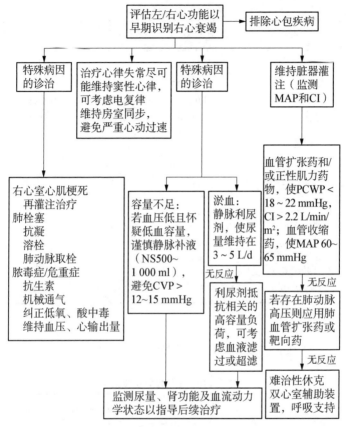

图 1-4　急性右心衰竭处理流程

注：MAP, mean arterial pressure, 平均动脉压；CI, cardiac index, 心脏指数；PCWP, pulmonary capillary wedge pressure, 肺毛细血管楔压；CVP, central venous pressure, 中心静脉压。

(5) 常用药物及剂量。

1) 常用利尿剂如表 1-9 所示。

表 1-9 常用利尿剂

药物	起始剂量	每日最大量	每日常用量
袢利尿剂			
呋塞米	20～40 mg qd	120～160 mg	20～80 mg
布美他尼	0.5～1 mg qd	6～8 mg	1～4 mg
托拉塞米	10～20 mg qd	200 mg	10～40 mg
噻嗪类利尿剂			
氢氯噻嗪	12.5～25 mg qd	100 mg	25～50 mg
吲达帕胺	2.5 mg qd	5 mg	2.5～5 mg
保钾利尿剂			
阿米洛利	2.5～5 mg qd	20 mg	5～10 mg
氨苯蝶啶	25～50 mg qd	200 mg	10～20 mg
血管升压素 V_2 受体拮抗剂			
托伐普坦	7.5～15 mg qd	30 mg	15 mg

2) 血管扩张剂如表 1-10 所示。

表 1-10 常用血管扩张剂

药物	剂量	剂量调整及疗程
硝酸甘油	初始:5～10 μg/min,最大:200 μg/min	5～10 min 增加 5～10 μg/min
硝酸异山梨酯	初始:1 mg/h,最大:5～10 mg/h	逐渐增加剂量

(续表)

药物	剂量	剂量调整及疗程
硝普钠	初始:0.2~0.3 μg/(kg·min),最大:5 μg/(kg·min)	5~10 min 增加 5 μg/min,疗程≤72 h
重组人脑利钠肽	负荷量:1.5~2 μg/kg 静脉缓推或不用负荷量,继以 0.007 5~0.01 μg/(kg·min)维持	根据血压调整剂量
乌拉地尔	100~400 μg/min,严重高血压者可缓慢静推 12.5~25 mg	根据血压调整剂量

3) 正性肌力药物、血管收缩药物如表 1-11 所示。

表 1-11 常用正性肌力药物、血管收缩药物

药物	剂量	剂量调整与疗程
β肾上腺素能激动剂		
多巴胺	<3 μg/(kg·min):激动多巴胺受体,扩张肾动脉 3~5 μg/(kg·min):激动心脏β₁受体,正性肌力作用 >5 μg/(kg·min):激动心脏β₁受体,外周血管α受体	小剂量起始,根据病情逐渐调节,最大剂量 20 μg/(kg·min),>10 μg/(kg·min)外周血管收缩明显,增加脏器缺血风险
多巴酚丁胺	2.5~10 μg/(kg·min)维持	一般持续用药时间不超过 3~7 d
磷酸二酯酶抑制剂		
米力农	负荷剂量 25~75 μg/kg 静推(>10 min),继以 0.375~0.75 μg/(kg·min)静脉滴注维持	一般用药时间 3~5 d

(续表)

药物	剂量	剂量调整与疗程
钙离子增敏剂		
左西孟旦	负荷剂量 6～12 μg/kg 静推（> 10 min），继以 0.05～0.2 μg/(kg·min)静脉滴注,维持 24 h	低血压时不推荐予负荷剂量
血管收缩药物		
去甲肾上腺素	0.2～1.0 μg/(kg·min)静脉滴注维持	
肾上腺素	复苏时首先 1 mg 静推,效果不佳时可每 3～5 min 重复静推,每次 1～2 mg,总剂量通常不超过 10 mg	

二、冠状动脉粥样硬化性心脏病

1. 定义　冠状动脉粥样硬化性心脏病(coronary atherosclerotic heart disease)(简称冠心病)是指由于冠状动脉粥样硬化致管腔狭窄或阻塞导致心肌缺血、缺氧而引起的心脏病,为动脉粥样硬化导致器官病变的最常见类型。其中,急性冠脉综合征(acute coronary syndrome,ACS)是指冠心病中急性发病的临床类型,包括 ST 段抬高型心肌梗死(ST-segment elevation myocardial infarction, STEMI)、非 ST 段抬高型心肌梗死(non-ST-segment elevation myocardial infarction, NSTEMI)及不稳定型心绞痛(unstable angina, UA)。

2. 稳定型心绞痛

(1) 临床表现:胸骨后压榨性、闷胀性或窒息性疼痛,可放射至左肩、左上肢前内侧,伴出汗,持续时间一般<15 min,休息或含服硝酸甘油片好转。

(2) 问诊及查体关注。病史询问要点:①疼痛:性质、部位、时限及放射部位;②诱因:劳力后、饱餐及寒冷;③缓解方式:休息后、硝酸甘油后;④伴随症状:心悸、胸闷及呼吸困难;⑤疾病史/个人史:高血压、糖尿病、高脂血症、甲亢、贫血、烟酒史及近期有较大应激事件;⑥家族史:早发心脑血管疾病家族史。

体格检查重点:神志、血压及心律、心脏听诊有无异常心音或杂音、双肺呼吸音、下肢水肿。

(3) 辅助检查:常规及发作时心电图,心肌酶、血糖、血脂,运动平板试验或药物负荷试验、超声心动图、放射性核素心肌显像、冠脉CTA及冠状动脉血管造影(coronary angiography,CAG)。

(4) 诊断、分级及鉴别诊断。

1) 诊断:根据典型的发作特点和体征,含用硝酸甘油后缓解,结合年龄和冠心病危险因素,一般即可诊断。

2) 稳定型心绞痛分级见表1-12。

表1-12 稳定型心绞痛分级(CCS)

分级	描 述	
Ⅰ级	日常活动时无症状	较日常活动重的体力活动可引起心绞痛
Ⅱ级	日常活动时稍受限制	一般体力活动引起心绞痛
Ⅲ级	日常活动明显受限	较日常体力活动轻的体力活动可引起心绞痛
Ⅳ级	日常活动明显受限	轻微体力活动即引起心绞痛

3) 鉴别诊断:急性冠脉综合征、主动脉瓣狭窄、肋间神经痛、反流性食管炎、带状疱疹及胸部创伤等。

(5) 治疗及处理流程：①一般治疗：避免各种诱发因素（饱食、情绪激动等），治疗高血压、糖尿病、高脂血症等，戒烟限酒、饮食及运动等生活方式调整；②症状控制：β受体阻滞剂，钙离子拮抗剂，硝酸异山梨酯片或硝酸甘油制剂（短效）、单硝酸异山梨酯片（长效）；③改善预后：抗血小板药物＋β受体阻滞剂＋他汀类药物；④血运重建治疗：经皮冠状动脉介入术（percutaneous corony intervertion，PCI），冠状动脉旁路移植术（coronary artery bypass grafting，CABG）。

3. 急性冠脉综合征

(1) 临床表现：胸骨后压榨性、闷胀性或窒息性疼痛，可放射至左肩、左上肢前内侧，伴出汗，程度剧烈，伴濒死感，持续时间更长甚至持续不缓解，可在静息时出现，严重者出现晕厥、心源性休克，危及生命等。

心梗后并发症：①机械性并发症：心室游离壁破裂、室间隔穿孔、乳头肌功能不全或断裂及室壁瘤形成；②缺血性并发症：梗死延展、再梗死；③栓塞并发症：体循环栓塞、肺动脉栓塞；④炎症并发症：心包炎（早期、后期）。

(2) 问诊及查体关注：参考稳定型心绞痛。

(3) 辅助检查：注意心电图及心肌酶动态改变。急性冠脉综合征患者不推荐负荷试验，根据风险评分考虑冠状动脉造影检查，如需鉴别主动脉夹层、肺栓塞等可选择主动脉CTA/肺动脉CTA、超声心动图等检查。

1) 心电图定位：定位诊断①前间隔：V_1、V_2、V_3；②局限前壁：V_3、V_4、$V_5 \pm$ Ⅰ、aVL；③前侧壁：V_5、V_6、$V_7 \pm$ Ⅰ、aVL；④广泛前壁：V_1、V_2、V_3、V_4、$V_5 \pm$ Ⅰ、aVL；⑤下壁：Ⅱ、Ⅲ、aVF；⑥高侧壁：Ⅰ、aVL；⑦正后壁：V_7、V_8。

2) 各类常用心肌标志物时效对比如表1-13所示。

表 1-13　各类常用心肌标志物时效对比

项目	对 比					
心肌标志物	CK	CK-MB	cTnI	cTnT	Myo	AST
出现时间(h)	6	3~4	4~6	4~6	1~2	6~12
100%敏感时间(h)	—	8~12	8~12	8~12	4~8	3~12
峰值时间(h)	24	10~24	10~24	10~24	4~8	6~8
持续时间(d)	3~4	2~4	5~10	5~14	0.5~1	1~1.25

*CK,creatine kinase,肌酸激酶;CK-MB,肌酸激酶同工酶-杂化型;cTnI,心肌肌钙蛋白I;cTnT,心肌肌钙蛋白T;Myo,myoglobin,肌红蛋白。

(4) 诊断及鉴别诊断：

急性冠脉综合征主要基于胸痛症状,联合典型心电图(常18导联)及心肌酶升高诊断;同时对患者进行ACS危险评分、风险程度分层(表1-14)。

表 1-14　ACS危险评分(TIMI评分)

变 量	分值/分
年龄≥65岁	1
≥3项冠心病风险因素(如冠心病家族史、高血压、高胆固醇血症、糖尿病或吸烟等)	1
已知有冠心病史(冠脉狭窄≥50%)	1
心电图示ST段改变>0.05 mV	1
近24 h内有严重的心绞痛发作(≥2次)	1
近7 d内有口服阿司匹林史(并非阿司匹林引起ACS,而是已经服药仍有发病,提示病情较严重)	1
心肌损伤标志物(cTnT或cTnI)	1

*低危:0~2分;中危:3~4分;高危:5~7分。

鉴别诊断：急性心包炎、急性肺动脉栓塞、急腹症、主动脉夹层、自发性气胸、带状疱疹及胸部创伤等。

（5）治疗及处理流程：住院期间 ACS 处理简化流程见图 1-5。

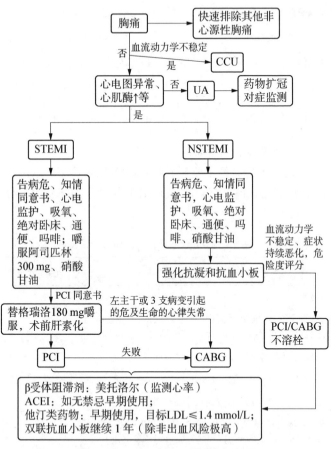

图 1-5　住院期间 ACS 处理简化流程

注：CCU，coronary heart disease，心脏重症监护室。

第一章 心血管疾病

溶栓治疗禁忌证:①近期(14 d 内)有活动性出血、外科手术或活体组织检查、心肺复苏术后、不能实施压迫的血管穿刺以及外伤史者;②高血压患者血压(blood pressure,BP)>180/100 mmHg,或不能排除主动脉夹层者;③有出血性脑血管意外史或半年内有缺血性脑血管意外[包括短暂性脑缺血发作(transient ischemic attack,TIA)]史者;④对扩容和升压药无反应的休克;⑤妊娠、感染性心内膜炎、二尖瓣病变合并房颤且高度怀疑左心房内有血栓者;⑥糖尿病合并视网膜病变者;⑦出血性疾病或有出血倾向者,严重的肝肾功能障碍及进展性疾病(恶性肿瘤)者。

送胸痛中心,按胸痛流程,首选 PCI。

冠状动脉粥样硬化性心脏病二级预防包括:

1) 生活管理:戒烟限酒、运动及控制体重(BMI<24 kg/m²,每日 30~60 min 中等强度有氧运动),情绪管理。

2) 药物治疗:抗血小板治疗、ACEI/ARB、β受体阻滞剂(美托洛尔、阿罗洛尔及卡维地洛)。

3) 控制风险因素:控制血压(一般<140/90 mmHg,糖尿病及肾脏病者<130/80 mmHg)、血糖管理(糖化血红蛋白,HbA1c<7%)及降低血脂(LDL-C≤1.4 mmol/L)。

右室心肌梗死特点:右冠状动脉为右心室主要血供来源,同时供应下壁、窦房结及房室结,右心室心肌梗死大多合并下壁心梗,并可出现窦性心动过缓、房室传导阻滞等。

临床表现:①低血压,心动过缓,可为剑突下或者上腹部(脐上)不适,无明显胸痛。因此,对于有风险因素而不明原因低血压、心动过缓的患者应该警惕下壁和右室心肌梗死;②右室心肌梗死三联征——低血压+颈静脉充盈/怒张/Kussmaul 征+双肺听诊清晰。

治疗:①避免应用降低前负荷的药物,如硝酸甘油、硝普钠及呋塞米,不主张应用洋地黄;②维持前负荷,给予充足的液体量,补液后动态观察CVP变化(快速补液后的有效指标:血压≥90/60 mmHg,脉压差≥30 mmHg,心率(heart rate, HR)<100次/分钟,每小时尿量≥20 ml,四肢转暖);③一过性心动过缓可临时使用阿托品,必要时用临时起搏(推荐);④其他治疗同左室心肌梗死。

三、心律失常

1. 定义 心律失常(arrhythmia)发生机制主要包括冲动形成异常(如自律性增高,触发活动)以及冲动传导异常(如传导阻滞,折返)。

2. 常见心律失常分类及心电图特征 临床上快速识别心律失常类型有助于临床决策,常见心律失常类型及其心电图特征见表1-15。

表1-15 常见心律失常分类及心电图特征

分类		特 征
窦性	窦速	①窦性P波;②HR>100次/分钟
	窦缓	①窦性P波;②HR<60次/分钟
	窦停	①长的PP间期内无P-QRS-T波;②长的PP间期与短PP间期不成整倍数关系
	病窦	①自发的持续性窦性心动过缓,除外药物影响;②窦性停搏和窦房传导阻滞;③窦房传导阻滞合并房室阻滞;④规则或不规则的阵发性房性心动过速(心房扑动和心房颤动)与缓慢的心房和心室率相交替(慢-快综合征)

(续表)

分类		特 征
室上性	房早	①P波提前出现,与窦P形态不同;②多为不完全性代偿间歇;③QRS波多正常,伴室内差异传导,可出现宽大畸形QRS波
	阵发室上速	①P波为逆行性(Ⅱ、Ⅲ、aVF导联倒置),与QRS波保持恒定关系;②QRS波群形态与时限正常,伴室内差异传导,可出现宽大畸形QRS波(突发突止)
	房扑	①P波消失,代之以F波;②QRS波通常正常;③多呈2∶1~4∶1下传,部分传导不规则
	房颤	①P波消失,代之以F波;②心室律绝对不规则;③QRS波通常形态正常,但振幅并不一致,伴室内差异传导、束支阻滞或发生预激综合征(Wolf-Parkinson-White, WPW)时,QRS波呈宽大、畸形
室性	室早	提前出现宽大畸形QRS波,前无P波或逆P波,代偿间歇完全,可呈插入性
	室速	①QRS波群形态畸形,时限>0.12 s;ST-T波方向与QRS波群主波方向相反;②P波与QRS波群无固定关系,形成房室分离;③心室夺获与室性融合波
	室颤	QRS-T波群完全消失,出现不规则、形态振幅不等的低小波(<0.2 mV)
房室性	Ⅰ°AVB*	PR间期延长(在成人超过0.20 s,儿童超过0.18 s),QRS波不脱落
	Ⅱ°ⅠAVB	①PR间期进行性延长直至一个P波受阻不能下传心室;②PR间期逐渐延长,直至一个P波不能下传心室
	Ⅱ°ⅡAVB	①QRS有脱落;②能下传的P-R间期固定不变

(续表)

分类		特 征
	Ⅲ°AVB	①P波与QRS波无相关性;②P波频率明显高于QRS波频率;③QRS波群形态不定,可以正常或宽大畸形(取决于异位起搏点)
室内差异性传导	RBBB	①V1导联呈rsR′,R′波粗钝;②V_5、V_6呈qRS,S波宽阔;③T波与QRS主波方向相反(完全型——QRS>0.12 s,不完全型——QRS<0.12 s)
	LBBB	①V_5、V_6、Ⅰ、aVL导联出现宽大、顶端粗钝、有切迹的R波;②V_1、V_2导联呈rs型,偶呈QS型(完全型——QRS>0.12 s,不完全型——QRS<0.12 s)

* AVB,atrioventricular block,房室传导阻滞。

3. 常见心律失常治疗　治疗原则:病因治疗,去除诱因,发作时控制及预防复发,提高生活质量(表1-16)。

表1-16　常见心律失常类型及处理

分类			处 理
快速型心律失常	期前收缩	房性期前收缩、交界性期前收缩	房性、交界性期前收缩:偶发且无症状患者无须治疗,去除诱因,有症状者可用Ⅰ类如普罗帕酮(心律平)、Ⅲ类(胺碘酮、索他洛尔)、Ⅳ类(地尔硫䓬、维拉帕米)抗心律失常药
		室性期前收缩	无器质性疾病,且无症状的偶发室早可无须治疗,去除诱因。有症状者可使用β受体阻滞剂或其他抗心律失常药,Ⅰ类如普罗帕酮(心律平)、莫雷西嗪、美西律、利多

(续表)

分类			处理	
			卡因，Ⅲ类如胺碘酮、索他洛尔；有器质性心脏病的室性早搏建议治疗基础疾病，合并心力衰竭患者慎用Ⅰ类抗心律失常药物	
	心动过速	窦性心动过速	针对基础病及诱因治疗即可，如需缓解症状可使用β受体阻滞剂、伊伐布雷定等；	
		房性心动过速	①洋地黄中毒相关：停洋地黄，补钾，如无转复加用抗心律失常药；②非洋地黄中毒相关：洋地黄/β受体阻滞剂/钙离子通道阻滞剂（calcium channel blocker，CCB）控制心室率；抗心律失常药转复，Ⅰ类如普罗帕酮、心律平、美西律，Ⅲ类如胺碘酮及索他洛尔，药物无效可电复律或射频消融	
		交界性心动过速	兴奋迷走、腺苷/心律平/维拉帕米/胺碘酮、电复律及心导管射频消融术（radiofrequency catheter ablation，RFCA）	
		室性心动过速	补钾、补镁、利多卡因/胺碘酮/维拉帕米、电复律、手术、RFCA及ICD	
	房（室）扑动/颤动	房扑/房颤	常见于风湿性心脏病、冠心病、高血压心脏病及心肌病等	
			治疗：①控制心室率：洋地黄/Ⅱ/Ⅳ类；②复律：奎尼丁、心律平、胺碘酮及电复律；③治愈：RFCA	
		室扑/室颤	室扑一般很快转化成室颤。治疗：除颤，ICD置入	
缓慢型心律失常	窦性	窦性心动过缓	去除病因及诱因，有症状者可置入起搏器	治疗总则：① 病因治疗；② 药物治疗：阿托品；异丙肾上腺素；氨茶碱③ 起搏器
		窦性停搏	①心外因素：颅内病变、严重缺氧、低温、甲减及阻塞性黄疸；②心脏因素：窦房结病变、急性下壁心肌梗死；③过量抗心律失常药	

(续表)

分类		处理
传导阻滞	窦房传导阻滞	去除可逆因素:①无症状<5 s:无须治疗;②有症状者:去除可逆因素,如无效,需放置起搏器
	房内传导阻滞	见于多种病因引起的心房扩大或心房肌梗死
	房室传导阻滞	①Ⅰ°、Ⅱ°Ⅰ型:常为非器质性心脏病,治疗以去除诱因为主;②Ⅱ°Ⅱ型、Ⅲ°:多为器质性心脏病,常需药物及起搏器置入
	室内传导阻滞	①左束支:病理意义强,常提示弥漫性病变,如冠心病、心肌病或主动脉瓣狭窄;②右束支:如不伴器质性心脏病,无意义,亦可见于肺心病、心肌炎及肺栓塞等
逸搏心律	房性逸搏、交界性逸搏、室性逸搏	异位起搏点被动性起搏时仅发生1~2个搏动称为逸搏,连续3个以上称为逸搏心律(常见:房室交界逸搏>室性逸搏>房性逸搏)

四、心房颤动

1. **病因** 高血压、冠心病、风湿性心瓣膜病、肺源性心脏病、先天性心脏病、心肌病、甲状腺功能亢进症、预激综合征及重症感染等。

2. **分类及临床表现** 心房颤动(auricular fibrillation)是临床常见的心律失常之一,将心房颤动进行分类有助于其管理(表1-17)。

表1-17 心房颤动分类及临床表现

分类	定义	特征
首次诊断的房颤	首次发现,无论持续时间长短及严重程度	—
阵发性房颤	持续≤7 d,自行终止	通常≤48 h,可自行转复
持续性房颤	持续>7 d,不能自行转复	药物转复成功率低,需要电复律
长程持续性房颤	持续时间≥1年	采用节律控制策略以维持窦律
永久性房颤	药物或电转复无效或24 h内又复发或无转复愿望	控制心室率及抗凝治疗为主
孤立性房颤	无症状性房颤	—

严重程度评价[改良欧洲心律协会(European Heart Rhythm Association, EHRA)评分]:1级,无任何症状;2a级,日常生活不受影响;2b级,日常生活不受影响,但受房颤症状困扰;3级,日常生活受限于房颤症状;4级,日常生活因房颤症状而不能完成。

3. **问诊及查体关注** 病史询问要点。①诱因:发热、感染、饮酒及精神紧张等;②房颤情况:首次发作时间(决定是否立即转复及血栓事件风险)、持续时间、发作次数及自行转复;③伴随症状:头晕、胸闷、恶心、呕吐及呼吸困难;④基础疾病:心脏瓣膜病、心肌病、高血压、甲亢、贫血、栓塞史及消化道溃疡/出血;⑤与评估抗凝有关的病史:C(慢性心功能不全)、H(高血压)、A(年龄)、D(糖尿病)、S(卒中)及V(外周血管疾病)。

体格检查要点。心律绝对不齐,第一心音强弱不等,脉搏短绌(脉率小于心律)。

4. **辅助检查** 主要是心电图检查,对房颤短暂发作难以捕捉到的患者,需行动态心电图等检查。①常规检查:生命体征(神志、血压、心率、呼吸)、心电图、心肌酶、NT-proBNP、电解质及凝血(D-二聚体);②病因评估:血常规(贫血)、甲状腺功能、系统性疾病线索。根据相应病史选择(如重症感染,行病原学检查)及超声心动图检查。

5. 处理

(1) 治疗原则:①寻找房颤病因及治疗,评估患者的病程及基础疾病,是否可转复及维持窦律;②可转复的患者予以药物或电复律或射频消融等复律治疗,并预防复发;③不适合复律患者予以控制房颤心室率,改善生活质量;④评估栓塞及出血风险(表1-18、1-19),是否予以抗凝治疗(表1-20)和(或)左心耳封堵治疗,预防栓塞具体处理流程见图1-6。

第一章 心血管疾病

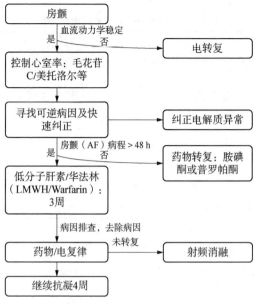

图1-6 房颤处理流程

注：LMWH，low molecular weight heparin，低分子肝素。

表1-18 CHA$_2$DS$_2$VASc评分表

风险因素	积分/分
慢性心衰/左心室功能不全(C)	1
高血压(H)	1
年龄≥75岁(A)	2
糖尿病(D)	1
卒中/TIA/血栓栓塞史(S)	2
血管病变(V)	1
年龄65～74岁(A)	1
性别(女性)(Sc)	1
最高积分	9

表 1-19 HAS-BLED 出血风险评分表

临床特点	积分/分
高血压(H)	1
肝肾功能异常(各1分,A)	1 或 2
卒中(S)	1
出血(B)	1
INR 值波动(L)	1
老年(年龄>65 岁,E)	1
药物和嗜酒(各1分,D)	1 或 2

注:①可逆病因包括发热、严重感染、甲亢、电解质紊乱、低氧、肺部疾病等;②有消化道出血等抗凝禁忌情况,优先考虑早期转复,若有抗凝禁忌证或紧急情况,可行经食管超声心动图检查(trans-esophageal echocardiography,TEE)以排除心房血栓;③CHA_2DS_2VASc 评分及抗凝见表 1-20;④HAS-BLED 积分≥3 分时提示出血"高危",出血高危患者无论接受华法林还是阿司匹林治疗,均应谨慎,并在开始抗栓治疗之后,加强复查。

表 1-20 抗凝治疗方案

CHA_2DS_2VASc 评分/分	抗凝方案
≥2	口服抗凝药物:华法林(INR 2~3)或新型口服抗凝药(NOAC)
1	口服抗凝药(华法林或 NOAC)或阿司匹林
0	不必抗凝或小剂量阿司匹林

(2) 常用抗心律失常药物:①房颤转复窦性心律:包括抗心律失常药物(Ⅰ类如普罗帕酮,Ⅲ类如胺碘酮及索他洛尔),电复律及射频消融。②房颤控制心室率:β受体阻滞剂、非二氢吡啶类 CCB;伴心功能不全可选洋地黄类药物;③房颤伴缓

慢心室率,症状明显,或者呼吸频率(respiratory rate,RR)间歇最长>5 s,可行起搏器植入术。

常用房颤控制心室率静脉用药:①维拉帕米:首剂 5～10 mg iv(2～3 min 内,每 10～30 min 重复),控制心室率后则 5 mg/h 维持,最大 20 mg/h;②地尔硫䓬:首剂 0.25 mg/kg iv(2 min,如 15 min 后心室率未控制在 0.35 mg/kg iv),5～15 mg/h 维持;③胺碘酮:首剂 150～300 mg iv(10 min 内);450 mg+5%GS 36 ml 泵入(6 ml/h)(胺碘酮不能用生理盐水配制);④美托洛尔:5 mg iv q5 min×3 次或口服 12.5～25 mg bid;⑤艾司洛尔:首剂 0.5 mg/kg,50～200 μg/(kg·min);⑥毛花苷 C(WPW 禁用):首剂 0.4～0.8 mg 静推(>15 min),2 h 后重复 0.2～0.4 mg,总量≤1.2 mg。

(3)长期控制心室率目标:①静息状态:HR≤80 次/分;②中等强度活动:HR≤110 次/分。

附

择期电复律适应证:①房颤病史≤1 年,半年内最佳;②应用抗心律失常药,但心室律控制不佳;③左心房内径≤45 mm,心胸比<0.55;④风湿性心脏病二尖瓣狭窄矫正术后仍有房颤;⑤甲亢症状已控制的房颤;⑥冠心病、高血压引起的房颤。

五、高血压

1. 定义 高血压(hypertension)是在未使用降压药物的情况下,非同日测量血压,收缩压(systolic blood pressure,SBP)>140 mmHg 和(或)舒张压(diastolic blood pressure,

DBP)≥90 mmHg。

高血压急症(hypertensive emergency)是指原发性或继发性高血压患者,在某些诱因作用下,血压突然和明显升高(一般超过180/120 mmHg),同时伴有进行性心、脑及肾等重要靶器官功能不全的表现。

高血压亚急症(hypertensive urgency)是指虽有血压明显升高,但无重要靶器官功能迅速恶化的临床表现。

高血压危象(hypertensive crisis):包括高血压急症和高血压亚急症,两者区别在于前者有靶器官的急性损害。

2. **高血压分类、分级** 临床上高血压分为原发性高血压、继发性高血压;其中根据收缩压和/或舒张压水平对高血压进行分级(表1-21)。

表1-21 高血压分级

分级	SBP/mmHg		DBP/mmHg
正常血压	<120	和	<80
正常高值	120~139	和(或)	80~89
高血压			
1级(轻度)	140~159	和(或)	90~99
2级(中度)	160~179	和(或)	100~109
3级(重度)	≥180	和(或)	≥110
单纯收缩期高血压	≥140	和	<90

新指南血压分级:①1级高血压:140~159/90~99 mmHg;②2级高血压:≥160/100 mmHg。

3. **临床表现** 根据起病和病情进展的缓急及病程的长短,高血压可分为缓进型和急进型,前者又称良性高血压,后者又称恶性高血压(简称恶高)。①缓进型:起病隐匿,多数无明显症状,体检时发现血压升高,部分可出现神经系统表现(头痛、头晕及头胀等)、心血管系统表现(心悸、胸闷,严重者可有心力衰竭表现等)、肾脏表现(夜尿增多、尿中泡沫增多等)以及出现主动脉夹层形成(剧烈胸痛或腹痛)、动脉粥样硬化缺血(下肢跛行等)。②急进型:病情严重,发展迅速,可出现剧烈头痛、脑出血、视力模糊或失明、心力衰竭及肾功能衰竭等。

4. 问诊与查体关注 病史询问要点:主要针对继发性高血压可能的病因进行问诊。

体格检查重点:须按照血压测量规范进行;检查颈动脉搏动是否对称或弥散,仔细检查心脏、外周血管搏动状况,腹部血管杂音,必要时测量双侧下肢动脉血压。

5. 辅助检查

(1)病因排查:根据上述继发高血压常见因素进行病因排查,相应检查见相关章节。

(2)靶器官受累评估:①肾脏评估:a. 尿常规、24 hUPro、Cr、ANAs+ANCAs、LDH+Tbil/Dbil+血常规+外周血涂片(树突状细胞,dendritic cell,DC)+网织红细胞(reticulocyte,Ret)%;b. 肾+肾动脉超声检查、(必要时)肾图及肾上腺皮质薄层扫描。②心脑血管评估:血脂/糖代谢监测、颈/椎动脉超声,超声心动图(echocardiography,echo),心电图(electrocardiogram,ECG),(必要时)全身磁共振血管成像(magnetic resonance angiography,MRA)。③内分泌评估:肾素-血管紧张素-醛固酮系统(renin-angiotensin-aldosterone system,RAAS)、促肾上腺皮质激素(adreno-corlico-tropic-hormone,ACTH)、皮质醇节律、儿茶酚胺水平、生长激素

(growth hormone,GH)、胰岛素样生长因子-1(insulin like growth factor - 1, IGF - 1)、垂体 MRI、甲状腺功能检查。④眼部评估:眼科会诊,眼底血管检查。

6. 诊断内容、诊断思路和危险分层

(1) 确诊高血压,明确原发或继发高血压,评估靶器官受累情况。

(2) 高血压诊断流程见图 1-7。

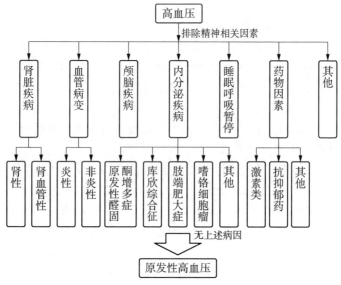

图 1-7 高血压诊断流程概要

(3) 高血压患者危险分层见表 1-22。

表1-22 高血压患者危险分层

其他危险因素及病史	1级 SBP 140～159 mmHg 或 DBP 90～99 mmHg	2级 SBP 160～179 mmHg 或 DBP 100～109 mmHg	3级 SBP≥180 mmHg 或 DBP≥110 mmHg
Ⅰ 无其他危险因素	低危	中危	高危
Ⅱ 1～2个危险因素	中危	中危	很高危
Ⅲ ≥3个危险因素，靶器官损害或糖尿病	高危	高危	很高危
Ⅳ 并存临床情况	很高危	很高危	很高危

注：高血压明确诊断后10年内发生主要心血管事件危险的可能性：低危组＜15％～20％；高危组20％～30％；很高危≥30％。

（4）高血压危险因素见图1-8。

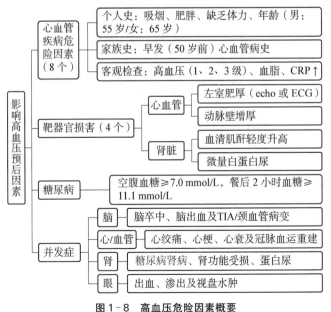

图1-8 高血压危险因素概要

（5）风险因素相关指标具体数值：①血脂异常：总胆固醇（total cholesterol，TC）>5.7 mmol/L 或 LDL-C>3.6 mmol/L 或 HDL-C<1.0 mmol/L；②肥胖：腰围：男≥85 cm，女≥80 cm 或体重指数（body mass index，BMI）≥28 kg/m²；③C 反应蛋白（c-reactive protein，CRP）升高：高敏 C 反应蛋白（hsCRP）≥3 mg/L 或 CRP≥10 mg/L；④轻度肌酐升高：男：115～133 μmol/L，女：107～124 μmol/L；⑤微量白蛋白尿：尿蛋白/肌酐：男≥22 mg/g，女≥31 mg/g 或尿白蛋白 30～300 mg/24 h。

7. 治疗

（1）治疗原则：去除病因，平稳降压，控制达标，脏器保护。

（2）降压药物选择见表 1-23。

表 1-23 各类降压药物适应证及不良反应

类别	具体	代表药物/起始用量	用药情况	不良反应
A	α受体拮抗剂（不作为首选）	（短效）哌唑嗪 0.5 mg prn（长效）特拉唑嗪 0.5 mg qn（有直立性低血压，多睡前服用）	不作为一线降压药，常用于恶性高血压、肾性高血压等难治性高血压	反射性心率增快，个别有心绞痛、直立性低血压，老年用药尤应注意
	ACEI	（短效）卡托普利 12.5 mg tid（中效）依那普利 5 mg bid（长效）贝那普利 10 mg qd，培哚普利 4～8 mg qd，福辛普利 10 mg qd	慢性肾损伤（chronic kidney disease，CKD）、糖尿病肾病（diabetic nephropathy，DN）有无合并高血压均首选；年轻人高血压	干咳，血钾、肌酐升高；双肾动脉狭窄禁用；有致畸作用

(续表)

类别	具体	代表药物/起始用量	用药情况	不良反应
	ARB	缬沙坦 80 mg qd、氯沙坦 50~100 mg qd、厄贝沙坦 150 mg qd、坎地沙坦 8 mg qd、替米沙坦 80 mg qd、奥美沙坦 20 mg qd	同上,较 ACEI 易耐受	血钾、肌酐升高;双肾动脉狭窄禁用;致畸作用
B	β受体阻滞剂	比索洛尔 5~10 mg qd、美托洛尔 25~100 mg bid、琥珀酸美托洛尔 47.5 mg~195 mg qd、非选择性卡维地洛 6.25~25 mg bid、阿罗洛尔 5~10 mg bid	对舒张压(DBP)升高为主或精神因素占主要作用的高血压优先选择使用	心动过缓,加重房室传导阻滞,诱发哮喘
C	CCB (DHPR)	(短效)硝苯地平片 5 mg tid (中效)硝苯地平缓释片 20 mg bid (长效)硝苯地平控释片 30 mg qd、氨氯地平 5 mg qd	硝苯地平片多用于临时降压,长期使用增加猝死风险	直立性低血压、脚踝部水肿、面色潮红/头痛、牙龈增生
D	利尿剂 (diuretic)	氢氯噻嗪 12.5 mg qd、吲达帕胺 1.25 mg qd、呋塞米 20~40 mg qd	降压平稳,老年人较安全;增加 ACEI/ARB 降压效果;呋塞米适用于心力衰竭、肾脏病患者	电解质紊乱风险、干扰尿酸、血糖、血脂的代谢

注:DHPR,dihydropyridine receptor,二氢吡啶受体

（3）高血压急症处理见图1-9。

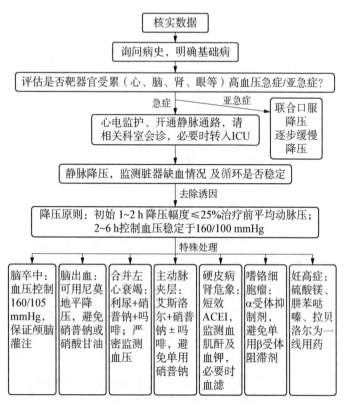

图1-9 高血压急症处理流程

1）用药原则:所有静脉用降压药物起始剂量到最大剂量相差极大,患者耐受程度不同,建议静脉给药,从较小剂量起用,密切监测血压变化、患者耐受情况,逐渐加量、调整滴速、降压速度;

2）降压原则:个体化调整滴速,降压过快可能引起神经系统不良反应。

六、血脂异常

1. **定义** 血脂异常(dyslipidemia)即血浆脂蛋白紊乱血症,是脂质代谢障碍的表现,其主要危害是导致心脑和周围动脉粥样硬化性疾病。

2. **病因** 继发性血脂异常症包括糖尿病、肾病综合征及甲状腺功能减退症等,某些药物如利尿剂、β受体阻滞剂、糖皮质激素等也可能引起继发性血脂升高。在排除了继发性血脂异常症后,即可诊断为原发性血脂异常症。

3. **临床表现** 多数无明显的症状及体征,常常血液检查或因其他疾病(如糖尿病、心肌梗死及急性胰腺炎等)就诊时发现。少数可有脂肪瘤、角膜弓(又称"老年环")、急性胰腺炎、视网膜脂质症、肝脾大[甘油三酯(triglyceride,TG)沉积于网状内皮细胞]及游走性多关节炎(纯合子家族性高 TC 血症)等。

4. **辅助检查** 同高血压,针对靶器官功能进行评估,包括血脂异常的检出以及心血管危险因素评估。

5. **诊断** 一般以血脂异常与动脉粥样硬化性疾病风险及是否需要治疗两个方面来确定血脂异常的划分标准(表1-24)

表1-24 中国血脂水平分层标准(中国成人血脂异常防治指南)

分层	合适范围/mmol/L(mg/dl)	边缘升高/mmol/L(mg/dl)	升高/mmol/L(mg/dl)	降低/mmol/L(mg/dl)
TC	<5.18(200)	5.18~6.19(200~239)	≥6.22(240)	—
LDL-C	<3.37(130)	3.37~4.12(130~159)	≥4.14(160)	—
HDL-C	≥1.04(40)	—	≥1.55(60)	<1.04(40)
TG	<1.70(150)	1.70~2.25(150~199)	≥2.26(200)	—

及危险分层(图1-10)。

6. 治疗 目的是控制动脉粥样硬化性心血管疾病(atherosclerotic coronary artery disease,ASCVD)的发生、发展。具体治疗见表1-25。建议极高危人群LDL-C<1.8 mmol/L,高危人群LDL-C<2.6 mmol/L,低、中危人群LDL-C<3.4 mmol/L。

符合下列任意条件者,可直接列为高危或极高危人群
极高危:ASCVD患者
高危:① LDL-C≥4.9 mmol/L 或 TC≥7.2 mmol/L
② 糖尿病患者 1.8 mmol/L≤LDL-C<4.9 mmol/L(或 3.1 mmol/L≤TC<7.2 mmol/L 且年龄≥40岁)

↓不符合者,评估10年ASCVD发病危险

危险因素个数*	血清胆固醇水平分层/mmol/L		
	3.1≤TC<4.1 (或)1.8≤LDL-C<2.6	4.1≤TC<5.2 (或)2.6≤LDL-C<3.4	5.2≤TC<7.2 (或)3.4≤LDL-C<4.9
无高血压 0~1个	低危(<5%)	低危(<5%)	低危(<5%)
2个	低危(<5%)	低危(<5%)	中危(5%~9%)
3个	低危(<5%)	中危(5%~9%)	中危(5%~9%)
有高血压 0个	低危(<5%)	低危(<5%)	低危(<5%)
1个	低危(<5%)	中危(5%~9%)	中危(5%~9%)
2个	中危(5%~9%)	高危(≥10%)	高危(≥10%)
3个	高危(≥10%)	高危(≥10%)	高危(≥10%)

↓ASCVD10年发病危险为中危且年龄<55岁者,评估余生危险

具有以下任意2项及以上危险因素者,定义为高危:①收缩压≥160 mmHg或舒张压≥100 mmHg;②非HDL-C≥5.2 mmol/L(200 mg/dl);③HDL-C<1.0 mmol/L(40 mg/dl);④BMI≥28 kg/m²;⑤吸烟

图1-10 血脂异常的危险分层

注:*包括吸烟、低HDL-C及男性≥45岁或女性≥55岁。慢性肾病患者的危险评估及治疗请参见特殊人群血脂异常的治疗。

表1-25　血脂异常的治疗措施

方法	具体描述
生活方式改变	饮食治疗,体重超重者减轻体重,戒烟、戒酒,纠正久坐不动、过度精神紧张等不良生活方式
药物治疗选择	
降低LDL-C	①首选他汀类药物,通常使用的起始治疗剂量为中等强度,如未能达标,可以使用最大耐受剂量的高强度他汀类药物以达标;②如使用最大耐受剂量他汀类药物未能达标,建议联合依折麦布;③极高危患者,如使用最大耐受剂量他汀类药物和依折麦布后仍未能达到目标血脂水平,建议联合使用Kexin样前转化酶枯草杆菌蛋白酶家族的第9个成员的(PCSK9)抑制剂
高TG(HTG)	推荐他汀类药物作为降低高危HTG(TG>2.3 mmol/L,即>200 mg/dl)心血管疾病风险的首选药物
糖尿病	①极高危2型糖尿病者,建议LDL-C水平较基线降低≥50%,LDL-C水平<1.4 mmol/L(<55 mg/dl);②高危2型糖尿病者,建议LDL-C水平较基线降低≥50%,LDL-C水平<1.8 mmol/L(<70 mg/dl);③高危或极高危的1型糖尿病患者,推荐使用他汀类药物;④考虑怀孕或未进行充分避孕的绝经前患者,无论是否患有糖尿病,均不建议使用他汀类药物治疗
ACS	①在没有任何禁忌证或明确的不耐受史的所有ACS患者中,建议尽早开始或继续使用高剂量他汀类药物;②无论初始LDL-C水平如何,如果使用最大耐受剂量他汀类药物治疗4~6周后仍未达到LDL-C目标值,建议联合使用依折麦布;③如使用最大剂量他汀类药物联合依折麦布治疗4~6周后仍未达到LDL-C目标值,建议联合使用PCSK9抑制剂

(续表)

方法	具体描述
既往缺血性卒中预防ASCVD事件	缺血性卒中或TIA病史的患者ASCVD风险较高,尤其是复发性缺血性卒中,建议患者接受强化降LDL-C治疗
中重度慢性肾病	①慢性肾病3～5期患者具有较高或非常高的ASCVD风险;②对于非透析依赖性3～5期慢性肾病患者,建议使用他汀或他汀类药物/依折麦布联合治疗;③不合并ASCVD的透析依赖性慢性肾病患者,不建议启动他汀类药物治疗
外周动脉疾病(包括颈动脉疾病)	外周动脉疾病患者,建议启动降脂治疗以降低ASCVD风险,包括最大耐受剂量他汀类药物加依折麦布,或者必要时联合PCSK9抑制剂
高强度(每日剂量可降低LDL-C≥50%)	阿托伐他汀40～80 mg,瑞舒伐他汀20 mg
中等强度(每日剂量可降低LDL-C 25%～50%)	阿托伐他汀10～20 mg,瑞舒伐他汀5～10 mg,氟伐他汀80 mg,洛伐他汀40 mg,匹伐他汀2～4 mg,普伐他汀40 mg,辛伐他汀20～40 mg,血脂康1.2 g

注:阿托伐他汀80 mg,国人经验不足,须谨慎使用。

七、心脏瓣膜病

1. 定义 是指由于先天性发育异常或其他各种病变(如风湿性、感染性疾病等)引起心脏瓣膜及其附属结构(瓣环、瓣叶、腱索及乳头肌等)发生解剖结构或功能上异常,造成单个或多个瓣膜急性或慢性狭窄和(或)关闭不全,导致心脏血流动力学显著变化,并出现一系列的临床综合征。

2. 病因 多种病因可导致心脏瓣膜病(valvulopathy),如

表1-26所示。

表1-26 心脏瓣膜病常见病因

病因		分　类
二尖瓣狭窄		风湿性心脏病、老年退行性变、先天性心瓣膜病,少见于风湿免疫病、心脏结节病等
二尖瓣关闭不全	慢性	原发性:风湿性心脏病(常合并二尖瓣狭窄)、瓣膜变性[Barlow综合征/二尖瓣脱垂综合征、马方综合征及先天性结缔组织发育不全综合征(Ehler-Danlos)综合征等]、老年性瓣环钙化、心肌梗死后乳头肌断裂、先天性畸形、风湿免疫病及药物相关瓣膜病
		继发性:任何引起左心室扩大的病变,如缺血性心脏病及原发性扩张型心肌病
	急性	腱索断裂、瓣膜毁损或破裂及乳头肌坏死或断裂(感染、心肌梗死等)
主动脉瓣狭窄		先天性主动脉瓣畸形、老年性主动脉瓣钙化及风湿性主动脉瓣狭窄
主动脉瓣关闭不全		主动脉瓣叶病变:老年性瓣叶钙化、二叶式主动脉瓣、风湿免疫病[SLE、类风湿关节炎(rheumatoid arthritis,RA)]、感染性心内膜炎
		主动脉根部或升主动脉病变:主动脉根部扩张/瘤、马方综合征、主动脉夹层、梅毒及白塞病等

注:Barlow综合征,mitral valve prolapse syndrome,MVP,二尖瓣脱垂综合征

3. 临床表现及并发症

(1)临床表现:早期症状多不明显,后期出现咳嗽、胸闷、活动耐量下降、咯血(支气管静脉破裂、肺毛细血管破裂、肺水肿、肺梗死)及声嘶(喉返神经压迫)等心功能不全表现,主动脉瓣狭窄者可因心输出量减少出现晕厥(主动脉瓣狭窄三联征:

呼吸困难、心绞痛、晕厥)、主动脉瓣关闭不全者可出现心绞痛表现。

继发于系统性疾病可出现相应的临床表现,如系统性红斑狼疮(蝶形红斑、关节肿痛等)、白塞病(反复口腔、生殖器溃疡)等。

(2)并发症:①心房颤动;②急性肺水肿;③血栓栓塞;④感染性心内膜炎;⑤右心衰竭;⑥肺部感染。

4. 问诊及查体关注　病史问诊要点:主要针对病因问诊:①风湿性心脏病:发热、咽痛、游走性大关节痛、心律不齐(传导阻滞)及神经系统症状;②风湿免疫相关:关节肿痛、皮损、雷诺现象、反复口腔/外阴溃疡、眼痛、腰背痛及反复血栓等;③马方综合征:马方综合征家族史、蜘蛛指、鸡胸、足后段外翻、身高的比值异常、皮纹及肺大疱;④感染性心内膜炎:发热、皮肤感染、外伤史及血流感染病史。

体格检查要点:见表1-27。

表1-27　不同心脏瓣膜病体征

类型	体　征
二尖瓣狭窄	①心尖区低调舒张中晚期隆隆样杂音(局限不传导、左侧卧位清楚),伴震颤/S_1亢进/开瓣音;②肺动脉高压→胸骨左下缘抬举性搏动、P_2亢进/分裂、格斯(Graham-Steell)杂音、功能性三尖瓣关闭不全杂音
二尖瓣关闭不全	急性:一般无心界扩大,P_2亢进/分裂、可闻及S4 慢性:抬举样心尖搏动并左下移、心尖部全收缩期吹风样杂音(向左腋/肩胛下区、心底部传导),可伴震颤;二尖瓣脱垂时可闻及收缩中期喀喇音;腱索断裂时可闻及海鸥鸣/乐性音

(续表)

类型	体 征
主动脉瓣狭窄	①心界可有改变;②A_2减弱甚至出现S_2逆分裂;主动脉瓣听诊区递增递减型粗糙收缩期吹风样杂音(向颈动脉传导),可伴震颤;可有心尖区抬举样搏动;细迟脉
主动脉瓣关闭不全	慢性:外周血管征-点头征(De Musset征)、水冲脉(Corrigan征)、血管枪击音(Traube征)、杜氏双重杂音、毛细血管搏动征(Quincke征);心尖搏动左下移;主动脉瓣第二听诊区高调叹气样递减型舒张早期杂音(前倾坐位、深呼吸时清楚)、S_1减弱、可闻及奥-弗氏(Austin-Flint)杂音 急性:无明显周围血管征、心动过速常见、舒张期杂音低调且短暂

5. 辅助检查 主要通过超声心动图进行诊断及评估(表1-28)。

表1-28 二尖瓣/主动脉瓣膜狭窄分级

狭窄程度	二尖瓣口面积/cm²	主动脉瓣口面积/cm²
轻度狭窄	>1.5	>1.5
中度狭窄	1.0~1.5	1.0~1.5
重度狭窄	<1.0	<1.0

6. 诊断 典型的心脏杂音及超声心动图表现可明确诊断。

7. 治疗

(1)治疗原则:避免过度体力劳动及剧烈运动,积极治疗基础疾病(如风湿热),控制并发症(如房颤、心衰),定期随访。

(2)治疗措施:根据患者心功能、瓣膜病严重程度综合评估后决策(表1-29)。

表1-29 心脏瓣膜病治疗指征及治疗措施

分类			治疗方法
二尖瓣狭窄	指征		二尖瓣口面积(mitral valve area, MVA)<1.5 cm^2
	方法		外科手术(二尖瓣置换术)及经皮球囊二尖瓣扩张术(percutaneous balloon mitral commissurotomy, PBMC)
主动脉瓣狭窄	指征		①主动脉狭窄出现症状应尽快手术；②无症状的重度主动脉瓣狭窄(aortics tenosis, AS)；③合并明显钙化、快速进展的中重度AS倾向早期手术；④中重度AS如合并其他心脏手术指征(如升主动脉瘤、冠脉搭桥、其他瓣膜病变)应同时行主动脉瓣置换
	方法		人工瓣膜置换术、经导管主动脉瓣置入术、经皮球囊主动脉瓣成形术(percutaneous balloon aortic valvuloplasty, PBAV)、CABG
二尖瓣关闭不全	急性	内科治疗	扩血管药
		外科治疗(根本措施)	人工瓣膜置换术、二尖瓣修复术
	慢性	内科治疗	抗风湿、预防感染性心内膜炎、治疗并发症
		介入和手术治疗	经皮二尖瓣修复术(MitralClip)、二尖瓣修复术及人工瓣膜置换术
主动脉瓣	急性	内科治疗	仅为术前准备的过渡措施
		外科治疗	禁用主动脉内球囊反搏术
	慢性	内科治疗	无症状者可随访；注意预防感染性心内膜炎和风湿热、治疗并发症
		外科治疗	人工瓣膜置换术、主动脉瓣成形术及主动脉瓣修复术

八、急性心包炎

1. **定义** 是指由心包脏层和壁层急性炎症引起的综合征,可来自心包本身疾病,也可为全身性疾病在心包上的表现。

2. **病因** 急性心包炎(acute pericarditis)可由各种原发的内外科疾病(表 1-30)所引起,也有部分病因不明。

3. **临床表现** ① 胸骨后、心前区胸痛,心包积液对周围脏器的压迫症状,严重者可出现心包压塞。② 心包压塞三联征(Beck 三联征):心音遥远/心搏动减弱+静脉压>1.5 kPa(15 cmH$_2$O)/颈静脉怒张+动脉压降低/脉压减小。

表 1-30 急性心包炎的病因分类

分类	病因
感染性	病毒:巨细胞病毒(cytomegalovirus,CMV)、EB 病毒、肝炎病毒、柯萨奇病毒及 HIV 细菌:化脓性细菌及结核分枝杆菌 寄生虫:弓形虫、黑热病、锥虫病及丝虫病 真菌:组织胞浆菌、念珠菌及曲霉
过敏性	血清病、过敏性肉芽肿及过敏性肺炎
风湿免疫病	系统性红斑狼疮、类风湿关节炎及系统性硬化症等
放射性	肿瘤局部放疗后
肿瘤	恶性间皮瘤、恶性肿瘤心包转移及白血病
肾病性	终末期肾脏病、急性肾小球肾炎及肾病综合征
损伤性	外伤性、医源性
其他	甲减、淀粉样变、心肌梗死后、心包切开综合征及特发性心包炎综合征

4. 问诊和查体关注 病史询问要点:①胸痛:性质、疼痛部位、放射痛、与呼吸运动关系;②伴随症状:发热、免疫色彩(关节痛、颜面部皮损等)、盗汗、乏力及体重减轻;③疾病史:前驱感染、创伤、局部放疗、甲状腺功能减退症、心肌梗死、过敏性疾病、心功能不全及慢性肾脏病史;④个人/旅居史:结核患者接触史、地方真菌病流行区旅居史。

体格检查要点(主要为心包摩擦音):早期明显,后期心包积液过多时消失,抓刮样粗糙高频音,胸骨左缘 3/4 肋间、胸骨下端、剑突区听诊明显,前倾坐位、深呼吸及用力按压膜式体件更易闻及。

5. 辅助检查 ①血常规:白细胞(white blood cell, WBC)、红细胞沉降率(erythrocyte sedimentation rate, ESR)、CRP 多升高,部分疾病 WBC 可不高或减低(如 SLE、病毒感染等);②心电图:特征性改变为低电压和 QRS 波电交替,早期部分导联可 ST 段弓背向下抬高、T 波高耸直立,一般无病理性 Q 波;③超声心动图:有助于确诊以及协助心包穿刺检查;④胸部 X 线:不敏感,大量心包积液心界呈"烧瓶样";⑤心包穿刺:有助于确定病因,心包压塞时可起到紧急治疗作用。

6. 诊断流程及鉴别诊断 流程见图 1-11。

鉴别诊断:心包炎诊断时若出现胸痛、呼吸困难、心动过速等,应考虑心包炎伴渗液的可能。渗出性心包炎中,需鉴别风湿性心包炎、结核性心包炎、化脓性心包炎。非特异性心包炎需与急性心肌梗死相鉴别。

7. 治疗方法 主要针对基础病治疗,如出现血流动力学不稳定需穿刺引流或外科心包开窗手术。对基础病治疗控制不佳,可酌情药物治疗。

第一章 心血管疾病

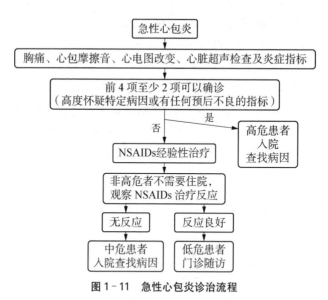

图1-11 急性心包炎诊治流程

急性心包炎治疗药物：①NSAIDs：布洛芬等；②秋水仙碱：体重≥70 kg，0.5 mg bid；体重＜70 kg或不能耐受者，0.5 mg qd；注意白细胞减少、腹泻等不良反应；③糖皮质激素：全身糖皮质激素不推荐作为急性心包炎一线治疗。

附

心包压塞：属于临床急症，需早期识别及处理。

（1）特征性表现：吸气相收缩压下降（奇脉），但低血容量休克或严重呼吸窘迫也可以见奇脉。

（2）心电图检查：低电压/电交替（其他导致低电压的疾病还有弥漫性心肌病、淀粉样变、COPD及大量胸腔积液、腹水）。

(3) 线索:心动过速、低血压及颈静脉怒张。

(4) 病因:①急性:创伤、冠脉介入治疗术后、心梗后心室破裂及主动脉夹层。②亚急性:恶性肿瘤、感染(细菌、结核、真菌、病毒)、心梗后、尿毒症、放疗史及自身免疫性疾病等。

(5) 处理:有心包压塞表现(右心室压迫)应考虑紧急心包穿刺减压。急诊超声心动图检查评估积液及定位穿刺点。

扩容补液为主,可使用正性肌力药物,避免利尿进一步降低血容量。

九、主动脉夹层

1. 定义 主动脉夹层(aortic dissection)是指主动脉中膜破裂引起壁内出血,导致主动脉壁层分离继发形成真腔或假腔,连通或不连通动脉腔内。根据内膜撕裂部位和主动脉夹层动脉瘤扩展范围,目前常用 DeBakey 分型及 Stanford 分型(图 1-12)。

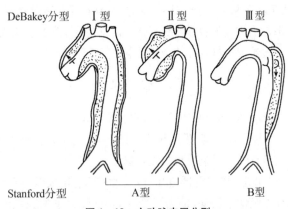

图 1-12 主动脉夹层分型

2. 病因 ①高血压:高血压是发生本病最为重要的危险因素,超过80%的主动脉夹层分离患者有高血压病;②动脉粥样硬化:动脉硬化斑块内膜发生破裂时,容易导致主动脉夹层,尤其是长期吸烟、血脂异常、合并糖尿病等疾病的患者;③遗传性血管病变:马方综合征主动脉瓣二瓣畸形、先天性主动脉缩窄等均可增加主动脉夹层发病风险;④主动脉炎性疾病:包括感染性及非感染性,如巨细胞动脉炎、大动脉炎、白塞病、梅毒等;⑤主动脉局部感染或外伤:动脉周围组织感染、主动脉瓣膜置换术感染引起的心内膜炎、车祸及坠落等以及介入治疗或心脏及大动脉手术等引起的医源性损伤;⑥特发性主动脉中膜退行性变化。

3. 临床表现 本病好发于50~70岁患者,大部分患者有突发剧烈胸痛,高龄患者及病情复杂的患者症状常不典型,需引起重视(表1-31)。

表1-31 主动脉夹层分离部位及疼痛性质

累及部位	疼痛性质	累及部位	疼痛性质
近端升主动脉	主要表现为前胸疼痛	腹主动脉	后背、腹部及下肢疼痛
升主动脉及主动脉弓	颈、咽及下颌部疼痛	下肢动脉	下肢疼痛
降主动脉	肩胛区疼痛		

注:所属疼痛部位并非一一对应,对于受累部位仍需影像学来证实,如患者出现疼痛部位迁移,则可能提示夹层进展。

除了疼痛症状外,还有因夹层形成出现的伴随症状(表1-32)。

表 1-32 主动脉夹层伴随症状

分类	症 状	
血压	多数患者合并有高血压,疼痛可导致血压进一步升高,当出现夹层破裂、心包压塞、急性左心衰或严重主动脉瓣关闭不全时,可出现低血压,甚至休克	
神经症状	夹层若延伸至主动脉分支颈动脉或肋间动脉,可造成脑或脊髓缺血出现偏瘫、昏迷、神志模糊、二便失禁等,部分患者以晕厥为首发症状	
压迫症状	腹腔动脉、肠系膜动脉	恶心、呕吐、腹胀、腹泻、黑便等
	颈交感神经节	霍纳(Horner)综合征
	喉返神经	声嘶
	上腔静脉	上腔静脉综合征
	肾动脉	血尿、尿闭及肾缺血后血压增高

4. 问诊及查体关注　病史询问要点:①胸痛性质:疼痛部位、放射痛;②伴随症状:免疫色彩(关节痛、颜面部皮损、反复口腔溃疡等)、发热、盗汗、乏力、体重减轻;③疾病史:高血压病史(当前血压是否控制)、胸部外伤史、局部放疗、心肌梗死、心功能不全、慢性肾脏病史;④家族史:早发猝死家族史。

体格检查重点:四肢血压不对称、主动脉瓣区杂音、双肺湿啰音及累及其他系统时出现相应症状。

5. 辅助检查　①常规检查:血尿粪常规、肝肾功、血气分析、心肌酶、凝血功能、血脂;②心电图:多数正常,但累及冠脉时,可出现急性心肌缺血改变,心包积血时可出现心包炎的心电图改变;③超声心动图:对升主动脉夹层的诊断具有重要意义,且易识别并发症如心包积血、主动脉瓣关闭不全等;④主动脉增强CT:对主动脉夹层的诊断具有高度敏感性和特异性,且检查快速,适用于危重患者;⑤主动脉MRA:对于不适合CTA的患者,比如碘过敏、肾功能损害、妊娠、甲亢及其他原因,MRA可作为首选替代手段;⑥主动脉造影:被认为是诊断夹层的"金标准",但该技术为侵入性操作,具有潜在危险,需谨慎操作。

6. 诊断流程及鉴别诊断　急起剧烈胸痛、血压高、突发主动脉瓣关闭不全、两侧脉搏不等或触及搏动性肿块应考虑本病,同时与导致胸痛的疾病相鉴别(图1-13)。

鉴别诊断:应与导致胸痛的疾病相鉴别:①急性冠脉综合征:具有危险因素的患者,临床上出现心绞痛症状,伴有心肌酶及心电图动态变化,冠脉检查可发现血管病变;②急性肺动脉栓塞:有胸痛、咯血、气急表现,心电图、D-二聚体及肺动脉CTA有助于诊断;③急性心包炎:表现为胸膜刺激性疼痛、向肩部放射,可闻及心包摩擦音,伴心电图ST段弓背向下型抬高;④其他:急腹症、胸膜炎、自发性气胸、带状疱疹等。

7. 治疗

(1) 治疗原则:对任何可疑或诊为主动脉夹层患者,即应住院进行监护治疗,治疗目的为减低心脏收缩力、减慢左心室收缩速度和外周动脉压。

(2) 治疗目标:收缩压控制在100～120 mmHg,心率60～75次/分。

(3) 具体措施:①急性期治疗:对于高度疑似患者,应迅速进行心电监护,保证患者绝对卧床休息,避免用力,保证大便通畅;②急性Stanford A型:一经确诊,条件允许下首选及时心外科手术治疗;③急性Stanford B型:主要通过镇痛、降压、降低心室收缩力及心率,仅限于主动脉破裂、远端灌注不良、经药物治疗后夹层仍蔓延、无法控制的高血压及疼痛剧烈的患者考虑手术治疗。

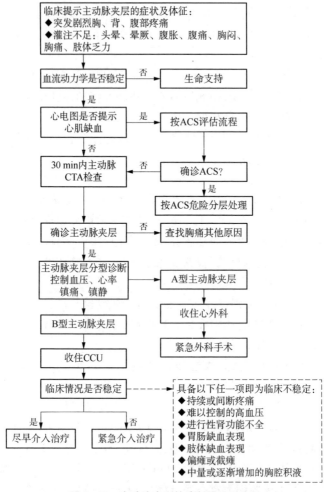

图 1-13 主动脉夹层的诊断及处理流程

第二章

呼吸系统疾病

第一节 ◈ 常见症状总结

一、咯血

1. 定义　咯血(hemoptysis)是指喉以下呼吸道任何部位出血经口腔排出。24 h 内总咯血量大于 500 ml(或 1 次咯血量 100 ml 以上)为大咯血,100～500 ml 为中等量咯血,小于 100 ml 为少量咯血。

2. 病因　①气道疾病:慢性支气管炎、支气管扩张、气管支气管结核、气道异物、支气管溃疡及原发性支气管癌等;②肺源性疾病:肺炎、肺结核、肺脓肿、肺真菌病、肺癌及恶性肿瘤肺转移、尘肺、肺含铁血黄素沉着症及寄生虫感染等;③心肺血管病:肺梗死、心脏瓣膜病、肺动脉高压、肺动静脉瘘、肺隔离症、支气管动脉和支气管瘘及先天性心脏病等(肺栓塞、心力衰竭);④血液系统疾病:血小板减少性紫癜、白血病、血友病、凝血障碍及弥散性血管内凝血等;⑤风湿免疫病:系统性红斑狼疮、ANCA 相关性血管炎、结节性多动脉炎、白塞病、干燥综合征及肺出血肾炎综合征等;⑥药物和毒物相关:抗凝药物、抗血小板药物、抗甲状腺药物及非甾体抗炎药等;⑦有创检查及治疗:经皮肺活检、经支气管镜肺活检、介入治疗及应用血管内皮生长因子抑制剂治疗肺癌等（射频消融治疗）；⑧其他：子宫内膜异位症、特发性咯血。

3. 问诊及查体关注

（1）病史问诊要点：①诱发因素：感染、外伤及与月经周期相关；②起病缓急：急性（肺炎、传染性疾病）、慢性（肺结核空洞、支气管扩张及心血管疾病）；③出血特征：出血方式（咯出、呕出、鼻腔出血及牙龈出血）、出血颜色及性状和咯血量/次数；④个人史：吸烟史、风湿免疫病史、幼时麻疹/百日咳/肺炎史、结核患者接触史、长期粉尘接触史及生食河蟹/蝲蛄史、长期卧床、口服避孕药、近期有气道器械操作、肺部放疗、射频消融、经皮肺穿刺及抗凝药物使用；⑤伴随症状：发热、咳嗽、脓痰、呛咳、胸痛、呼吸困难、关节痛、肌痛、皮疹、血尿及尿量减少（黄疸、杵状指/趾及皮肤黏膜出血）。

（2）体格检查重点：①口鼻咽：观察有无出血,除外声门以上部位出血；②浅表淋巴结：锁骨上及前斜角肌淋巴结肿大,多见于肺癌淋巴结转移；③胸部：哮鸣音（支气管腔内病变,癌变、结核及异物）、心尖部听诊区杂音（风湿性心脏病）、呼吸音减弱和固定性湿啰音（支气管扩张、肺炎）；④其他：皮肤及关节症状（排查风湿免疫病）、黏膜及皮下出血（排查血液病或抗凝药物过量）及杵状指/趾（支气管扩张、肺脓肿及肺癌）。

4. 辅助检查要点　①常规检查：三大常规、凝血功能（包含 D-二聚体）、肝肾功能、心脏标志物及血气分析；②感染相关：CRP、ESR、PCT、T-spot、G 试验、GM 试验、隐球菌荚膜抗原及痰培养；③免疫相关：ANAs、ANCAs、APLs、Ig、补体及 Coomb's 试验；④影像检查：胸部 CT、心超、心电图、V/

Q显像或CTPA,及支气管镜等;⑤有创检查:骨髓穿刺＋活检适用于血液系统异常者。

5. 诊断

(1) 咯血诊断临床路径见图2-1。

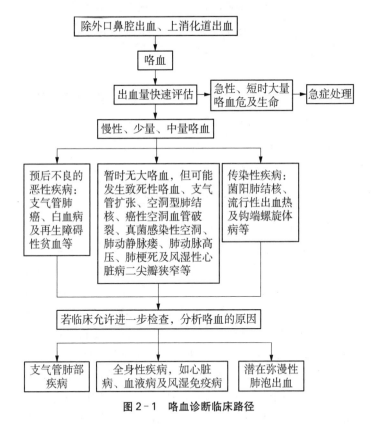

图2-1　咯血诊断临床路径

(2) 咯血与呕血鉴别见表2-1。

表 2-1 咯血与呕血鉴别

鉴别要点	咯血	呕血
病因	肺结核、支气管扩张症、肺癌、肺炎、肺血管病、肺脓肿和心脏病等	消化性溃疡、肝硬化、急性胃黏膜病变、胃癌及胆道病变等
出血前症状	喉部痒感、胸闷及咳嗽等	上腹部不适、恶心及呕吐等
出血方式	咳出	呕出
出血颜色	泡沫状,色鲜红	无泡沫,呈暗红色或棕色
混杂内容物	常混有痰	常有食物及胃液
酸碱反应	碱性	酸性
黑便	无(如咽下血液时可有)	有,可为柏油样,可在呕血停止后仍持续数天

6. 治疗

(1) 治疗原则和措施:①保持气道通畅:患侧卧位,禁食或流质/半流质饮食;床旁备吸引器及抢救设备;纠正凝血障碍,治疗原发病;充分告知病情,告知存在大咯血、猝死风险(无论咯血量多少);②判断有无窒息:出现窒息应立即行气管插管,有条件者建议行双腔气管插管(保护健侧肺);③药物治疗:a. 垂体后叶素:6~18 U+NS 500 mL 静脉滴注(不良反应:高血压、心绞痛及腹痛);b. 酚妥拉明:10~20 mg+5% GS 500 mL 静脉滴注(降低肺血管压力);c. 其他止血药物:如氨甲环酸、卡络磺钠等,疗效不明确;④外科治疗:请介入科、胸外科会诊,必要时可考虑行支气管镜/血管造影/手术。

(2) 致命性大咯血抢救流程见图2-2。

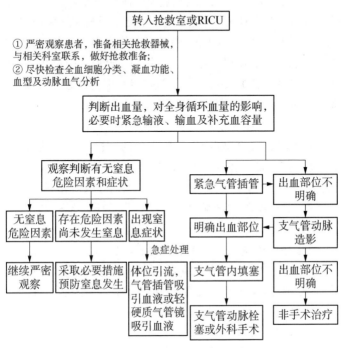

图2-2 致命性大咯血抢救流程

二、呼吸困难

1. 定义 呼吸困难(dyspnea)是指患者主观上感到空气不足或呼吸费力。客观上表现为呼吸运动用力,严重者可出现张口呼吸、鼻翼扇动、端坐呼吸及发绀,辅助呼吸肌也参与呼吸运动,并伴有呼吸频率、深度和节律的异常。呼吸困难既是症状,又是体征。

2. **病因** ①呼吸系统疾病:气道阻塞、肺部疾病、胸壁/胸廓/胸膜腔疾病、神经肌肉疾病及膈肌运动障碍等;②循环系统疾病:心力衰竭、心包压塞、肺栓塞及肺动脉高压等;③中毒:糖尿病酮症酸中毒、吗啡类药物中毒、有机磷杀虫剂中毒及急性一氧化碳中毒等;④神经精神性疾病:脑出血、脑外伤、脑肿瘤、脑炎及癔症等;⑤血液病:重度贫血、高铁血红蛋白血症及硫化血红蛋白血症等。

3. **问诊及查体关注**

(1) 病史问诊要点:①起病缓急:突发性,渐进性,发作性;②关联因素:诱因,有无心、肺、肾、代谢等基础疾病,有无药物、毒物摄入史,与体位、活动的关系;③呼吸时相:吸气性,呼气性,混合性;④伴随症状:发热、心悸、胸痛、咳嗽、咳痰、咯血、头痛及意识障碍;⑤既往病史:心血管、肾脏、血液、内分泌、消化、神经疾病史,药物及毒物摄入史。

(2) 体格检查重点:①肺部:呼吸音对称性,语音共振,湿啰音,哮鸣音,痰鸣音;②心脏:颈静脉怒张,心律,新出现的心脏杂音,心音遥远,P_2亢进,奇脉;③其他:新发皮疹,贫血貌,双下肢水肿及对称性。

(3) 提示急重症的体征:①喉鸣、三凹征提示上气道梗阻,需急诊处理(耳鼻喉科会诊);②意识障碍、呼吸肌疲劳、发绀提示有呼吸停止风险,尽快准备辅助通气;③动用辅助呼吸肌、言语不连续、不能平躺、烦躁提示病情严重。

4. **辅助检查** ①常规检查:血常规,ESR,CRP,PCT,凝血功能(含 D-二聚体);②病原学检查:血培养,血病原学检查[呼9联,T-spot,G试验,GM试验,隐球菌荚膜抗原,病毒DNA]。痰液检查(涂片,培养);③血氧评估:指尖氧饱和度,血气分析;④无创检查:肺功能检查,心电图,心超,肺动脉

CTA或放射性核素通气/血流扫描;⑤有创检查:支气管镜及胸腔镜检查,镜下穿刺活检。

5. 呼吸困难鉴别　见表2-2。

表2-2　呼吸困难鉴别

鉴别要点	吸气性呼吸困难	呼气性呼吸困难	混合性呼吸困难
原因	各种原因引起的上呼吸道(喉、气管、大支气管)狭窄和阻塞	肺组织弹性减弱或小支气管痉挛、狭窄,呼气阻力增大	肺部病变广泛,呼吸面积减少,影响换气功能所致
主要表现	呼吸肌极度紧张,胸膜腔负压增大,胸骨上窝、锁骨上窝和肋间隙在吸气时明显凹陷(三凹征)	呼吸显著费力,呼气时间延长而缓慢	呼气和吸气均感费力,呼吸频率浅而快
伴随症状	常伴有频繁干咳及高调的吸气型哮鸣音	伴有广泛呼气性哮鸣音	常伴有呼吸音异常(减弱或消失)
临床表现	喉部疾患,如喉头水肿;气管疾病,如支气管肿瘤、复发性多软骨炎、肉芽肿性多血管炎	支气管哮喘,喘息型慢性支气管炎,慢性阻塞性肺气肿	重症肺炎,重症肺结核,大面积肺不张,大片肺梗死,大量胸腔积液和气胸

6. 治疗　①首要氧疗:根据血气分析或血氧饱和度来调控给氧途径、给氧流量,必要时行机械通气;②对因治疗:针对疾病病因进行治疗(参照具体章节)。

三、慢性咳嗽

1. 定义　指咳嗽时间＞8周。

2. 病因　主要分为两类：①胸片有明确病变者，如肺炎、肺结核、支气管肺癌等；②胸片无异常，以咳嗽为主要或唯一症状者，包括咳嗽变异性哮喘、上气道咳嗽综合征、胃-食管返流等。

3. 问诊与查体关注

(1) 病史询问要点：①咳嗽的持续时间、时相、性质、音色；②诱发或加重因素、体位影响、伴随症状等；③痰液量、颜色及性状等；④有无吸烟史、职业或环境暴露史，是否服用ACEI类等药物史。

(2) 体格检查重点：①鼻、咽、喉等上气道异常，如咽部黏膜充血、鼻腔分泌物、喉部喘鸣等；②气管、肺部等下气道异常，如听诊哮鸣音、支气管肺泡音异常等；③关注体型，颈短、肥胖者应注意阻塞性睡眠呼吸暂停综合征或胃食管返流合并慢性咳嗽。

4. 辅助检查　包括影像学检查、诱导痰细胞学检查、肺功能（气道反应性检查、FeNO检测）、食管返流监测、变应原检测等。

5. 诊断　如图2-3所示。

6. 治疗　①非药物治疗：包括咳嗽抑制、呼吸训练、增加饮水量、戒烟等；②药物治疗：针对性药物较少，部分阿片类镇痛药（如可待因等）、神经病理性疼痛镇痛药（如加巴喷丁、普瑞巴林等）及抗抑郁药（如三环类抗抑郁药等）均有镇咳作用。尽可能明确病因并针对病因治疗，病因不明者慎用抗生素及糖皮质激素。

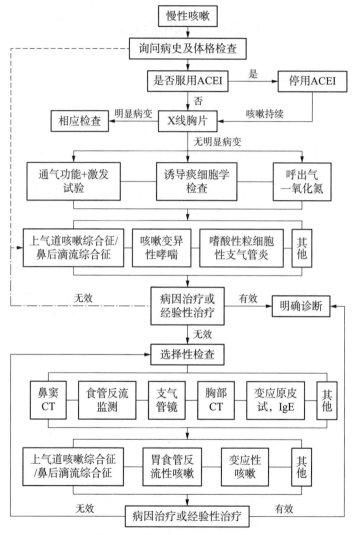

图2-3 慢性咳嗽的病因诊断流程

第二节 常见疾病诊治

一、急性气管-支气管炎

1. **定义** 急性气管-支气管炎(acute tracheobronchitis)是由感染、物理、化学刺激或过敏因素引起的气管-支气管黏膜的急性炎症,临床主要症状为咳嗽和咳痰,常发生于寒冷季节或气温突然变冷时。

2. **病因** ①感染:多由流感病毒、呼吸道合胞病毒和副流感病毒、鼻病毒等引起,细菌、支原体和衣原体引起者少见;②物理、化学刺激:冷空气、粉尘、刺激性气体或烟雾刺激;③过敏反应:常见花粉、有机粉尘、真菌孢子及寄生虫等。

3. **临床表现** ①上呼吸道感染症状:鼻塞、咽痛;②支气管炎症状:开始时干咳,随后少量黏痰,再出现较多黏液或黏液脓性痰;③全身症状:发热。a. 无并发症的轻症,轻到中度发热,3~5d后降至正常;b. 有并发症的重症,可持续性发热,背部及肌肉酸痛,乏力;c. 严重并发症:呼吸困难(伴血气异常)。

4. **问诊和查体关注**

(1) 病史询问要点:①诱因:受凉、吸入异味气体、吸入异物、接触上感患者;②呼吸道症状:咳嗽频率(持续/间断)、咳嗽性质(咳痰/干咳)及呼吸困难;③伴随症状:发热、胸闷、胸痛、喘憋、肌肉酸痛、头痛、乏力、鼻咽部卡他表现及皮疹等。

(2) 体格检查重点:①肺部:双肺呼吸音粗糙,可闻及散在干、湿啰音;②其他:颈浅表淋巴结肿大、皮疹等。

5. **辅助检查** ①血常规:多数白细胞(white blood cell, WBC)、NEUT%无明显改变,细菌感染时可增多;②痰液检查:痰涂片＋病原学培养;③胸部X线/CT检查:为肺纹理增粗,几无肺部实质改变。

6. 诊断及鉴别诊断

(1)诊断:临床诊断为主,依据典型呼吸道症状,排除其他原因后可诊断。

(2)鉴别诊断见表2-3。

表2-3 急性气管—支气管炎鉴别诊断

疾病	临床表现	检查
急性上呼吸道感染	鼻咽部症状明显,无显著的咳嗽、咳痰,肺部无异常体征	—
变应性鼻炎	鼻后滴漏可伴咳嗽,通常不发热(阵发性喷嚏、清水样涕、鼻痒和鼻塞,与季节、致敏原相关)	—
流行性感冒	流行病史＋全身中毒症状重(高热、肌肉酸痛等)＋较轻的呼吸道症状	根据病毒分离和血清学检查结果可确定诊断
支气管哮喘	有过敏、鼻炎及湿疹个人史或家族史,症状呈发作性	胸部X线检查正常或过度通气 肺功能有可变的呼气气流受限
肺炎	通常为高热,全身中毒症状重,呼吸道症状明显	胸部X线检查可见肺部浸润影
充血性心力衰竭	常有心脏基础病,伴有劳力性呼吸困难、端坐呼吸,肺部检查细湿啰音、外周性水肿及颈静脉怒张	胸部X线检查显示肺血管充血,心影扩大,血BNP升高

7. 治疗 以对症治疗为主,包括止咳、祛痰,有明确细菌

感染则应用抗生素治疗。对于高龄有慢性心肺基础疾病者，以及出现严重并发症者，需接受呼吸支持和氧疗。

二、上呼吸道感染

1. 定义　上呼吸道感染（upper respiratory tract infection, URTI；或 upper respiratory infection, URI）是指发生在上呼吸道的急性感染，位置可以在鼻腔、鼻窦、咽或喉咙，包括普通感冒、流行性感冒、鼻咽炎、扁桃腺炎及喉炎等。

2. 病因　①普通感冒：以鼻病毒最常见。此外，引起普通感冒的还有冠状病毒、腺病毒及柯萨奇肠道病毒等，各种导致全身或呼吸道局部防御功能降低的因素均会引发，如过度疲劳、受凉、接触传染及营养不良等；②流行性感冒：甲型、乙型及丙型流感病毒感染，其中甲型病毒所引起的流行性感冒症状最为严重，也常会造成大规模的流行；③鼻咽炎：病毒或细菌感染，大部分是病毒；④扁桃腺炎：扁桃体隐窝内部的细菌及病毒感染，慢性扁桃体炎是一种自身的免疫反应；⑤喉炎：位于咽喉深处的喉头出现炎症反应，多半是感冒所引起的并发症。

3. 临床表现　局部症状如咳嗽、流涕及咽痛；全身症状，如发热、肌痛及头痛。

4. 问诊关注

（1）病史询问重点：①诱发因素：主动吸烟及被动吸烟、其他病史（如妊娠、消化性溃疡、心脑血管病、阿司匹林过敏史、肝肾功能异常、慢性阻塞性肺疾病及哮喘等）；②症状性质：体温（畏寒、寒战）、头痛、分泌性症状（鼻塞、流涕）、咳嗽、肌肉酸痛、呼吸困难、胸闷及心悸；③流行病学：家庭或周围人群聚集发病、新冠流行病学史（包括境外及国内中高风险区旅居史、新冠患者接触史等)。

(2) 体格检查重点：包括口咽部黏膜有无充血、水肿,扁桃体有无肿胀、脓性分泌物,局部淋巴体有无肿大伴压痛,肺部全面查体。

5. 辅助检查　①血常规：病毒性感染时,外周血白细胞计数正常或偏低,淋巴细胞比例升高；细菌性感染时,外周血白细胞总数和中性粒细胞比例增多,有核左移现象；②X线胸片：一般无须行此项检查,如需鉴别肺炎时可考虑。

6. 诊断及鉴别诊断

(1) 诊断：根据病史、流行病学、鼻咽部的症状体征,结合周围血象可做出临床诊断,一般无须行病因学诊断。

(2) 基层医疗机构转诊指征：①患者持续高热,体温>39℃,且经常规抗病毒或抗细菌治疗3d无效；②患者存在上气道梗阻,有窒息的风险；③短时间内出现呼吸或循环系统衰竭症状及体征者；④出现风湿免疫病、肾小球肾炎或病毒性心肌炎等严重并发症者；⑤一般情况差、患有严重基础疾病(如慢性心力衰竭、糖尿病等)或长期使用免疫抑制剂者。

7. 治疗

(1) 治疗原则：①对症治疗；②病因治疗。

(2) 治疗具体措施。①一般治疗：发热、病情较重或年老体弱的患者应卧床休息,多饮水,保持室内空气流通,防止受凉；②解热镇痛药：有头痛、发热、全身肌肉酸痛等症状者,可酌情使用解热镇痛药,如对乙酰氨基酚、阿司匹林及布洛芬等；③抗鼻塞、抗过敏的复方制剂：a. 有鼻塞、鼻黏膜充血、水肿及咽痛等症状者,可应用盐酸伪麻黄碱等,可选择收缩上呼吸道黏膜血管的药物,也可用1%麻黄碱滴鼻；b. 有频繁喷嚏、多量流涕等症状的患者,可酌情选用马来酸氯苯那敏、氯雷他定或苯海拉明等抗过敏药物;c. 临床常用于缓解感冒症状的药物均为复方非处方药(OTC)制剂,因该类药物有头晕、嗜睡等不良反应,故宜在睡前服用,驾驶员和高空作业者避免使用;④镇咳:对于咳嗽症状较为明显者,可给予氢溴酸右美沙芬、可待因等镇咳药;⑤抗病毒药物治疗:一般无须抗病毒治疗;⑥抗菌药物治疗:单纯病毒感染无须使用抗菌药物,有外周血白细胞计数升高、咽部脓苔、咳黄痰等细菌感染证据时,可酌情使用青霉素、第一代头孢菌素、大环内酯类或喹诺酮类药物,必要时根据病原菌选用敏感的抗菌药物。

三、支气管哮喘

1. **定义** 支气管哮喘(bronchial asthma)是慢性气道炎症性疾病,临床表现为反复发作的喘息、气急,伴或不伴胸闷或咳嗽等症状,同时伴有气道高反应性和可变的气流受限,随着病程延长,可导致气道结构改变,即气道重塑。哮喘是一种异质性疾病,具有不同的临床表型。

2. **病因及诱因** ①感染:细菌、病毒及真菌等;②过敏:花粉、尘螨及化学品等;③药物:β受体阻滞剂、血管紧张素转化酶抑制剂及阿司匹林等;④环境:烟雾吸入、冷空气及运动等。

3. **哮喘分类及临床表现** ①典型哮喘:反复发作性喘息、气促,伴或不伴胸闷或咳嗽,夜间及晨间多发,具可变气流受限,可经治疗缓解或自行缓解。②不典型哮喘:a. 咳嗽变异性哮喘:咳嗽为唯一或主要症状,无喘息、气促等,同时具备可变气流受限;b. 胸闷变异性哮喘:胸闷为唯一或主要症状,无喘息、气促等,同时具备可变气流受限;c. 隐匿性哮喘:无反复发作喘息、气促及胸闷或咳嗽的表现,但长期存在气道反应性增高者。③特殊类型哮喘：a. 特应性哮喘：哮喘＋过敏性鼻炎＋特应性皮炎；b. 阿司匹林哮喘：哮喘＋阿司匹林过敏＋鼻息肉。④重症哮喘时可出现呼吸音低下、哮鸣音消失，出现"静息肺"。部分重型患者可出现三凹征。

4. 问诊及查体关注

（1）病史询问要点：①初发患者：诱因（季节、化学品、药品、花卉、动物及环境暴露情况），胸闷、气急、咳嗽及咳痰，能否自行缓解，有无合并过敏性鼻炎、湿疹及荨麻疹等；②急性加重：注意发作频率、严重程度及持续/缓解时间（包括治疗，是否需要使用激素、住院，甚至行气管插管等）。

（2）体格检查重点：生命体征，大汗、发绀、奇脉、断续言语，双肺听诊哮鸣音，呼吸音减低、消失及呼气相延长，动用辅助呼吸肌，部分患者伴有过敏性鼻炎、皮疹等。

5. 实验室检查 ①血常规：关注嗜酸性粒细胞比例及绝对值。②免疫学检查：血清总 IgE 和过敏原特异性 IgE、过敏原检测。③肺结构与功能评估。④血气分析：快速评估呼衰及酸碱中毒类型。⑤呼吸道检测：呼出气一氧化氮、痰液嗜酸性粒细胞计数。⑥影像检查（根据患者情况选用）：胸部 CT/胸部 HRCT；胸痛患者行肺动脉造影（CTPA）。超声心动图，鉴别心源性哮喘。⑦肺功能检查（寻找可逆性气流受限证据）：a. 支气管舒张试验阳性：1 秒用力呼气量（FEV_1）增加≥12%，且 FEV_1 增加绝对值≥200 ml；b. 支气管激发试验或运动诱发试验阳性；c. 呼气流量峰值（PEF）平均每日昼夜变化率＞10%（1 周内平均值）或 PEF 周变异率＞20%（2 周内）。

6. 诊断及鉴别诊断

（1）诊断：哮喘＝相关症状和体征＋可逆性气流受限客观检查（上述肺功能检查 3 选 1）＋排除其他疾病所致的胸闷、

喘息及咳嗽。

(2) 鉴别诊断：上气道阻塞性疾病（如肿瘤、异物、喉头水肿及复发性多软骨炎）、心源性哮喘、变态反应性支气管肺曲霉病(ABPA)、慢性阻塞性肺疾病、惊恐发作、吸入性异物及喉/声带功能障碍（如继发于胃食管反流症），各疾病鉴别要点如表2-4所示。

表2-4 支气管哮喘鉴别要点

疾病	病史	呼吸困难	其他症状	体征	影像学表现	支气管扩张剂
哮喘	过敏原接触、部分有家族史	发作性、阵发性、呼气性	干咳、胸闷等	哮鸣音为主	无特殊	可迅速缓解
左心衰竭	高血压或心脏病史	阵发性、端坐	心悸、粉红色泡沫痰	哮鸣音、广泛湿啰音	肺淤血、水肿，心影扩大	无明显缓解
COPD	长期吸烟、有害气体接触史	喘息和劳力性	慢性咳嗽、咳痰	干、湿啰音并存	肺纹理增多、粗乱，肺气肿征	有一定缓解
上气道阻塞性疾病	可有异物吸入史	吸气性	根据阻塞原因不同而不同	吸气性哮鸣	上气道异物、肿瘤	无明显缓解

7. 处理流程

(1) 支气管哮喘治疗原则：控制发作，避免诱因（如过敏原、精神刺激等），长期治疗，阶梯治疗及哮喘控制水平。具体见表2-5~2-8。

表2-5 中度和重度发作及高危因素

分类	表现	高危因素
中度发作	(1) 最大呼气流量(PEF)为预计值或个人最佳值60%~80% (2) 体检:中等度症状、辅助呼吸肌活动	(1) 曾有气管插管和机械通气的重度哮喘发作史 (2) 过去一年中因哮喘而住院或看急诊 (3) 正在使用或最近刚停用口服糖皮质激素 (4) 目前没有使用吸入性糖皮质激素(ICS)
重度发作	(1) 具有濒死性哮喘的高危因素 (2) PEF为预计值或个人最佳值<60% (3) 体检:静息时症状严重,三凹征 (4) 初始治疗没有改善	(5) 过分依赖SABA,特别是每月使用沙丁胺醇超过1支的患者 (6) 有心理疾病或社会心理问题,包括使用镇静剂 (7) 有对哮喘治疗计划不依从的个人史

表2-6 哮喘长期治疗

项目		治疗方法
原则		控制气道炎症,减少哮喘急性发作及并发症,改善肺功能,提高生活质量,健康宣教、避免诱因(过敏原)
缓解性药物	短效β₂激动剂	沙丁胺醇、特布他林(重症患者需雾化吸入)
	全身用糖皮质激素	静脉/口服中长效糖皮质激素(甲泼尼龙等)
	短效吸入性抗胆碱药	异丙托溴铵(可联合SABA)
	短效茶碱	氨茶碱(治疗窗较窄,合用SABA易出现心率增快或心律失常,酌情减量使用)

(续表)

项　目		治疗方法
控制性药物	吸入性糖皮质激素	轻中度哮喘可按需/每日使用,严重未控制哮喘可能需口服糖皮质激素
	长效β₂激动剂	沙美特罗、福莫特罗(联合 ICS)
	茶碱	口服方便,可用于轻中度哮喘,重者可静脉用药,治疗窗窄,用药注意中毒剂量
	白三烯受体拮抗剂	孟鲁司特
	其他	色甘酸钠、酮替芬、IgE 单抗(奥马珠单抗)

表2-7　哮喘阶梯治疗

比较项	第1级	第2级	第3级	第4级	第5级
起始治疗	夜间症状≤2次/月	夜间症状>2次/月,但≤1次/日	大部分天数都有症状或每周1次以上因哮喘夜间憋醒	大部分天数都有症状或每周1次以上因哮喘夜间憋醒或较差的肺功能	—
首选控制药物	按需低剂量ICS-福莫特罗	低剂量ICS或按需低剂量ICS-福莫特罗	低剂量ICS-LABA	中剂量ICS-LABA	高剂量ICS-LABA;有条件者加用抗IgE药*

(续表)

比较项	第1级	第2级	第3级	第4级	第5级
其他可选控制药物	SABA使用时联合低剂量ICS	白三烯受体拮抗剂(LTRA)或SABA联合低剂量ICS	中剂量ICS或低剂量ICS+LTRA	高剂量ICS,加用噻托溴铵或加用LTRA	加用低剂量OCS,但需考虑药物不良反应
首选缓解药物	按需低剂量ICS-福莫特罗	按需低剂量ICS-福莫特罗维持缓解			
其他可选缓解药物	按需SABA				

*第5级可参考表型评估加用:噻托溴铵、抗IgE药物、抗IL-5/5R药物及抗IL-4R药物。

表2-8 病情控制水平分级

临床特征	控制(满足以下所有情况)	部分控制(任何1周出现以下任一表现)	未控制
日间症状	≤2次/周	≥2次/周	任意1周出现,哮喘部分控制的表现≥3项
活动受限	无	任何1次	
夜间症状/夜间觉醒	无	任何1次	
需缓解药物/急救治疗	≤2次/周	≥2次/周	
肺功能(PEF或FEV_1)	正常	<80%预测值或个人任意一天的最佳值(若已知)	

(2) 支气管哮喘处理流程见图2-4。

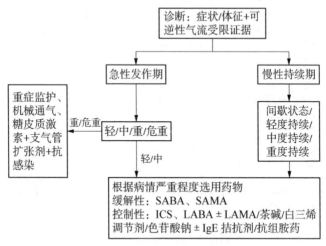

图2-4 支气管哮喘处理流程

(3) 支气管哮喘急性发作治疗原则:尽快缓解症状,解除气流受限和低氧血症。

(4) 支气管哮喘急性发作处理流程见图2-5。

(5) 其他措施:①抗感染:非必需,轻中症患者寻找感染证据,如有,则针对性抗感染,重症患者可经验性抗感染,同时留取病原学培养+药敏试验作后期调整;②支持治疗:维持水电解质、酸碱平衡,加强营养支持;③家庭治疗:加强宣教,避免接触过敏原,教会患者使用吸入装置。

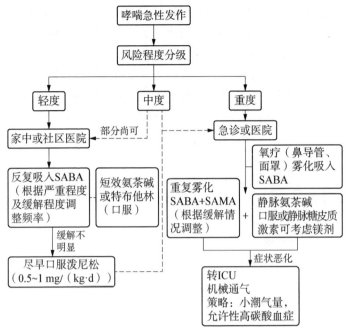

图2-5 支气管哮喘急性发作处理流程

注:SABA:短效β_2激动剂;SAMA:短效吸入性抗胆碱药。

四、慢性阻塞性肺疾病

1. 定义 慢性阻塞性肺疾病(chronic obstructive pulmonary disease,COPD)是一种具有持续气流受限特征性的疾病,气流受限不完全可逆,呈进行性进展,与肺部对有害气体或颗粒的异常炎症反应有关。

2. 病因 ①吸烟:最常见;②环境污染,如有害气体、粉尘吸入及生物燃料烟雾等;③反复呼吸道感染,如细菌、病毒及真菌等；④α_1抗胰蛋白酶缺乏，多见于高加索人种，发病早，可合并肝病、胰腺炎及纤维肌发育不良等肺外表现。

3. 问诊及查体关注

(1) 病史询问要点：①症状：慢性咳嗽、咳痰、气短、喘息、胸闷、胸痛和晨起头痛；②既往史：童年时期哮喘、变态反应性疾病史、感染、其他呼吸道疾病(肺结核)、COPD和呼吸性疾病家族史、心脏疾病史；③个人史：吸烟、职业、环境有害物质暴露史。

(2) 体格检查重点：剑突下胸骨下角增宽(桶状胸)，呼吸动度减弱，叩诊过清音，心浊音界缩小，肺下界和肝浊音界下移，听诊呼吸音普遍减弱。

4. 辅助检查

(1) 肺功能(诊断COPD"金标准")：①吸入支气管扩张剂后，$FEV_1/FVC < 70\%$；②$FEV_1 \downarrow \downarrow$，$FVC \downarrow$，$FEV_1/FVC \downarrow$、最大呼吸量(MVV)$\downarrow \downarrow$。

备注：①FEV_1/FVC反映有无气道阻塞的指标；FEV_1反映气流受限的严重程度；MVV反映肺功能储备的可靠指标。②FEV_1、MVV的价值基本相同，前者方便、后者准确，目前用FEV_1代替MVV。③与哮喘不同的是，气道气流受限是不完全可逆的。

(2) 影像学检查：①胸部X线、胸部CT/HRCT：肺气肿表现，呈桶状胸、横膈扁平、肺大疱，部分合并有肺高压者可有肺动脉主干增宽；②超声心动图：右心室增大、三尖瓣反流及肺动脉收缩压升高；③心电图：肺性P波，右室劳损图形。

(3) 实验室检查：①血气分析：评估患者氧合状态及有无CO_2潴留；②常规检查：血常规、尿常规、粪常规、肝肾功能及心脏标志物(BNP、心肌肌钙蛋白I/T(cTnI/cTnT等)；③炎症评估:CRP、ESR 及 PCT(针对有无感染证据);④凝血功能:D-二聚体[鉴别有无 PE 等];⑤感染评估:痰培养、血培养;必要时呼九联、G 试验、GM 试验、T-spot、乳胶凝集试验、高通量/下一代测序技术(NGS)等除外特殊感染。

5. 诊断及鉴别诊断

(1) 诊断:COPD=肺功能(气道气流受限不完全可逆)+典型症状及体征(吸烟等危险因素+慢性咳嗽、咳痰等)±影像学表现(过度充气、横膈扁平及肺大疱)。并发症:自发性气胸、呼吸衰竭、慢性肺源性心脏病(代偿期、失代偿期)及继发性红细胞增多症。

(2) 鉴别诊断:①COPD:中年发病,症状缓慢进展,长期吸烟史或其他烟雾暴露史;②哮喘:早年发病(通常儿童期),每日症状变化快,夜间和清晨症状明显,可有过敏史、鼻炎和(或)湿疹,有哮喘家族史;③充血性心力衰竭:胸部 X 线片示心脏扩大、肺水肿,肺功能检查提示有限制性通气功能障碍而非气流受限;④支气管扩张症:大量脓痰,常伴有细菌感染,粗湿啰音,杵状指,X 线胸片或 CT 片示支气管扩张、管壁增厚;⑤肺结核:所有年龄均可发病,胸部 X 线示肺浸润性病灶或结节状,空洞样改变,微生物检查可确诊,流行地区高发;⑥闭塞性细支气管炎:发病年龄较轻,不吸烟,可见于类风湿关节炎或烟雾暴露史,呼气相 CT 检查显示低密度影;⑦弥漫性细支气管炎:主要发生在亚洲人群中,多为男性非吸烟者,几乎均有慢性鼻窦炎,X 线胸片和高分辨率 CT 检查(HRCT)示弥漫性小叶中央结节影和过度充气征。

6. COPD 气流受限程度分级及治疗

(1) 慢性稳定期:COPD 气流受限程度分级及治疗(图 2-6)。

图 2-6 COPD 气流受限程度分级及治疗

* 涉及量表：调整的英国医学研究委员会呼吸困难量表（mMRC）及 CAT 评分表。EOS：嗜酸性粒细胞。

COPD 诊断成立 → 使用支气管扩张剂后 $FEV_1/FVC < 0.7$

GOLD 分级：
- 1 级：$FEV_1pred \geq 80\%$
- 2 级：$FEV_1pred\ 50{\sim}79$
- 3 级：$FEV_1pred\ 30{\sim}49$
- 4 级：$FEV_1pred < 30\%$

急性加重次/年：
- ≥2 次发作或 1 次住院治疗
- ≤1 次发作（未住院治疗）

GOLD 分级及初始治疗：

E 组
LABA+LAMA 或 LABA+LAMA+ICS
（当血 EOS ≥300/μL 时 ICS 按需使用）

A 组 低风险，症状少 LAMA/LABA　　B 组 低风险，症状多 LABA+LAMA

mMRC 0~1　CAT <10　　mMRC ≥2　CAT ≥10

1) 健康宣教:戒烟+避免或防止吸入粉尘、烟雾及有害气体。

2) 常用吸入药物:见表2-9。

表2-9 COPD常用吸入药物

分类	起效时间	持续时间	分类	起效时间	持续时间
SABA			格隆溴铵粉雾剂	5~15 min	24 h
硫酸沙丁胺醇气雾剂	1~3 min	3~6 h	ICS		
硫酸沙丁胺醇溶液	3~5 min	3~6 h	布地奈德气雾剂	24 h	—
			布地奈德粉吸入剂	24 h	
硫酸特布他林气雾剂	1~3 min	4~6 h	布地奈德混悬液	24 h	
硫酸特布他林雾化液	1~3 min	4~6 h	倍氯米松粉雾剂	3 d	
			倍氯米松气雾剂	3 d	
LABA			氟替卡松气雾剂	12 h	
茚达特罗吸入粉雾剂	<5 min	24 h	氟替卡松混悬液	12 h	—
			LABA+LAMA		
福莫特罗粉吸入剂	5 min	12 h	福莫特罗/格隆溴铵气雾剂	<5 min	12 h
沙美特罗吸入粉雾剂	10~20 min	12 h	茚达特罗/格隆溴铵粉雾剂	<5 min	24 h
SAMA			维兰特罗/乌镁溴铵粉雾剂	15 min	24 h
异丙托溴铵气雾剂	15 min	2~4 h			
异丙托溴铵溶液	<15 min	4~6 h	奥达特罗/噻托溴铵喷雾剂	<5 min	24 h
LAMA			LABA+ICS		
噻托溴铵吸入剂	30 min	24 h	福莫特罗/布地奈德吸入剂	3 min	12 h
噻托溴铵喷雾剂	30 min	24 h			

(续表)

分类	起效时间	持续时间	分类	起效时间	持续时间
福莫特罗/倍氯米松气雾剂	1~3 min	12 h	ICS+LABA+LAMA		
沙美特罗/氟替卡松吸入粉雾剂	15 min	12 h	布地奈德/福莫特罗/格隆溴铵气雾剂	<5 min	12 h
维兰特罗/氟替卡松吸入粉雾剂	16~17 min	24 h	氟替卡松/维兰特罗/乌镁溴铵粉雾剂	6~10 min	24 h

3) 预防感染:流感/肺炎疫苗,免疫调节剂。

4) 家庭氧疗指征:

A. 呼吸空气时 $PaO_2 \leqslant 55\ mmHg$ 或 $SaO_2 \leqslant 88\%$,伴或不伴高碳酸血症。

B. PaO_2 55~60 mmHg 或 SaO_2 89%,伴有肺动脉高压、肺心病、右心衰竭或红细胞增多症。

C. 吸氧条件:低流量控制性吸氧(1~2 L/min),持续时间>15 h/d,有高碳酸血症患者应考虑行无创机械通气。

5) 康复锻炼。

(2) COPD 急性加重(acute exacerbation of COPD, AECOPD):

1) 定义:COPD 患者出现呼吸困难加重、痰液变稠及痰量增多,并需调整 COPD 常规用药。

2) 上呼吸道病毒感染和气管-支气管感染,气道内细菌负荷增加或气道内出现新菌株是 AECOPD 最常见的原因。

3) 临床评估:AECOPD 患者病情重,可短期内进展恶化,需要进行临床评估,详见表 2-10。

表2-10 AECOPD患者临床评估

病　　史	体　　征
FEV_1 的严重程度	辅助呼吸肌参与呼吸运动
病情加重或新症状出现的时间	胸腹矛盾运动
既往加重次数(急性加重,住院)	迅速加重或新出现的中心性发绀
合并症	外周水肿
目前稳定期的治疗方案	血流动力学不稳定
既往应用机械通气治疗史	右心衰竭征象
—	反应迟钝

4) 临床分级和诊断检查项目:COPD临床分级和诊断检查项目如表2-11所示。

表2-11 COPD临床分级和诊断检查项目

项目	Ⅰ级	Ⅱ级	Ⅲ级
临床病史			
共患疾病	+	+++	+++
频发急性加重	+	+++	+++
COPD严重程度	轻/中度	中度/严重	严重
查体			
血流动力学	稳定	稳定	稳定/不稳定
应用辅助呼吸肌群,呼吸困难	无	++	+++
初始治疗后,症状持续存在	无	++	+++
诊断检查项目	Ⅰ级	Ⅱ级	Ⅲ级
氧饱和度	是	是	是
动脉血气分析	否	是	是
胸部影像学检查	是	是	是

(续表)

诊断检查项目	Ⅰ级	Ⅱ级	Ⅲ级
血常规、电解质及肝、肾功能	必要时	是	是
血药浓度监测（如应用茶碱、华法林及地高辛等）	如果需要	如果需要	如果需要
痰涂片和痰培养	否	是	是
心电图	否	是	是

注：+少见；++可能存在；+++非常可能存在。

5）治疗：①AECOPD治疗原则：增加支气管扩张剂种类和剂量；口服或静脉使用茶碱或糖皮质激素；有感染征象者使用抗生素；必要时行无创机械通气辅助呼吸。②氧疗：控制性吸氧，吸氧期间监测患者血气或血氧饱和度（血氧饱和度维持在90%～95%），警惕CO_2潴留氧合控制不佳者，调整为无创呼吸机或有创呼吸辅助通气，有创通气指征——呼吸肌疲劳、严重呼吸性酸中毒或低氧血症、意识状态下降、血流动力学不稳定等。③药物应用：a.支气管扩张剂：SABA（沙丁胺醇）或SAMA（异丙托溴铵）雾化吸入；b.糖皮质激素：短疗程糖皮质激素治疗，根据指南适应人群；c.抗生素：经验性选用抗生素，必要时根据痰培养及药敏试验调整用药。④支持治疗：管理容量，改善右心功能不全，肠内外营养支持，严格控制慢性基础病（如糖尿病和高血压）、预防深部静脉血栓形成。见图2-7。

附

慢性支气管炎

1. 定义 因感染或非感染因素引起气管、支气管黏膜及

第二章 呼吸系统疾病

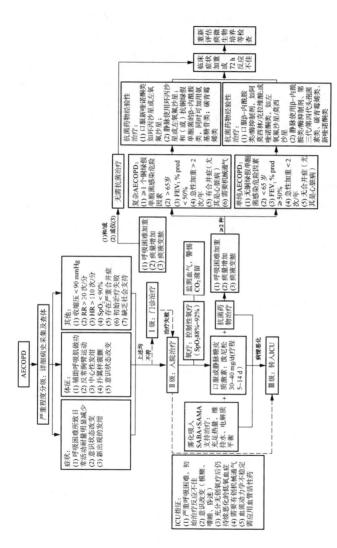

图 2-7 AECOPD 治疗流程

其周围组织的慢性非特异性炎症。其病理特点是支气管腺体增生、黏液分泌增多。临床上可表现为连续两年以上、每年持续3个月以上的咳嗽、咳痰或气喘等症状。

2. **病因与诱因** 多种因素长期共同作用。①感染:常见病原体包括病毒、支原体、细菌等;②其他:包括气道高反应性、免疫功能受损、年龄和气候等因素;③有害气体及颗粒:吸烟、烟雾、粉尘、大气污染(一氧化氮、二氧化硫、氯气、臭氧等)等。

3. **临床表现** 缓慢起病,病程较长,可因呼吸道感染致反复急性发作而出现病情加重。主要典型症状。①咳嗽:晨起咳嗽为主,睡眠时有阵咳。②咳痰:白色黏液和浆液泡沫性痰多见,偶可带血,清晨起床或体位变动后排痰较多。③喘息或气促:喘息明显者常称为喘息性支气管炎,部分伴发支气管哮喘;若伴发肺气肿时,可表现为劳动或活动后气促。

4. **问诊和查体关注**

(1) 病史询问要点:①起病前有无急性支气管炎、流感或肺炎等急性呼吸道感染史;②发病季节(秋冬季);③咳嗽及痰液性质;④有无胸闷、呼吸困难等。

(2) 体格检查要点:早期多无体征,有时在肺底部可闻及湿啰音和干啰音。喘息性支气管炎在咳嗽或深吸气后可闻及哮鸣音,发作时可有广泛哮鸣音,长期发作者可有肺气肿、杵状指等体征。

5. **辅助检查** 无特异性辅助检查,主要包括:①在急性发作或伴感染时外周血白细胞可见增多;②痰液检查多呈脓性(大量中性粒细胞浸润伴或不伴病原学阳性,合并哮喘者同时伴有嗜酸性粒细胞增多);③胸部X线常提示两肺纹理增粗、紊乱,呈网状、条索状或斑点状阴影,以下肺野为明显;④肺功能检查早期常无异常,当出现气流受阻时,FEV_1和

FEV_1/FVC 减少（<70%）。

6. 诊断　在排除其他心、肺疾患（如支气管哮喘、支气管扩张、心力衰竭等）的基础上，临床上凡有慢性或反复的咳嗽、咳痰或喘息，每年发病至少持续 3 个月、连续至少 2 年者，诊断即可成立。若每年发病持续不足 3 个月，而有明确的客观检查依据（如胸部 X 线、肺功能等异常），亦可诊断。

7. 治疗

（1）一般治疗：嘱患者戒烟，避免接触和吸入有害气体，反复感染者可预防接种流感疫苗、肺炎链球菌疫苗等。

（2）药物治疗：以对症治疗为主，包括镇咳（如复方甘草合剂、复方甲氧那明等）、祛痰（如乙酰半胱氨酸、溴己新、氨溴索、桃金娘油等）和平喘（如支气管扩张剂、茶碱类等）。合并急性感染者，需要加用抗感染治疗。

附

肺源性心脏病

1. 定义　指由支气管、肺组织、胸廓或肺血管病变导致肺血管阻力增加、产生肺动脉高压，继而右心室结构和/或功能改变的疾病，又称"肺心病"。根据起病缓急和病程长短，分为急性和慢性肺源性心脏病。

2. 病因

（1）急性肺源性心脏病：①急性肺动脉栓塞；②重度急性呼吸窘迫综合征。

（2）慢性肺源性心脏病：①慢性阻塞性肺疾病；②限制性肺疾病；③肥胖-低通气综合征（Pickwickian 综合征）；④其他

（肺泡低通气综合征、慢性高原缺氧暴露、肺发育不良等）。

肺源性心脏病的具体病因及病理生理改变如下。

(1) 功能性原因：①缺氧、高碳酸血症和呼吸性酸中毒→肺动脉痉挛、收缩→肺动脉高压；②缺氧是肺动脉高压最重要的因素；③高碳酸血症时 H^+ 产生过多使血管收缩敏感性增强，致肺动脉压力增高。

(2) 解剖学原因：①COPD→肺小动脉炎→血管炎→血管直径变小、弹性降低→肺动脉高压；②肺气肿→肺泡变大→气泡压迫肺动脉→肺动脉高压；③肺泡壁破裂→肺毛细血管壁受损→肺毛细血管损害＞70%→肺动脉高压；④血栓形成，多发性肺微小动脉原位血栓形成，引起肺血管阻力增加，加重肺动脉高压。

(3) 血容量和黏稠度增加：①缺氧→血容量增多、红细胞增多→血液黏稠→肺动脉高压；②缺氧使醛固酮增多→水钠潴留、血容量增多→肺动脉高压。

3. 临床表现　急性肺源性心脏病：呼吸困难、胸痛、窒息感，伴烦躁不安、大汗、神志障碍、晕厥、发绀等，亦可有剧烈咳嗽、咯血，部分可迅速死亡，甚至猝死。

慢性肺源性心脏病：具体分为以下两期。

(1) 功能代偿期：症状可有咳嗽、咳痰、呼吸困难、活动后心悸等。体征包括：①$P_2 > A_2$；②剑突下心脏搏动增强及三尖瓣区收缩期杂音（提示右心增大）；③肺气肿使胸内压升高，阻碍静脉回流，可有颈静脉充盈甚至怒张。

(2) 功能失代偿期。①呼吸衰竭的临床表现：症状可有呼吸困难加重，夜间为甚，常有头痛、失眠、食欲下降，甚至出现肺性脑病；体征包括：①发绀、颅内压升高（球结膜充血、水肿、视网膜血管扩张、视盘水肿等）、腱反射减弱或消失、病理反射出现;②高碳酸血症导致周围血管扩张,出现皮肤潮红或多汗。②右心衰竭的临床表现:症状可有明显气促、心悸、食欲缺乏、腹胀、恶心等;体征可见肝颈静脉回流征阳性,剑突下可闻及收缩期杂音,甚至舒张期杂音。

4. 问诊及查体关注

(1) 病史询问要点:①急性肺源性心脏病:需快速询问病史,考虑最常见病因以肺栓塞多见,故重点针对肺栓塞进行问诊;②慢性肺源性心脏病:诱因(体力活动、情绪激动、气候变化等)、症状(胸闷、气短、胸痛部位及性质、咳嗽、咳痰及性质、发热、活动耐量变化等)、免疫异常(关节痛、皮疹、口眼干、雷诺现象等)、病史(高血压、心脏病、慢性肺疾病、久坐等)及治疗史。

(2) 体格检查要点:包括神志、面容、呼吸动度、心肺听诊、肝脾触诊、下肢水肿等。

5. 辅助检查

(1) 血液学检查:动脉血气、白细胞及中性粒细胞计数、血红蛋白、血沉、心肌肌钙蛋白、NT-proBNP、尿酸、尿素氮、肌酐、转氨酶等。

(2) 痰液检查:对于可疑感染患者,需要反复积极留取痰涂片及痰培养。

(3) 放射学检查:①胸部 X 线对慢性肺源性心脏病仍有价值,诊断标准包括,a. 右肺下动脉横径≥16 mm;b. 肺动脉中度凸出或其高度≥3 mm;c. 右心室增大。②肺动脉 CTA 评估血栓,胸部 CT 评估肺部病灶并间接评估肺动脉高压严重程度。③心电图:通常表现为右心室肥大,但缺乏特异性(部分患者可出现肺型 P 波、或出现 S_I-Q_{III}-T_{III}(Ⅰ导联 S 波深,Ⅲ导联 Q 波显著、T 波倒置)。④超声心动图:是评估肺动脉压力及右心功能最重要的无创检查。⑤肺功能:稳定期检查有助于评估肺部病变性质。⑥右心导管检查:是评估肺动脉高压的金标准,至少需满足下列标准中的2条,可诊断为第3组肺动脉高压,即与肺部疾病和/或缺氧相关的肺动脉高压:a. mPAP>35 mmHg;b. mPAP≥25 mmHg且心输出量<2.0 L/(min·m^2);c. 肺血管阻力(PVR)>480 dyn·s·cm^{-5}。

6. 诊断及鉴别诊断

(1) 诊断:主要根据症状、体征及辅助检查进行诊断,需与其他原因引起的休克及心力衰竭等鉴别。

(2) 鉴别诊断:①冠状动脉粥样硬化性心脏病;②风湿性心瓣膜病;③其他(原发性心肌病、缩窄性心包炎、发绀型先天性心脏病伴胸廓畸形)等。

7. 治疗 治疗原则:减轻症状、改善生命质量和活动耐力、减少急性加重次数、提高患者生存率。治疗措施:分为缓解期和急性期治疗。

(1) 缓解期治疗:

1) 一般治疗:①长期氧疗;②心功能不全者限水限盐;③疫苗接种预防感染;④冷水擦身、膈式呼吸及缩唇呼气改善肺通气;⑤中医药提高免疫力;⑥睡眠呼吸暂停综合征者建议呼气末正压通气。

2) 药物治疗:①钙离子通道阻断药;②他汀类药物。

3) 手术治疗:肺减容术或肺移植术。

(2) 急性期治疗:

1) 控制呼吸道感染:经验性抗菌药物治疗,包括阿莫西林、多西环素;复杂型感染,推荐喹诺酮类、β内酰胺酶抑制剂复方制剂、第2、3代头孢菌素、新大环内酯类等。

2) 改善呼吸功能,抢救呼吸衰竭:缓解支气管痉挛、清除痰液、畅通呼吸道,必要时机械通气。

3）控制心力衰竭：①利尿药：呋塞米及螺内酯间歇、小剂量、交替使用；②洋地黄类：使用时关注电解质，尽可能纠正呼吸功能后使用；③血管扩张剂：前列醇类似物等扩张肺动脉，降低肺动脉阻力；④控制心律失常；⑤应用肾上腺皮质激素；⑥处理并发症：包括酸碱平衡紊乱、电解质紊乱、消化道出血、休克、弥漫性血管内凝血等。

五、支气管扩张

1. 定义　支气管扩张（bronchiectasis）是由各种病因引起的反复发生的化脓性感染，导致中小支气管反复损伤和（或）阻塞，致使支气管壁结构破坏，引起支气管异常和持久性扩张，临床表现为慢性咳嗽、大量咳痰和（或）间断咯血、伴或不伴气促和呼吸衰竭等轻重不等的症状。

2. 病因及诱因　①既往下呼吸道感染：细菌、分枝杆菌及病毒（婴幼儿和儿童时期下呼吸道感染如麻疹、百日咳、肺结核、肺炎病史及铜绿假单胞菌感染）；②免疫功能缺陷：原发、继发（长期服用免疫抑制剂、HIV 感染等）；③遗传因素：α_1-抗胰蛋白酶缺乏、纤毛不动综合征、囊性纤维化、巨大气管-支气管症、软骨缺陷及 Kartagener 综合征等；④气道阻塞和反复误吸：气道异物吸入、气道内肿瘤、毒物吸入及胃食管反流；⑤其他肺部疾病：变应性支气管肺曲霉病（ABPA）、支气管阻塞、慢性支气管-肺疾病、弥漫性泛细支气管炎及非结核分枝杆菌病（NTM）；⑥其他系统性疾病：风湿免疫病、炎症性肠病。

3. 问诊及查体关注

（1）病史问诊要点：①诱发因素：感染、异物、反流等；②呼吸道症状：咳嗽（频率）、咳痰（痰色、痰量、脓性、气味等）、咯血、喘息及呼吸困难；③伴随症状：发热、胸痛、乏力、体重下降、严重者出现右心功能不全表现;④既往病史:慢性疾病史、遗传病史、感染史(婴幼儿时曾患严重麻疹或百日咳等)及免疫抑制治疗史。

(2) 体格检查重点:患侧肺可闻及湿啰音,有慢性缺氧体征(杵状指)。

4. 辅助检查　①常规检查:血常规、ESR、CRP、生化及 D-二聚体;②免疫相关指标:免疫球蛋白、自身抗体(ANAs、ANCAs、RF 等)及 FeNO;③病原学检查:PCT,血液及痰液涂片＋培养＋药敏试验;④功能学检查:肺功能评估、支气管扩张试验及血气分析;⑤影像学检查:胸片/胸部 HRCT(推荐);⑥有创操作:纤维支气管镜检查。

5. 诊断

(1) 诊断:症状(反复咳脓痰、咯血)＋既往史(呼吸道感染史)＋HRCT 改变(支气管扩张)。

(2) HRCT 特征:可表现为直接征象及间接征象,见表 2-12。

表 2-12　支气管扩张 HRCT 特征

项目	特　　征
直接征象	支气管内径大于并行肺动脉 从中心到外周,支气管未逐渐变细 距外周胸膜 1cm 或接近纵隔膜范围内可见支气管影
间接征象	支气管壁增厚 黏液嵌塞 呼吸相 CT 发现"马赛克"征或"气体陷闭"
其他	支气管柱状或囊状改变、气管壁增厚(支气管内径<80%外径)、黏液阻塞及树芽征等

诊断流程如图2-8。

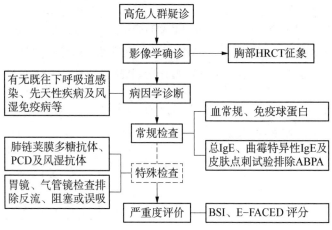

图2-8 支气管扩张诊断流程

(3) 鉴别诊断：①慢性支气管炎；②肺脓肿；③肺结核；④先天性肺囊肿；⑤支气管肺癌；⑥弥漫性泛细支气管炎等。

6. 治疗

(1) 治疗原则：长期规范抗炎，减少并发症发生，改善肺功能，提高生活质量。

(2) 治疗措施见表2-13。

表2-13 支气管扩张治疗措施

稳定期治疗	措 施
气道廓清治疗	主动循环呼吸技术、自主或体位引流、胸部叩击振动等
祛痰治疗	高渗制剂(生理盐水、甘露醇等)、黏液溶解剂(口服或雾化用乙酰半胱氨酸、桉柠蒎等)、黏液动力剂(氨溴索口服及雾化剂)及黏液调节剂(福多司坦等)

(续表)

稳定期治疗	措　施
长期抗菌药物治疗	长期小剂量口服大环内酯类药物具有免疫调节作用
病原体清除治疗	铜绿假单胞菌清除治疗,规范的抗NTM治疗
手术治疗	支扩病变局限时行肺叶切除术;内科治疗无效的终末期患者行肺移植术
其他治疗	支气管舒张剂、疫苗接种及抗感染治疗等
急性加重期治疗	抗菌治疗是关键,治疗前应送检痰培养+药敏试验,等待培养结果时应开始经验性抗菌药物治疗,抗菌药物应常规覆盖铜绿假单胞菌
并发症	咯血、慢性呼吸衰竭及肺动脉高压
患者教育	及时识别AECOPD,及早就医,警惕感染,疫苗接种

六、社区获得性肺炎

1. **定义** 社区获得性肺炎(community acquired pneumonia, CAP)指在医院外罹患的感染性肺实质(含肺泡壁,即广义上的肺间质)炎症,包括具有明确潜伏期的病原体感染在入院后于潜伏期内发病的肺炎。

2. **病因** 细菌(最常见)、真菌、衣原体、支原体、病毒及寄生虫等病原体;飞沫传播、上呼吸道定植菌误吸及血源传播等方式。诱因:①吸烟;②基础疾病:COPD、病毒感染及自身免疫疾病;③高龄:常合并其他疾病,免疫功能较低;④其他:酗酒等。

3. **临床表现** CAP的临床表现在不同人群、不同微生物感染条件下有所不同,如表2-14所示。

表 2-14 CAP 常见病原体及其临床表现

可能病原体	常见病原体	临床特征
细菌	流感嗜血杆菌、肺炎克雷伯菌及金黄色葡萄球菌	急性起病,高热,可伴有寒战、脓痰、褐色痰或血痰,胸痛,外周血白细胞计数明显升高,CRP 升高,肺部实变体征或湿啰音,影像学可表现为肺泡浸润或实变呈叶段分布
支原体、衣原体	肺炎支原体是我国成人 CAP 重要病原体,肺炎衣原体	年龄<60 岁,基础病少,持续咳嗽,无痰或痰涂片检查未发现细菌,肺部体征少,外周血白细胞计数<$10×10^9$/L,影像学可表现为上肺叶和双肺病灶,小叶中心性结节,树芽征、磨玻璃影及支气管壁增厚,病情进展可呈实变
病毒	流感病毒最多,副流感病毒、鼻病毒、腺病毒、人偏肺病毒及呼吸道合胞病毒其次	多数具有季节性,可有流行病原学暴露史或聚集性发病,急性上呼吸道症状,肌痛及外周血白细胞计数正常或减低,PCT<0.1 μg/L,抗菌药物治疗无效,影像学表现为双侧、多叶间质性渗出,磨玻璃影,可伴有实变

4. 问诊及查体关注

（1）病史问诊要点：①诱因起病：接触可疑患者,急性起病；②呼吸道症状：咳嗽、干咳/咳痰、胸闷、气促及呼吸困难；③伴随症状：发热、畏寒、寒战、乏力、肌肉酸痛及胃肠道症状；④既往史：基础疾病史、流行病史及药物治疗史。

（2）体格检查重点：肺部体征：可闻及湿啰音,可伴有肺实变体征。

5. 辅助检查　①常规检查：血常规、肝肾功能、电解质、CRP、ESR、SAA、PCT；②病原学检查：血培养、血呼 9 联,肺炎支原体抗体,G试验,GM试验,隐球菌荚膜抗原,T-spot,CMV/EBV等病毒抗体/DNA(尤其是AIDS/CTD等免疫抑制人群);痰液涂片+培养+药敏试验;③血氧评估:指尖氧饱和度、血气分析;④影像学检查:胸部X线或CT检查;⑤有创检查:气管镜检查(灌洗,刷检及活检等)。

6. 临床诊断标准　见表2-15~2-17。

表2-15　CAP临床诊断标准

项　目	标　准
1. 社区发病	—
2. 肺炎相关临床表现	新出现咳嗽、咳痰,或原有呼吸道症状加重,并出现脓性痰,伴或不伴胸痛 发热 肺实变体征和(或)闻及湿啰音 WBC计数$>10\times10^9$/L,或$<4\times10^9$/L,伴或不伴核左移
3. 胸部影像学表现	显示新出现的斑片状浸润影、叶或段实变影、磨玻璃影或间质性改变,伴或不伴有胸腔积液

诊断:符合1、3及2中的任何1项,并除外肺结核、肺部肿瘤、非感染性间质性疾病、肺水肿、肺不张、肺栓塞、肺嗜酸性粒细胞浸润症及肺血管炎后,可建立临床诊断

肺部感染严重指数(CURB-65)评分标准见表2-16。

表2-16　肺部感染严重指数(CURB-65)评分标准

项目	标　准	分值(分)
C	神志不清	1
U	血尿素氮>7 mmol/L	1

(续表)

项目	标准	分值(分)
R	呼吸频率≥30次/分	1
B	收缩压<90 mmHg 或舒张压<60 mmHg	1
65	年龄≥65岁	1

说明：0~1分门诊治疗；≥2分需要短期住院治疗；3~5分需要住院或收住ICU治疗。

重症肺炎诊断标准见表2-17。

表2-17 重症肺炎诊断标准

项目	标准
主要标准	需要气管插管行机械通气治疗 脓毒症休克经积极液体复苏后仍需要血管活性药物治疗
次要标准	呼吸频率≥30次/min 氧合指数≤250 mmHg(1 mmHg=0.133 kPa) 多肺叶浸润 意识障碍和(或)定向障碍 血尿素氮≥7.14 mmol/L 收缩压<90 mmHg需要积极液体复苏

符合上述1项主要标准或≥3项次要标准可诊断为重症肺炎，需密切观察，积极救治，有条件时收住ICU治疗

7. 诊治流程 见图2-9。

治疗原则：区分轻重缓急，重视鉴别诊断，根据患者年龄、有无基础病、临床表现及当地病原微生物流行情况综合判断，尽快经验性使用抗生素，根据药敏结果调整抗生素，监测抗生素不良反应，纠正氧合，如表2-18、2-19所示。

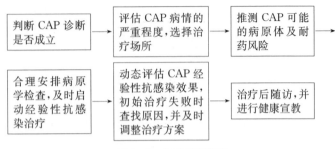

图 2-9 CAP 诊治流程

表 2-18 初始经验性抗感染药物的选择

比较项	常见病原体		初始经验性治疗抗菌药物选择
门诊治疗（推荐口服给药）	无基础疾病青壮年	肺炎链球菌、肺炎支/衣原体、流感嗜血杆菌、流感病毒、腺病毒、卡他莫拉菌	①氨苄西林、青霉素类/酶抑制剂复合物；②第一/二代头孢菌素；③多西环素或米诺环素；④呼吸喹诺酮类；⑤大环内酯类
	有基础疾患或老年人（年龄≥65岁）	肺炎链球菌、流感嗜血杆菌、肺炎克雷伯菌等杆菌科菌、肺炎衣原体、流感病毒、RSV 及卡他莫拉菌	①青霉素类/酶抑制剂复合物；②第二/三代头孢菌素（口服）；③呼吸喹诺酮类；④青霉素类/酶抑制剂复合物、第二/三代头孢菌素联合多西环素、米诺环素或大环内酯类
需入院治疗，但不必收住ICU（可选择静脉或口服给药）	无基础疾病青壮年	肺炎链球菌、流感嗜血杆菌、卡他莫拉菌、金黄色葡萄球菌、肺炎支原体/衣原体、流感病毒、腺病毒及其他呼吸道病毒	①青霉素、氨苄西林、青霉素类/酶抑制剂复合物；②第二/三代头孢菌素、头霉素类、氧头孢烯类；③上述药物联合多西环素、米诺环素或大环内酯类；④呼吸喹诺酮类；⑤大环内酯类

(续表)

比较项		常见病原体	初始经验性治疗抗菌药物选择
	有基础疾病或老年人(≥65岁)	肺炎链球菌、流感嗜血杆菌、肺炎克雷伯菌等肠杆菌科菌、流感病毒、RSV、卡他莫拉菌、厌氧菌及军团菌	①青霉素类/酶抑制剂复合物;②第三代头孢菌素或其酶抑制剂复合物、头霉素类、氧头孢烯类、厄他培南等碳青霉烯类;③上述药物单用或联合大环内酯类;④呼吸喹诺酮类
需入ICU治疗患者	无基础疾病青壮年	肺炎链球菌、金黄色葡萄球菌、流感病毒、腺病毒及军团菌	青霉素类/酶抑制剂复合物、第三代头孢菌素、头霉素类、氧头孢烯类、厄他培南联合大环内酯类及呼吸喹诺酮类
	有基础疾病或老年人(≥65岁)	肺炎链球菌、军团菌、肺炎克雷伯菌等肠杆菌科、金黄色葡萄球菌、厌氧菌、流感病毒及RSV	①青霉素类/酶抑制剂复合物、第三代头孢菌素或其酶抑制剂的复合物、厄他培南等碳青霉烯联合大环内酯类;②青霉素类/酶抑制剂复合物、第三代头孢或其酶抑制剂复合物、厄他培南等碳青霉烯类联合呼吸喹诺酮类
	有铜绿假单胞菌感染可能	铜绿假单胞菌、肺炎链球菌、军团菌、肺炎克雷伯菌等肠杆菌科菌、金黄色葡萄球菌、厌氧菌、流感病毒及RSV	①具有抗假单胞菌活性的β-内酰胺类;②具有抗假单胞菌活性喹诺酮类;③具有抗假单胞菌活性β-内酰胺类联合有抗假单胞菌活性喹诺酮类或氨基糖苷类;④具有抗假单胞菌活性的β-内酰胺类、氨基糖苷类、喹诺酮类三药联合

抗感染疗程：一般可于热退 2～3 d 且主要呼吸道症状显著改善后停药。

①普通类型：轻中度 5～7 d，重症患者可适当延长抗感染疗程；②非典型病原体：可延长至 10～14 d；③导致肺组织坏死病原体（金葡菌、肺炎克雷伯菌及铜绿假单胞菌等）：可延长至 14～21 d。

表 2-19 CAP 初始治疗疗效评价

	定义	标准	处理
有效	经治疗后达到临床稳定	符合以下所有 5 项：①体温≤37.8℃；②心率≤100 次/min；③呼吸频率≤24 次/min；④收缩压≥90 mmHg；⑤氧饱和度≥90%（或动脉氧分压≥60 mmHg，吸空气条件下）	①经初始治疗后症状明显改善者可继续原有抗感染药物治疗；②对达到临床稳定且能接受口服药物治疗的患者，改用同类或抗菌谱相近、对致病菌敏感的口服制剂进行序贯治疗
失败	初始治疗后患者症状无改善，需要更换抗感染药物，或初始治疗一度改善又恶化，病情进展	①进展型肺炎：在入院 72 h 内进展为急性呼吸衰竭，需要机械通气支持或脓毒性休克需要血管活性药物治疗；②对治疗无反应：治疗 72 h 患者不能达到临床稳定标准	①明确有无出现局部或者全身并发症；②积极进行病原学检测、鉴别诊断及调整抗感染治疗方案

七、医院获得性肺炎

1. 定义

（1）医院获得性肺炎（hospital acquired pneumonia，

HAP):指患者住院期间没有接受有创机械通气、未处于病原感染的潜伏期,而于入院48 h后新发生的肺炎。

(2)呼吸机相关肺炎(ventilator associated pneumonia,VAP):指气管插管或气管切开患者接受机械通气48 h后发生的肺炎,机械通气撤机、拔管后48 h内出现的肺炎也属于VAP范畴。

2. 病因　①病原菌:细菌。a. 鲍曼不动杆菌、铜绿假单胞菌、肺炎克雷伯菌、金黄色葡萄球菌、大肠埃希菌、嗜麦芽窄食单胞菌及阴沟肠杆菌等;b. 病毒:流感病毒、呼吸道合胞病毒、CMV及冠状病毒;c. 真菌:曲霉。②传播途径:患者口咽部定植菌的误吸(最主要来源与途径);院内病原体接触传播:医疗设备污染、医务人员传播、医源操作传播及其他部位感染扩散及患者体内细菌定植等。③易感人群:老年人、低体重新生儿、误吸者、免疫低下者、基础疾病者(COPD、糖尿病、肿瘤)、营养不良者、特殊治疗者(气管切开/气管插管/机械通气、免疫抑制治疗、接受手术治疗、长期卧床、ICU重症患者)等。

3. 临床表现　同CAP。多为急性起病,但可因基础疾病掩盖或因免疫力低下,致起病隐匿。HAP分类及临床特点如下。

(1)根据发生时间分类:

1)早发HAP:入院≥48 h至4 d,部分病原菌与CAP相似,耐药菌较少。

2)晚发HAP:入院5 d后,多为耐药菌感染。

(2)根据病理严重程度分类:

1)轻度HAP:中性粒细胞只存在于终末细支气管和周围肺泡。

2) 中度 HAP:相邻肺小叶病变并相互融合,细支气管内形成脓性黏液。

3) 重度 HAP:炎症部位融合,可出现坏死。

4. 问诊及查体关注

(1) 病史问诊要点:①诱因与起病:接触可疑患者,急性起病;②呼吸道症状:咳嗽,干咳/咳痰,胸闷,气促,呼吸困难;③伴随症状:发热,畏寒,寒战,乏力,肌肉酸痛,胃肠道症状;④既往史:基础疾病史,流行病史,药物治疗史。

(2) 体格检查重点:肺部可闻及湿啰音,可伴有肺实变体征。

5. 实验室检查　同 CAP,但 HAP 更注重病原学检测,尤其是病原学培养+药敏试验。①金黄色葡萄球菌肺炎:昏迷、头部创伤、近期流感病毒感染、糖尿病、肾衰竭者;②铜绿假单胞菌感染:长期住 ICU/应用糖皮质激素/广谱抗生素及粒细胞缺乏;③厌氧菌感染:腹部手术和吸入史者。

6. 诊断及鉴别诊断

(1) 诊断:临床诊断=影像学+临床症状。

1) 影像学:胸部 X 线或 CT 显示新出现或进展性的浸润影、实变影或磨玻璃影。

2) 临床症状。下列 3 种临床症候中的 2 种或以上:①发热,体温>38℃;②脓性气道分泌物;③外周血白细胞计数>$10\times10^9/L$ 或 $<4\times10^9/L$。

(2) 鉴别诊断:①其他感染性疾病累及肺部:系统性感染累及肺部,如导管相关性血流感染、感染性心内膜炎;局灶性感染累及肺:如膈下脓肿、肝脓肿。②易与 HAP 相混淆的常见非感染性疾病:急性肺血栓栓塞症伴肺梗死;肺不张;急性呼吸窘迫综合征;肺水肿;其他疾病,如肿瘤、支气管扩张、风湿免疫病及神经源性发热。

7. 治疗

（1）治疗原则：及时开始经验性抗菌治疗，区别早发与晚发及有无MDR危险因素，正确选择抗菌药物，尽早将经验性治疗转为针对性治疗。

（2）按照感染病原菌和治疗反应确定抗菌药物治疗的合理疗程。具体措施：①基础治疗：对症支持治疗。②促排痰：及时翻身拍背/药物雾化促排痰，咳痰能力差者可经口鼻吸痰，必要时经支气管镜吸痰。③氧疗：经鼻导管/面罩吸氧，维持$PaO_2 \geqslant 60$ mmHg 或 $SaO_2 > 90\%$；Ⅰ型呼衰可予较高浓度吸氧；Ⅱ型呼衰维持低浓度吸氧，必要时经鼻高流量吸氧或机械通气（无创或有创）。④脏器功能支持：充足热量补充，监测血糖，控制血糖$\leqslant 10$ mmol/L；根据重症感染患者状态，加用糖皮质激素或IVIG治疗；予PPI预防应激性溃疡；合并感染性休克，予以抗感染、扩容治疗；急性肾功能不全者可行CRRT。⑤抗感染：a.治疗前均需设法取得合格的下呼吸道标本行病原培养及药敏；b.留取病原学后尽快开始经验性广谱抗生素治疗；c.72 h疗效观察窗：一般不推荐72 h内更换抗生素；d.明确病原后根据药敏换用窄谱抗生素；e.疗程一般在7 d以上，多为10~14 d，免疫力低下或耐药菌感染适当延长疗程；f.治疗效果不好应考虑：诊断错误、宿主因素（高龄、机械通气等）、病原体耐药、出现并发症（肺脓肿、脓胸）、给药方案不恰当、药物热或假膜性肠炎等。

（3）HAP经验性抗菌治疗推荐见图2-10。

（4）HAP（非VAP）初始经验性抗感染治疗建议见表2-20。

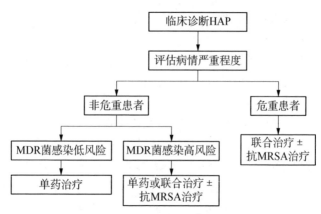

图2-10 HAP经验性抗菌治疗推荐

表2-20 HAP(非VAP)治疗建议

非危重症患者		危重患者
MDR 感染低风险	MDR 感染高风险	
单药治疗 　抗铜绿假单胞菌活性青霉素类或 　β-内酰胺酶抑制剂合剂或 　三/四代头孢或 　氧头孢类或 　喹诺酮类	单药或联合治疗 　抗铜绿假单胞菌活性β-内酰胺类抑制剂合剂或 　抗铜绿假单胞菌活性头孢菌素类或抗铜绿假单胞菌活性碳青霉烯类 　以上药物单药或联合抗铜绿假单胞菌活性喹诺酮类或氨基糖苷类 　有MRSA感染风险时联合糖肽类或利奈唑胺	联合治疗 　抗铜绿假单胞菌活性β-内酰胺类抑制剂合剂或 　抗铜绿假单胞菌活性碳青霉烯类 　以上药物联合以下一种抗铜绿假单胞菌活性喹诺酮类或氨基糖苷类 　有XDR(泛耐药)阴性菌感染风险时可联合多黏菌素或替加环素 　有MRSA感染风险时联合糖肽类或利奈唑胺

VAP 经验性抗菌治疗推荐见图 2-11。

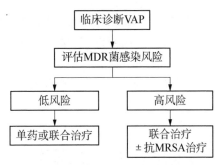

图 2-11　VAP 经验性抗菌治疗推荐

（5）VAP 初始经验性抗感染治疗方案选择见表 2-21。

表 2-21　VAP 治疗方案选择

MDR 感染低风险	MDR 感染高风险
单药或联合治疗 　抗铜绿假单胞菌活性青霉素类或 　抗铜绿假单胞菌活性 β-内酰胺类抑制剂合剂或 　抗铜绿假单胞菌活性头孢菌素类或 　抗铜绿假单胞菌活性碳青霉烯类或 　氨基糖苷类或 　喹诺酮类	联合治疗 　抗铜绿假单胞菌活性 β-内酰胺类抑制剂合剂或 　抗铜绿假单胞菌活性头孢菌素类或 　抗铜绿假单胞菌活性碳青霉烯类或 　氨曲南或 　抗铜绿假单胞菌活性喹诺酮类或 　氨基糖苷类 　有 XDR 阴性菌感染风险时可联合多黏菌素或替加环素 　有 MRSA 感染风险时联合糖肽类或利奈唑胺

注：停用抗生素不依赖于培养转阴，而取决于患者临床症状及体征、影像学和实验室检查，尤其是 PCT。

八、肺结核

1. **定义** 肺结核（pulmonary tuberculosis）是指发生在肺组织、气管、支气管和胸膜的结核，包含肺实质的结核、气管支气管结核和结核性胸膜炎。

2. **分类** 分类依据为病变部位及胸部影像学表现，见表2-22。

表2-22 结核病分类

类型		特征
原发性肺结核		儿童多见，胸片主要表现为肺内原发病灶及胸内淋巴结肿大，或单纯胸内淋巴结肿大
血行播散性肺结核	急性	大小、密度一致的粟粒结节
	亚急性	大小不一、密度不等的结节，部分可出现融合、新旧病灶
继发性肺结核	浸润性肺结核	渗出性病变和纤维干酪增殖灶多发生在上叶
	空洞型肺结核	多个大小不一的虫蚀样空洞，伴周围浸润病变的薄壁空洞
	结核球	常有钙化，周围有小结节的卫星病灶
	干酪性肺炎	可呈大叶密度均匀磨玻璃状阴影，可有虫蚀样空洞及播散灶
	纤维空洞型肺结核	病程长，反复进展恶化，肺组织及肺功能严重受损，肺内可见厚壁空洞形成，肺组织变形
气管支气管结核		主要表现为气管或支气管壁不规则增厚、管腔狭窄或阻塞，狭窄支气管远端肺组织可出现继发性肺不张或实变、支气管扩张及其他部位支气管播散病灶等
结核性胸膜炎		包括干性胸膜炎和渗出性胸膜炎，可出现包裹性胸腔积液或合并胸膜增厚粘连

3. **临床表现** ①结核中毒症状：低热、乏力、盗汗、食欲减退及体重减轻等；②呼吸道症状：咳嗽、咳痰≥2周伴或不伴咯血及痰中带血等；③体征：颈部淋巴结肿大、皮下结节红斑及部分可闻及肺部干啰音。

4. **问诊及查体关注**

（1）病史询问要点：重点询问流行病学史、患者免疫状态。①社会因素：结核患者密切接触史，生活贫困、居住拥挤及营养不良等；②患者因素：婴幼儿、老年人、糖皮质激素和免疫抑制剂使用、慢性基础疾病及HIV感染；③临床症状：呼吸道症状＋结核中毒症状，肺外结核症状；④既往史：既往结核诊断及药物治疗史。

（2）体格检查重点：①胸部：心肺查体；②其他：浅表淋巴结检查，腹部、皮肤、关节、中枢神经系统查体。

5. **辅助检查** ①胸部X线：多位于上叶尖后段、下叶背段和后基底段，可为浸润、钙化及空洞等。②胸部CT：肺部浸润、钙化等影像，部分可伴有"树芽征"。③痰涂片抗酸染色：简单、快速、易行和较可靠的方法，但仅说明有抗酸菌存在，也可能是非结核分枝杆菌、奴卡菌等。④结核分枝杆菌培养：结核病诊断的"金标准"，且可识别耐药结核及指导药物使用。⑤结核菌PCR：较涂片及培养更敏感，可检测利福平耐药基因。⑥结核菌素皮肤试验（TST）：判断标准 a.≥5 mm为阳性判断标准；b. 10～14 mm中度阳性；c. ≥15 mm或局部水疱为强阳性；d. 重症结核、免疫功能缺陷或抑制者合并结核病时可为阴性。⑦γ-干扰素释放试验（IGRA）：IGRA结果不受卡介苗接种和非结核分枝杆菌感染的影响。⑧胸腔积液：腺苷脱氨酶（ADA）常明显升高，通常≥45 U/L。⑨支气管镜检查：应用于临床表现不典型的肺结核及气管支气管结核的诊断。⑩组织活检：支气管镜下、淋巴结穿刺、经皮肺穿、胸腔镜胸膜组织活检。

6. **诊断及鉴别诊断** 结核病的诊断有赖于临床表现、影像学检查及实验室检测，如表 2-23 所示。

表 2-23 结核病的诊断及鉴别诊断

类型	内容	
疑似（符合下列条件之一者）	有肺结核可疑症状（≤5 岁）+痰涂片阳性肺结核患者密切接触史/TST 强阳性/IGRA 阳性； 仅胸部影像显示与活动性肺结核相符的病变	
临床诊断（符合下列条件之一者）	痰涂片 3 次阴性+活动性肺结核相符的影像学表现+咳嗽/咳痰/咯血等肺结核可疑症状； 痰涂片 3 次阴性+活动性肺结核相符的影像学表现+TST 强阳性/结核抗体阳性； 痰涂片 3 次阴性+活动性肺结核相符的影像学表现+肺外组织证实结核病变； 痰涂片 3 次阴性的疑似肺结核病例，经诊断性治疗或随访观察可排除其他肺部疾病者； 支气管镜检查符合气管、支气管结核改变； 胸腔积液提示渗出液伴有 ADA 明显升高且 TST/IGRA 阳性	
确诊（符合下列条件之一者）	痰涂片阳性肺结核（同时符合 1 项）	痰涂片抗酸阳性≥2 次； 痰涂片抗酸阳性 1 次+活动性肺结核影像学表现； 痰涂片抗酸阳性 1 次+痰结核菌培养阳性 1 次

(续表)

类型	内 容
仅培养阳性肺结核（符合2项者）	痰涂片阴性； 痰结核分枝杆菌培养阳性1次＋活动性肺结核影像学表现 活动性肺结核影像学表现＋分子生物学检测阳性（如PCR、X-pert MTB/RIF）； 肺或胸膜病变标本病理学诊断为结核病变

鉴别诊断：①肺炎；②慢性阻塞性肺疾病；③支气管扩张；④肺癌；⑤肺脓肿；⑥纵隔和肺门疾病；⑦其他发热性疾病。

7. 治疗　治疗原则：早期、联合、适量及规律。治疗同"感染性疾病"一章中"结核病"相关内容。

九、间质性肺疾病

1. 定义　间质性肺疾病（interstitial lung disease，ILD）又称间质性肺病，主要累及肺间质和肺泡腔，导致肺泡-毛细血管功能单位丧失的弥漫性肺疾病。

2. 分类　ILD常见的分类如表2-24所示。

表2-24　ILD的分类

种类	疾病
已知原因ILD	
职业或家居环境因素相关	有机粉尘-过敏性肺炎、无机粉尘-石棉肺、硅肺病及肺病
药物或治疗相关	博来霉素、胺碘酮、甲氨蝶呤及放疗

(续表)

种类	疾 病
风湿免疫病	系统性硬化症、类风湿关节炎、多发性肌炎/皮肌炎、干燥综合征、系统性红斑狼疮及 ANCA 相关性血管炎等
特发性 ILD	特发性肺纤维化(IPF)、非特异性间质性肺炎(NSIP)及隐源性机化性肺炎(COP) 急性间质性肺炎(AIP)、呼吸性细支气管炎伴间质性肺炎(RB-ILD) 脱屑性间质性肺炎(DIP)、淋巴细胞性间质性肺炎(LIP)
肉芽肿性 ILD	结节病
其他	肺淋巴管平滑肌瘤病(PLAM)、肺朗格汉斯细胞组织细胞增生症(PLCH)、慢性嗜酸粒细胞性肺炎(CEP)及肺泡蛋白沉着症(PAP) 特发性肺含铁血黄素沉着症、肺泡微石症及肺淀粉样变

3. 临床表现

(1) 起病特征：多隐匿，活动时明显，进行性加重。

(2) 肺部症状：典型表现为持续性干咳，少有咯血、胸痛等，后期可出现活动后胸闷、呼吸困难。

(3) 其他症状：若有发热、乏力、皮疹、肌肉疼痛、关节疼痛、口干、眼干等，提示可能存在风湿免疫病。

(4) 体征：可闻及两肺底吸气末 Velcro 音，长期低氧可有杵状指，提示严重的肺脏结构破坏和肺功能受损，晚期可见肺动脉高压和肺心病。

4. 问诊及查体关注

(1) 病史及问诊要点：①诱发因素：感染、过敏、药物及吸烟等因素；②肺部症状：警惕有无大咯血、肺泡出血及呼吸衰竭等危象;③伴随症状:有无皮肤、黏膜、关节、肌肉、五官、神经、心脏、胃肠道及淋巴结等症状,提示风湿免疫病;④既往病史:基础疾病史,职业史,药物史。

(2)体格检查要点:①胸部:心肺查体;②皮肤黏膜:脱发,光敏,皮疹,口腔溃疡,雷诺现象,向阳疹,披肩征,V字征,技工手及Gottron征;③关节肌肉:关节肿胀疼痛,四肢肌力,呼吸肌、吞咽肌受累;④其他:五官,腮腺,颌下腺等外分泌腺体,周围神经。

5. 实验室检查 ①常规检查:血常规、尿常规、肝肾功能+电解质、ESR、CRP;②免疫相关:自身抗体(ANAs、ANCAs、RF、抗CCP、肌炎特异性抗体等)、免疫球蛋白、补体、病毒抗体及肿瘤标记物;③肺功能:以限制性通气功能障碍(TLC、VC和RV减少,FEV_1/FVC正常或增加)和气体交换障碍(DLco减少)为特征,还有肺泡-动脉氧分压差增加和低氧血症;④肺部HRCT:表现为弥漫性结节影、磨玻璃样变、肺泡实变、小叶间隔增厚、胸膜下线、网格影伴囊腔形成或蜂窝状改变,伴牵拉性支气管扩张或肺结构改变;⑤支气管镜检查:肺泡灌洗液和经支气管镜肺活检了解肺部病变性质和鉴别ILD;外科肺活检:开胸肺活检和电视辅助胸腔镜活检。

6. 诊断流程 根据患者临床症状及影像学、肺功能检查诊断本病,如图2-12所示。

十、气胸

1. 定义 当气体进入胸膜腔造成积气状态时,称为气胸(aerothorax)。

2. 病因及分类 ①原发性:指常规胸部X线检查未发现

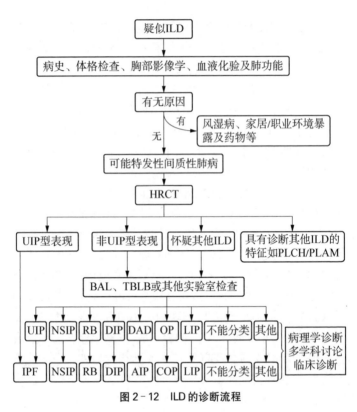

图2-12 ILD的诊断流程

明显病变者所发生的气胸,通常由位于脏层胸膜下肺大疱或小囊肿破裂引起,多见于肺尖部;②继发性:指在原有肺部疾病基础上发生的气胸,最常见病因为COPD和肺结核,其余有肺囊性纤维化、支气管哮喘、间质性肺疾病、肺癌、急性细菌性肺炎,偶有胸膜上异位子宫内膜,在经期可以破裂而发生气胸。

3. 临床表现

(1)可有持重物、屏气、剧烈体力活动等诱因,亦可发生于静息或睡眠时。

(2) 典型症状:突发一侧胸痛、胸闷、呼吸困难,伴咳嗽。

(3) 张力性气胸时可出现严重呼吸循环障碍,烦躁不安、冷汗、脉速、心律失常,甚至意识不清、呼吸衰竭。

(4) 并发症:脓气胸、血气胸、纵隔气肿和皮下气肿及复张性肺水肿。

4. 问诊及查体关注

(1) 病史问诊要点:①起病:起病急,常有明确诱因;②胸痛:需要与主动脉夹层、肺栓塞及心肌梗死等鉴别;③危象:呼吸循环衰竭、休克症状。

(2) 体格检查要点:患侧触觉语颤减弱,叩诊过清音、听诊呼吸音减弱或消失,气管可向健侧移位。

5. 实验室检查　①常规检查:血常规、ESR、CRP及凝血功能;②立位后前位胸片:诊断气胸的重要方法;③胸部CT:对局限性气胸、肺大疱的鉴别比胸片更准确。

气胸容量估计:

(1) 肺门水平侧胸壁至肺边缘距离为1 cm,约占单侧胸腔容量的25%。

(2) 2 cm时约为50%,≥2 cm为大量气胸。

(3) 如从肺尖气胸线至胸腔顶部距离为≥3 cm,也可评估为大量气胸。

6. 诊断及鉴别诊断

(1) 诊断:根据临床症状、体征及胸部X线表现,可进行诊断。

(2) 鉴别诊断:支气管哮喘、慢性阻塞性肺疾病、急性心肌梗死、肺动脉栓塞、主动脉夹层、肺大疱、消化道溃疡穿孔、胸膜炎及膈疝。

7. 治疗 治疗原则:解除胸腔积气对呼吸、循环造成的影响,使肺尽早复张和恢复功能,同时治疗并发症和基础病。具体措施见表2-25。

表2-25 气胸的具体治疗措施

种类	措施
保守治疗	吸氧,高浓度吸氧可加快胸腔内气体的吸收 稳定型小量气胸(闭合性气胸或气胸量)<20%,卧床休息,避免剧烈屏气和用力
胸腔闭式引流	不稳定型气胸或气胸量≥20%,可考虑行胸腔闭式引流术 引流部位:一般取锁骨中线外侧第2肋间或腋前线第4~5肋间;如为局限性气胸,则胸片或肺CT选择适当部位 置管后可见气泡逸出水封瓶液面;如未见气泡逸出1~2d,且患者气急症状消失,可考虑夹管24h以上,复查胸片。若肺已复张,可以拔除导管
化学性胸膜固定	常用滑石粉或多西环素,用生理盐水60~100 ml稀释后经胸腔导管注入,夹管1~2h后引流
手术治疗	经内科治疗无效的气胸,如长期气胸、血气胸、双侧气胸、复发性气胸等,行支气管内封堵术及胸腔镜下手术

十一、胸腔积液

1. 定义 胸腔内液体的滤出和吸收处于动态平衡,任何原因使胸腔内液体的产生超过吸收则可导致胸腔积液(hydrothorax)。

2. 病因 ①胸膜毛细血管静水压升高:充血性心力衰

竭、缩窄性心包炎、上腔静脉或奇静脉阻塞；②胸膜毛细血管通透性增加：胸膜炎症（结核、肺炎累及胸膜）、风湿免疫病（SLE等）、胸膜肿瘤（恶性肿瘤转移、间皮瘤）、肺栓塞及膈下炎症性疾病（膈下脓肿、肝脓肿及急性胰腺炎）；③胸膜毛细血管内胶体渗透压减低：肾病综合征、低蛋白血症、肝硬化、急性肾小球肾炎及黏液性水肿；④壁层胸膜淋巴回流障碍：癌性淋巴管阻塞、先天性发育异常导致淋巴管引流异常及外伤所致淋巴回流受阻；⑤损伤性胸腔积液：外伤（食管破裂、胸导管破裂）、疾病（胸主动脉瘤破裂）等。

3. 临床表现　①原有基础病的相应症状。②胸腔积液引起的症状：少量胸腔积液可无明显症状或仅有胸痛，并随着呼吸运动疼痛加剧，胸腔积液300～500ml以上时，可感胸闷、气急，大量胸腔积液时，可出现呼吸困难和心悸，但胸痛缓解或消失。③体征：a.少量胸腔积液：无明显体征或仅因胸痛导致胸部运动受限，胸式呼吸减弱，患侧可闻及胸膜摩擦音及呼吸音减弱；b.中等量以上胸腔积液：患侧叩诊浊音、呼吸音减弱，可闻及胸膜摩擦音；c.大量胸腔积液：气管向健侧移位。

4. 问诊及查体关注

（1）病史询问要点：①胸腔积液：是否有呼吸困难等急症；②多浆膜腔积液：是否同时合并其他浆膜腔积液；③伴随症状：发热、胸痛及盗汗等提示胸膜炎症（感染）；消瘦提示恶性肿瘤；皮疹、肌病、关节病、蛋白尿及头痛等提示风湿免疫病；④既往史：基础疾病史。

（2）体格检查要点：呼吸循环系统查体为重点，其他系统查体有助于排查系统性疾病。

5. 实验室检查

（1）血液学检查：主要配合胸腔积液病因检查，病因筛查参考各个章节。

（2）胸腔积液检查：①常规+生化检查：颜色、比重、细胞数、蛋白定性、白蛋白、LDH、葡萄糖；②免疫学：腺苷脱氨酶（ADA），免疫学检查，肿瘤标志物；③病原学：细菌/真菌/分枝杆菌相关排查的涂片和染色+培养，抗酸染色及结核培养排查结核性胸膜炎；④细胞学：恶性肿瘤脱落细胞（合格标本送检至少2次）；⑤特殊送检：a.怀疑食管破裂、胰腺炎：淀粉酶/脂肪酶；b.乳糜胸/假性乳糜胸：胆固醇/甘油三酯+偏振光显微镜观察有无胆固醇结晶。

6. 诊断流程　见图2-13。

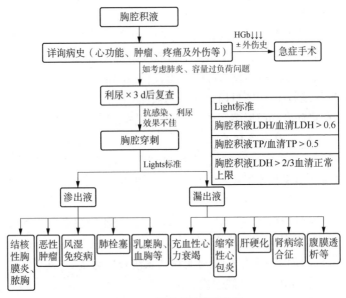

图2-13　胸腔积液诊断流程

7. 治疗　治疗原则:确定胸腔积液病因,对因治疗,引流胸腔积液,改善呼吸困难症状。

治疗措施:

(1)漏出液:仅引起呼吸困难时才需要抽水;以控制导致漏出液的病因为主,可酌情利尿。

(2)渗出液:基础病治疗为主,若出现呼吸困难可酌情抽液。

(3)非复杂肺炎胸腔积液:抗感染为主,一般无须持续胸腔引流。

(4)复杂肺炎旁胸腔积液、脓胸和结核性胸膜炎:胸腔积液尽量抽干净,必要时胸腔置管,局限分隔胸腔积液需多处置管、多点穿刺或行胸膜剥脱术。

(5)恶性胸腔积液:胸腔置管引流,可用胸膜粘连剂或抗肿瘤药物胸腔注射,减少胸腔积液产生和抑制肿瘤生长。对于病因不明且反复大量胸腔积液者,可考虑行胸膜粘连松解术。

十二、肺癌

1. 定义　肺癌(lung cancer)是起源于支气管黏膜或腺体的恶性肿瘤。

2. 分类(病因)

(1)按解剖部位分类:中央型肺癌、周围型肺癌。

(2)按病理学分类:非小细胞肺癌(鳞癌、腺癌、大细胞癌、腺鳞癌等)及小细胞肺癌。

3. 临床表现　①原发灶引起的症状:咳嗽、痰血或咯血、气短、胸痛、发热及体重下降。②肺癌局部扩展引起的症状:胸痛、声音嘶哑、吞咽困难、胸腔积液、心包积液、上腔静脉阻塞综合征及 Horner 综合征。③肺癌转移引起的症状:累及中枢神经系统、骨骼、腹部及淋巴结等多个系统,并出现相应症状。④肺外表现:a.内分泌综合征:库欣综合征、抗利尿激素分泌失调综合征(SIADH)、类癌综合征、异位促性腺激素分泌、低血糖及高钙血症;b.神经肌肉表现:小脑退行性变、运动神经病变、多神经炎、感觉性神经病变、精神异常、肌病、多发性肌炎、皮肌炎、自主神经系统异常及骨骼表现。

4. 问诊及查体关注

(1) 病史询问要点:①患者特征:老年,吸烟;②肺部症状:见临床表现;③伴随症状:皮肤(瘙痒、变黑、水肿等神经内分泌表现)、发热、上肢肿胀、声嘶、头痛、恶心及呕吐等;④既往史:家族史,暴露史(化学/毒物/放射线)。

(2) 体格检查要点:呼吸循环系统查体为重点,其他系统查体有助于排查系统性疾病。

5. 辅助检查　①常规检查:血常规、ESR、CRP、凝血、D-二聚体、肝肾功能、肿瘤标志物及痰脱落细胞;②肿瘤影像评估:胸部增强 CT、正电子发射计算机体层显像(PET-CT);脑部增强 MRI、腹部增强 CT、淋巴结超声、头部增强 CT 或 MRI 及全身骨扫描;③肿瘤病理检查:气管镜检查、CT 或 B 超引导下穿刺活检(肿块贴近胸膜)、纵隔镜检查、胸腔镜检查、针吸细胞学检查及胸腔积液中找脱落细胞(若有胸腔积液)等组织病理学检查;分子生物学检测(即基因检测),免疫组化检测。

6. 诊断和鉴别诊断

(1) 诊断:组织病理学及分子病理学明确诊断。

(2) 鉴别诊断:肺结核、肺炎、肺脓肿、自身免疫病、IgG4 相关性疾病、肺部良性肿瘤、渗出性胸膜炎及淋巴瘤等。

7. 治疗 治疗原则:根据肺癌分期、组织学及分子病理学综合选择治疗方案,改善预后,延长生存期,减少不良反应及并发症。

治疗措施:

(1) 手术治疗:病灶局限的非小细胞肺癌(NSCLC),通常在ⅢA期之前。

(2) 化学治疗:初始治疗4~6个周期,两药联合治疗,且其中包含铂类药物:

1) NSCLC:常用吉西他滨、培美曲塞、紫杉醇、多西紫杉醇、长春瑞滨联合顺铂或卡铂;

2) 小细胞肺癌(SCLC):常用依托泊苷,伊立替康联合顺铂或卡铂;

(3) 靶向治疗:根据驱动基因突变情况选择相应靶向药物。

(4) 免疫治疗。

(5) 放射治疗。

十三、肺栓塞

1. 定义 肺栓塞(pulmonary embolism,PE)是以各种栓子阻塞肺动脉或其分支为其发病原因的一组疾病或临床综合征。其中,由血栓引起的PE称之为肺血栓栓塞症(PTE)。

2. 病因 按照血栓形成的多种原因,可以将PE分为遗传性和获得性,如表2-26所示。

3. 临床表现 ① 典型三联征:胸痛、咯血及呼吸困难。② 症状:缺乏特异性,还可出现呼吸困难、气促、胸痛、晕厥、咯血、咳嗽、心悸及烦躁不安,甚至有濒死感。

表 2-26 肺栓塞相关病因

遗传性危险因素	获得性危险因素		
	血液高凝状态	血管内皮损伤	静脉血流淤滞
抗凝血酶缺乏	高龄	手术(多见于全髋关节或膝关节置换)	瘫痪
蛋白 C 缺乏	恶性肿瘤		居家养老护理
蛋白 S 缺乏	抗磷脂综合征	创伤/骨折(多见于髋部骨折和脊髓损伤)	长途航空或乘车旅行
V 因子 Leiden 突变(活性蛋白 C 抵抗)	静脉血栓个人史或家族史		
凝血酶原基因突变	妊娠/产褥期	中心静脉置管或起搏	急性内科疾病住院
Ⅻ因子缺乏	口服避孕药		
纤溶酶原缺乏	肥胖	吸烟	—
纤溶酶原不良血症	炎(症)性肠病	高同型半胱氨酸血症	
血栓调节蛋白异常	肾病综合征		
纤溶酶原激活物抑制因子过量	肝素诱导血小板减少症	肿瘤静脉内化疗	
非"O"血型	真性红细胞增多症	—	—
—	巨球蛋白血症		
—	植入人工假体	—	—

4. 问诊及查体关注

(1) 病史问诊要点：①诱因：长期卧床，术后制动；②药物:避孕药或雌激素治疗史,他莫昔芬或雷洛昔芬等致高凝药物服用史;③疾病:疾病高凝状态(肿瘤、炎症、风湿免疫病、APS)。

(2)体格检查要点:呼吸急促、发绀、心动过速、血压下降、P_2 亢进,DVT 时患者出现患肢肿胀、疼痛或压痛。

5. 辅助检查　①疑诊相关检查:凝血(包含 D-二聚体);动脉血气分析;血肌钙蛋白;BNP 或 NT-proBNP;心电图;胸部 X 线片;超声心动图。②确诊相关影像学检查:CTPA;V/Q 显像(表 2-27);肺动脉造影。③DVT 相关影像学检查:下肢深静脉超声;CTV;放射性核素下肢静脉显像;磁共振静脉造影;静脉造影。④求因相关检查:抗凝蛋白(蛋白 C、蛋白 S 及抗凝血酶Ⅲ);抗磷脂综合征相关检测(LA、ACL、抗 $β_2$GPI 及"诊断标准外"磷脂抗体);易栓症相关基因检测。

表 2-27　V/Q 显像结果评判

V/Q 结果	决策
正常	排除
高度可疑	开始抗凝
诊断未提示+病情不稳定	有条件者行 CTPA 或根据临床判断进行治疗
诊断未提示+病情尚稳定	下肢 DVT 检查,阳性患者进行治疗

6. 诊断及鉴别诊断、肺栓塞危险分层　影像学检查是确诊本病的基础,临床上亦根据量表对患者进行 PE 诊断评估。

(1)PTE 临床可能性评分表见表 2-28。

表 2-28 PTE 临床可能性评分表

简化 Wells 评分	分值	修订版 Geneva 评分	分值
PTE/DVT 病史	1	PTE/DVT 病史	1
4 周内制动或手术	1	1 个月内手术或骨折	1
活动性肿瘤	1	活动性肿瘤	1
心率		心率 75～94 次/分钟	1
≥100（次/分钟）	1	≥95 次/分钟	2
咯血	1	咯血	1
DVT 症状或体征	1	年龄＞65 岁	1
其他鉴别诊断的可能性低于 PTE	1	下肢深静脉触痛及单侧下肢水肿	1
临床可能性		临床可能性	
低度可能	0～1	低度可能	0～2
高度可能	≥2	高度可能	≥3

（2）PTE 风险分层见表 2-29。

表 2-29 PTE 风险分层

风险分层	休克或低血压	影像学表现（右室功能不全）	实验室指标（心脏生物学标志物升高）
高危	＋	＋	＋/－
中高危	－	＋	＋
中低危	－	＋/－	－/＋
低危	－	－	－

7. 治疗　治疗原则：去除病因，改善氧合和组织氧供，纠

正水、电解质紊乱和酸碱失衡以及支持治疗,为肺损伤的修复争取时间。

治疗具体措施如下。

(1) 一般治疗:呼吸循环支持治疗。

(2) 溶栓治疗:用于急性大面积肺栓塞出现血流动力学不稳定的患者,时间窗14 d,注意评价使用禁忌证。

(3) 抗凝治疗:

1) 低分子肝素:根据体重给药,1～2次/d,皮下注射(肾功能不全者需调整用量或替换普通肝素)。

2) 华法林:初期和肝素/低分子肝素合用,国际标准化比例(INR)达标(2～3)后可单独使用。

3) 新型口服抗凝药:不需要常规检测凝血指标。

PE处理简易流程,如图2-14所示。

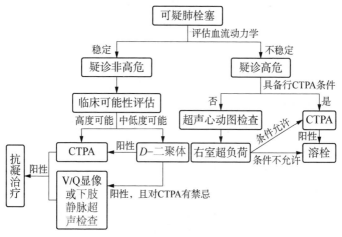

图2-14　PE的简易诊治流程

十四、急性呼吸窘迫综合征

1. **定义** 急性呼吸窘迫综合征(acute respiratory distress syndrome, ARDS)是指心源性以外的各种肺内、外致病因素导致的急性、进行性及缺氧性呼吸衰竭。

2. **病因** ①直接因素。a.严重感染:细菌、真菌、病毒及寄生虫等感染;b.肺栓塞:血栓、脂肪及羊水等栓塞;c.放射线:恶性肿瘤放射治疗后并发症;d.误吸:胃内容物等误吸;e.其他:外伤、挤压及溺水等肺损伤。②间接因素。严重肺外感染(如急性重症胰腺炎)、感染性休克、大面积烧伤、毒物中毒、全身炎症反应综合征、弥散性血管内凝血。

3. **临床表现** ①发展迅速;②呼吸窘迫;③难以纠正的低氧血症;④无效腔/潮气比值增加;⑤重力依赖性肺水肿影像学改变。

①时程:已知临床发病或呼吸症状新发或加重1周内;②胸部影像学:双肺斑片影,不能完全用渗出、小叶/肺塌陷或结节解释;③水肿及原因:无法用心力衰竭或体液超负荷完全解释的呼吸衰竭。如果不存在风险因素,则需要客观评估(如超声心动图检查)以排除流体静力型水肿。

4. **问诊及查体关注**

(1) 病史询问要点:①起病:多发病迅速,难以纠正且呈持续性;②诱因/加重:肺部或其他部位严重感染(如急性重症胰腺炎等),妊娠,外伤或中毒等;③呼吸:呼吸急促、困难、窘迫,出现时间及持续时间;④既往史:基础疾病史。

(2) 体格检查重点:鼻翼扇动,三凹征,两肺听诊呼吸音轻微,可闻及细湿啰音、管状呼吸音。

4. 辅助检查 ①肺功能评估。a. 动脉血气分析:PaO_2降低,早期 $PaCO_2$ 低,后期 $PaCO_2$ 升高、pH 降低;b. 床旁呼吸功能监测:通过呼吸机监测,呼吸顺应减低、肺内右向左分流。②影像学检查。a. 胸片:斑片状、可融合成大片状磨玻璃影或实变影;b. 胸部 CT:下垂肺区域的斑片影。③有创检查。心脏超声:常规检查;Swan-Ganz 导管测定肺动脉楔压(PAWP)。④氧合指数。轻度:200 mmHg$<$$PaO_2/FiO_2$$\leqslant$300 mmHg 伴 PEEP 或 CPAP$\geqslant$0.5 kPa(5 cmH_2O);中度:100 mmHg$<$$PaO_2/FiO_2$$\leqslant$200 mmHg 伴 PEEP$\geqslant$0.5 kPa(5 cmH_2O);重度:$PaO_2/FiO_2$$\leqslant$100 mmHg 伴 PEEP$\geqslant$0.5 kPa(5 cmH_2O)。

5. 诊断 根据 ARDS 柏林标准。①急性呼吸困难:明确诱因下,1 周内出现的急性/进展性呼吸困难;②双肺弥漫浸润:影像学检查提示且不能完全用胸腔积液、肺叶/全肺不张和结节影解释;③排除心脏原因:呼吸衰竭不能完全用心脏衰竭和液体负荷过重解释;如果临床无风险因素,需要用客观检查来评价心源性肺水肿,PAWP$\leqslant$18 mmHg;④低氧血症:氧合指数$\leqslant$300 mmHg。

鉴别诊断:大片肺不张、自发性气胸、上气道阻塞、急性肺栓塞及心源性肺水肿。

6. 治疗

(1) 治疗原则:去除病因、改善氧合和组织供氧,纠正水、电解质紊乱和酸碱失衡及支持治疗。

(2) 通气策略:保护性通气,即小潮气量+高呼吸频率+允许性高碳酸血症。

ARDS 的治疗策略如下。

(1) 病因/诱因诊治。

(2) 积极氧疗:除外心源性肺水肿及 AECOPD 的情况下,相较于传统氧疗(COT),更推荐非机械通气的急性低氧呼吸衰竭患者接受高流量鼻导管吸氧(HFNO)以降低插管率。机械通气患者推荐肺保护通气策略,包括小潮气量通气(6 mL/kg PBW)、最佳 PEEP、控制平台压。

(3) 俯卧位通气:推荐中-重度 ARDS 患者(定义为 $PaO_2/FiO_2 < 150\,mmHg$ 且 $PEEP \geqslant 5\,cmH_2O$)采取俯位通气,插管患者应尽早开始,每日至少 12 小时。未插管患者可行清醒俯卧位通气。

(4) ECMO:建议符合 EOLIA 试验入组标准的非 COVID-19 相关重度 ARDS 患者应在符合标准的 ECMO 中心,接受与 EOLIA 试验总体策略相似的 ECMO 治疗。

(5) 综合处理:包括液体管理、营养治疗、镇静镇痛、合并症及并发症管理。

十五、慢性呼吸衰竭

1. 定义　慢性呼吸衰竭(chronic respiratory failure)为慢性疾病进展导致肺功能不断下降所致,其标准为在海平面静息状态呼吸空气的条件下,PaO_2 低于 60 mmHg,伴或不伴 $PaCO_2$ 高于 50 mmHg。

2. 病因　①支气管-肺疾病:气道阻塞性疾病,肺组织病变(肺炎、肺气肿、肺结核、肺纤维化、尘肺病等),肺血管疾病(肺栓塞、肺血管炎等);②心脏疾病:心肌病、心脏瓣膜病、缺血性心脏病、心律失常等;③胸廓疾病:胸部外伤、严重脊柱畸形、大量胸腔积液等;④神经肌肉疾病:脑血管疾病、脑炎、脊髓损伤、脊髓灰质炎、重症肌无力、呼吸肌无力/麻痹(中毒,破伤风感染等)。分类:①低氧血症型(Ⅰ型)和低氧血症伴高碳酸血症型(Ⅱ型);②中枢性和外周性呼吸衰竭。

3. **临床表现** ①呼吸困难:呼吸费力,呼气时间延长、可进展至呼吸浅快;②循环症状:颈静脉充盈,血压升高,心率加快,发绀,球结膜水肿(二氧化碳潴留);③神经症状:Ⅱ型呼衰早期可有烦躁、失眠等神经兴奋表现,后期可出现神志淡漠、昏睡及昏迷等神经抑制表现。

4. **问诊及查体关注**

(1) 病史询问要点:①呼吸症状:发生频率、严重程度;②伴随症状:循环、神经系统症状;③既往病史:基础疾病史(心脏、肺及胸廓疾病),职业史,接触史。

(2) 体格检查重点:神志、肢端温度及颜色、桶状胸、胸廓活动度、呼吸音(消失、变粗、哮鸣音等)。

5. **实验室检查** ①常规检查:血常规、ESR、CRP、PCT、肝肾功能、凝血+D-二聚体、电解质、心肌酶谱+BNP,痰培养,完善病原学、药敏试验;②动脉血气:诊断和判断呼吸衰竭类型、严重程度;③肺CT:评估有无感染及肺部基础疾病的影像学改变;④肺功能:稳定期尽可能行肺功能检查了解基础肺功能;⑤心脏评估:心电图、心脏超声。

6. **诊断**

(1) Ⅰ型呼吸衰竭:海平面、平静呼吸空气时,$PaO_2 < 60\ mmHg$,$PaCO_2$正常或下降。

(2) Ⅱ型呼吸衰竭:海平面、平静呼吸空气时,$PaO_2 < 60\ mmHg$,且$PaCO_2 > 50\ mmHg$。

(3) 吸氧时:Ⅰ、Ⅱ型呼吸衰竭PaO_2均$> 60\ mmHg$($PaCO_2$变化同上)。此外,还需氧合指数$= PaO_2/FiO_2$(吸氧浓度)$< 300\ mmHg$

7. **治疗** 治疗原则:保持呼吸道通畅,纠正缺氧和(或)

高碳酸血症所致酸碱失衡和代谢功能紊乱,维持循环功能稳定,为急慢性呼吸衰竭的基础疾病和诱发因素的治疗争取时间和创造条件;积极治疗原发病。

治疗措施:①对因治疗:a.积极治疗基础疾病;b.寻找并纠正诱发加重因素,如感染、气道痉挛、水电解质紊乱及营养不良。②一般治疗:a.鼻导管吸氧,Ⅰ型呼吸衰竭:高浓度给氧(>35%,但须小心氧中毒);Ⅱ型呼吸衰竭:持续低流量给氧(<35%,1~2 L/min,每日>10 h);b.正压机械通气:无创机械通气或有创机械通气,改善氧合、缓解呼吸肌疲劳;c.纠正酸碱平衡失调。③药物治疗:a.抗感染:感染是慢性呼吸衰竭急性加重的常见诱因;b.支气管扩张剂:如沙丁胺醇、茶碱类药物,解除支气管痉挛;c.呼吸兴奋剂:刺激颈动脉体和主动脉体化学感受器,增加通气量;d.其他:防治并发症,如质子泵抑制剂(PPI)避免应激性溃疡。④气管切开:危重者气管切开后连接呼吸机辅助通气。

十六、肺脓肿

1. 定义 是由一种或多种病原体所引起的肺组织化脓性感染,早期为化脓性肺炎,继而坏死、液化脓肿形成。临床上以急骤起病的高热、畏寒、咳嗽、咳大量脓臭痰,X线显示一个或数个含气液平空洞为特征,若存在多个直径小于2 cm的空洞则称为坏死性肺炎。

2. 病因 病原菌多为厌氧菌。大多数是有牙龈炎或口腔卫生差的患者因吸入口腔分泌物引起。典型病例多因酗酒、滥用药物、麻醉剂、镇静剂或阿片类物质导致意识障碍。肺脓肿也可继发于支气管阻塞,极少情况下见于由化脓性血栓栓塞所致。

3. **临床表现** 常有咳嗽、咳大量脓臭痰、胸痛、发热,部分患者可伴有咯血。起病急骤者,可有畏寒、寒战、高热,病程较长者可有精神不振、多汗、乏力、纳差等。血源性肺脓肿者,常常先有原发灶症状及全身脓毒症状。

4. **问诊与查体关注**

(1) 病史询问要点。①流行病学:年龄(高龄误吸风险等)、性别和职业,流行病区域旅居史等;②诱因:呼吸道感染或其他感染病史(确定可能的病原体和感染途径)、肺部基础疾病(如肺气肿、肺结核或支气管扩张)、吸入异物或误吸风险(脑梗死、帕金森综合征等)、免疫功能缺陷或正在接受免疫抑制治疗等;③呼吸道症状:咳嗽性质(干咳/有痰,痰色、痰量、气味)、咳嗽严重程度,是否伴有胸痛、胸闷、呼吸困难等(判断是否紧急处理);④全身症状:如发热、寒战、盗汗等。

(2) 体格检查要点。①肺部查体:视诊有无胸廓塌陷,触诊有无胸膜摩擦感,叩诊有无肺部浊音或实音,听诊有无支气管异常呼吸音等;②全身情况,有无精神萎靡、营养不良、体重减轻等。

5. **辅助检查** ①血常规:外周血白细胞及中性粒细胞均显著增加,可出现中毒颗粒;②痰病原学:由误吸引起的肺脓肿,最常见病原体是厌氧菌(消化链球菌、梭形杆菌、普雷沃菌属、类杆菌属),约有50%的病例为厌氧菌和需氧菌(最常见链球菌、葡萄球菌)混合感染,亦可由革兰氏阴性菌引起(克雷伯杆菌,免疫受损患者最常见铜绿假单胞菌),其他少见病原体如诺卡菌、分枝杆菌或真菌。③胸部X线:吸入性肺脓肿早期典型的X线征象为大片浓密模糊阴影,边缘不清,分布在一个或数个肺段,与细菌性肺炎相似。脓肿形成后,大片浓密影中出现圆形或不规则透亮区及液平面。血源性肺脓肿在一侧肺或两肺外周部见有多发、散在的小片状炎症阴影,或呈边缘较整齐的球形病灶,其中可见脓腔及液平或液化灶。

6. 诊断及鉴别诊断

(1) 诊断:根据口腔手术、昏迷、呕吐、异物吸入后,出现急性发作的畏寒、高热、咳嗽和咳大量脓臭痰等病史,结合白细胞总数和中性粒细胞比例显著增高,肺野大片浓密阴影中有脓腔及液平面的 X 线征象,可诊断肺脓肿。病原学培养阳性,有助于确立病原诊断及治疗。

(2) 鉴别诊断:主要与非感染性空洞性疾病进行鉴别,包括有气液平的大疱、囊性(囊状)支气管扩张、肺癌、肺梗死、结节状矽肺、小结节伴中央坏死、肺栓塞、肺隔离症、结节病、肉芽肿性多血管炎、类风湿肺结节等。

7. 治疗

(1) 治疗原则:减少和防止误吸,保持良好口腔卫生,加强营养支持,选择敏感抗菌药物治疗,并采取适当方法进行脓液引流,若仍不能愈合或形成毁损者,则需行外科手术切除。

(2) 抗菌药物治疗:青霉素 G 对急性肺脓肿的大多数感染细菌均有效,青霉素耐药者可考虑克林霉素,甲硝唑治疗时常需联合用药(覆盖需氧菌),其他备选的药物有 β 内酰胺类/β 内酰胺酶抑制剂(如阿莫西林/克拉维酸)、碳青霉烯类等。抗菌药物总疗程 6~10 周,或直至临床症状完全消失,X 线片显示脓腔及炎性病变完全消散,或仅残留纤维条索状阴影。

(3) 痰液引流:①体位引流(用于一般情况较好且发热不高时,但对脓液甚多且身体虚弱者体位引流应慎重,以免大量脓痰涌出而造成窒息)。②贴近胸壁的巨大脓腔,建议留置导管引流和冲洗。

第三节 ◆ 功能性检查：肺功能

1. 基本概念

(1) 用力肺活量(FVC)：指深吸气至肺总量(TLC)，尽力尽快呼气所能呼出的最大气量。

(2) 第1秒用力呼气量(FEV_1)：指深吸气至肺总量后，做最大呼气，最大呼气第1秒呼气量的容积。

2. 肺功能(pulmonary function)检查禁忌证

(1) 绝对禁忌证：①近3个月心肌梗死、脑卒中及休克；②近4周严重心功能不全、严重心律失常、不稳定性心绞痛；③主动脉瘤；④近4周有大咯血；⑤癫痫发作需要药物治疗；⑥未控制的严重高血压(SBP＞200 mmHg，DBP＞100 mmHg)。

(2) 相对禁忌证：①气胸、巨大肺大疱且不准备手术治疗；②鼓膜穿孔(需先堵塞患侧耳道后测定)；③心率＞120次/分；④免疫力低下易受感染者；⑤孕妇；⑥其他：呼吸道传染性疾病(如结核病、流感等)。

3. 用力肺活量时间曲线　见图2-15。

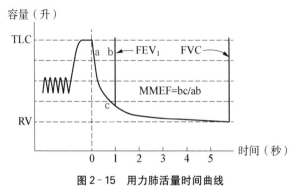

图2-15　用力肺活量时间曲线

4. 最大呼气流量-容积曲线 见图2-16。

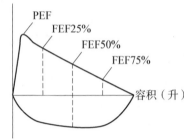

- PEF：呼气峰流量
- FEF25：用力呼出25%肺活量时的瞬间流量
- FEF50：用力呼出50%肺活量时的瞬间流量
- FEF75：用力呼出75%肺活量时的瞬间流量
- MMEF75/25：用力呼出25%~75%肺活量之间的平均流量

图2-16 最大呼气流量-容积曲线

5. 各种类型通气功能障碍流量-容积曲线特征 见图2-17。

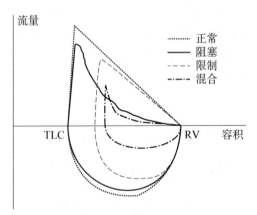

注：TLC=肺总量；RV=残气量。

图2-17 各种类型通气功能障碍流量-容积曲线特征

6. 肺功能解读步骤

(1) 质量控制:与患者配合相关,通常由肺功能室技师施行,若单纯评估数字指标,容易误判。

(2) 图形初判:根据图形大致判断异常肺功能类型。

(3) 数值定量:根据肺功能数值进一步判断异常肺功能类型,同时结合患者病史体征及其他影像学检查判断。

7. 常用指标判读 见表2-30。

表2-30 肺功能检查常用指标判读

比较项	FVC	FEV_1/FVC	TLC	RV	图形特点	常见病因
阻塞性通气功能障碍	↓或正常	↓(<70%)	↑或正常	↑	呼气相降支向容积轴的凹陷,凹陷越明显者气流受限程度越重	支气管哮喘发作期、慢性阻塞性肺疾病、其他引起气管支气管阻塞的疾病等
限制性通气功能障碍	↓	↑或正常(<80%)	↓	↓	FVC变小,呼气峰流量显著降低,曲线降支陡直,且斜率变大	间质性肺疾病、胸腔内占位性疾病、胸膜疾病及胸壁疾病等
混合性通气功能障碍	↓	↓或正常	不一	不一	呼气相降支向容积轴的凹陷,伴有FVC变小和呼气峰流量显著降低	常见于部分伴有肺间质病变的慢性阻塞性肺疾病患者

8. 肺功能简易判读 见图 2-18。

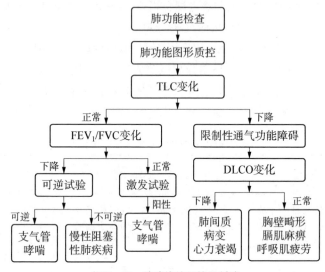

图 2-18 肺功能结果简易判读

第三章

消化系统疾病

第一节 ◈ 常见症状总结

一、腹痛

1. 定义 腹痛(abdominal pain)为临床常见症状,病因复杂,多为器质性病变所引起,也可以是功能性腹痛。病变多来自腹腔或盆腔内器官,但腹腔或盆腔外器官病变亦可引起腹痛。

2. 分类及病因 根据病程,分为急性腹痛及慢性腹痛。根据部位和性质分类,如表3-1所示。

表3-1 腹痛的分类及常见病因

分类		病因
腹腔或盆腔脏器病变	炎症	阑尾炎、胰腺炎、胃炎、肠炎、憩室炎、胆囊炎、肾盂肾炎、腹膜炎、腹腔内脓肿及盆腔炎等
	溃疡	胃十二指肠溃疡、溃疡性结肠炎等
	肿瘤	胃癌、肝癌、肠癌及胰腺癌等
	阻塞或扭转	肠梗阻、胆绞痛、肾绞痛、肠粘连、嵌顿疝及卵巢扭转等
	穿孔或破裂	消化性溃疡、憩室穿孔,异位妊娠、黄体、卵巢脓肿、脾、肝癌结节及腹主动脉瘤破裂等
	血管病变	肠系膜动脉血栓形成、脾梗死等

(续表)

分类		病因
腹腔与盆腔外脏器病变及全身性疾病	胸部疾病	心肌梗死、心包炎、大叶性肺炎、胸膜炎、肺梗死及带状疱疹等
	变态反应性疾病	腹型紫癜及嗜酸性粒细胞性胃肠炎等
	代谢性或内分泌疾病	糖尿病、Addison病、血卟啉病及高钙血症等
	精神心理疾病	中枢性腹痛综合征、抑郁症、焦虑症及疑病性神经症等
	血液系统疾病	镰刀型细胞贫血、溶血性贫血
	神经系统疾病	脊髓损害、脊髓痨、神经根病及腹型癫痫等
	药物或毒物	糖皮质激素、NSAIDs、硫唑嘌呤、铅及酒精等

3. 问诊及查体关注 见表3-2。

表3-2 腹痛问诊及体格检查关注重点

问诊要点	内 容
诱因	● 油腻饮食——胰腺/胆道疾病 ● 饮食不洁——感染性胃肠病
起病方式	● 起病急骤,发展迅速:脏器破裂、穿孔,主动脉瘤夹层、破裂,急性肠系膜缺血,异位妊娠破裂等 ● 1~2 h内起病:快速发展的炎症性疾病(胆囊炎、胰腺炎及阑尾炎);急性内脏梗阻(急性小肠梗阻、输尿管绞痛);绞窄性血供异常致器官缺血(肠扭转、绞窄性疝及卵巢扭转)等 ● 数小时内起病:消化性溃疡、慢性胆囊炎、胃肠炎、肠系膜淋巴结炎、肝脓肿、炎症性肠病(IBD)、肾盂肾炎、膀胱炎、妇科炎症、憩室炎及消化不良等

第三章 消化系统疾病

(续表)

问诊要点	内　　容
腹痛部位	● 局限性 ● 弥漫性
疼痛性质＋节律	● 胀痛——实质器官包膜张力升高、系膜牵拉或肠管胀气扩张 ● 绞痛——空腔脏器梗阻,如胆道、输尿管及肠管等 ● 锐痛——穿孔、溃疡等 空腔脏器慢性病——阵发性腹痛,程度较轻 实质脏器慢性病——持续性腹痛,隐痛或钝痛
腹痛程度	与病情严重程度不一定相关
放射部位	● 胆道病变——右上腹伴右肩或肩胛下 ● 肾盂、输尿管——腹股沟区 ● 子宫、直肠——腰骶部 ● 尤其需要与心脏疾病导致的腹痛区分
伴随症状	● 黄疸——胆道感染、肝脏疾患 ● 发热——炎症性病变(风湿免疫病、自身炎症性疾病及感染性疾病等) ● 便血——肠套叠、肠系膜血栓(肠缺血坏死)及肿瘤性疾病 ● 血尿——泌尿系统感染、结石、肿瘤及出血性膀胱炎等 ● 休克——内脏破裂出血、穿孔及大血管破裂 ● 停经——异位妊娠破裂
缓解/加重因素	体位、运动、食物、药物及排便等

4. 鉴别诊断及相应辅助检查　见表3-3。

表 3-3 腹痛诊断及相应辅助检查

病名	腹痛特点	伴随症状	体征	实验室检查及辅助检查
急性胃肠炎	上腹、脐周为主,常为阵发性	恶心、呕吐、腹泻,亦可以有发热	上腹部或脐周压痛,多无肌紧张及反跳痛,肠鸣音活跃	血常规、粪常规
胃、十二指肠溃疡	中上腹部持续性隐痛为主,有节律性或周期性	反酸,可有黑便	中上腹压痛,若有穿孔则表现为肌紧张、反跳痛阳性	血常规、粪隐血、内镜检查
急性阑尾炎	中上腹隐痛,经数小时后转为右下腹痛	发热和恶心	麦氏点压痛,可有肌紧张和反跳痛阳性	血常规、超声
胆囊炎、胆结石	右上腹隐痛或持续剧痛,向右肩及肩胛部放射,进食脂肪餐后加剧	发热、恶心、呕吐、可有黄疸	右上腹明显压痛,Murphy征阳性,有时可触及肿大的胆囊	血常规、超声、CT或磁共振胰胆管造影(MRCP)
急性胰腺炎	中上腹持续性剧痛,饱餐或饮酒后突然发作,可向背部放射	恶心、呕吐及发热	上腹部深压痛,肌紧张及反跳痛不明显,可有Cullen征、Grey Turner征阳性	血常规、CRP、淀粉酶、脂肪酶、腹部CT
肠梗阻	多在脐周,呈阵发性绞痛	呕吐,停止排便、排气	可见肠型,腹部压痛明显,肠鸣音亢进	X线平片
克罗恩病	腹痛位于右下腹或脐周,一般为中等程度疼痛,呈痉挛性,餐后加重	当病变发展至肠腔狭窄时,可见肠梗阻症状	如炎症波及腹膜或急性穿孔时可见腹膜炎表现	结肠镜、X线钡餐造影、病理学活检

(续表)

病名	腹痛特点	伴随症状	体征	实验室检查及辅助检查
肠易激综合征	腹痛部位常为左下腹与下腹部,情绪激动、劳累等可诱发腹痛发作,排气或排便后症状缓解	腹胀、排便习惯和大便性状异常	腹部压痛不明显	血常规、血沉、CRP、粪常规+隐血、寄生虫检查、Bristol粪便性状量表
输尿管结石	腹痛常突然发生,多在侧腹部,呈阵发性绞痛,并向会阴部放射	疼痛发作后可见血尿	腹部压痛不明显	腹部X线摄片、静脉肾盂造影
异位妊娠破裂	突然发生、腹痛剧烈	停经及阴道流血、休克	阴道检查发现宫颈有举痛,后穹隆饱满膨出、触痛显著,或于宫体旁触及边缘不清的肿块	尿妊娠试验、B超、腹腔穿刺或后穹隆穿刺
急性心肌梗死	多见于中老年人,多为中上腹痛,劳累、紧张或饱腹后突然发生,呈持续性绞痛,并向左肩或左臂内侧部放射	常伴有恶心、可有休克	上腹部可有轻度压痛,无肌紧张和反跳痛,心脏听诊可有心律失常	心电图+心肌酶谱(动态监测)

5. 处理流程

(1) 检查生命体征和气道:(A)呼吸,(B)循环,(C)意识,

(D)中枢神经系统异常。

1)异常→急症治疗处理(给氧、建立静脉通路、进行血常规、淀粉酶、心肌酶谱、D-二聚体、心电图、腹部平片、超声等急症检查),同时进行病史采集和体格检查,做出初步的判断(高危患者应进行心电图检查,快速排查有无心血管疾病)。

2)当生命体征稳定时,根据病史和体格检查进一步评估病情。

(2)急性腹痛诊疗流程(影像学检查互为补充)如图3-1所示。

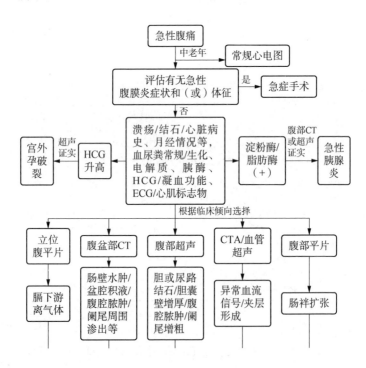

第三章 消化系统疾病

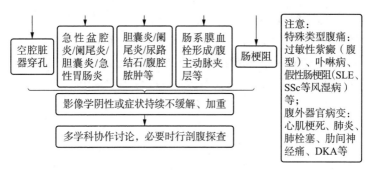

图 3-1 急性腹痛诊疗流程

（3）慢性腹痛诊疗流程见图 3-2。

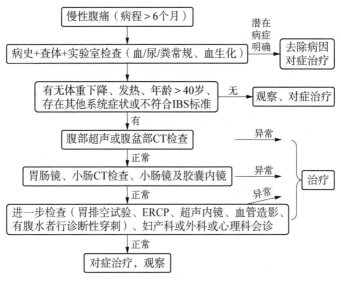

图 3-2 慢性腹痛诊疗流程

镇痛剂的使用:

(1) 在未明确病因之前,需谨慎使用镇痛剂。

(2) 镇痛相关药物:非甾体抗炎药、阿片类药物、阿片受体混合型激动-拮抗剂(如丁丙诺啡)及抗痉挛药(如山莨菪碱)。

二、黄疸

1. 定义 血清中胆红素浓度增高(≥34.1 μmol/L)使巩膜、皮肤、黏膜及其他组织和体液发生黄染的现象称为黄疸(jaundice)。若血浆胆红素超过正常值上限但<34.1 μmol/L,称为隐性黄疸。

2. 分类及临床表现 临床上将黄疸按病因学分为四类,包括溶血性黄疸、肝细胞性黄疸、胆汁淤积性黄疸、先天性非溶血性黄疸,临床上前三类常见,其分类及临床表现如表3-4所示。

表3-4 黄疸的分类及临床表现

类型	溶血性	肝细胞性	梗阻性
皮肤	亮黄、无瘙痒	暗黄、瘙痒	暗黄、瘙痒
急性表现	HGb↓、发热、头痛、腰痛、血红蛋白尿及AKI	发热、乏力、食欲减退、肝区疼痛	发热、腹痛、恶心及呕吐
慢性表现	Ret↑、骨髓造血明显活跃	蜘蛛痣、肝掌、脾大、腹水	厌油腻、恶心、乏力
血胆红素	血TBil↑,IBil为主	血TBil↑,IBil稍高	血TBil↑,DBil为主
DBil/TBil	<20%	>30%	>60%
转氨酶	ALT、AST正常	ALT、AST↑↑	ALT、AST↑

(续表)

类型	溶血性	肝细胞性	梗阻性
胆管酶	ALP、γ-GT正常	ALP、γ-GT↑	ALP、γ-GT↑↑
胆固醇	正常	↑	↑↑
血浆蛋白	正常	白蛋白↓,球蛋白↑	正常
尿液特点	尿Bil(-)、尿胆原↑	尿Bil(+)、尿胆原↑	尿Bil(+)、尿胆原↓
粪便特点	粪胆原↑	粪胆原正常或略↓	粪胆原↓
病因考虑	先天性溶血性贫血:遗传性球红细胞增多症、珠蛋白生成障碍贫血(地中海贫血) 后天性溶血性贫血:①免疫因素;②生物学因素;③化学因素;④物理因素;⑤蚕豆病	①嗜肝/非嗜肝病毒性肝炎;②药物性肝损;③遗传性肝病;④自身免疫性肝炎、肝肿瘤等	①肝外梗阻性(结石、肿瘤、蛔虫);②肝内梗阻性(泥沙样结石、癌栓、寄生虫);③肝内胆汁淤积[PBC、原发性硬化性胆管炎(PSC)];④药物(氯丙嗪、口服避孕药等);⑤妊娠期复发性黄疸

注:该分类还包括先天性非溶血性黄疸,为先天性酶缺陷所致,影响胆红素摄取、结合和排泄,包括Gilbert综合征,Crigler-Najjar综合征,Rotor综合征,Dubin-Johnson综合征。

先天性非溶血性黄疸相对少见,其分类及特征如表3-5所示。

表3-5 常见先天性非溶血性黄疸分类及其特征

项目	Gilbert	Crigler-Najjar	Rotor	Dubin-Johnson
遗传	显性	隐性	隐性	隐性
基本缺陷	摄取障碍、酶缺乏	酶完全缺乏	贮存障碍、摄取障碍	排泄障碍
起病	新生儿~青春期	出生后	20岁前	10~30岁
全身状况	良好	极差	良好	良好
症状	轻微	胆红素脑病（核黄疸）	轻微	轻微
肝、脾大	少见	常有	无	可有
血清 TBil	≤51 μmol/L	>170 μmol/L	68~119 μmol/L	34~323 μmol/L
血清 DBil	≤10%	≤10%	>50%	>50%
尿 Bil	−	−	＋	＋
溴磺酚酞(BSP)试验	正常	正常	30%~50%无回升	>10%有回升
胆囊造影	正常	正常	正常	显影不良
肝活检	正常	正常	正常	色素沉着（黑肝）
预后	良好	差	良好	良好

3. 问诊与查体关注　详细的病史采集，识别黄疸伴随症状有助于本病病因学的诊断，如表3-6所示。

表 3-6 黄疸病史问诊要点

项目	要　点
起病	急骤:急性肝炎、胆囊炎、胆石症及大量溶血 缓慢:癌性黄疸、慢性溶血性黄疸及先天性非溶血性黄疸
演变性质	进行性:胰头癌、胆管癌(定位于肝外小胆管) 波动性:胆管结石、壶腹癌
时间	急性病毒性肝炎——1~2周达高峰,1~2月消退 慢性胆汁淤积——迁延数月至1年以上 原发性胆汁性胆管炎——数年
伴随症状	发热、腹痛、皮肤瘙痒及胃肠道症状等
药物史	抗肿瘤药、免疫抑制剂、抗真菌药物及中草药等
相关病史	肝炎家族史、不洁饮食史、外出旅游史、冶游史、聚集性发病、饮酒史、输血史及手术史等
自身免疫特征	皮疹、关节痛、口干、眼干及雷诺现象等
环境特征	化工产品接触,如四氯化碳等

体格检查重点:皮肤、黏膜黄染,肝胆等消化系统查体。

4. 辅助检查　①常规检查:血常规、尿常规、粪常规及凝血[D-二聚体＋纤维蛋白原(Fbg)];②生化代谢:肝肾功能、LDH、血脂、铜蓝蛋白及铁代谢;③病毒相关:肝炎病毒(甲/乙/丙/戊型肝炎病毒)、CMV、EBV及黄病毒;④免疫相关:肿瘤标志物、自身抗体(ANAs、APLs、ANCAs及AIH、PBC相关抗体)、α_1-抗胰蛋白酶、免疫球蛋白、补体及Coomb's试验;⑤无创影像学检查:B超、上腹部CT、上腹部增强MRI＋MRCP;⑥有创操作:ERCP、经皮肝穿刺胆道引流术(PTCD)、肝活检/腹腔镜检查。

5. 黄疸诊断思路　黄疸的诊断应结合病史、症状、体征、实验室及其他辅助检查的结果,诊断思路如图 3-3 所示。

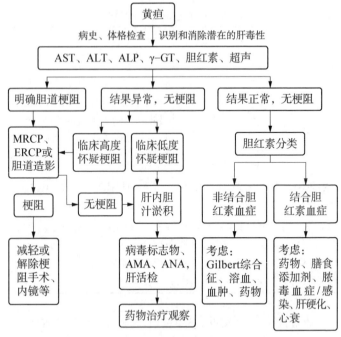

图 3-3 黄疸的诊断思路

三、慢性腹泻

1. 定义 慢性腹泻(chronic diarrhea)是指每日排便≥3次或明显超过平日习惯的频率,粪质稀薄或水样便,常伴有排便急迫感及腹部不适或失禁等症状,常以每日大便重量超过200 g作为腹泻的客观指标。

2. 临床分类及相关病因 根据病程进行分类:①急性腹泻:<4周,一般在2周以内,以病毒或细菌感染多见,多呈自限性;②慢性腹泻:≥4周或间歇2~4周复发;多为非感染性因素;非自限性。

区分以下概念：①假性腹泻：仅大便次数↑，总便量不变，多见于胃肠运动功能失调或肛门直肠疾病；②大便失禁：不自主排便，多见于盆底疾病或神经肌肉疾病。

慢性腹泻分类见图3-4。

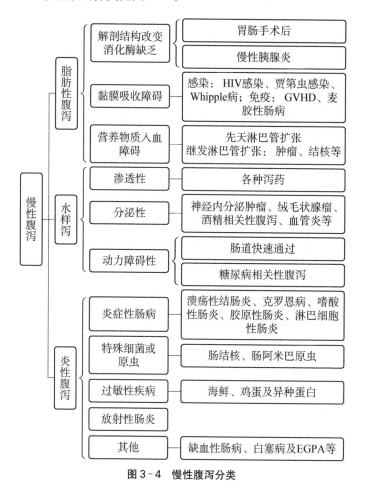

图3-4 慢性腹泻分类

3. 问诊及查体关注

(1) 病史问诊要点:①性别和年龄。a. 青壮年:功能性腹泻、炎性肠病及肠结核;b. 老年男性:肠道肿瘤。②起病及病程。a. 长期反复发作:炎性肠病、肠易激综合征及吸收不良综合征等;b. 发作时间短暂、消耗明显:肠道肿瘤。③排便情况及粪便外观。a. 直肠和(或)乙状结肠:腹痛多持续、位于下腹或左下腹,里急后重、每次排便量少,粪色深,有黏液;b. 小肠病变:无里急后重,粪便稀烂呈液状,色较淡,量较多;c. 慢性胰腺炎:粪便可见油层漂于水面,多泡沫,含食物残渣,恶臭、质黏;d. 感染性及炎性肠病:粪便常带有脓血;e. 肠结核、肠易激综合征:腹泻与便秘交替。④伴随症状。a. 发热、腹痛:克罗恩病、溃疡性结肠炎、肠结核、阿米巴病及淋巴瘤等;b. 显著消瘦:小肠吸收不良疾病、胃肠道肿瘤及甲状腺功能亢进症等;c. 关节症状:溃疡性结肠炎、克罗恩病及 Whipple 病等。

(2) 体格检查重点:长期腹泻营养不良者可有下肢水肿,神经内分泌肿瘤可出现皮肤潮红,胰高血糖素瘤可有游走性坏死性红斑,糖尿病可有自主神经功能失调。

4. 慢性腹泻的诊疗流程　见图 3-5。

四、消化道出血

1. 定义

(1) 上/下消化道出血分界点——屈氏(Treitz)韧带;

(2) 上/中/下消化道出血分界点——十二指肠乳头和回盲瓣。

2. 病因　消化道出血(gastrointestinal bleeding)可根据消化道解剖位置分类,如表 3-7 所示。

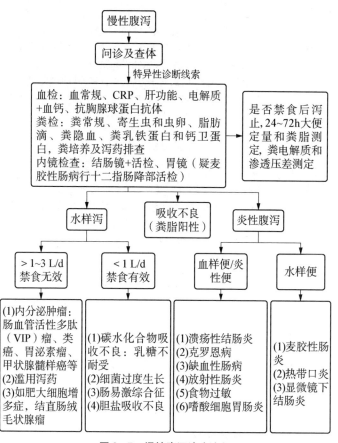

图3-5 慢性腹泻诊疗流程

表3-7 消化道出血分类及其病因

分 类		病 因
上消化道出血	食管疾病	食管溃疡/肿瘤、食管贲门撕裂等
	胃、十二指肠疾病	消化性溃疡、胃血管异常、胃肿瘤、急性胃扩张、急性胃黏膜损伤及憩室炎等
	门静脉高压	门脉高压胃病、胃食管静脉曲张破裂
	邻近脏器疾病	胆道疾病、胰腺疾病、主动脉瘤破入消化道及纵隔肿瘤破入食管
	全身性疾病	血液病、血管性疾病、风湿免疫病、急性感染性疾病及尿毒症
下消化道出血		大肠癌、大肠息肉(最多见)
		肠道炎性疾病(感染、IBD及放射性肠炎等)
		血管病变(毛细血管扩张症、血管畸形及血管瘤)
		肠壁结构异常(Meckel憩室、肠套叠等)
		肛管疾病(痔疮、肛裂及肿瘤等)
小肠出血	常见	<40岁:IBD/Dieulafoy病/Meckle憩室/息肉病/新生物
		≥40岁:血管扩张性疾病/Dieulafoy病/新生物/NSAIDs应用
	罕见	相对常见:IgA血管炎/门脉高压肠病/遗传性肠息肉病综合征
		AIDS伴发卡波济肉瘤等

急性上消化道出血常见病因:①消化道溃疡;②门静脉高压食管胃静脉曲张破裂出血;③上消化道肿瘤;④应激性溃疡;⑤急慢性上消化道黏膜炎性反应。

3.临床表现 主要取决于出血病因、部位、失血量与速度,与患者年龄,心、肾功能等全身情况也有关,如表3-8所示。

表3-8 消化道出血常见临床表现

分类	表现
呕血、黑便和便血	呕血——多见上消化道出血;黑便——出血在肠道停留时间长;便血——多见于下消化道出血,但上消化道出血量大、速度快,亦可有便血
失血性外周循环衰竭	短时间内大量出血者,可出现头晕、乏力、心悸、出冷汗、黑矇、晕厥及皮肤湿冷等低血容量表现
贫血	慢性消化道失血、慢性病贫血或营养不良性贫血;急性大出血可因为早期血液浓缩,血红蛋白变化不明显
发热	吸收热,多为低热,如出现高热需重点排查感染性疾病
体格检查	生命体征、腹部压痛/反跳痛及肠鸣音亢进等

4. 辅助检查 ①内镜检查:消化道出血定位、定性诊断的首选方法,同时可行内镜下止血治疗;内镜检查最好在生命体征平稳后进行,尽可能先纠正休克、补充血容量、改善贫血;②放射性核素:急性消化道出血,出血速度较慢时(0.1~0.2 ml/min)或不确定有无活动性出血时,可选择;③血管造影:出血速率>0.5 ml/min时,可发现造影剂在出血部位外溢,有助于血管性出血的诊断及治疗。

5. 诊断及处理流程 消化道出血属于急症,需识别消化道出血及定位,评估全身循环状态及出血有无停止,如图3-6、3-7所示。

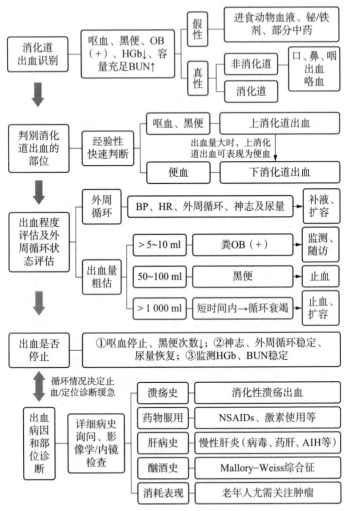

图 3-6 消化道出血诊断及处理流程

提示持续出血内容:①呕血、黑便次数↑,观察肠鸣音亢进;②积极补液后外周循环未改善;③红细胞、HGb、红细胞比容(Hct)↓,网织红↑;④补液,尿量足时 BUN↑;⑤胃管内新鲜血液。

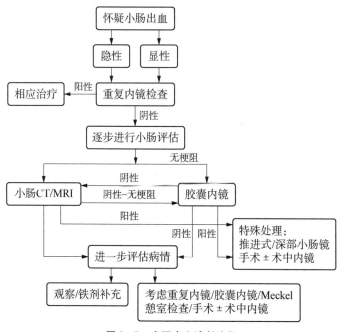

图 3-7 小肠出血诊断流程

6. 治疗 ①治疗原则:积极寻找出血部位及病因,去除病因,止血治疗,纠正低血容量。②一般治疗:禁食、禁水,卧床休息、侧位防误吸,稳定循环,酌情输注血制品治疗,密切监测病情变化。③药物止血:a.非食管静脉曲张性上消化道出血;PPI q8 h→bid→qd±生长抑素(类似物);b.食管静脉曲张性上消化道出血:生长抑素 250 μg/h 维持;特利加压素 1 mg q6 h~q8 h;PPI q12 h~q8 h;c.下消化道出血:病因治疗;下消化道弥漫性血管扩张伴出血可考虑雌激素/孕激素联合治疗;d.其他止血药物:卡络磺钠、氨甲苯酸(止血芳酸)、酚磺乙胺(止血敏)疗效不明确,辅助用药。④非药物止血:a.三腔二囊管:用于食管静脉曲张伴出血,不宜>24 h;b.内镜下止血;c.介入超选血管栓塞;d.手术治疗。

第二节 ◆ 常见疾病诊治

一、胃食管反流病

1. **定义** 胃食管反流病(gastroesophageal reflux disease,GERD)是指胃内容物反流入食管,引起不适和并发症的一种疾病,可分为非糜烂性反流病(NERD)、糜烂性食管炎(EE)和 Barrett 食管(BE)3 种类型,其中以 NERD 最为常见。

2. **病因** ①下食管括约肌(LES)的屏障功能减弱。a.神经节类:胆碱能、β受体激动剂、α受体拮抗剂及多巴胺;b.精神类:地西泮、抽烟、酗酒、咖啡及吗啡;c.其他:CCB、脂肪食物等。②食管对胃反流物的廓清能力障碍:黏膜炎症、系统性硬化症等。③食管黏膜屏障功能损害。④其他因素:裂孔疝;食管胃角变钝或容缩性舒张障碍;心理社会因素。

3. **临床表现** ①胸骨后烧灼样痛(烧心):进食 1 h 出现、半卧位、前屈位及剧烈运动可诱发。②胃-食管反流:餐后、体位倾向平躺时出现酸性液体上涌。③不典型症状:胸痛、上腹

痛、上腹烧灼感及嗳气,胸痛需先排除心脏因素。④咽下困难:痉挛性或瘢痕性下咽困难,鉴别恶性肿瘤。⑤消化道外症状:a. Delahunty 综合征＝慢性咽炎＋慢性声带炎＋气管炎;b. 呼吸道表现:哮喘、咳嗽、声嘶;c. 口腔:牙釉质腐蚀。⑥烧心和反流是 GERD 最常见的典型症状。

4. 问诊关注　①诱发因素:进食后平躺、进食过多、药物(双膦酸盐)、精神压力、咖啡及吸烟;②症状性质:烧心、反酸及嗳气;③伴随症状:咳嗽、牙质侵蚀及咽部异物感;④家族史:家族消化系统肿瘤史。

5. 辅助检查　包括内镜检查(用于排除贲门失弛缓及其他食管动力性疾病)、24 h 食管 pH 监测、高分辨率食管测压(HRM)及多导腔内电阻抗(MII)。

6. 诊断及报警症状

(1) 诊断:主要依靠临床症状及内镜检查,如有内镜禁忌,可通过辅助检查排查和(或)PPI 试验性治疗。

1) 反流性食管炎:反流症状＋内镜检查符合。

2) 非糜烂性胃食管反流病:反流症状＋内镜检查阴性＋排除其他疾病。

(2) 报警症状:吞咽困难、吞咽痛、消化道出血(常表现为黑便)、体重减轻及贫血,需进一步检查。

7. 治疗

(1) 治疗目的:①消除炎症和症状,愈合食管;②防治并发症;③提高生活质量,预防复发。

(2) 治疗措施:见表 3-9。

表 3-9　胃食管反流病治疗措施

治疗	方法	备注
调整生活方式	(1) 餐后避免平卧、睡前 3 h 勿进食、避免过度负重、肥胖者减肥、戒烟	避免降低 LES 压力的药物：黄体酮、茶碱、抗胆碱药、β 受体激动剂、α 受体阻断药、多巴胺、地西泮及钙离子通道阻滞剂
	(2) 减少影响 LES 的药物/食物摄入	避免降低 LES 压力的食物：高脂饮食、咖啡因、酒精、巧克力及酸辣食物
内科药物治疗	(1) 抑酸剂：PPI 或组胺 H_2 受体拮抗剂（H_2RA）	PPI（首选）：qd～bid×8 周（空腹）组胺 H_2 受体拮抗剂（H_2RA）：qn
	(2) 制酸剂及黏膜保护剂	碳酸钙、铝碳酸镁、氢氧化铝（制酸及黏膜保护作用，可逆性吸附胆酸等碱性物质，尤其适用于非酸反流相关的 GERD）
	(3) 促动力药	莫沙必利、依托必利及多潘立酮
	(4) 联合用药	抑酸+促动力
内镜下治疗（Stretta 法或 Endo-Cinch 法）	适应证	①中、重度反流性食管炎；②经久不愈的溃疡及出血；③合并食管裂孔疝；④年轻且需长期大量药物治疗；⑤反复发作的食管狭窄；⑥反复发作的肺炎
手术治疗	适应证	①年龄较轻，手术获益大；②控制反流及其诱发的吸入性肺炎

二、食管癌

1. **流行病学**　食管癌（esophagus cancer）是指发生于下咽到食管胃结合部之间的食管上皮来源肿瘤，东亚是食管癌发病率最高的地区。病理学类型上主要分为鳞癌和腺癌。我国以鳞癌为主,约占90%,欧洲和北美以腺癌为主,约占70%。

2. 病因 ①亚硝胺类化合物:是我国食管癌的主要病因之一;②真菌及其毒素;③饮食及不良习惯:食物中维生素缺乏、腌制品摄入过多,喜食烫食,食物粗糙,高盐饮食、吸烟及饮酒等;④其他因素:微量元素,如钼、硒等缺乏;慢性刺激如贲门失弛缓、人乳头瘤病毒(HPV)感染、Barrett食管等。

3. 问诊关注 ①诱发因素:吸烟、饮酒、腌制食物、进食过快及过烫等;②症状性质:吞咽困难、咽下疼痛及体重下降等;③伴随症状:反酸、疼痛、乏力、肿块、咳嗽及声音嘶哑等;④家族史:家族消化系统肿瘤史。

4. 辅助检查 包括内镜检查;影像学检查(包括颈、胸、腹、盆增强CT,必要时行PET-CT、骨扫描等);组织学或细胞学检查,如转移淋巴结或组织活检。

5. 诊断及鉴别诊断

(1) 诊断:主要依靠临床症状及内镜检查,年龄40岁以上出现与进食有关的吞咽哽噎或吞咽困难、胸骨后疼痛均应考虑食管癌,内镜检查后病理学检查阳性即可确诊,影像学检查有助于明确TNM分期。

(2) 鉴别诊断:需与其他类型的食管恶性肿瘤、食管炎、良性肿瘤、贲门失弛缓及食管结核等鉴别,结合内镜、病理学等检查有助于鉴别。

6. 治疗

(1) 治疗原则:根据病情早晚、病变部位、年龄大小及身体状态来制订治疗方案,建议多学科讨论确定综合治疗方案。

(2) 治疗措施见表3-10。

表 3-10 食管癌治疗具体措施

治疗	适应证	备注
内镜治疗	0 期和 Ia 期可在内镜下行 ESD 或 EMR 术	—
外科治疗	对于 0 期、Ⅰ期、Ⅱ期、Ⅲ期可切除者	(1) 对于部分颈段或胸段食管癌距环咽肌<5 cm 可考虑根治性同步放化疗+化疗 (2) 部分晚期患者,可先行新辅助放化疗
放射治疗	(1) 癌灶能切除但合并其他疾病不能手术或不愿手术者 (2) 无法手术切除的Ⅲ期患者 (3) 切缘阳性 (4) 姑息性放疗	(1) 包括根治性放疗,同步化疗和放疗,姑息性放疗,术前和术后放疗等 (2) 需注意放射性肺炎等不良反应
内科治疗	(1) 化学治疗:包括新辅助,术后辅助,Ⅳ期患者姑息化疗等 (2) 免疫学治疗:鳞癌效果较好 (3) 靶向治疗	为内科治疗的基石,常用药物有铂类如顺铂,紫杉类如紫杉醇、多西他赛,氟尿嘧啶类如 5-FU 等 常用药物如帕博利珠单抗、卡瑞利珠单抗等,为近年来食管癌治疗重大突破 腺癌中如 HER2 阳性,可加用曲妥珠单抗;二线治疗可考虑安罗替尼等
综合治疗	多为综合治疗	如化疗+免疫+放疗+手术;手术+放疗等,需注意毒副作用

三、消化性溃疡

1. 定义 消化性溃疡(peptic ulcer)是指胃肠道黏膜被胃酸和胃蛋白酶消化而发生的溃疡(黏膜缺损直径≥0.5 cm,深度超过黏膜肌层),胃溃疡(GU)和十二指肠溃疡(DU)是最常见的消化性溃疡,其次亦可以发生在食管下段、小肠、胃肠吻合口及异位的胃黏膜。

2. 病因 ①幽门螺杆菌(Hp)感染:十二指肠溃疡(95%~100%)、胃溃疡(70%);②胃酸和胃蛋白酶:十二指肠溃疡者胃酸分泌量明显增高;胃溃疡者胃酸分泌量大多正常或低于正常(幽门前区溃疡除外);③药物因素:NSAIDs 和阿司匹林最常见、双膦酸盐、氯化钾、霉酚酸酯、糖皮质激素及抗肿瘤药物;④恶性肿瘤:胃癌、十二指肠肿瘤(很少见)、黏膜相关淋巴样组织淋巴瘤(MALT)等;⑤饮食及生活习惯:吸烟者多见、咖啡、浓茶、烈酒及辛辣食品;⑥感染:CMV、HSV 感染;⑦应激:严重创伤、重症支持;⑧内分泌疾病:佐林格-埃利森综合征(Zollinger-Ellison syndrome)、胃泌素瘤、多发性内分泌肿瘤综合征-1 及尿毒症;⑨心理因素:长期精神紧张、焦虑或情绪波动。

3. 临床表现 上腹疼痛、烧灼感是消化性溃疡患者最突出的症状,部分可无症状,尤其是年龄较大或接受 NSAIDs 治疗者,慢性者疼痛可有周期性、节律性的特点,也可表现为消化不良或其他胃肠道症状,少数没有症状但发生出血、穿孔等并发症,要警惕。

"非典型"疼痛:背部疼痛——需与"急性心肌梗死""主动脉夹层"等鉴别。

恶性溃疡警示特征:原因不明的体重下降、吞咽困难、吞咽疼痛、原因不明的缺铁性贫血、持续性呕吐、局部肿块或淋巴结肿大、消化道肿瘤家族史。

4. 问诊关注

(1) 病史询问要点：①腹痛部位：上腹部、背部(放射或十二指肠后壁溃疡穿孔)、弥漫性(穿孔)；②诱发因素：应激事件(手术、严重外伤等)、药物史(NSAIDs、糖皮质激素及双膦酸盐等)；③节律性：进食后缓解/加重、白昼/夜间疼痛、空腹/饱腹疼痛；④伴随症状：反酸、烧心、早饱、腹胀感、恶心、呕吐、呕血、黑便及体重减轻；⑤家族史：消化性溃疡家族史、消化道恶性肿瘤家族史。

(2) 体格检查重点：重点腹部查体，需与其他消化系统疾病、心脏疾病等进行鉴别；警惕有无穿孔所致急腹症，有无出血所致生命体征不平稳、急慢性贫血等。

5. 辅助检查　①胃镜检查+活检：良性者通常表现为光滑、规则、圆形的边缘，溃疡底部平坦而光滑；②X线钡餐造影(不作首选)：放射学成像良性表现的十二指肠溃疡且无警示特征，可无须内镜检查确诊；经放射学成像诊断为胃溃疡的患者，应行上消化道内镜检查；③Hp感染检测(确定病因)：所有诊断为消化性溃疡病的患者均应接受Hp感染检测：粪便抗原、$^{13}C/^{14}C$尿素呼气试验、快速尿素酶(RUT)、组织学检测及血清学抗体(不代表现症感染)。

6. 诊断及鉴别诊断　①疑诊：消化不良/上腹疼痛+NSAIDs/Hp感染等消化性溃疡高危因素；②确诊：内镜检查发现溃疡(最准确)；③鉴别：胃癌、MALT、功能性消化不良、慢性胆囊炎、胆石症、胃泌素瘤及克罗恩病。

7. 治疗及随访

(1) 治疗原则：缓解临床症状，促进溃疡愈合，防止溃疡复发,减少并发症。

(2) 一般治疗:避免过度紧张、劳累,戒烟酒,忌浓茶/咖啡/辛辣食物,药物诱发者建议可换药或停用等。

(3) 抗 Hp 治疗:标准剂量 PPI+标准剂量铋剂+2 种有效抗生素。

①标准剂量 PPI:埃索美拉唑 20 mg bid、雷贝拉唑 10 mg bid、奥美拉唑 20 mg bid、兰索拉唑 30 mg bid、泮托拉唑 40 mg bid;②标准剂量铋剂:枸橼酸铋钾 220 mg bid;③有效抗生素:耐药性低如阿莫西林 1 000 mg bid、呋喃唑酮 100 mg bid、四环素 500 mg qid(如无四环素,可用多西环素 100 mg bid 替代)。其他如甲硝唑 400 mg tid~qid 或者替硝唑 500 mg bid(国内大部分地区耐药),克拉霉素 500 mg bid,左氧氟沙星 200 mg bid;④抗生素选择:无过敏情况下优先选择阿莫西林,甲硝唑在高耐药地区避免使用,克拉霉素耐药超过 20% 地区避免使用,老年患者合并冠心病时低剂量克拉霉素,儿童避免使用左氧氟沙星。避免联用耐药性高的抗生素。

(4) 胃黏膜保护:铋剂、硫糖铝及铝碳酸镁等。

(5) 复查随访:复查呼气试验时间为停用 PPI≥2 周、停用铋剂及抗生素≥4 周后检查,避免假阴性结果。

四、慢性胃炎

1. 定义　慢性胃炎(chronic gastritis)是多种病因引起的胃黏膜慢性炎症,病理学以淋巴细胞和浆细胞浸润为主要特点,部分患者在后期可出现胃黏膜固有腺体萎缩和化生。

分类:非萎缩性胃炎、萎缩性胃炎和特殊类型胃炎。

2. 病因　结合我国的实际情况将慢性胃炎分为非萎缩性(浅表性)胃炎、萎缩性胃炎和特殊类型胃炎三大类,如表

3-11所示。

表3-11 悉尼胃炎新分类系统

分型	病因
非萎缩性	Hp等其他原因
萎缩性	
自身免疫性	自身免疫
多灶萎缩性	Hp、环境因素
特殊类型	
化学性	化学刺激、胆汁、NSAIDs及其他因素
放射性	射线损伤
淋巴细胞性	原发性、免疫反应性、麦胶、药物性及Hp
非感染性	克罗恩病
肉芽肿性	结节病、肉芽肿性多血管炎及其他血管炎病、外源性物质
嗜酸细胞性	食物过敏、其他过敏原、EGPA、嗜酸性胃炎
其他感染性	细菌(除外Hp)、病毒、真菌及寄生虫

3. 问诊关注

(1) 病史询问要点：①消化不良症状，如上腹隐痛、食欲减退、餐后饱胀、反酸及恶心等。②严重萎缩性胃炎患者可有贫血、消瘦、舌炎及腹泻等。

(2) 体格检查重点：腹部体检，包括上腹压痛、肝脾触诊、Murphy征、阑尾压痛点。系统性疾病引起胃炎，做相应体检。

4. 辅助检查　主要取决于胃镜及组织病理，5种形态学变量：炎症、活动性、萎缩、肠化及异型增生；程度：无、轻度、中度及重度。

5. 诊断　胃镜检查＋活检(多部位活检：胃窦和胃体的大小弯侧各1块，胃角1块)即可诊断。

6. 治疗

(1) 一般治疗:易消化无刺激性的食物,少吃过酸、过甜食物及饮料,忌烟酒、浓茶、咖啡,进食细嚼慢咽等。

(2) 去除病因:如避免服用损伤胃黏膜的药物。

(3) 根除 Hp:见"消化性溃疡"相关内容。

(4) 对症治疗:抑酸、保护胃黏膜药物及促动力药物。

五、胃癌

1. 定义　胃癌(gastric cancer)是起源于胃黏膜上皮的恶性肿瘤,可发生于胃的任何部位,根据原发部位分为近端胃癌(包括胃食管结合部和胃底)以及远端胃癌(包括胃体和胃窦)。95%胃癌的病理学类型为腺癌,5%的病理学类型为淋巴瘤、鳞状细胞癌、良性肿瘤、平滑肌肉瘤及其他。

2. 病因　胃癌发病原因尚不明确,与多种因素可能相关,如表3-12所示。

表3-12　胃癌常见病因

遗传风险因素 (8%~10%)	环境风险因素(~90%)	
	近端胃癌	远端胃癌
胃酸缺乏	胃食管反流病(GERD)	Hp感染,与肠型胃癌的关系明确
恶性贫血	肥胖	饮食中硝酸盐/亚硝酸盐含量过高
A型血	水果、蔬菜摄入少	吸烟
遗传性弥漫型胃癌	红肉、酒精摄入多,吸烟	水果、蔬菜摄入少

3. 临床表现 早期胃癌通常无明显症状,部分出现上腹部不适、泛酸、嗳气等非特异症状,与消化不良、胃溃疡、慢性胃炎等良性疾病症状相似,易被忽略。近端胃癌可引起吞咽困难,远端胃癌会引起幽门梗阻症状,腹部还可扪及肿块。胃癌表面溃疡出血时,则出现呕血和黑便。

4. 问诊和查体关注

(1) 病史询问要点:①既往无胃病史,但近期出现原因不明的上腹不适或疼痛,经治疗无效;②既往有胃溃疡病史,近期上腹痛的规律发生改变,且程度日趋加重。如症状有所缓解,但短期内又有发作,同时需详细询问患者饮食习惯、烟酒病史和家族肿瘤病史。

(2) 体格检查重点:锁骨上淋巴结和腹部体检。

5. 辅助检查 食管胃十二指肠内镜检查及病理学检查,CT检查,必要时可进行腹腔镜探查和超声内镜检查。

6. 诊断

(1) 诊断主要依靠内镜检查及病理学检查。

(2) CT、腹腔镜探查及超声内镜检查帮助完成胃癌分期诊断。

7. 胃癌的分期 有助于制订治疗方案及评估患者预后,如表3-13所示。

表3-13 胃癌TNM分期

分期	描述
T分期	穿透胃壁的程度
T_x	原发肿瘤不可评估
T_0	无原发肿瘤的证据

(续表)

分期	描 述
T_{is}	原位癌
T_1	肿瘤侵及黏膜固有层、黏膜肌层或黏膜下层(T_{1a},黏膜固有层或黏膜下层;T_{1b},黏膜下层)
T_2	固有肌层
T_3	浆膜下层结缔组织
T_4	浆膜(腹膜脏层)或邻近组织[T_{4a},浆膜(脏腹膜);T_{4b},邻近组织/器官]
N 分期	受累淋巴结数目和位置
N_x	区域淋巴结不可评估
N_0	无受累
N_1	1~2 个区域淋巴结
N_2	3~6 个区域淋巴结
N_3	≥7 个区域淋巴结(N_{3a},有 7~15 个区域淋巴结转移;N_{3b},有 16 个或以上区域淋巴结转移)
M 分期	转移情况
M_0	无远处转移
M_1	有远处转移

8. 治疗具体措施 ①手术治疗:是唯一可以根治的手段,是早期及局部进展期胃癌患者的主要疗法,以手术为基础的综合治疗能为患者带来更大的获益,对于早期胃癌也考虑内镜下治疗;②辅助治疗:根据胃癌术后分期评估是否行术后化疗和(或)放疗,主要降低复发风险较高患者的局部复发及远处转移机会;③围手术期治疗:术前、术后化疗和(或)放疗,对于患者有手术禁忌证或者被认为不适宜手术的局部晚期疾病(使肿瘤降期至适宜手术或消除隐藏的微转移灶);

④姑息性治疗:对于有手术禁忌证、不能耐受手术的局部晚期患者,或者存在多发转移灶不能根治的患者,可进行姑息治疗延长患者生存,减轻肿瘤相关症状及提高生活质量。姑息治疗包括化疗、放疗、靶向治疗、免疫治疗及最佳支持治疗。

六、炎症性肠病

1. 定义　炎症性肠病(inflammatory bowel disease,IBD)是一种免疫介导的慢性肠道炎症性疾病,包括:

(1) 溃疡性结肠炎(ulcerative colitis,UC):是结肠黏膜层和黏膜下层连续性炎症,通常先累及直肠,逐渐向全结肠蔓延。

(2) 克罗恩病(Crohn's disease,CD):可累及全消化道,为非连续性全层炎症,最常累及部位为末端回肠、结肠和肛周。

2. 病因　①环境因素:研究报道吸烟对 UC 者起保护作用,被动吸烟者中发病率也明显降低,而吸烟则使 CD 者疾病恶化;②遗传因素:30%CD 者有异常 *NOD2* 基因,其他较明确的基因有:*ATG16L1* 基因、*IRGM* 基因、*toll*-4 基因、IL-23 受体基因、HLA-Ⅱ、OCTN1 和 DLC5 等;③微生物因素:菌群改变通过抗原刺激引起肠组织持续性炎症;④免疫因素:肠道上皮屏障破坏,黏膜通透性增加,肠组织暴露于大量抗原中,免疫耐受丢失,而获得性免疫是 IBD 肠黏膜损伤最重要的原因。

3. 临床表现　本病一般起病缓慢,少数急骤病情轻重不一,易反复发作。UC 和 CD 常见临床表现及内镜、病理比较如表 3-14 所示。

表3-14 UC及CD常见临床表现及内镜、组织病理学比较

比较项	克罗恩病	溃疡性结肠炎
年龄	18～35岁	20～49岁
吸烟关系	导致患病率升高	可能导致患病率下降
病变范围	消化道任何部位	直肠及其近端肠管,少数回肠受累
症状	腹痛、腹泻,但黏液脓血便少见	黏液脓血便多见
全身表现	常见	主要见于中、重型患者
病变分布	节段性分布	连续性分布
直肠受累	少见	绝大多数
肠腔狭窄	多见,呈偏心性	少见,呈中心性
瘘管、肛周病变、腹部包块	多见	罕见
内镜表现	节段性,纵行溃疡,呈鹅卵石样改变,黏膜非弥漫性病变	颗粒状、弥漫性充血水肿,质脆,浅溃疡,假息肉
活检特征	黏膜下层淋巴细胞聚集,非干酪性肉芽肿,裂隙状溃疡	固有膜全层弥漫性炎症,隐窝脓肿,隐窝结构明显异常,杯状细胞减少
肠外表现	①脊柱关节病:最常见,可有强直性脊柱炎、骶髂关节炎、外周关节炎等;②眼受累:结膜炎、巩膜炎及虹膜炎等;③皮肤表现:结节红斑、坏疽性脓皮病等;④肾脏结石;⑤血栓性静脉炎、血管栓塞;⑥原发性硬化性胆管炎	
并发症	①肠梗阻(最多见);②腹腔脓肿;③急性肠穿孔;④肛周病变:瘘管、脓肿、肛裂;⑤出血及癌变	①中毒性巨结肠;②肠穿孔;③消化道大出血;④上皮内瘤/癌变

4. 问诊及查体关注 如表3-15所示。

表3-15 UC及CD问诊及体格检查关注重点

比较项	症状	体征
UC	黏液血便(血量、性质)、腹泻、里急后重、排便紧迫感、腹痛等;重者或病程长者可因贫血出现乏力、营养不良性水肿、体重下降及发热等	多为左下腹或全腹压痛如腹部膨隆、腹肌紧张;伴发热、脱水及呕吐等,应考虑中毒性巨结肠
CD	腹痛(绞痛)、腹泻、便血及乏力严重者有发热、营养不良	腹部常扪及腹块伴压痛,右下腹和脐周多见,有急性或慢性胃肠道梗阻、肠穿孔和消化道出血体征

5. 辅助检查 ①血液检查:贫血,可因消化道失血、吸收不良导致维生素 B_{12} 及叶酸缺乏;急性期白细胞及中性粒细胞可升高。②粪便:粪常规可见红细胞及白细胞,钙卫蛋白显著升高。③炎症指标:C反应蛋白升高,血沉增快。④免疫学检查:UC中p-ANCA阳性率为55%。⑤内镜。a. UC:从直肠开始,弥漫性黏膜充血水肿,质脆、自发或接触出血和脓性分泌物附着,黏膜血管纹理模糊、紊乱,多发性糜烂或溃疡,慢性者可见假性息肉,结肠袋变钝或消失;b. CD:病变为节段性,早期表现肠黏膜溃疡,炎症黏膜非对称性分布,周围鹅卵石样增生,管腔狭窄,偶见瘘口改变。

6. 诊断及鉴别诊断

(1) 诊断:①疑诊:典型临床表现(腹痛、血便及腹泻等);②拟诊:典型临床表现(腹痛、血便及腹泻等)+影像学/结肠镜检查;③确诊:典型临床表现(腹痛、血便及腹泻等)+影像学/结肠镜检查+特征性病理学改变;④初发/不典型临床表现+影像学/结肠镜检查不典型→疑诊→每3~6个月随访;⑤UC完整诊断:临床类型(初发型/慢性复发型)、病变范围[直肠(E1)/左半结肠(E2)/广泛结肠(E3)]、疾病活动的严重程度(活动期/缓解期,轻/中/重)、肠外表现和并发症;⑥CD完整诊断:临床类型(蒙特利尔分型)、疾病活动性的严重程度(CDAI评分)、肠外表现和并发症。

(2) 鉴别诊断:①感染性结肠炎:全身症状明显,发热常见;粪便病原学培养(+);②肠结核:盲肠>回肠,回盲瓣常受累,环形溃疡,活检见干酪样坏死;抗结核治疗有效;③白塞病:肠外表现突出,如反复口腔溃疡、生殖器溃疡、眼部病变及结节红斑等;肠溃疡深浅不一,部分患者可出现溃疡穿孔;④肠道淋巴瘤:进展快,可出现发热及盗汗等全身症状,可伴有外周淋巴结肿大;病理学活检常伴 EBER(+);⑤结直肠癌:老年人多见;慢性过程;排便习惯改变;肿瘤标志物升高;病理学诊断支持;⑥肠易激综合征:排便次数增多为主,无脓血便表现;内镜未见明显器质性改变。

(3) 疾病分型及活动度分级:

1) 改良 TrueLove 和 Witts 疾病严重程度分型(UC)见表 3-16。

表 3-16 改良 TrueLove 和 Witts 疾病严重程度分型

严重程度分型	排便/(次/d)	便血	脉搏/(次/min)	T/℃	HGb	ESR/mm/h
轻度	<4	轻或无	正常	正常	正常	<20
重度	≥6	重	>90	>37.8	<75%正常值	>30

*注:中度为介于轻、重度之间。

2) 蒙特利尔分型(CD)见表3-17。

表3-17 蒙特利尔分型

项目		分 组	
确诊年龄(A)	A1	≤16岁	
	A2	17~40岁	
	A3	>40岁	
病变部位(L)	L1	回肠末端	L1+L4
	L2	结肠	L2+L4
	L3	回结肠	L3+L4
	L4	上消化道	
疾病表现(B)	B1a	非狭窄非穿透	B1p
	B2	狭窄	B2p
	B3	穿透	B3p

*a:随着时间推移B1可发展为B2或B3;L4可与L1、L2、L3同时存在;p:为肛周病变,可与B1、B2、B3同时存在。

3) 活动度评分。

A. 改良Mayo评分(UC)见表3-18。

表3-18 改良Mayo评分

比较项	0	1	2	3
排便次数	同平日	超过平日1~2次/d	超过平日3~4次/d	超过平日5次/d
便血	无	少许	明显	大量
内镜发现	正常	轻度病变(红斑、血管纹理减少,轻度易脆)	中度病变(明显红斑、血管纹理缺乏、易脆及糜烂)	重度病变(自发性出血、溃疡形成)
医师评估病情	正常	轻度	中度	重度

*各项得分之和<2分为症状缓解,3~5分为轻度活动,6~10分为中度活动,11~12分为重度。

B. 简化 CDAI 评分(CD)见表 3-19。

表 3-19 简化 CDAI 评分

评分/分	一般情况	腹痛	腹块	腹泻	伴随疾病
0	良好	无	无	稀便每日1次记1分	关节痛、虹膜炎、结节性红斑、坏疽性脓皮病、阿弗他溃疡、裂沟、瘘管及脓肿(每种症状各记1分)
1	稍差	轻	可疑		
2	差	中	确定		
3	不良	重	伴触痛		
4	极差				

*≤4 分为缓解期;5~7 分为轻度活动期;8~16 分为中度活动期;>16 分为重度活动期。

7. 治疗

(1) 治疗原则:缓解临床症状,补充营养,防止疾病复发,减少并发症,提高生活质量。

(2) 治疗措施:①饮食:少渣饮食为主,充足营养物质摄入(高糖、高蛋白及低脂),适当补充叶酸、维生素及微量元素;②戒烟:CD 患者严格戒烟,虽然吸烟并非 UC 的风险因素,但仍建议戒烟;③避免药物:避免使用 NSAIDs;严重结肠炎时禁用止泻剂,有诱发中毒性巨结肠风险。

(3) 药物治疗见表 3-20。

表 3-20 具体治疗药物

类别	代表药物	适用范围
氨基水杨酸制剂	美沙拉嗪(5-ASA)/柳氮磺胺吡啶(SASP)	UC 疗效明显;轻、中症患者主要使用,重症患者辅助用药,主要作用于结肠,部分影响回肠

(续表)

类别	代表药物	适用范围
糖皮质激素	甲泼尼龙、泼尼松、氢化可的松、布地奈德	急性中重度 UC 和 CD；氢化可的松可局部灌肠控制局部炎症；布地奈德局部作用强，全身不良反应少；用于诱导缓解，不作为维持治疗
免疫抑制剂	硫唑嘌呤或甲氨蝶呤	适用于糖皮质激素治疗无效或者糖皮质激素诱导后缓解期治疗
生物制剂	肿瘤坏死因子拮抗剂	英夫利昔单抗；阿达木单抗；乌司奴单抗；维得利珠单抗 对潜在结核菌和乙型肝炎感染有激活作用，用前常规筛查
其他	抗生素及益生菌	合并感染或肠道菌群过度生长者，酌情抗生素治疗；同时益生菌治疗改善菌群环境

七、肠结核

1. 定义　肠结核(intestinal tuberculosis)是结核分枝杆菌侵犯肠道引起的慢性特异性感染，多继发于肺结核。

2. 感染途径及病变分型

(1) 感染途径。①常见：合并肺结核的患者吞下含有结核分枝杆菌痰液而感染或与开放性肺结核患者共餐导致感染，感染病原类型为人型结核分枝杆菌。②少见：饮用未消毒的牛奶或乳制品导致的感染，感染病原类型为牛型结核分枝杆菌。

(2) 病变分型：①溃疡型；②增生型；③混合型。

(3) 病变部位：回盲部＞＞升结肠＞空肠＞横结肠＞降结肠＞阑尾＞十二指肠＞乙状结肠＞＞直肠＞食管。

3. 问诊及查体关注

(1) 病史询问要点：①结核中毒症状：低热、乏力、盗汗、厌食及消瘦等。询问结核接触史,既往结核病史和治疗史。②消化道症状:a.腹痛、腹胀,进食后诱发,症状据病变部位而不同;b.排便习惯改变:腹泻及便秘,或两者交替,前者更为多见;c.并发症问诊:如肠梗阻、肠穿孔表现。

(2) 体格检查重点:注意可有腹部肿块,多在回盲区扪及,中等硬度,不易推动。

4. 辅助检查

(1) 血液学检查:同"肺结核"。

(2) 影像学检查:①X线检查(钡餐):a.溃疡型:肠壁边缘不整,透视时可出现排空加速,称为"钡影跳跃征",少部分可形成瘘管;b.增生型:肠壁增厚,可见结节状。②CT检查:回盲部多见,肠壁环形增厚,可伴有腹腔淋巴结肿大。肺部CT可见陈旧/活动结核病灶。③内镜检查:a.溃疡:环形分布,可融合,但仍呈环形,少见穿孔;b.假息肉和增生结节:局部肠壁增厚,变硬,可见表面糜烂、溃疡等;c.狭窄:多因环形溃疡后纤维修复所致;d.回盲瓣病变:多见,病变处僵硬,失去闭合功能,呈鱼口状改变。

八、肠易激综合征

1. 定义 肠易激综合征(irritable bowel syndrome, IBS)是临床上最常见的一种功能性肠病,以与排便相关的反复发作的腹痛和排便习惯改变为主要特征,女性较男性多见,有家族聚集倾向。

2. 发病机制 包括肠腔或环境刺激导致小肠蠕动/分泌增加、肠痛觉过敏、免疫激活、肠道菌群改变及脑-肠轴调节异常等。

3. 问诊及查体关注 参照"腹泻""腹痛"相关内容进行询问及查体,用于排除器质性因素所导致的临床症状。此外,还需询问患者精神心理状态及有无精神应激因素。

本病特点:①IBS起病通常缓慢、隐匿,间歇性发作;②腹痛:排便相关,排便后缓解或改善,部分在进食后出现,腹痛发生于任何部位,局限性或弥漫性,性质及程度各异,但不会进行性加重;③腹泻:每日3~5次,便量正常,禁食72h后应消失,夜间不出现,通常仅在晨起时发生,约1/3患者可因进食诱发;④便秘:排便困难,粪便干结,量少,表面可有少量黏液,亦可与短期腹泻交替,排便不尽感明显;⑤其他:腹胀在白天加重,夜间睡眠后减轻,可有胃烧灼、早饱、恶心、呕吐等症状,可有心理精神异常。

4. 辅助检查 主要用于排除器质性疾病,参照"腹泻""腹痛"相关内容选择。

5. 诊断及鉴别诊断

(1) 罗马Ⅳ标准:重复性的腹痛或腹部不适,在过去3个月平均不少于每周1次,并至少符合以下2项标准:①腹痛发作与排便有关;②排便频率改变;③粪便性状(外观)改变。

注:诊断前症状出现至少6个月,近3个月符合以上诊断标准;腹部不适是指不舒服的感觉,而非疼痛。

(2) 鉴别诊断:①以腹泻为主的IBS:鉴别肠道感染、IBD、结肠癌、神经内分泌肿瘤、饮食不耐受、药物及吸收不良等;②以便秘为主的IBS:鉴别结肠癌、内分泌疾病(甲减、甲旁亢)、神经病(帕金森病、多发性硬化症)及药物;③以腹痛为主的IBS:鉴别妇科疾病(卵巢癌、子宫内膜异位症)、精神疾病(抑郁、焦虑及躯体化)。

6. 治疗

(1) 治疗原则:对因治疗,对症处理,维持容量及电解质平衡为主,不盲目使用抗感染药物或止泻药,消除患者顾虑,改善症状,提高生活质量。

(2) 治疗措施:综合治疗,双向调节。

1) 调整生活方式和情绪:抗抑郁药。

2) 腹痛:解痉药、非多托嗪(阿片类κ受体激动剂)。

3) 腹胀:益生菌。

4) 腹泻:蒙脱石散、洛哌丁胺。

5) 便秘:增加纤维素药物或食物或温和的泻药(乳果糖、聚乙二醇),刺激性泻药(比沙可啶、大黄及番泻叶)仅短期应用,促动力药(莫沙必利、依托必利及普卡必利),促分泌药(鲁比前列酮、利那洛肽等)。

6) 益生菌:双歧杆菌、地衣芽孢杆菌等。

7) 抗生素:利福昔明可使部分 IBS 患者腹胀、腹泻改善。

8) 心理治疗:抗焦虑和抗抑郁药物。

附

功能性胃肠病

1. 定义　功能性胃肠病是一组表现为慢性或反复发作性的、有胃肠道症状而无器质性改变的胃肠道功能紊乱综合征。具有腹胀、腹痛、腹泻、便秘等消化系统症状,也常伴有失眠、焦虑、抑郁、头晕、头痛等其他功能性症状,且多伴有精神因素的背景,需要排除器质性病因方可确诊。除了肠易激综合征,还包括癔球症、嗳气症及功能性消化不良等。

2. 癔球症　症状出现至少 6 个月,1 周至少发作 1 次,近 3 个月满足以下所有标准,即可诊断:

(1) 喉部持续或间断的无痛性团块或异物感,体检、内镜未见异常,具体:①感觉出现在两餐之间;②没有吞咽困难或吞咽痛;③近端食管无胃黏膜异位。

(2) 没有胃食管反流病和嗜酸性粒细胞食管炎引起症状的证据。

(3) 无食管运动障碍病,如贲门失弛缓、食管胃流出道梗阻、弥漫性食管痉挛、食管无蠕动和胡桃夹食管。

3. 嗳气症　症状出现至少 6 个月,近 3 个月每天至少 1 次,即可诊断。

4. 功能性消化不良　症状出现至少 6 个月,近 3 个月满足以下标准,符合以下 1 条或多条即可诊断:①餐后饱胀不适;②早饱感;③上腹痛;④上腹烧灼感。上述症状通过常规检查(包括内镜)找不到可以解释的器质性或代谢性疾病。

具体可分为两个亚型:餐后不适综合征(postprandial distress syndrome,PDS)与上腹疼痛综合征(epigastric pain syndrome,EPS)。

九、大肠癌

1. 概念　大肠癌(colon cancer)包括结肠癌和直肠癌。按解剖结构的发病率依次为直肠、乙状结肠、盲肠、升结肠、降结肠及横结肠。临床上,常把结肠癌分为左半结肠癌(横结肠的左 1/3、降结肠和乙状结肠)和右半结肠癌(盲肠、升结肠和横结肠)。

2. 病因　高脂肪低纤维素饮食,大肠炎症,如(克罗恩病、溃疡性结肠炎等),大肠腺瘤,遗传因素如 APC 综合征(包括家族性结肠多发性腺瘤病和 Gardner 综合征),HNPCC(遗传性非息肉病性大肠癌)。

3. 问诊及查体关注

(1) 询问病史要点:①便血,最常见,常为直肠癌首发症状;②排便习惯改变,包括排便时间、次数,可伴有里急后重感;③粪便形状,如变细或有压痕;④腹痛,部分患者可以腹痛为首发症状;⑤全身表现:如乏力、贫血,结肠癌患者该症状明显,尤其表现在右半结肠癌。

(2) 体格检查重点：腹部体检和直肠指检。

4. 诊断及鉴别诊断

(1) 诊断：主要依靠病理学表现。①直肠指检：简单，直肠癌体检常用；②肿瘤标志物：癌胚抗原（CEA）、糖类抗原199（CA199）等；③结肠镜：取活检明确病理类型；④影像学检查：明确肿瘤分期；⑤钡剂灌肠：现在已不常用。

(2) 鉴别诊断。①良性疾病鉴别：息肉、痔疮、肠炎及肠结核等；②恶性疾病鉴别：胃肠道间质瘤、淋巴瘤等。

5. TNM 分期　Ⅰ期：$T_{1\sim2}N_0M_0$；Ⅱ期：$T_{3\sim4}N_0M_0$；Ⅲ期：$T_{1\sim4a}N_{1\sim2}M_0$；Ⅳ期：$T_{1\sim4}N_{0\sim2}M_1$。见表 3-21。

表 3-21　大肠癌 TNM 分期

原发肿瘤（T）		区域淋巴结（N）		远处转移（M）	
T_x	原发肿瘤无法评价	N_x	区域淋巴结无法评价	M_x	远处转移无法评价
T_0	无原发肿瘤证据	N_0	无区域淋巴结转移	M_0	无远处转移
T_{is}	原位癌：局限于上皮内或侵犯黏膜固有层	N_1	有 1～3 个区域淋巴结转移	M_1	有远处转移
T_1	肿瘤侵犯黏膜下层	N_{1a}	有 1 个区域淋巴结转移	M_{1a}	远处转移局限于单个器官或部位（如肝、肺、卵巢、非区域淋巴结）
T_2	肿瘤侵犯固有肌层				
T_3	肿瘤穿透固有肌层到达浆膜下层，或侵犯无腹膜覆盖的结直肠旁组织	N_{1b}	有 2～3 个区域淋巴结转移		
		N_{1c}	浆膜下、肠系膜、无腹膜覆盖结肠/直肠周围组织内有肿瘤种植，无区域淋巴结转移	M_{1b}	远处转移分布于一个以上的器官或部位，没有腹膜转移
T_{4a}	肿瘤穿透腹膜脏层				
T_{4b}	肿瘤直接侵犯或粘连于其他器官或结构	N_2	有 4 枚以上区域淋巴结转移		
		N_{2a}	4～6 枚区域淋巴结转移	M_{1c}	腹膜转移伴或不伴其他器官转移
		N_{2c}	7 枚及更多区域淋巴结转移		

6. 治疗

(1) 治疗原则：Ⅰ～Ⅲ期行根治性结肠切除加区域淋巴结清扫，如伴有出血、穿孔或肠梗阻，则需先处理急症。Ⅳ期仅有肝转移患者，可行同期或分期原发灶和转移灶切除术。直肠癌患者联合放疗。

(2) 治疗措施见表3-22。

表3-22 大肠癌具体治疗措施

治疗	方法	备注
一线抗肿瘤治疗	FOLFOX/FOLFIRI	据 RAS/RAF 基因加用靶向药
二线抗肿瘤治疗	FOLFIRI/FOLFOX	据 RAS/RAF 基因加用靶向药
后线抗肿瘤治疗	伊立替康、瑞格菲尼、呋喹替尼、TAS-102等	据一二线治疗情况，可联合西妥昔单抗或贝伐珠单抗；建议参加临床试验
术后辅助治疗	Ⅰ期 观察 Ⅱ期 低危：观察 中危：氟尿嘧啶单药 高危：两药方案化疗 Ⅲ期 两药方案化疗	推荐 XELOX/FOLFOX；不推荐伊立替康、替吉奥、TAS-102及靶向药物
dMMR/MSI-H	免疫检查点抑制剂	PD-1/PD-L1 抑制剂

7. 随访 Ⅰ～Ⅲ期或Ⅳ期 R_0 切除术后随访：每3～6个月随访一次，血化验、增强CT、肠镜检查等。Ⅳ期：疗程治疗中每完成4个疗程治疗行胸腹盆增强CT评估。

附

消化道早癌

1. **定义** 通常指浸润深度不超过黏膜下层或局限于黏膜层的消化道肿瘤。

2. **分类**

(1) 早期食管癌:指癌变组织浸润到黏膜下层,不论有无淋巴结转移。

(2) 早期胃癌:指癌变组织浸润局限于黏膜层或黏膜下层,无论病灶大小和有无淋巴结转移。

(3) 早期结直肠癌:指癌变组织浸润局限于黏膜层及黏膜下层,无论有无淋巴结转移。

附

胃肠道息肉

1. **定义** 人体空腔脏器内表面上突出的赘生物,具体指上皮或腺体增生、突出于黏膜的结节。

2. **分类**

(1) 胃增生性息肉:也称再生性息肉,多位于胃窦,最常见于老年人。内镜下多单发,无蒂,表面上皮常有糜烂或浅溃疡,直径常<2 cm。

(2) 胃底腺息肉:最常见于胃底,好发年龄 50~60 岁,女性多见。内镜下好发于胃底的泌酸黏膜,单发或多发,表面光滑圆顶状、界清,直径常<0.5 cm。

(3) 普通型腺瘤:最常见于大肠,胃亦可发生,小肠少见。内镜下多见于直肠和乙状结肠,可有蒂、无蒂或扁平,直径大小自几毫米到 10 cm 不等。

(4) 肠增生性息肉:最常见于大肠,小肠少见。内镜下多见于左半结肠(约 90%),尤其直肠;通常单发,多无蒂,表面光滑,有光泽,直径常<1 cm。

(5) 特殊类型息肉病变:①Peutz-Jeghers 息肉综合征:是一种常染色体显性遗传的良性疾病,80%～94%有相关基因 LKB/STK11 突变或缺失。平均就诊年龄 20～30 岁,大多数患者有阳性家族史,以黏膜皮肤黑色素沉着和胃肠道息肉病为特征,该病患者罹患恶性肿瘤的风险增加。②炎性假息肉:由于炎症损伤使肠黏膜发生溃疡、上皮破坏,继之上皮再生修复、纤维组织增生,增生的纤维组织与残存的岛状黏膜构成息肉(假息肉)。常继发于大肠各种炎症性疾病,也可独立发生。

十、酒精性肝病

1. 定义

(1) 酒精性肝病(alcoholic liver disease,ALD):由于长期大量饮酒导致的中毒性肝损伤,初期表现为肝细胞脂肪变性,进而发展为酒精性肝炎、肝纤维化、酒精性肝硬化,为我国第 2 位肝硬化病因。

(2) 非酒精性脂肪肝病(nonalcoholic fatty liver disease,NAFLD):是一种无过量饮酒和其他明确的肝损害因素所导致的以肝实质细胞脂肪变性为主要特征的临床病理综合征。组织学上可分为非酒精性脂肪肝(NAFL)和非酒精性脂肪性肝炎(NASH)两种类型。

2. 肝病与乙醇量效

(1) 酒精性肝病酒精摄入量:长期饮酒史(一般≥5 年),折合乙醇量男性≥40 g/d,女性≥20 g/d,或 2 周内有大量饮酒史(>80 g/d)。

(2) 乙醇量换算公式:乙醇量(g)=饮酒量(ml)×酒精含量(%)×0.8(酒精比重)。

3. 酒精性肝病

(1) 分期及临床表现见表3-23。

表3-23 酒精性肝病的分期及临床表现

分期	临床症状	肝脏生化检查	影像学表现
酒精性肝病	无症状	基本正常或轻度异常	基本正常
酒精性脂肪肝	多无症状	可有轻度异常	肝脏增大,密度减低或脂肪信号增强
酒精性肝炎	可有纳差、厌油、乏力、呕吐、腹泻及全身不适等,严重者可出现急性肝衰竭,可伴谵妄、Wernicke脑病及周围神经病等	ALT、AST、TBil、DBil、γ-GT、ALP等可出现异常	肝脏增大,密度减低或脂肪信号增强,较酒精性脂肪肝加重
酒精性肝硬化	可有蜘蛛痣、肝掌等肝硬化体征,可出现上消化道出血、腹水等并发症	ALT、AST、TBil、DBil、γ-GT、ALP等可出现明显异常	肝脏稍增大,密度不均

(2) 问诊及查体关注:

1) 病史问诊要点:①饮酒史:酒的种类、每日摄入量、持续时间、饮酒方式(空腹饮酒、大量饮酒);②慢性肝炎病史:酒精性肝病和慢性病毒性肝炎有显著协同作用。

2) 体格检查重点:检查蜘蛛痣、肝掌,肝、脾触诊,肝区叩痛,移动性浊音等腹部体检。

(3) 辅助检查见表 3-24。

表 3-24 酒精性肝病相关辅助检查

分类		检查
血生化	血清 ALT、AST	①AST/ALT>2；②线粒体 AST/总 AST 明显升高；③禁酒 4 周后 AST、ALT 基本恢复至 2 倍正常上限值内
	血清 γ-GT	①γ-GT>2 倍正常值上限；②禁酒 4 周后可降至正常值 1/3 或比戒酒前下降 40%
影像学	B 超	①肝脏体积增大,近场回声弥漫性增强,远场回声逐渐减弱；②肝内胆道结构不清,但肝内血管走向正常
	CT	弥漫性肝脏密度减低,肝/脾 CT 比值≤1；①轻度:0.7<肝/脾 CT 比值≤1.0；②中度:0.5<肝/脾 CT 比值≤0.7；③重度:肝/脾 CT 比值≤0.5
	MRI	用于鉴别肝炎、肝硬化或肝癌可能更好

(4) 诊断:酒精性肝病＝长期饮酒史＋符合酒精性肝病乙醇当量＋影像学检查异常/血生化提示肝功能异常。

(5) 治疗原则:戒酒、营养支持、清除肝脂肪浸润、治疗酒精性肝炎、防治肝硬化及并发症。具体治疗措施见表 3-25。

表 3-25 酒精性肝病治疗措施

分类	措施	
戒酒	健康宣教,对于戒酒困难者,可用心理疗法或纳曲酮、阿坎酸等	戒断反应:安定类药物
营养支持	高热量(40 kcal/kg)、高蛋白(1.5 g/kg)、低脂饮食	肝性脑病患者应该限蛋白饮食

(续表)

分类	措　施	
	维生素、叶酸及微量元素补充	
药物治疗	糖皮质激素	有争议,多数认为对重型酒精性肝炎有效(感染及消化道出血慎用)
	己酮可可碱	用于酒精性肝炎,尤适用合并感染或肝、肾综合征的酒精性肝病
	抗氧化剂	谷胱甘肽、N-乙酰半胱氨酸等
肝移植	Child-Pugh C级和MELD>15	移植前戒酒3～6个月,且无其他脏器严重酒精性损害

4. 非酒精性脂肪肝病

(1) 临床表现:非酒精性肝病临床表现无特异,基本同酒精性肝病表现,但无酒精相关的脑病等。

(2) 问诊及查体关注:同"酒精性肝病"。

(3) 辅助检查。①血生化:血清ALT、AST,通常为2～5倍升高,ALT及AST基本同步增高,无AST增高为主优势;血清ALP、γ-GT,2～3倍升高。②影像学:同"酒精性肝病"。

(4) 诊断:

1) 有组织学检查:①无饮酒史或饮酒折合乙醇量每周<140 g(女性<70 g);②除外病毒性肝炎、药物性肝病、Wilson病、全胃肠外营养及自身免疫性肝病等可能导致脂肪肝的特定疾病;③肝脏组织学表现符合脂肪性肝病的病理学诊断标准。

2) 未行组织学检查:①肝脏影像学表现符合弥漫性脂肪肝的诊断标准并无其他原因可解释;②有代谢综合征相关疾

病,如肥胖、2型糖尿病、高脂血症的患者,出现不明原因 ALT/AST/γ-GT 持续升高半年以上且减肥或改善胰岛素抵抗后,血清肝酶谱、脂肪肝影像学可改善。

(5) 治疗原则:避免肝损药物、酒精等摄入,控制体重、改善胰岛素抵抗、防治代谢综合征和终末期靶器官病变,减少肝脏脂肪沉积及延缓进展为肝功能不全,肝衰竭晚期可行肝移植治疗。

十一、肝硬化

1. **定义** 肝硬化(liver cirrhosis)是一种由不同病因长期作用于肝脏引起的慢性、进行性、弥漫性肝病,是在肝细胞广泛坏死基础上产生肝脏纤维组织弥漫性增生,并形成再生结节和假小叶,晚期出现肝衰竭、门静脉高压和多种并发症。

2. **病因** ①感染性疾病:a.经典嗜肝病毒,如 HBV/HCV;b.非经典嗜肝病毒,如 CMV/EBV/柯萨奇病毒;c.其他病原体如血吸虫、阿米巴原虫。②慢性酒精性肝病:长期大量酒精摄入史。③非酒精性脂肪肝:体型肥胖,多伴糖尿病、高脂血症等代谢性疾病。④长期胆汁淤积:原发性,如 PSC/PBC;继发性,如导致胆道梗阻性的疾病。⑤药物或毒物:可疑药物、中草药排查及送检毒物筛查。⑥肝血液循环障碍:肝外因素,如慢性右心衰、缩窄性心包炎及限制性心肌病;肝内因素,如肝窦阻塞综合征、布加综合征。⑦遗传代谢疾病:肝豆状核变性、肝糖原累积症及血色病。⑧免疫紊乱:自身免疫性肝炎。⑨隐源性肝硬化:排除上述常见病因后未知原因导致。

3. **临床表现** 本病起病常隐匿,早期可无特异性症状、体征。根据病程进展可分为代偿期和失代偿期,常见临床表现总结如图 3-8。

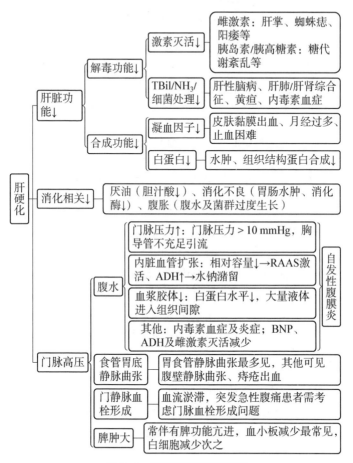

图3-8 肝硬化常见临床表现

并发症：①食管胃底静脉曲张破裂出血；②自发性细菌性腹膜炎；③原发性肝癌；④肝肾综合征；⑤肝肺综合征；

⑥肝性脑病;⑦门脉血栓形成;⑧肝硬化性心肌病。

(1) 肝性脑病分期见表3-26。

表3-26 肝性脑病分期

分期	别称	表现	肝震颤
0期	轻微(MHE)	无表现,神经心理和神经生理检查发现异常	—
Ⅰ期	昏迷前驱期	轻微性格行为异常,轻度睡眠倒错	±
Ⅱ期	昏迷前期	精神错乱、意识模糊、睡眠障碍、行为失常及时间/空间定向力障碍	+
Ⅲ期	昏睡期	全天昏睡,可唤醒,严重精神错乱,答非所问	+
Ⅳ期	昏迷期	浅昏迷:丧失神志、呼之不应,但对疼痛刺激有反应,偶可睁眼,腱反射亢进,肌张力增高	±
		深昏迷:各种反射消失,各种刺激无反应,腱反射消失,肌张力下降	—

(2) 肝肺综合征:慢性肝脏疾病+PaO_2<70 mmHg 或 $P_{A-a}O_2$>20 mmHg+肺内血管扩张,并且排除成人呼吸窘迫综合征、胸腔积液、慢性阻塞性肺疾病或原有先天性心脏病等所致的低氧血症。

(3) 肝肾综合征:顽固性腹水患者出现少尿、无尿、氮质血症、低血钠及低尿钠,需考虑肝肾综合征。①肝硬化合并腹水;②Cr>133 μmol/L 或 Ccr<40 ml/min;除外休克、感染、容量不足、肾毒性药物及肾后梗阻;③停止利尿至少 2 d 并扩

容后肾功能无好转;④无肾实质疾病。

肝肾综合征Ⅰ型(快速进展型):肌酐(Cr)升高≥2倍并>226μmol/L,或肌酐清除率(Ccr)下降≥50%并<20 ml/min,预后差,中位生存时间<1个月;Ⅱ型(缓慢进展型):肾功能缓慢恶化。

4. 问诊及查体关注

(1)病史询问要点:①症状:食欲减退、厌油腻、乏力、腹痛、腹泻及黄疸;②既往史:慢性肝炎病史、服用可疑肝损药物;③系统疾病肝脏累及线索:口干、眼干、关节肿痛及关节晨僵。

(2)体格检查重点:慢性病容,面色黝黑,面部毛细血管扩张、口角炎、蜘蛛痣、肝掌、男性乳房发育、腹壁静脉曲张、腹部移动性浊音阳性、肝脏触/叩诊(早期肿大,晚期坚硬缩小)及脾肿大。

5. 辅助检查 ①血常规:贫血(可能为营养不良、出血及脾功能亢进所致),感染时可有白细胞升高;②尿液检查:乙肝肝硬化合并肾炎时尿蛋白增多,胆汁淤积引起者尿胆红素增多;③粪常规:大量出血时可见红白细胞,如门脉高压胃病则以黑便或粪隐血试验阳性;④肝损伤评价:肝细胞受损时ALT升高,肝细胞坏死时AST升高,酒精性肝硬化者AST/ALT≥2;多数肝硬化者γ-GT、ALP升高,尤其是PBC和酒精性肝硬化,合并肝癌时明显升高;⑤合成功能评价:白蛋白减低、球蛋白水平升高,凝血酶原时间延长;⑥甲胎蛋白:肝硬化活动时,甲胎蛋白(AFP)可升高,如合并原发性肝癌时显著升高;⑦病毒性肝炎标志物:甲/乙/丙/丁/戊肝炎病毒血清标志物或核酸,CMV、EBV血清标志物或核酸;⑧免疫学检查:自身免疫性肝炎及原发性胆汁性胆管炎相关抗体谱;

⑨血清铜蓝蛋白:肝豆状核变性时明显降低(<200 mg),伴有尿铜增加(>100 μg/24 h);⑩超声检查:肝表面不光滑或凹凸不平,肝叶比例失调,肝实质内回声不均匀增强,可以评估门脉压力及探及腹水协助穿刺引流;⑪CT:肝叶比例失调,肝裂增宽和肝门区扩大,肝密度高低不均;⑫MRI:有助于鉴别肝硬化结节、肝肿瘤;⑬肝穿刺病理学检查:对于病因不明的肝硬化,进行肝穿刺组织病理学检查明确。

6. 诊断及鉴别诊断

(1) 肝硬化诊断:肝硬化＝肝疾病病因线索(肝炎/免疫/酒精等)＋查体(门脉高压表现)＋肝功能(合成功能↓＋解毒功能↓)＋影像学检查(BUS/CT/MRI)。

完整诊断:病因＋病理＋功能＋并发症。

例如:乙型病毒性肝炎肝硬化(失代偿期,Child 分级),门脉高压症,食管胃底静脉曲张破裂出血。

(2) 肝硬化代偿期与失代偿期(腹水产生为失代偿标志)见表 3-27。

表 3-27 肝硬化代偿期与失代偿期

比较项		腹水	静脉曲张	出血
代偿期	临床 1 期	—	—	—
	临床 2 期	—	√	—
失代偿期	临床 3 期	√	—或√	—
	临床 4 期	—或√	√	√
	临床 5 期	出现脓毒血症或肝肾综合征等		

(3) 肝硬化 Child-Pugh 分级标准见表 3-28。

表 3-28 肝硬化患者 Child-Pugh 分级标准

临床和化验指标	分数		
	1	2	3
肝性脑病（级）	无	1～2	3～4
腹水	无	轻度	中重度
TBil/(μmol/L)	<34	34～51	>51
Alb/(g/L)	>35	28～35	<28
PT 延长/s	1～3	4～6	>6

* PBC：TBil(μmol/L)17～68：1 分；68～170：2 分；>170：3 分；
** 总分：A 级≤6 分；B 级 7～9 分；C 级≥10 分。

7. 治疗

(1) 治疗原则：病因治疗，改善肝脏结构及功能，逆转或减慢肝硬化进程，预防和治疗肝硬化并发症，避免对肝脏损害的药物。

(2) 治疗措施：①一般治疗：休息＋营养供应（充足热量、高维生素、易消化及分支氨基酸丰富的蛋白质）。②病因治疗。a. 病毒肝炎：抗病毒；b. 酒精/脂肪肝：戒酒、减少过多热量摄入等。③支持治疗：a. 保肝治疗，避免肝毒性药物；b. 腹水：适当利尿，维持电解质平衡，提高胶体水平：白蛋白＋利尿剂；c. 避免 NSAID 药物；d. 难治性腹水：放腹水＋白蛋白，经颈静脉肝内门体分流（TIPS）。④并发症处理：a. 食管胃底静脉曲张破裂出血：药物/胃镜/介入等止血治疗；b. SBP：抗生素，首选头孢噻肟 2 g q12 h；c. 肝性脑病：去除诱因，乳果糖/白醋灌肠，鸟氨酸门冬氨酸促氨清除，肠道抗生素使用抑制肠道菌群；d. 肝肾综合征：去除诱因，避免肾毒性药物，补充白蛋白，特利加压素治疗；e. 门脉血栓形成：酌情抗凝治疗，注意出血风险。⑤根本治疗:肝移植。

十二、自身免疫性肝病

1. **定义** 自身免疫性肝病(autoimmune liver disease, AILD)是一类病因尚不明确、以肝脏为特异性免疫病理损伤器官的自身免疫性疾病。根据主要受累的肝细胞类型不同可分为两大类:肝细胞受累的自身免疫性肝炎(autoimmune hepatitis,AIH)、胆管细胞受累的自身免疫性胆管病,后者包括原发性胆汁性胆管炎(primary biliary cholangitis,PBC)、原发性硬化性胆管炎(primary sclerosing cholangitis,PSC)、IgG4相关硬化性胆管炎(IgG4-related sclerosing cholangitis)。

2. **病因** 尚不明确,可能与遗传易感个体在环境因素诱发下发生了针对肝脏正常组织的异常免疫攻击相关,包括特异性自身抗体产生、免疫细胞数量和功能失衡等。

3. **临床表现** 不同亚型的AILD有所不同,但通常发病都较隐匿,可无症状,部分患者可呈急性、亚急性甚至暴发性发作。最常见症状为极度疲乏、嗜睡,其他包括厌食、体重减轻、右上腹不适或疼痛、皮肤瘙痒、关节肌肉痛、发热等。

4. **问诊及查体关注**

(1) 病史询问要点。①流行病学:年龄、性别、家族史;②诱发因素:饮酒史、药物史、输血史、感染史(肝炎病毒)、遗传疾病史、风湿病病史、化学毒物接触史、血吸虫等疫区接触史;③主要症状:疲劳、体重减轻、低热、肝区不适、纳差、恶心、呕吐等;④伴随症状:关节肿痛、口干眼干、皮损、雷诺现象等。

(2) 体格检查要点:包括有无皮肤巩膜黄疸、眼K-F环,有无皮疹、肝掌、蜘蛛痣、脐周静脉显露,以及肝胆触诊、叩诊、移动性浊音有无异常。

5. 辅助检查

(1) 实验室检查:血清转氨酶水平升高、IgG 和/或 γ-球蛋白水平升高、自身抗体阳性(ANA、抗 SMA 抗体、抗 LKM-1 抗体、抗 SLA 抗体、抗 LC-1 抗体等)是 AIH 的重要实验室特征。血清碱性磷酸酶(ALP)、γ-谷氨酰转肽酶(γ-GT)明显升高伴胆红素升高,血清转氨酶轻度增高,伴自身抗体阳性(ANA、抗 AMA-M2 抗体),IgM 增高,则提示 PBC。此外,肝炎病毒标志物、肿瘤标志物等亦需要完善。

(2) 辅助检查:肝胆系统超声有助于证实胆汁淤积的发生及部位,并积极明确诊断、查找病因。若超声提示胆管系统正常而 AMA 阳性,则不需要进行胆管成像即可诊断 PBC;若 PBC 的诊断不明确或有血清胆红素的突然升高,则必须进行胆管成像检查。

(3) 肝组织学检查:提供 AILD 患者确诊依据,特别有助于自身抗体阴性患者的诊断、与其他疾病鉴别、评估分级分期,治疗后复查有助于判断合适的停药时机。AIH 的病理学主要表现为界面性肝炎,无胆管损伤。

6. 诊断及鉴别诊断

(1) AIH 的诊断标准,目前常用的是 Hennes 等在 2008 年提出的简化诊断积分系统(表 3-29)。

(2) AIH 的分型:①1 型,以 ANA 和/或抗 SMA 抗体阳性为特征,最常见,约占 80%,大部分为 40 岁以下的女性,多数患者对免疫抑制剂的治疗效果好。②2 型,主要为抗 LKM-1 抗体和/或抗 LC-1 抗体阳性,仅 4% 可检查到 ANA 和/或抗 SMA 抗体,此型约占 4%,儿童多见,可快速发展为肝硬化,对糖皮质激素治疗效果差。③3 型:为抗 SLA/LP 抗体阳性,激素反应与 1 型相似。

表 3-29 AIH 的 2008 年简化诊断积分系统

类别	分数
ANA 或抗 SMA≥1:40	+1
ANA 或抗 SMA≥1:80 或抗 LKM-1≥1:40 或抗 SLA 阳性	+2
血清 IgG	
>正常上限	+1
>1.1 倍正常上限	+2
肝炎病毒标志	
阴性	+2
肝组织学	
符合 AIH 表现	+1
典型 AIH 表现	+2

具体说明:

(1) 积分说明:

　　确诊 AIH:≥7 分

　　可能 AIH:≥6 分

(2) 自身抗体:多种自身抗体同时出现时最多得 2 分

(3) 肝组织学:典型 AIH 指同时存在以下三项:①界面性肝炎;②汇管区和小叶内淋巴细胞浆细胞浸润;③肝细胞玫瑰花样改变。

注:ANA,抗核抗体;抗 SMA,抗平滑肌抗体;抗 LKM-1,抗肝肾微粒体 1 抗体;抗 SLA,抗肝可溶性抗原抗体。

符合下列 3 个标准中的两项,则 PBC 的诊断可成立:①生化指标支持胆汁淤积的存在(血清 ALP 水平上升);②血清抗线粒体抗体(AMA)间接免疫荧光或免疫印记法检测阳性;和/或③肝组织学活检提示非化脓性破坏性胆管炎及小叶间胆管破坏。诊断时须考虑到无症状型 PBC 及 AMA 阴性的 PBC,因此肝穿刺组织病理检查对确诊本病更具有重要性,并可用于排除其他伴发症,如 AIH 和非酒精性脂肪性肝炎。

需要与 AIH 相鉴别的疾病:①肝遗传性疾病,如 Wilson 病、血色病、α_1-抗胰蛋白酶缺陷;②药物性肝病;③慢性病毒(如 HCV、HBV)感染;④酒精性肝病;⑤其他自身免疫性肝病,如干燥综合征、硬皮病、类风湿关节炎、系统性红斑狼疮、多发性肌炎、混合性结缔组织病、甲状腺炎等;⑥重叠综合征。

需要与 PBC 相鉴别的疾病:①肝外胆管阻塞;②PSC;③肝炎后肝硬化;④药物性肝病;⑤结节病;⑥重叠综合征;⑦原因不明的成年人胆管稀少。

7. 治疗　治疗原则:缓解临床症状,减轻炎症反应及肝细胞损害,改善肝功能及病理组织异常,减慢向肝纤维化的进展。

(1) AIH 治疗。

1) 绝对治疗指征:①血清转氨酶≥10 倍正常值上限甚至重症(伴出凝血异常,INR>1.5);②血清转氨酶≥3 倍正常值上限、IgG≥1.5 倍正常值上限;③病理组织学提示桥样坏死或多小叶坏死,界面性肝炎(重度、融合)。

2) 相对治疗指征:①乏力、关节痛、黄疸症状明显;②血清转氨酶和/或 IgG 增高水平低于绝对指征;③界面性肝炎(轻中度)。

3) 无治疗指征:无活动性肝硬化,既往对泼尼松(龙)和/或硫唑嘌呤不耐受,已有共存疾病。

4) 推荐治疗方案:泼尼松(龙)+硫唑嘌呤。第二代糖皮质激素布地奈德可替代泼尼松(龙)作为 AIH 的一线治疗方案,可减轻糖皮质激素相关不良反应,但不推荐用于传统激素无应答的病例。

5) 二线药物治疗:环孢素 A、6-巯基嘌呤、吗替麦考酚酯(最常用)、甲氨喋呤、他克莫司。

6) 其他药物治疗:如多烯磷脂酰胆碱、熊去氧胆酸(UDCA)等细胞保护性药物。

7) 肝移植治疗:对糖皮质激素治疗中或治疗后失代偿的 AIH 患者。

(2) PBC 治疗。

1) 药物治疗:①熊去氧胆酸(13～15 mg/kg/d):唯一获美国 FDA 批准,可以明显改善胆汁淤积的生化指标,延缓门脉高压的发生;对不耐受或应答不佳者,可以考虑联合二线药物法尼酯 X 受体激动剂奥贝胆酸;②免疫抑制剂:如糖皮质激素、硫唑嘌呤、吗替麦考酚酯、环孢素 A、甲氨蝶呤等;③贝特类药物:如非诺贝特联合 UDCA,治疗过程中需密切监测不良反应;④瘙痒治疗:一线药物是考来烯胺,二线药物是利福平;⑤高脂血症治疗:考来烯胺、他汀类药物可能有效;⑥代谢性骨病:推荐每日口服补充钙(1000～1200 mg/d),降钙素、氟化钠及二膦酸盐也能增加骨密度;⑦脂肪泻治疗:补充中链甘油三酯、胰酶替代等。

2) 肝移植治疗:终末期 PBC 患者唯一有效的治疗方法。

十三、原发性肝癌

1. 定义 原发性肝癌(primary hepatic carcinoma, PHC)指肝脏原发的恶性肿瘤,包括肝细胞癌(hepatocellular carcinoma, HCC)、肝内胆管癌(intrahepatic cholangio

carcinoma，ICC)和 HCC-ICC 混合型 3 种不同病理学类型,其中以 HCC 最为常见。下文中"肝癌"指 HCC。

2. 病因 ①乙型肝炎病毒(HBV)和(或)丙型肝炎病毒(HCV)感染;②其他原因引起的肝硬化;③过度饮酒、非酒精性脂肪性肝炎、长期食用被黄曲霉素污染的食物;④有肝癌家族史,尤其是年龄>40 岁的男性人群等。

3. 问诊及查体关注

(1) 病史询问要点:①基础疾病:慢性肝炎、肝硬化病史,饮酒史。②症状性质:腹痛(部位、性质、持续时间)及转移灶症状。③伴随症状:发热(体温、热型)、乏力、纳差及体重下降。④转移灶症状。a. 肺转移:咳嗽、咯血、胸痛;b. 骨转移:骨痛;颅内:头痛、恶心、呕吐等。⑤伴癌综合征:自发性低血糖、红细胞增多症及高钙血症等表现。⑥家族史:家族消化系统肿瘤史。

(2) 体格检查重点:皮肤巩膜、肝掌、蜘蛛痣、锁骨上淋巴结、肝脾触诊、移动性浊音及双下肢水肿情况。

4. 实验室及辅助检查

(1) 常规检查:血常规、生化及凝血功能等。

(2) 肝病相关检查:乙肝 5 项(两对半)、HCV‑Ab、HBV‑DNA 及 HCV‑RNA。

(3) 肿瘤标志物:AFP、γ-脱羧凝血酶原(DCP)。

(4) 影像学检查:腹部 B 超、肝脏超声造影/上腹部增强 CT/上腹部增强 MRI(推荐)/上腹部普美显增强 MRI。

(5) 有创操作:影像学无法诊断可行肝占位穿刺活检。

5. 诊断及鉴别诊断

(1) 诊断:需结合肝癌发生的高危因素和影像学特征:①有乙型病毒性肝炎或丙型病毒性肝炎或有任何原因引起肝

硬化者,肝内直径≤2 cm结节动态增强MRI、动态增强CT、超声造影或普美显增强MRI,4项检查中至少有2项显示动脉期病灶明显强化、门静脉期和(或)平衡期肝内病灶强化低于肝实质,即"快进快出"的肝癌典型特征,则可做出肝癌的临床诊断。②对于发现肝内直径>2 cm结节,则上述4种影像学检查中只要有1项典型的肝癌特征,即可临床诊断为肝癌。③对于不符合上述条件的肝占位可行肝病灶穿刺活检以明确诊断。

(2) 肝占位鉴别诊断:①继发性肝恶性肿瘤;②肝腺瘤、肝局灶性增生、肝血管瘤、肝囊肿及肝脓肿等良性肝占位。

(3) 甲胎蛋白升高鉴别诊断:①肝炎活动、肝硬化;②其他消化系统恶性肿瘤如胃癌等;③生殖系统肿瘤。

6. 治疗

(1) 治疗原则:根据肿瘤分期如中国肝癌分期(CNLC)、巴塞罗那(BCLC)分期等选择相应治疗手段。

(2) 治疗措施:

1) 根治性治疗:外科手术切除、局部消融治疗及肝移植。

2) 非根治性局部治疗:经动脉化疗栓塞术(transarterial chemoembolization,TACE)、放射治疗。

3) 系统治疗:靶向治疗、免疫治疗;抗病毒、保肝治疗;对症支持治疗。

十四、腹水及自发性腹膜炎

1. 定义 腹水(ascites)是指腹腔内液体体积超过300 ml。

2. 病因 常可分为门脉高压腹水及非门脉高压腹水,如图3-9所示。

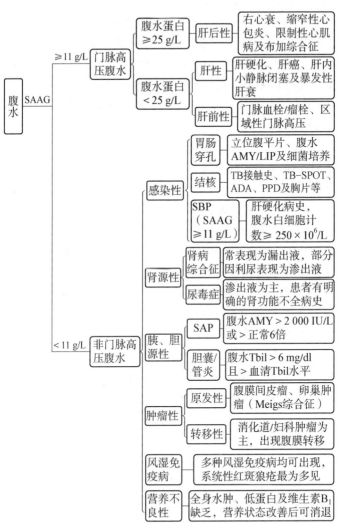

图3-9 腹水常见病因

3. 问诊及查体关注

(1) 病史询问要点。①感染(结核):盗汗、体重下降、乏力、结核患者接触、咳嗽及咳痰;②肝硬化病史:肝炎病史或家族史、酒精性肝病病史及脂肪肝病史;③风湿免疫病:口眼干、皮疹及关节肿痛等;④肾源性:尿中泡沫增多,颜面部/下肢水肿;⑤心脏疾病:心脏基础疾病、胸闷、活动耐量减少及夜间不能平卧等。

(2) 体格检查重点:腹部膨隆、移动性浊音阳性、液波震颤阳性,如有自发性腹膜炎(spontaneous bacterial peritonitis)可有压痛。

4. 辅助检查 腹水分析。①常规及生化:用于判断渗出液/漏出液,缩小鉴别诊断范围;②肿瘤标志物:AFP检查有助于肝癌的诊断,CEA有助于胰腺和肠道肿瘤诊断;③腹水腺苷脱氨酶(ADA):阳性提示结核性腹膜炎可能;④细菌培养:腹水多形核细胞计数$\geq 250 \times 10^6/L$提示感染性腹水;⑤细胞学:有助于肿瘤诊断。

5. 诊断流程 如图3-10。

6. 治疗 ①对症治疗:密切监测患者循环容量,适当补充白蛋白及利尿;大量腹水出现腹胀、胸闷等症状,可予腹腔穿刺引流;②对因治疗:针对基础疾病治疗。

十五、急性胰腺炎

1. 定义 急性胰腺炎(acute pancreatitis,AP)是多种病因导致胰酶激活,并作用于胰腺组织后产生的局部炎症反应,可伴或不伴有其他器官功能改变,可分为轻症AP、中度重症AP及重症AP 3种类型。

(1) 轻症急性胰腺炎(MAP):符合AP诊断标准,不伴有

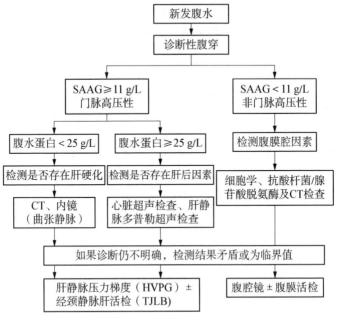

图3-10 腹水诊断流程

器官功能衰竭及局部或全身并发症。

(2) 中度重症急性胰腺炎(MSAP):符合 AP 诊断标准,伴有一过性的器官衰竭(48 h 内可以恢复),或伴有局部或全身并发症。

(3) 重症急性胰腺炎(severe acute pancreatitis, SAP):符合 AP 诊断标准,伴有持续(>48 h)的器官功能衰竭,改良 Marshall 评分≥2 分。

2. 病因 ①常见病因:胆石症(包括胆道微结石)、酗酒、高脂血症及特发性(15%~20%)。②少见病因。a. 代谢性疾病:甲状旁腺功能亢进、高钙血症;b. 手术后:胆总管探查、括约肌成形术、十二指肠手术及远端胃切除;c.药物:硫唑嘌呤、磺胺类、噻嗪类利尿剂、呋塞米、四环素、雌激素、环孢素、5-氨基水杨酸及糖皮质激素等;d.乳头及周围疾病:Oddi括约肌功能不良、壶腹部肿瘤、憩室、十二指肠梗阻及输入袢综合征;e.风湿免疫疾病:系统性红斑狼疮、类风湿关节炎及系统性血管炎;f.感染:腮腺炎病毒、柯萨奇病毒、支原体、埃可病毒、蛔虫及 HIV;g.其他:ERCP 后(3.5%)、胰腺分裂症、创伤、$α_1$-抗胰蛋白酶缺乏症、遗传性胰腺炎、金属中毒、肾衰竭终末期、妊娠及吸烟。

3. 问诊及查体关注

(1) 病史询问要点:①诱因:暴饮暴食、酗酒、大量进食油腻食物及胆结石病史;②腹痛:中上腹或脐周、刀割样、持续不缓解/进行性加重及排便不缓解;③恶心、呕吐:酒精性胰腺炎呕吐常于腹痛时出现,胆源性胰腺炎呕吐常于腹痛后出现,呕吐后不能缓解。

(2) 体格检查重点:①肠鸣音减弱,轻者上腹部或全腹轻压痛,重者出现肌紧张、压痛及反跳痛等腹膜刺激征;②Grey-Tuner 征:两肋部皮下青紫;③Cullen 征:脐部皮下青紫。

4. 辅助检查　①血淀粉酶测定:急性胰腺炎起病 6 h 后,淀粉酶>500 U/L 或 12 h 尿淀粉酶>1 000 U/L;②血脂肪酶测定:脂肪酶增高持续时间较长,有助于发作后胰腺炎的诊断;③炎症指标:发病 72 h 后 CRP>150 mg/L 提示胰腺组织坏死,动态监测 IL-6 水平增高提示预后不良;④血钙测定:明显下降提示胰腺广泛脂肪坏死,血钙<1.75 mmol/L 提示预后不良;⑤B 超检查:可以观察胰腺的形态判断有无胰腺炎。此外,还可以判断有无胆道结石;⑥CT:诊断急性胰腺炎的标准方法,同时可以评估胰腺炎病情严重程度指导治疗;

⑦ERCP:主要用于治疗。

5. 诊断

(1) 急性胰腺炎诊断:

1) 急性、突发、持续及剧烈的上腹部疼痛,可向背部放射。

2) 血清淀粉酶和(或)脂肪酶活性至少高于正常上限值3倍。

3) 增强 CT 或 MRI 呈 AP 典型影像学改变(胰腺水肿或胰周渗出积液)。

* 符合上述 3 项标准中的 2 项,即可诊断为 AP。

(2) 病情严重程度评估:CRP>150 mg/L 提示广泛胰腺坏死,见表 3-30。

表 3-30 改良 Marshall 评分

评分项目	0 分	1 分	2 分	3 分	4 分
呼吸 PaO_2/FiO_2	>400	301~400	201~300	101~200	<101
肾脏(Cr,$\mu mol/L$)	>134	134~169	170~310	311~439	>439
循环(SBP,mmHg)	>90	<90,补液后纠正	<90,补液不能纠正	<90,pH<7.3	<90,pH<7.2

注:其他评分系统如 Ranson、APACHE Ⅱ、BISAP、MCTSI 等。

(3) AP 的完整诊断:AP 诊断+分类诊断+病因诊断+并发症诊断。

例如:急性胰腺炎(中度重症,胆源性),全身炎症反应综合征,急性胰周液体积聚。

注：①全身炎症反应综合征（SIRS）：HR＞90次/分、T＜36℃或＞38℃、WBC计数$4×10^9$/L或＞$12×10^9$/L、RR＞20次/分或$PaCO_2$＜32 mmHg,符合2项以上。②并发症：局部并发症为急性胰周液体积聚、急性坏死物积聚、胰腺假性囊肿、包裹性坏死及感染性胰腺坏死；全身并发症为ARDS、急性肾衰竭、心功能衰竭、水、电解质、酸碱平衡紊乱、SIRS、腹腔内高压、腹腔间隔室综合征、胰性脑病。

6. 治疗

（1）治疗原则：快速识别疾病严重程度,禁食、禁水,去除病因,酌情镇痛,病情严重者加强液体复苏,减少并发症。

（2）治疗措施：

1）MAP：监护,支持治疗,短期禁食,不需要肠内或肠外营养；镇痛（哌替啶）。

2）MSAP/SAP：监护,液体复苏,营养支持（初期主要是肠外营养,但应尽早在发病48小时内过渡到肠内营养）,抑制胰腺外分泌（生长抑素）和胰酶活性（加贝酯、乌司他丁）,预防和治疗肠道衰竭,中医中药（生大黄、清胰汤及大承气汤）。

3）抗生素应用：

A. 指征：胆源性MAP或伴有感染的MSAP和SAP。

B. 用药："降阶梯"治疗；碳青霉烯类、喹诺酮类、第三代头孢菌素及甲硝唑等,疗程7～14 d。

C. 不常规使用预防性抗菌药物；不常规抗真菌治疗。

4）内镜治疗：对疑有胆源性胰腺炎的患者早期（发病后24～72小时内）进行ERCP,可清除胆管结石,使患者病情迅速改善并减少复发。

附

慢性胰腺炎

1. 定义 指各种病因引起的胰腺组织和功能不可逆改变的慢性炎症性疾病。病理特征为胰腺腺泡萎缩、破坏和间质纤维化,胰腺实质钙化、胰管扩张、胰管结石。临床上以反复发作的上腹疼痛和/或胰腺内、外分泌功能不全为主要症状。

2. 临床表现 轻重不一,可无症状或轻度消化不良。中度以上的慢性胰腺炎,可有腹痛、腹胀、黄疸等胰腺炎急性发作症状,胰腺内、外分泌功能不足表现,以及腹水、感染等。

3. 诊断及鉴别诊断

(1) 诊断:①典型临床表现,如反复发作的上腹痛或急性胰腺炎等;②影像学检查提示胰腺钙化、胰管结石、胰管狭窄或扩张等;③病理学特征性改变;④胰腺外分泌功能不全表现。其中,②或③可确诊,①+④可拟诊。

(2) 鉴别诊断:需与胰腺癌、消化性溃疡、原发性胰腺萎缩等进行鉴别。

4. 治疗

(1) 治疗原则:去除病因、控制症状、改善胰腺功能、治疗并发症和提高生活质量。

(2) 治疗措施:具体参见急性胰腺炎。

十六、急性胆道感染

1. 定义 主要指急性胆囊炎和急性胆管炎,如未及时治疗,易导致感染加重,甚至发展为脓毒血症、感染性休克或多器官功能衰竭,危及生命。

2. 病因

(1) 急性胆囊炎。①胆囊管梗阻：多由结石嵌顿引起，导致胆汁排出受阻、淤积和浓缩，高浓度的胆盐可损伤胆囊黏膜；②细菌感染：感染途径为通过胆道逆行进入胆囊、血液和淋巴；③胆汁淤积。此外，糖尿病、肥胖、蛔虫、妊娠、艾滋病等亦是急性胆囊炎的高危因素。

(2) 急性胆管炎。包括胆道结石、胆管良性狭窄、胆道恶性肿瘤、胰腺恶性肿瘤、反流性胆管炎、肝移植术后及硬化性胆管炎等各种导致胆道通畅性受阻的因素。

3. 临床表现

(1) 急性胆囊炎：疼痛性质和部位类似于胆绞痛，但持续时间更长（>6h），程度更剧烈。呕吐常见，伴右肋下压痛。数小时内可见 Murphy 征阳性，伴右上腹肌卫（肌抵抗），常有低热。

(2) 急性胆管炎：典型表现是发热、腹痛、黄疸，又称"Charcot 三联征"。化脓性胆管炎的典型表现为腹痛、高热、寒战、黄疸、休克、神志障碍，又称"Reynold 五联征"。

4. 问诊与查体关注

(1) 病史询问要点。①流行病学：性别、年龄；②诱因：高脂饮食、胆结石病史、胆道感染史；③症状：腹痛部位、性质、加重/缓解因素，是否伴有发热等伴随症状。

(2) 体格检查要点。胆囊点压痛（+）、Murphy（+），关注黄疸及神志、尿量及四肢循环状态。

5. 辅助检查　①血常规：白细胞及中性粒细胞均升高。②肝肾功能：急性胆囊炎时胆红素不升高或轻度升高；急性胆管炎时显著升高，可伴有 γ-GT、ALP 升高；化脓性胆管炎出现五联征时，可伴有尿素氮、血肌酐升高。③超声：急性胆囊炎的首选检查方法,诊断依据包括:a.胆囊壁增厚(厚度＞4 mm),胆囊增大(宽度≥4 cm);b.存在胆囊结石(伴或不伴颈部嵌顿);c.胆囊周围积液,胆囊周围可见低回声带、胆囊壁"双边征"。④CT:可见胆囊周围液体聚集、胆囊增大、胆囊壁增厚等征象;高度怀疑坏疽性胆囊炎和气肿性胆囊炎患者,术前诊断时推荐增强 CT 检查。⑤MRI 和磁共振胰胆管成像(MRCP):可见胆囊周围高信号、胆囊增大、胆囊壁增厚。

6. 诊断及鉴别诊断 急性胆囊炎、急性胆管炎的诊断标准,具体见表 3-31、3-32。

表 3-31 急性胆囊炎的诊断标准

诊断标准	内容
A. 局部炎症表现	①Murphy 征阳性;②右上腹包块、疼痛和/或压痛
B. 全身炎症表现	①发热;②CRP 升高;③白细胞计数升高
C. 影像学检查	急性胆囊炎的影像学表现
疑似诊断:A 1项 + B 1项;确切诊断:A、B、C 各 1项	

表 3-32 急性胆管炎的诊断标准

诊断标准	内容
A. 全身炎症表现	①发热(体温＞38℃)和/或寒战;②实验室检查:白细胞计数＜4×10^9/L 或＞10×10^9/L,C 反应蛋白≥1 g/L
B. 胆汁淤积	①黄疸;②实验室检查:ALP＞1.5×正常值上限,γ-GT＞1.5×正常值上限,ALT＞1.5×正常值上限
C. 影像学检查	①胆道扩张;②影像学发现病因(狭窄、结石、肿瘤、支架等)
疑似诊断:A 1项 + B 或 C 1项;确切诊断:A、B、C 各 1项	

鉴别诊断：①胰腺炎；②肝脓肿；③门静脉炎；④胆囊癌；⑤急性胃肠炎；⑥消化性溃疡；⑦阑尾炎。

7. 治疗

（1）急性胆囊炎治疗原则：一旦明确诊断，在评估是否需手术切除或紧急引流的同时，应禁食、充分补液，维持水、电解质、酸碱平衡。早期应用抗菌药物和镇痛药物，持续监测生命体征和血流动力学指标。

（2）急性胆管炎治疗原则：一旦明确诊断，首先评估患者的生命体征及严重程度。急性胆管炎治疗方式应依据严重程度决定，注意治疗过程中病情进展情况，及时调整治疗策略。具体治疗包括抗菌药物治疗、全身支持治疗、胆管引流及病因治疗等。

第四章

泌尿系统疾病

第一节 ◆ 常见症状总结

一、蛋白尿

1. 定义 尿蛋白质定性检查为阳性,或定量检查>150 mg/24 h为蛋白尿(proteinuria),如表4-1所示。

表4-1 24小时尿蛋白定量及随机尿白蛋白/肌酐临床意义

24 小时尿蛋白定量		随机尿白蛋白/肌酐	
蛋白尿	>150 mg/24 h	正常	<30 mg/g
大量蛋白尿	>3.5 g/24 h	微量白蛋白尿	30~300 mg/g
—		临床蛋白尿	>300 mg/g

2. 分类及病因 见表4-2。

表4-2 蛋白尿分类及常见病因

分 类	病 因
原发性	急性肾小球肾炎 急进性肾小球肾炎 慢性肾小球肾炎、IgA 肾病 肾病综合征

(续表)

分 类	病 因
继发性	
免疫	狼疮性肾炎、系统性血管炎及血栓性血小板减少性紫癜
感染	病毒、细菌及寄生虫
代谢	糖尿病肾病、高血压肾病及尿酸盐肾病
肿瘤	多发性骨髓瘤、各种实体肿瘤肾受累
异常蛋白	淀粉样变、轻链病
药物/毒物	NSAIDs、肾毒性抗生素、毒品及部分肾毒性中药
遗传性	Alport综合征 薄基底膜肾病 Fabry病

3. 问诊及查体关注

(1) 病史询问要点：①诱因：持续/间断蛋白尿(体位、运动等)；②泌尿症状：尿频、尿急、尿痛、泡沫尿及血尿；③伴随症状：发热、咽痛、口干、眼干、脱发、光敏、颜面部皮疹及双下肢紫癜；④基础疾病：高血压、糖尿病、乙肝、丙肝及肥胖；⑤药物及毒物：NSAIDs、氨基糖苷类、磺胺类药物及汞/铅/铜暴露等；⑥家族史：先天耳聋、先天失明。

(2) 体格检查重点：血压升高、颜面水肿、双下肢水肿、腰部以下水肿(长期卧床者)及肾区叩痛；咽部、扁桃体、脱发、皮疹、关节痛等。

4. 辅助检查　①尿常规：尿常规试纸检测仅能进行白蛋白定性，对高度怀疑者应进一步完善24h尿蛋白定量；②24h尿蛋白定量：尿蛋白定量、成分分析，有利于鉴别尿蛋白来源；③免疫评估：ANAs、ANCAs、补体、免疫球蛋白、Coombs试验、狼疮抗凝物、抗心磷脂抗体及抗 β_2-GP1 抗体;④感染筛查:乙型肝炎病毒、丙型肝炎病毒及 HIV;⑤肾脏超声:评估肾脏大小、形态,协助判断病程,亦可指导肾脏穿刺。

5. **诊断及鉴别诊断** 如图 4-1 所示。

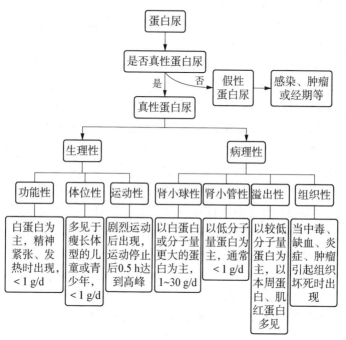

图 4-1 蛋白尿诊断及鉴别诊断

二、血尿

1. **血尿(hematuria)的定义**

(1) 镜下血尿:尿液离心沉渣中红细胞>3 个/HP。

(2) 肉眼血尿:每升尿液中含有 1 ml 以上血液时尿色就

会明显变红。

（3）尿隐血阳性：尿中无红细胞，但含有可检出的血红蛋白或肌红蛋白。

（4）假血尿：食物（甜菜、辣椒）、药物（利福平）、月经污染及痔疮出血等引起红色尿。

2. 病因 ①肾实质疾病：a.血管炎，如IgA血管炎、结节性多动脉炎及肉芽肿性多血管炎等；b.肾小球疾病，如原发性肾小球肾炎、IgA肾病、狼疮性肾炎、系膜增生性肾小球肾炎及Alport综合征、IgG4相关性疾病等；c.肾小管间质疾病，如多囊肾、肾结石、肿瘤（原发性肾细胞癌、白血病浸润、转移性肾癌）及感染（肾盂肾炎）等。②肾血管疾病：动静脉畸形、肾动脉疾病（血栓形成、栓塞、夹层/动脉瘤、恶性高血压）及肾静脉血栓形成等。③尿路疾病：输尿管、膀胱、前列腺、尿道等感染及膀胱癌、前列腺肿瘤、输尿管结石等。④药物相关：镇痛药、抗凝药、青霉素、口服避孕药、长春新碱及环磷酰胺等；⑤全身性疾病：凝血功能障碍、镰状细胞贫血等；⑥代谢性疾病：高钙尿症、尿酸盐肾病等。

3. 问诊及查体关注

（1）病史询问要点：①人群特征：中青年（原发或继发性肾小球肾炎更多见），老年人（泌尿系肿瘤需予鉴别）；②血尿性质：诱发因素、持续时间及全程/间断；③症状：尿路刺激征（尿频、尿急、尿痛）、尿量减少、发热及盗汗。

（2）体格检查重点：肾区叩痛、下肢水肿及高血压。

4. 辅助检查 参见"血尿诊疗思路"。

5. 诊断及鉴别诊断 见图4-2、4-3。

第四章 泌尿系统疾病

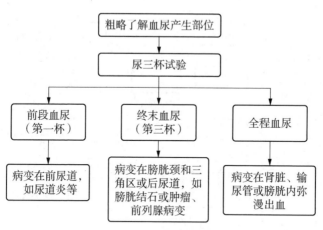

图4-2 血尿定位诊断

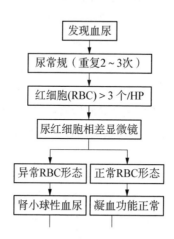

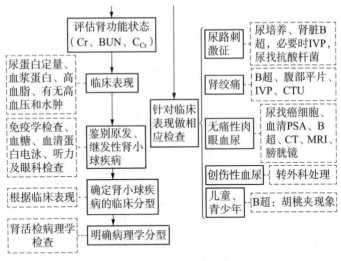

图 4-3 血尿诊疗思路

三、高钾血症

1. 定义　血清钾浓度 > 5.5 mmol/L 为高钾血症 (hyperkalemia)。

2. 病因　导致高钾血症的病因很多,可分为细胞钾离子释放增加、尿钾排出减少及钾摄入过多,见表 4-3。

表 4-3　高钾血症病因

分类		病因
细胞钾离子释放增加	假性高钾血症	采血技术相关、血小板增多症、慢性淋巴细胞白血病及遗传性(家族性)假性高钾血症
	代谢性酸中毒	乳酸酸中毒、酮症酸中毒等

(续表)

分类		病因
	胰岛素缺乏、高血糖和高渗透压	生长抑素或生长抑素激动剂、禁食等
	组织分解代谢增加	创伤(包括非挤压性创伤)、肿瘤溶解综合征及重度意外性低体温
	β受体阻滞剂	通常极少发生,除非有大量钾负荷、剧烈运动或存在阻止过量细胞外钾排出的其他钾调控方面的缺陷
	运动	一过性轻度升高,无须处理
	高钾性周期性麻痹	常染色体显性遗传病,无力或麻痹,通常可由受凉、运动后休息、禁食或摄入少量钾诱发
	其他	洋地黄过量、红细胞输注、烧伤/广泛创伤/长期制动等
尿钾排出减少	醛固酮分泌减少	低肾素性醛固酮减少症或某些药物(环孢素、他克莫司、ACEI、NSAIDs)等引起醛固酮释放减少
	醛固酮反应降低	保钾利尿剂、急慢性肾病
	远端钠和水输送减少	有效血容量减少(低血容量、心力衰竭及肝硬化等)
	急性和慢性肾病	组织分解、高钾饮食等多因素
钾摄入过多	通常为医源性钾摄入过多	

3. 临床表现 ①典型症状。a. 肌肉:严重的肌无力或肌麻痹;b. 心脏:心悸等多种传导异常和心律失常,甚至心脏骤停。②伴随症状:包括代谢性酸中毒、糖尿病等相应症状。

4. 问诊及查体关注

(1) 病史询问要点。①诱因:尿量减少、进食大量含钾食物、药物、创伤及运动;②急症症状:心悸、胸闷、乏力及呼吸困难;③药物使用:NSAIDs、ACEI 及螺内酯;④家族史:类似症状发作。

(2) 体格检查重点:肌肉(肌力)、神经系统及心脏查体。

5. 辅助检查 ①常规检查:血常规、肾功能;②血电解质,必要时查 24 h 尿电解质;③血气分析:可合并有酸中毒,HCO_3^- ↓;④心电图:可出现高尖 T 波,Q-T 间期缩短,PR 间期延长,P 波扁平或消失,QRS 波增宽,R 波振幅降低,S 波深大,ST 段压低,严重者出现室颤或心电静止。

6. 诊断流程 见图 4-4。

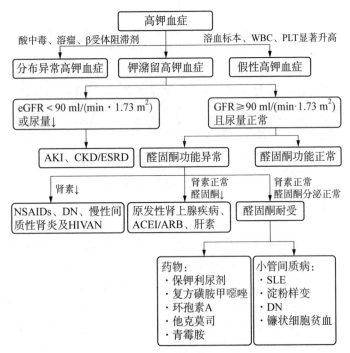

图 4-4 高钾血症诊断流程

7. 处理

(1) 治疗原则:停用所有可能升高血钾的药物,控制钾的摄入;予以心电监护、监测血钾水平变化;积极治疗基础病,即刻开始降钾治疗。

(2) 高钾血症处理方案选择及原理见表4-4。

表4-4 降钾方案选择

方案	剂量	起效时间	备注
钙剂	10%氯化钙3～4 ml iv 10%葡萄糖酸钙10 ml iv	1～3 min	稳定心肌兴奋性,缓慢静推,>3 min;氯化钙更多用于循环不稳定的患者
葡萄糖+胰岛素	50%GS 20 ml+RI 10 U iv 10%GS 500 ml+RI 10～16 U ivgtt	15～30 min	钾离子胞内转移,仍需配合排钾药
碳酸氢钠	5% $NaHCO_3$ 125 ml ivgtt	15～30 min	促进钾离子胞内转移,钙剂使用后则不宜使用碳酸氢钠
β受体激动剂	沙丁胺醇 20 mg 雾化	1～2 h	钾离子胞内转移,警惕心律失常
降钾树脂	30～90 g/d po	1～2 h	胃肠道排钾
利尿剂	呋塞米、托拉塞米及布美他尼等	20 min	注意容量管理
血液透析	K^+>6.5 mmol/L,药物降钾治疗效果不佳或出现急症时		

四、低钾血症

1. **定义** 血清钾低于 3.5 mmol/L 为低钾血症(hypokalemia)。

2. **病因** ①摄入钾减少:厌食、长期摄入减少;②进入细胞内的钾增多:代谢性碱中毒,大量葡萄糖液+胰岛素治疗,抗精神病药物(利培酮、喹硫平)等;③钾排出增多:经胃肠道(大量呕吐、腹泻及造瘘)、尿液(肾小管酸中毒、原发或继发性醛固酮增多症、Cushing 综合征、异源性 ACTH 综合征、利尿剂、甘露醇及某些抗生素治疗后)、其他(引流、大面积烧伤、透析及血液置换)丢失。

3. **问诊及查体关注**

(1) 病史询问要点。①诱因:进食少,近期某些药物或手术等;②症状评估:肌无力、呼吸困难、心悸及胸闷;③家族史:类似症状发作、慢性疾病史及长期药物使用史。

(2) 体格检查重点:神志、心率、心律、肢端循环、下肢水肿、出入量、四肢肌力及神经系统查体。

4. **辅助检查** ①常规检查:血尿常规、肾功能;②血电解质(包括钙、磷及镁)、24 h 尿电解质(尿钾排泄>20 mmol/L 提示肾性失钾)、尿 pH;③血气分析:可合并碱中毒;④激素检查:肾素、血管紧张素、醛固酮、皮质醇及 ACTH;⑤心电图:T 波宽而低,重者 T 波倒置,Q-T 间期延长,见 U 波;⑥肾脏检查:超声评估肾脏,必要时指导肾穿刺;肾上腺 CT 排查肾上腺疾病。

5. **诊断流程** 如图 4-5 所示。

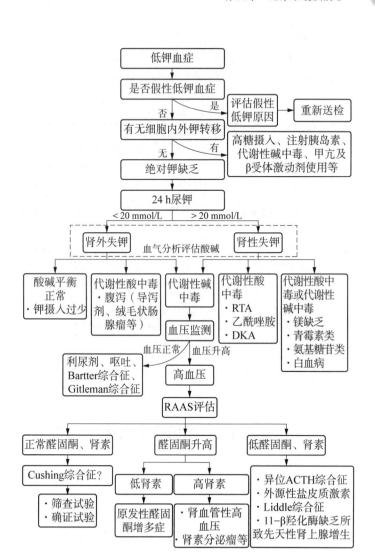

图4-5 低钾血症诊断流程

6. 处理

(1) 治疗原则:去除诱因,积极治疗基础病,选择性补钾,预防及治疗危及生命的并发症。补钾方案如表4-5所示。

表4-5 补钾方案

方案	适应人群	用量	备注
口服补钾	轻度低钾(3.0~3.5)mmol/L	氯化钾:1.5~6.0 g 分次服用 枸橼酸钾:3~6 g/d	口服及静脉补钾无绝对血钾适用范围,可根据患者病情而定
静脉补钾	中重度低钾(2.5~3.0)mmol/L	10%KCl 15 ml+GS/NS 500 ml ivgtt	
输液泵补钾	重度低钾/重症/心衰控制入液量	第一级:10% KCl 15 ml+NS 35 ml,泵速<8 ml/h 第二级:10% KCl 15 ml+NS 35 ml,泵速=8~20 ml/h 第三级:10% KCl 30 ml+NS 20 ml,泵速=10~50 ml/h	输液泵补钾必须心电监护及密切监测补钾,输液泵补钾按一级→三级逐步上升

第二节 ◆ 常见疾病诊治

一、肾小球疾病

1. 定义 肾小球疾病(glomerular disease)是一组以血尿、蛋白尿、水肿、高血压和不同程度的肾功能损害等为临床表现的肾脏疾病,是我国慢性肾衰竭的主要病因,可以分为原发性、继发性和遗传性三大类。

2. 临床分型　肾小球疾病有多种分类,临床上常分为肾炎综合征、肾病综合征及无症状性蛋白尿/血尿,如表 4-6 所示。

表4-6　肾小球疾病临床分型

类型	特点	具体
肾炎综合征	①急性肾小球肾炎;②急进性肾小球肾炎;③慢性肾小球肾炎	原发性:急性链球菌感染后肾小球肾炎;急进性肾小球肾炎(Ⅰ型、Ⅱ型及Ⅲ型) 继发性:AAV、狼疮性肾炎、IgA血管炎及血栓性微血管病等
肾病综合征	①大量蛋白尿,24 hUPro>3.5 g;②低蛋白血症,Alb<30 g/L;③显著水肿;④高脂血症	原发性 继发性:糖尿病肾病、狼疮性肾炎、淀粉样变、恶性肿瘤相关性、HIV相关型、IgA血管炎肾受累及药物相关肾病等
无症状性蛋白尿/血尿	无任何临床症状,在尿液检查中发现蛋白尿和(或)镜下血尿	

3. 临床表现　①蛋白尿:a. 肾小球性蛋白尿:见于多种肾小球疾病,以白蛋白等中大分子为主;b. 肾小管性蛋白尿:见于肾小管病变,以小分子蛋白为主;c. 溢出性蛋白尿:小分子蛋白超过了肾小管的重吸收能力,见于多发性骨髓瘤(轻链尿)、横纹肌溶解(肌红蛋白尿)及血管内溶血(血红蛋白尿)等;d. 组织性蛋白尿:见于肾盂肾炎、尿路肿瘤等。②血尿:a. 尿相差显微镜:变形红细胞血尿为肾小球源性,均一正常红细胞血尿为非肾小球源性;b. 肾小球源性血尿:见于肾小球基底膜断裂。③水肿:血尿或蛋白尿患者出现外周和(或)眶周

水肿可能是肾小球疾病所致钠潴留的体征。④高血压:肾小球疾病常伴高血压。

4. 问诊及查体关注

(1) 病史询问要点:①病程:起病时间、方式;②水肿:部位、程度、白蛋白水平及尿量;③尿液异常:泡沫尿、肉眼血尿及镜下血尿;④肾功能:起病时有无肾功能减退;⑤其他系统:有无心、肺、眼及皮肤等受累;⑥既往病史:免疫、感染、代谢、肿瘤、药物及毒物等因素。

(2) 体格检查重点:包括泌尿系统查体,以及有无躯干及肢体水肿、有无多浆膜腔积液等。

5. 辅助检查 ①血液检查:血常规,肾功能,电解质;②尿液检查:尿常规(尿 WBC、RBC、蛋白、病理管型),24 h 尿蛋白(定量+系列蛋白),24 h 尿化学(电解质、尿酸、尿肌酐),尿 RBC 相差显微镜;③免疫检查:免疫球蛋白,补体,自身抗体(ANAs,抗 dsDNA,抗 GBM,ANCAs 等);④激素检查:肾素-血管紧张素-醛固酮,抗利尿激素;⑤肾影像检查:超声,CT/CTU,同位素肾图;⑥肾病理学检查:肾穿刺组织病理(光镜,电镜,免疫组化,免疫荧光)。

6. 诊断及鉴别诊断 肾小球疾病的临床诊断主要按照临床综合征来进行(图 4-6)。

二、急性链球菌感染后肾小球肾炎

1. 定义 急性链球菌感染后肾小球肾炎(poststreptococcal glomerulonephritis,PSGN)又称"急性肾炎",是一组以急性肾炎综合征(血尿、蛋白尿、水肿及高血压)为主要临床表现的肾脏疾病。

2. 病因 本病常因β-溶血性链球菌"致肾炎菌株"(常见

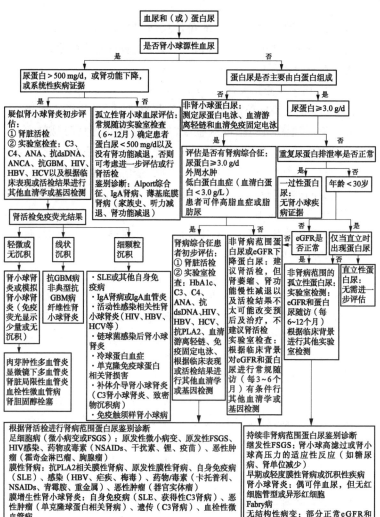

图 4-6 肾小球疾病的诊断流程

为 A 组 12 型等)感染诱发的免疫反应,包括:①免疫复合物沉积于肾脏;②抗原原位种植于肾脏;③肾脏正常抗原改变,诱导自身免疫反应。

3. 问诊及查体关注

(1) 病史询问要点:①诱因:前驱感染:1～3 周前上呼吸道感染,其他感染包括皮肤感染、猩红热等;②急症识别:主要识别心衰、急性高血压及电解质紊乱:胸闷、呼吸困难、头痛、恶心及呕吐等;③肾炎症状:血尿、蛋白尿,水肿,高血压;④鉴别问诊:皮疹、关节痛、脱发、光过敏、手足麻木、血涕、鼻窦区压痛及咯血等。

(2) 体格检查重点:上呼吸道(咽部、扁桃体)、心血管、肢体(水肿)及皮肤查体。

4. 辅助检查 ①尿常规:a. 肾小球源性血尿(异形红细胞显著增多,部分可见红细胞管型);b. 肾小球源性蛋白尿(非选择性蛋白尿为主,蛋白尿多<500 mg/d,少数呈肾病综合征水平),一般病后 2～3 周尿蛋白转为少量或微量,2～3 个月大多消失,成人患者消失较慢;c. 部分可有白细胞、小管上皮细胞,以透明管型及颗粒管型多见,红细胞管型提示病情活动性。②血常规:无明显改变,WBC 可正常或轻度升高,HGb 可因水钠潴留稀释而减少。③血生化:a. 急性期可有 C 反应蛋白和(或)血沉升高;b. 部分因容量相对不足出现一过性肌酐升高,如持续升高者需警惕急进性肾小球肾炎(RPGN)。④免疫学检查:a. 咽部感染者可有抗"O"显著升高,抗"O"滴度逐渐上升比单纯滴度高水平更有意义;b. 早期常有补体水平下降,8 周内逐渐恢复正常水平,是 PSGN 重要特征,持续异常者需考虑其他肾小球疾病。⑤病原学检查:咽拭子或皮肤感染灶细菌培养,部分患者可提示 A 组链球菌感染。

第四章 泌尿系统疾病

5. **诊断** 典型前驱表现(发病前上呼吸道感染)＋尿检异常(肾小球源性血尿/蛋白尿)＋临床表现(水肿/高血压)＋可逆性补体减低(8周内恢复正常)。

鉴别诊断:见表4-7。

6. **治疗**

(1) 治疗原则:疾病有自限性,休息、对症支持治疗为主,防治并发症,保护肾功能,以利于自然病程的恢复。

(2) 治疗措施。①一般治疗:急性期休息2～3周,直至肉眼血尿消失、水肿消退及血压正常;水肿明显及高血压者应控制水钠摄入,肾功能正常者无须限制饮食中蛋白的摄入量。②抗感染治疗:上呼吸道或皮肤感染,可选用无肾毒性抗生素治疗10～14 d(青霉素、头孢菌素及大环内酯类抗生素等)。③对症治疗:限制水、钠摄入,对于水肿、高血压明显者可酌情予以利尿剂及降压药治疗。④糖皮质激素:非必须,但对于肾活检提示有较多新月体形成,病程呈急性进展,可考虑大剂量甲泼尼龙冲击治疗。⑤肾脏替代:对于容量过多、心力衰竭、肺淤血等利尿效果不佳者,或发生急性肾衰者,可考虑通过血液净化过渡治疗。⑥持续蛋白尿治疗:对于成人PSGN,若起病后6个月仍有蛋白尿,甚至尿蛋白＞1.0 g/d,可考虑ACEI或ARB治疗。

三、快速进展性肾小球肾炎

1. **定义** 快速进展性肾小球肾炎(rapidly progressive glomerulonephritis, RPGN)又称"急进性肾小球肾炎",表现为血尿、蛋白尿等。急进性肾炎综合征为临床表现,肾功能损害急骤进展,常伴有少尿或无尿的临床综合征,肾活检特征性病理学表现为肾小球广泛新月体形成。

表4-7 急性肾小球肾炎鉴别诊断

比较项	链球菌感染后急性肾小球肾炎	其他病原学感染后肾小球肾炎	系膜增生性肾小球肾炎	膜增生性肾小球肾炎	急进性肾小球肾炎
前驱症状	上呼吸道感染多见,起病前1~3周,少数皮肤感染	常为前驱感染或感染后3~5d出现	常为前驱感染后数小时到数日出现	—	多有上呼吸道前驱感染,数日出现
水肿	+	+	+	++	+
高血压	+	+	少见	+	+++
蛋白尿	+	+	+	+++	±
血尿	++	+	++	+	±
少尿	少见	少见	少见	少见	多有
肾功能不全	少,多一过性	少见	少见	少见	有
补体减低	有(8周内恢复)	多正常	多正常	有(8周内不恢复)	Ⅱ型可减低,但不可自行恢复
自限性	有	无	有	无	无
肾活检	无须	无须	诊断不明可活检	诊断不明可活检	多需
预后	好	好	较好	较好	差

2. 病因 ①原发性新月体肾炎:抗肾小球基底膜(GBM)肾炎、免疫复合物型新月体肾炎及寡免疫型新月体肾炎(常为ANCA相关性血管炎);②其他原发性肾炎基础上的新月体肾炎:膜增生性肾炎、IgA肾病等;③继发性新月体肾炎:狼疮性肾炎、IgA肾炎、感染(细菌性心内膜炎、内脏脓肿)、冷球蛋白血症、肿瘤及药物等。

3. 临床表现 见表4-8。

表4-8 RPGN临床表现

比较项	急性肾小球肾炎(AGN)	急进性肾小球肾炎(RPGN)	慢性肾小球肾炎(CGN)
病史	发病1～3周有β-溶血性链球菌感染病史	前驱期可有链球菌感染症状,更常见隐匿起病	起病隐匿,感染可使病情加重
起病	急	更急骤	慢性迁延
病程	数日	数周	数月
血尿	必有	有	有
蛋白尿	有	有	有
水肿	有	有	有或无
肾功能	正常或一过性减退	短期内肾功能衰竭	不同程度减退
病理特征	肾脏增大;弥漫性肾小球病变	肾脏增大;肾小球囊广泛新月体形成	肾脏多缩小;肾小球硬化,肾小管萎缩,肾间质纤维化
光镜检查	毛细血管内增生性肾炎,以内皮细胞和系膜细胞增生为主	新月体性肾小球肾炎,球囊壁层上皮显著增生形成新月体	多种病理学类型,晚期均转化为不同程度的肾小球硬化
电镜检查	肾小球上皮细胞下有驼峰状电子致密物沉积	Ⅰ、Ⅲ型无沉积 Ⅱ型:系膜区、内皮下沉积	—

4. 问诊及查体关注

(1) 病史询问要点。①诱因:前驱感染(上呼吸道感染、皮肤感染等)、用药史;②急重症识别:心律失常、心力衰竭、高钾血症、急性高血压、高血压脑病及脑出血等;③肾炎症状:血尿、蛋白尿、水肿、高血压(同 PSGN,但程度更重);④伴随症状:疲乏、精神萎靡、体重下降,数日内即可出现心功能不全、肾功能不全等症状;⑤系统性疾病:发热、关节痛、皮疹、光过敏、咯血、胸闷、呼吸困难及脓血涕等。

(2) 体格检查重点:上呼吸道、心血管及肢体(水肿)。

5. 辅助检查　①尿常规:血尿、异形红细胞尿、红细胞管型,常伴蛋白尿及尿蛋白量不等;②血生化:血清肌酐、尿素氮快速进行性升高,常伴代谢性酸中毒和水、电解质平衡紊乱;③免疫学指标:抗 GBM 抗体、ANCAs、抗核抗体谱等阳性。

6. 诊断　肾炎综合征＋进行性肾功能不全±肾脏组织病理学证实(表4-9)。

表4-9　原发性新月体肾炎分型诊断

比较项	抗肾小球基底膜抗体型(Ⅰ型)	免疫复合物型(Ⅱ型)	寡免疫复合物型(Ⅲ型)
临床特点	发病双峰:20～30岁或57～70岁,常伴贫血	中老年人有前驱感染史,肾病综合征者多见	中老年人,乏力、纳差及发热等全身症状多见
光镜和电镜检查	肾小球炎症反应轻,无电子致密物	肾小球细胞明显增生及周围渗出,常伴广泛蛋白及电子致密物沉积	肾小球节段坏死、无蛋白及电子致密物

(续表)

比较项	抗肾小球基底膜抗体型（Ⅰ型）	免疫复合物型（Ⅱ型）	寡免疫复合物型（Ⅲ型）
免疫病理学检查	IgG沿GBM呈线条状沉积	IgG、补体呈颗粒状沉积	阴性或微量IgG沉积
血清学检查	抗GBM抗体阳性	低补体血症，循环免疫复合物、冷球蛋白血症	ANCA阳性

鉴别诊断见表4-10。

表4-10 原发性新月体肾炎鉴别诊断

特征表现	内容	鉴别点
与表现为AKI的其他疾病鉴别	急性肾小管坏死	明确病因，如手术、休克、外伤、中毒及异型输血等，通常无明显蛋白尿和血尿，可做肾活检协助证实
	尿路梗阻性肾衰竭	肾盂或双侧输尿管结石、膀胱或者前列腺肿瘤压迫或血块梗阻，通常为突发，有肾绞痛或明显腰痛史，超声、膀胱镜检查或者逆行尿路造影可证实
	急性间质性肾炎	常伴发热、皮疹、嗜酸性粒细胞增高等，有可疑药物用药史，可行肾活检明确

新月体肾炎的病理学诊断：①出现的新月体占肾小球囊腔50%以上的大新月体，不包括小型或部分性新月体；②伴大新月体的肾小球数超过或等于全部肾小球数的50%。

新月体肾炎病因学诊断：①其他原发性肾小球肾炎伴新月体形成：系膜毛细血管肾炎、IgA肾炎、膜性肾病及链球菌感染后肾炎的重症者可伴有新月体形成（甚至可表现为新月体肾炎）；②继发性新月体肾炎：狼疮肾炎、IgA肾炎、ANCA

相关性血管炎及恶性肿瘤相关新月体肾炎等；③原发性肾小球肾炎:除外上述的2种情况,可考虑诊断原发性新月体肾炎。

7. 治疗

(1) 治疗原则:早期诊断及治疗,强化免疫治疗及对症支持治疗,必要时将肾脏替代治疗。

(2) 治疗措施见表4-11。

表4-11 RPGN治疗具体措施

分 类		措 施
急性进展期强化治疗	血浆置换或免疫吸附治疗冲击治疗	强化血浆置换方案:每次置换2~4L,每日或隔日进行,直至抗体转阴 甲泼尼龙0.5~1.0g/d,3~5d,继1mg/(kg·d)维持1月后减量 环磷酰胺(CTX)0.5 mg/m²,每月1次静脉滴注或1~2mg/(kg·d)
	大剂量静脉注射免疫球蛋白(IVIG)	可考虑IVIG 400 mg/(kg·d)静脉滴注,5d一个疗程,必要时可数个疗程
长期维持治疗	免疫抑制剂	环磷酰胺(用于诱导缓解期,维持期更换为其他免疫抑制剂)、硫唑嘌呤、霉酚酸酯及来氟米特等,难治性患者可考虑利妥昔单抗治疗
	抗凝治疗	根据出血风险评估酌情考虑是否行抗凝治疗
支持替代治疗		早期可作为过渡治疗,对于治疗无效或进展至终末期患者需长期透析治疗
肾脏替代治疗		早期可作为过渡治疗,对于治疗无效或进展至终末期患者长期透析治疗 终末期肾病,病情稳定后可考虑行肾移植,抗GBM病肾移植应推迟至抗GBM转阴至少6个月

四、IgA肾病

1. **定义** IgA肾病(IgA nephropathy,IgAN)是指IgA在肾小球系膜区异常沉积所导致的慢性肾小球肾炎,病理学表现为系膜增生,系膜区以IgA为主的免疫复合物沉积,是我国最常见的原发性肾小球疾病。

2. **病因及机制** 发病与免疫、遗传、感染等因素有关,如图4-7。

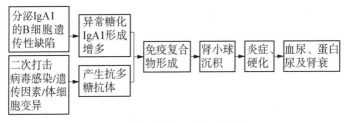

图4-7 IgAN病因及机制

3. **问诊及查体关注** 参考"肾小球疾病"一章进行问诊及查体。

4. **诊断及鉴别诊断**

(1)上呼吸道感染的同时或1周内出现肉眼血尿、镜下血尿和(或)蛋白尿,应考虑IgAN可能,确诊需依靠肾活检免疫病理检查,仍须与以下疾病进行鉴别。

病理学诊断要点:①IgA或以IgA为主的免疫球蛋白在肾小球系膜区弥漫沉积;②光镜下主要表现为系膜增生。

(2)鉴别诊断的疾病。①肾小球疾病鉴别:急性链球菌感染后肾小球肾炎、其他病理学类型的慢性肾小球肾炎急性发作、新月体肾炎等;②继发性 IgAN 鉴别:HIV 感染、强直性脊柱炎、克罗恩病、肝脏疾病及蕈样肉芽肿等。

5. 治疗 治疗原则:排除继发因素,在诊断时和随访中评估尿蛋白、血压和估计的肾小球滤过率(eGFR),判断疾病进展风险及综合肾脏病理制订治疗方案,避免肾损因素。诊疗流程见图 4-8。

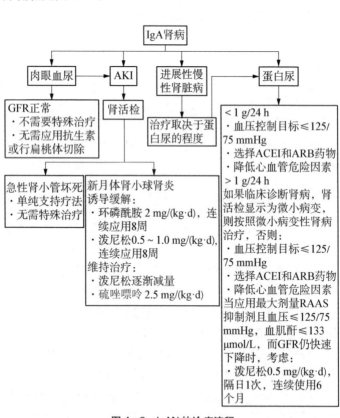

图 4-8 IgAN 的诊疗流程

五、肾病综合征

1. 定义　肾病综合征(nephrotic syndrome, NS)为多种肾脏病理损害而致的严重蛋白尿及其相应临床表现的总称,其定义须符合:①大量蛋白尿($\geqslant 3.5$ g/d);②低白蛋白血症($\leqslant 30$ g/L);③高脂血症(血清胆固醇>6.5 mmo/L);④显著水肿。

2. 病因　①原发性:多种原发性肾脏疾病可损害肾小球并引起肾病综合征;②继发性:最常继发于糖尿病、系统性红斑狼疮及某些病毒感染等。

3. 临床表现　主要为低蛋白血症引起的水肿、第三间隙组织液增多等相关症状,部分患者可出现乏力、纳差等非特异性全身症状。严重低蛋白血症时,若出现腹痛需警惕肾静脉血栓形成等。

常见并发症如下。①感染:常见病因包括 a. 免疫抑制剂使用;b. 尿中丢失大量 IgG;c. B 因子(补体的替代途径成分)缺乏;d. 营养不良时非特异性免疫应答能力减弱;e. 转铁蛋白和锌大量从尿中丢失;f. 局部因素,如胸腔积液、腹水等。②静脉血栓形成:常见病因包括 a. 高凝状态,凝血因子改变;b. 血小板黏附及凝集力增强;c. 血液浓缩、血黏度增加;d. 高脂血症。③急性肾损伤:常见病因包括 a. 血流动力学改变;b. 肾间质水肿;c. 药物引起的急性间质性肾炎;d. 双侧肾静脉血栓形成;e. 蛋白管型堵塞远端肾小管;f. 急进性肾小球肾炎;g. 肾炎活动;h. 心源性因素。④肾小管功能减退:与肾小管对滤过蛋白的大量重吸收及肾小球疾病减少肾小管血供相关。⑤骨和钙代谢异常:与 VitD 结合蛋白丢失及钙-白蛋白结合物丢失相关。⑥内分泌及代谢异常:病因包括 a. 甲状腺激素异常;b.促红素下降等。

4. 问诊及查体关注

(1) 病史询问要点。①症状:包括水肿(部位、程度及持续时间)、尿液异常(尿频、尿色变化、尿量变化、尿中泡沫增多)、疲劳、食欲不振、体重变化等;②既往史、个人史及家族史:包括高血压、糖尿病、系统性红斑狼疮与肾脏疾病相关病史,长期药物服用史,过敏史,肾病及特殊疾病家族史;③伴随症状:心悸、胸闷、呼吸困难、腹痛、出血等。

(2) 体格检查要点:包括血压、体重、水肿(部位、程度及性质)、心肺听诊(呼吸音减弱等)、腹部叩诊(移动性浊音阳性)、肾区叩诊等。

5. 辅助检查 同肾小球疾病检测,需排查风湿病、感染等继发因素,抗磷脂酶A2受体(PLA2R)抗体有助于诊断原发性肾病综合征。

6. 诊断及鉴别诊断 临床上根据大量蛋白尿($\geqslant 3.5$ g/d)、低蛋白血症(<30 g/L)、水肿和高脂血症4个特点,即可作出肾病综合征的诊断。进一步应鉴别是原发性或继发性,两者病因各异,治疗方法不一。

7. 治疗 治疗原则:肾病综合征是一组疾病,一旦确诊需行肾活检,明确肾脏病理类型,并根据不同病理类型选择不同治疗方法。继发性肾病综合征以原发病治疗为主。原发性肾病综合征中,儿童及青少年单纯性肾病综合征可先行糖皮质激素治疗,无效时进行肾活检明确诊断。具体见图4-9。

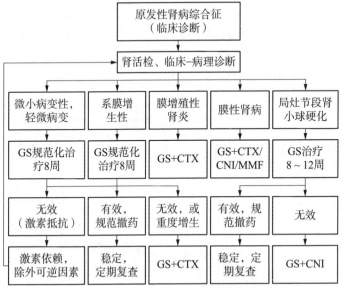

图4-9 原发性肾病综合征的诊断与治疗流程

六、继发性肾小球疾病

常见的继发性肾小球疾病(secondary glomerular disease)如下所示。

1. 糖尿病肾病(diabetic nephropathy，DN)

(1) 诊断标准：

1) 糖尿病肾病：多年糖尿病史＋糖尿病肾外靶器官受累＋蛋白尿[尿白蛋白排泄(UAE)＞200 μg/min]＋除外其他肾脏病。

2) 糖尿病肾病通常无须肾活检也可诊断，但存在如下情况必须行肾活检:①肾脏病出现距糖尿病起病时间<5年;②急性肾损伤起病的肾病综合征;③出现活动性尿沉渣,如棘形红细胞或细胞管型;④大量蛋白尿时血压正常;⑤无糖尿病其他靶器官损害。

(2) 分期及处理见表4-12。

表4-12 糖尿病肾病分期及处理

分期	临床特点	尿蛋白	eGFR (ml/min/1.73m^2)	病理改变	处理
Ⅰ	肾小球高滤过	−	增高(>150)	肾小球肥大	生活管理、严格控制血糖
Ⅱ	肾小球高滤过	±	130~150	GBM增厚、系膜基质轻度增多	生活管理、严格控制血糖、血压,选择ACEI、ARB药物
Ⅲ	微量白蛋白期(早期糖尿病肾病)	24h尿蛋白<0.5g UAE 20~200μg/min	正常	GBM增厚、系膜基质显著增多	生活管理、严格控制血糖、体重、血压,选择ACEI、ARB药物;每年随访眼底
Ⅳ	大量蛋白尿(显性糖尿病肾病)	24h尿蛋白>0.5g UAE>200μg/min	早期正常,后期可降至20	GBM增厚、系膜基质显著增多,可有典型结节性肾小球硬化症	生活管理、严格控制血糖、血压,选择ACEI、ARB限制蛋白饮食[0.8g/(kg·d)],降血脂治疗

(续表)

分期	临床特点	尿蛋白	eGFR (ml/min/1.73m²)	病理改变	处理
V	终末期肾病	±	<15	广泛肾小球硬化	肾病综合征和慢性肾功能不全及其并发症治疗;准备肾脏替代治疗

2. 狼疮性肾炎(lupus nephritis,LN)

(1) 治疗原则:①根据病理类型的不同制订相应的治疗方案;②除少数轻型病例外,一般分为诱导治疗和维持治疗2个阶段;③根据全身表现,调整方案;④维护肾脏功能,减少药物毒性。

(2) 分型及处理见表4-13。

表4-13 LN的分型及处理

分型	定义	病理学表现	肾炎处理
Ⅰ型	轻微系膜性LN	光镜下肾小球正常,免疫荧光和(或)电镜显示免疫复合物沉积	定期随访,观察
Ⅱ型	系膜增殖性LN	系膜细胞增生伴系膜免疫复合物沉积	ACEI/ARB,部分可用中等剂量激素
Ⅲ型	局灶增殖性LN	活动性或非活动性病变 (A):活动性病变:局灶增生性LN (A/C):活动性或慢性病变,局灶增生和硬化性LN (C):慢性非活动性病变伴有肾小球硬化:局灶硬化性LN	中等量激素+硫唑嘌呤; 严重者可大剂量糖皮质激素+环磷酰胺/霉酚酸酯治疗

(续表)

分型	定义	病理学表现	肾炎处理
Ⅳ型	弥漫性LN	活动性或非活动性病变根据小球受累范围50%为界又分为节段性(S)或球性(G)(A-S/G):活动性病变:弥漫性节段性/球性增生性LN(A/C-S/G):活动性或慢性病变,弥漫性节段性/球性增生和硬化性LN(C-S/G):慢性非活动性病变伴有肾小球硬化:弥漫性节段性/球性硬化性LN	通常需大剂量糖皮质激素+环磷酰胺/霉酚酸酯治疗,增生严重者可行糖皮质激素及环磷酰胺冲击治疗
Ⅴ型	膜性LN	荧光和电镜下可见肾小球基底膜弥漫增厚,可见球性或节段性上皮下免疫复合物沉积,伴或不伴系膜增生。Ⅴ型可合并Ⅲ型或Ⅳ型	大剂量糖皮质激素+环磷酰胺/霉酚酸酯或钙调磷酸酶抑制剂治疗,增生严重者可行糖皮质激素及环磷酰胺冲击治疗
Ⅵ型	严重硬化性LN	超过90%的肾小球呈现球性硬化,无活动性表现	支持治疗为主,控制危险因素

3. **感染相关肾小球疾病** 包括HIV相关肾小球疾病与HBV相关肾小球疾病,两者比较如表4-14所示。

表4-14 HIV与HBV相关肾小球疾病比较

比较项	HBV相关肾小球疾病	HIV相关肾小球疾病
光镜	弥漫性GBM增厚,钉突形成,系膜增生明显	系膜区基质和细胞增多,局灶节段性肾小球硬化、小管间质炎症细胞浸润、球囊状肾小管扩张

(续表)

比较项	HBV 相关肾小球疾病	HIV 相关肾小球疾病
免疫荧光	IgG 及 C3 颗粒样沿毛细血管壁沉积	肾小球内 IgM、IgG 及 C3 沉积
电镜	大块电子致密物呈多部位分布,包括上皮下、基底膜内、内皮下及系膜区	足细胞塌陷及增生,伴足突消失,内皮细胞胞质内可见网状聚集体
诊断	必备条件: 肾组织切片找到 HBV 抗原 备择条件: ①血清 HBV 抗原阳性; ②膜性肾病或膜增生性肾炎 除外狼疮性肾炎等继发性肾小球疾病	HIV 感染流行病学史+血清 HIV 抗体阳性+肾病表现 确诊主要依靠典型的肾活检病理 [$CD4^+$ T 细胞计数>350×10^6/L(350 mm^3)的未接受抗反转录病毒治疗(ART)的 HIV 感染者中出现肌酐升高,建议行肾活检诊断]
治疗	选择 ACEI/ARB,严重肾病综合征可加用激素联合免疫抑制剂(前提:病毒不活动),用药期间积极抗病毒治疗,同时监测病毒活动度及肝功能	选择 ACEI/ARB,同时积极抗 HIV 治疗 严重者在积极抗病毒治疗同时可予激素联合免疫抑制剂治疗

4. 无症状血尿或无症状蛋白尿

(1)血尿诊断流程见图 4-10。

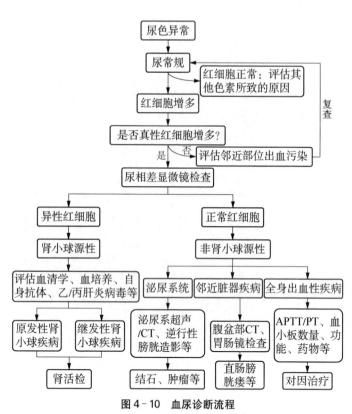

图 4-10 血尿诊断流程

* APTT:活化部分凝血活酶时间;PT:凝血酶原时间。

(2) 蛋白尿诊断流程见图 4-11。

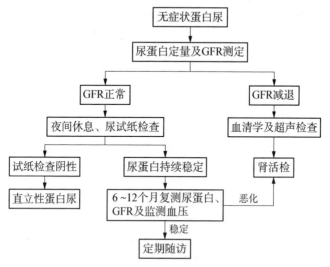

图 4-11 无症状蛋白尿诊断流程

5. 过敏性紫癜性肾炎 过敏性紫癜(Henoch-Schonlein purpura,HSP)是一种可累及皮肤、关节、胃肠道、肾脏的系统性血管炎,常见于儿童,多可以自限,1/3 会复发。典型表现是非血栓性皮肤紫癜,常对称性分布于下肢和臀部,可合并关节炎、腹痛、血便、血尿和蛋白尿等多系统表现。HSP 的肾脏受累,称为过敏性紫癜性肾炎(HSPN)。

(1) HSPN 肾脏病理:光镜下与 IgA 肾病相似,典型的肾小球病变为系膜增生型肾小球肾炎伴不同程度的新月体形成,包括系膜细胞增生及基质扩张,可以是局灶性,亦可为弥漫性。严重病例中,单核及多核细胞可浸润肾小球毛细血管丛,出现坏死现象。部分病例为膜增生型,出现肾小球基底膜双轨现象,脏层、壁层上皮细胞增生,新月体形成。

(2) 诊断标准:HSP 的诊断依靠典型的皮肤、关节、胃肠道及肾脏受累表现,具体诊断标准见表 4－15。肾穿刺病理中,免疫荧光下 IgA 沉积在皮肤或肾脏组织及不同程度病理改变,可诊断 HSPN。

表 4-15 HSP 的诊断标准

分类	诊断标准
ACR 1990	符合以下标准≥2 条: (1) 明显的紫癜,无血小板减少; (2) 肠绞痛; (3) 紫癜活检可见毛细血管壁炎性反应; (4) 发病时年龄＜20 岁
CHCC 1994	血管炎,IgA 为主的免疫沉积,影响小血管(如毛细血管、小静脉、小动脉),典型病变包括皮肤、消化道和肾小球,也有关节痛或关节炎
EULAR/PRINTO/PRES 2010	明显的紫癜,无血小板减少,符合以下标准≥1 条 (1) 弥漫性腹痛; (2) 组织病理学改变:典型的白细胞破碎性血管炎伴 IgA 沉积或增生性肾小球肾炎伴显著的 IgA 沉积; (3) 关节炎或关节痛; (4) 肾脏累及:蛋白尿＞0.3 g/24 h 或清晨随机尿白蛋白/肌酐＞30 mg/mmol;伴血尿,尿红细胞＞5/HP 或试纸≥(++)或尿沉渣红细胞管型

6. **高血压肾损害** 高血压肾损害也称高血压性小动脉性肾硬化,主要是指弓形动脉、小叶间动脉、入球小动脉的硬化。根据其临床表现、病理改变及预后,可分为良性和恶性的

小动脉性肾硬化,其中良性小动脉性肾硬化较常见,是导致终末期肾病的重要原因。

(1) 高血压肾损害患者,往往有 10～15 年的高血压病史,高血压临床表现可见"高血压"章节相关内容。尿沉渣检查表现为蛋白尿,通常<1.5 g/24 h,影像学检查可提示肾脏缩小。

(2) 高血压肾损害的诊断及治疗流程见图 4-12。

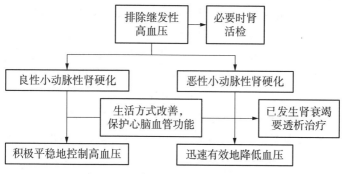

图 4-12 高血压肾损害诊断及治疗

(3) 治疗措施。

1) 治疗目标:血压控制在 130/80 mmHg 以下。

A. 非糖尿病慢性肾脏病的非透析成人患者的降压目标:①尿白蛋白<30 mg/d,将血压降至≤140/90 mmHg;②尿白蛋白为 30～300 mg/d,将血压降至≤130/80 mmHg;③尿白蛋白>300 mg/d,将血压维持在 130/80 mmHg。

B. 糖尿病慢性肾脏病的非透析成人患者的降压目标:①尿白蛋白<30 mg/d,将血压降至≤140/90 mmHg;②尿白蛋白>300 mg/d,将血压降至≤130/80 mmHg。

2）治疗药物：优先选择具有肾脏保护作用的 ACEI 类和 ARB 类降压药物，若存在药物禁忌，可选择非二氢吡啶类钙离子通道阻滞药。

7. 骨髓瘤肾损害 多发性骨髓瘤肾病是指骨髓瘤细胞浸润及其产生的大量异常免疫球蛋白从尿液排出而引起的肾脏病变，以肾小管管型形成导致肾功能衰竭最常见，故又称骨髓瘤管型肾病（myeloma cast nephropathy，MCN）。临床表现以溢出性蛋白尿为主，可出现慢性或急性肾功能不全、肾病综合征和范科尼综合征（Fanconi syndrome）等。

（1）临床表现。①肾脏表现：包括蛋白尿、慢性肾小管功能不全、慢性肾衰竭、急性肾衰竭、尿路感染及代谢紊乱等；②肾外表现：包括多发性骨髓瘤的各系统临床表现（详见第五章第二节"多发性骨髓瘤"相关内容）。

（2）诊断：主要基于多发性骨髓瘤诊断基础上存在肾脏损害，肾脏组织学病理有助于进一步明确诊断。若出现以下情况，应考虑多发性骨髓瘤病肾病可能：①年龄40岁以上、不明原因的肾功能不全，尤其男性患者；②贫血和肾功能损害程度不成正比；③多发骨痛与病理性、自发性骨折伴高血钙；④尿常规四溴酚蓝法蛋白尿定性阴性，24小时蛋白尿定量磺柳酸法阳性；⑤高球蛋白血症且易感染。

（3）治疗：参见第五章第二节"多发性骨髓瘤"相关内容。

七、慢性肾小球肾炎

1. 定义 慢性肾小球肾炎（chronic glomerulonephritis，CGN）指各种病因引起的、不同病理类型的、具有肾功能恶化倾向和最终发展为慢性肾衰竭的一组原发性肾小球疾病。以蛋白尿、血尿、高血压、水肿为基本临床表现，起病隐匿、病情迁延、缓慢进展。

2. **病因及分型**　根据病因,慢性肾小球肾炎分为原发性和继发性肾小球肾炎,前者指没有明确病因而发生的肾炎,后者为其他疾病导致的肾炎,包括糖尿病、高血压、系统性红斑狼疮、过敏性紫癜、血管炎等。

3. **临床表现**　可发生于任何年龄,青中年为主、男性多见。通常起病缓慢隐匿,以蛋白尿、血尿、高血压、水肿为基本临床表现,可伴乏力、纳差。早期可无症状,肾功能正常或轻度受损(肌酐清除率下降或轻度氮质血症),血压可正常或轻度升高,这种情况可持续数年甚至数十年,逐渐出现肾功能恶化(血肌酐进行性增高、钙磷代谢异常)、贫血、血压增高、肾脏体积缩小、肾皮质变薄,逐渐发展为慢性肾衰竭。

4. **问诊及查体关注**

(1) 病史询问要点。①典型症状:尿液异常(泡沫尿、血尿)、尿量异常;②伴随症状:乏力、纳差、恶心、呕吐等全身症状,皮肤黏膜、关节肌肉、心肺消化等其他系统受累症状;③既往肾功能、尿检异常史,以及药物史、感染史、慢性病史等。

(2) 体格检查要点。①血压(基础血压、血压变化、降压药使用史、高血压家族史、血压与肾功能损害的时间关系等);②水肿(部位、程度、对称性、加重/缓解因素);③慢性肾病面容、贫血面容;④泌尿系统查体:有无肾区叩痛、输尿管压痛等。

5. **诊断及鉴别诊断**

(1) 诊断:若存在蛋白尿和/或血尿,伴或不伴水肿,高血压病史达 3 个月以上,则无论有无肾功能损害,均应考虑此病。

(2) 鉴别诊断。①原发性高血压肾损害：先有较长期高血压病史，其后再出现肾损害，常合并心、脑、眼等其他靶器官受累；②其他继发性肾小球肾炎：如狼疮性肾炎、过敏性紫癜性肾炎、糖尿病肾病等；③原发性肾小球疾病：无症状性血尿和/或蛋白尿、急性肾小球肾炎；④Alport综合征（遗传性肾炎）：青少年起病，有家族史，可有眼（球型晶状体）、耳（神经性耳聋）、肾（血尿、蛋白尿、进行性肾功能不全）等异常。

6. 治疗

(1) 治疗目标：防止或延缓肾功能恶化、防治严重合并症。

(2) 治疗措施：①积极控制高血压、减少尿蛋白：生活中限盐限水，优质低蛋白饮食；降压药首选ACEI或ARB类，既降低血压又减少尿蛋白、延缓肾功能恶化，小剂量启用并密切监测肾功能及血钾水平，有禁忌者可选用β受体阻滞剂、钙离子通道阻滞剂等；水肿、水钠潴留者可选用噻嗪类利尿剂。②避免加重肾损害因素：如感染、劳累、妊娠及肾毒性药物（如氨基糖苷类抗生素、含马兜铃酸中药）等因素。③对因治疗：积极治疗原发病，对系统性红斑狼疮、血管炎患者可加用糖皮质激素和免疫抑制剂。

八、间质性肾炎

1. 定义 又称肾小管间质性肾炎（tubulointerstitial nephritis，TIN）或肾小管间质疾病（tubulointerstitial diseases），是以肾小管间质的组织学和功能异常为主的一组疾病的总称。通常根据发病特点，分为急性肾小管间质性肾炎（acute tubulointerstitial nephritis，AIN）和慢性肾小管间质性肾炎(chronic tubulointerstitial nephritis,CIN)。AIN 以多种原因导致短时间内发生肾间质炎性细胞浸润、间质水肿、肾小管不同程度受损伴肾功能不全为特点;CIN 以肾间质纤维化、间质单个核细胞浸润和肾小管萎缩为主要特征。

2. 病因　典型的 TIN 是由先天性和获得性的免疫损伤引起的,个体间不同的基因型对炎症过程有一定影响,持续的炎症最终导致毁损性的纤维化进程。根据常见病因不同,分为以下两类。

(1) 原发性 TIN:①药物诱发:非甾体抗炎药、环孢素、氨基糖苷类抗生素、两性霉素 B、中草药等;②毒性物质:锂、铅、镉、Balkan 肾病等;③代谢异常:尿酸代谢异常、低钾血症、高钙血症、高草酸尿症、糖尿病肾病等;④免疫介导:结节病、系统性红斑狼疮、干燥综合征、原发性冷球蛋白血症等;⑤感染:细菌性肾盂肾炎、金黄色葡萄球菌败血症、重症链球菌感染、支原体肺炎、巨细胞病毒感染、梅毒、汉坦病毒感染、钩端螺旋体病等;⑥血液疾病:多发性骨髓瘤、阵发性血红蛋白尿、镰状细胞病、轻链病、淀粉样变等。

(2) 继发性 TIN:指原发于肾血管、肾小球的病变进一步发展至小管间质部位引起的慢性肾小管间质性肾炎。

3. 临床表现

(1) AIN:临床表现可轻可重,大多数均有明确病因,主要表现为少尿性或非少尿性的急性肾损伤,可伴有乏力、发热、关节痛等。感染和药物诱发者常有腰痛,过敏诱发者可有荨麻疹、发热和嗜酸性粒细胞增多表现。

(2) CIN:通常隐匿、慢性起病,早期以肾小管功能障碍为主,晚期出现肾衰竭表现。具体包括以下表现。

1) 肾小管功能障碍:①尿浓缩功能障碍(多尿、夜尿增多);②肾小管酸中毒(高氯性代谢性酸中毒);③完全或部分性 Fanconi 综合征(糖尿、氨基酸尿、磷酸盐尿、碳酸氢盐尿、高尿酸尿);④钠丢失;⑤高钾血症。

2) 肾脏内分泌缺陷:①低肾素低醛固酮血症(高钾血症、代谢性酸中毒);②活性维生素 D_3 缺乏(肾性骨病);③促红细胞生成素缺乏(肾性贫血)。

3) 尿液检查异常:①尿常规可见低比重或比重固定,可伴有尿沉渣异常;②尿蛋白通常为少量(通常<2g/d),主要为小分子的肾小管性蛋白尿,包括溶菌酶、维生素 A 结合蛋白、$β_2$ 微球蛋白。

4. 问诊及查体关注

(1) 病史询问要点:主要包括肾脏疾病问诊、病因问诊,询问药物暴露时间、类别、用量及过敏史等。

(2) 体格检查要点:主要关注皮疹、关节压痛、肾区叩痛等。

5. 诊断及鉴别诊断 根据病史、临床表现、实验室检查可作出临床诊断,肾活检病理不仅是诊断间质性肾炎的金标准,而且可区别肾间质浸润细胞的类型及纤维化程度,有助于制定治疗方案并判断预后。

6. 治疗 首先,要去除病因、控制感染、及时停用可疑致病药物,并积极治疗原发病。AIN 应立即开始糖皮质激素治疗。合并高钾血症、心力衰竭者可进行血液净化治疗。CIN 患者进入尿毒症期者可考虑肾脏替代治疗。

九、肾小管酸中毒

1. 定义 肾小管酸中毒(renal tubular acidosis, RTA)是

由于各种病因导致肾脏酸化功能障碍,即 HCO_3^- 重吸收、净排酸减少而产生的一种临床综合征。

2. 病因　见表 4-16。

表 4-16　RTA 病因

分型		病因
Ⅰ型 RTA	原发性	散发病例,多为常染色体隐性遗传
	继发性	自身免疫性:SS、SLE、RA 及冷球蛋白血症等
		肾钙化相关:甲亢、甲旁亢及维生素 D 中毒等
		药物性:两性霉素 B、止痛药、锂及棉酚等
		遗传性:Ehlens-Danlos 综合征、马方综合征等
		其他:梗阻性肾病、慢性肾盂肾炎及麻风等
Ⅱ型 RTA	原发性	散发或常染色体隐性遗传、一过性碳酸酐酶活性改变或缺乏
	继发性	药物:乙酰唑胺、氨基糖苷类及变质的四环素等
		中毒:镉、铅、铝及汞等
		肾小管间质疾病:SS、NS、PNH 及淀粉样变等
		遗传性:Lowe 综合征、Wilson 病及半乳糖症等
		其他:骨髓瘤、维生素 D 缺乏或耐受症等
Ⅳ型 RTA	原发性	原发性盐皮质激素缺乏、低醛固酮血症
	继发性	药物性:螺内酯、环孢素、他克莫司及氨苯蝶呤等

3. 临床表现　①慢性高氯性代谢性酸中毒:尿 pH 通常 >5.5;②电解质紊乱:1 型和 2 型 RTA 为低钾血症及其引起的肌无力、心律失常,4 型 RTA 则为高钾血症;③骨病表现:严重代谢性骨病,病理性骨折、骨盆畸形等,儿童期发病可有发育不良、牙齿发育不全;④高尿钙:泌尿系结石(1 型多见,

2型较少)、肾钙化及其继发感染;⑤尿浓缩稀释障碍:夜尿增多。

4. 问诊及查体关注

(1) 病史询问要点:①症状:骨痛、脆性骨折、身高变矮、尿频、尿急、尿痛及肾绞痛;②药物毒物:两性霉素B、镇痛药、锂及棉酚暴露史;③免疫相关(重点关注干燥综合征):口干、眼干、进食干性食物困难、唾液池液体减少、龋齿(猖獗龋)及腮腺肿大等;④家族史:家族中类似疾病发作及遗传图谱(常染色体隐性遗传)、Ehlens-Danlos综合征。

(2) 体格检查重点:生命体征及循环、泌尿系统查体。

5. 辅助检查 ①电解质、血气分析、24小时尿电解质:1型和2型RTA多为低钾血症,4型RTA多为高钾血症;②氯化铵负荷试验:连续口服3 d氯化铵[0.1 g/(kg·d)]后测定尿pH,如不能降至5.5以下则有诊断价值,肝功能异常者可改用0.1 mmol/kg氯化钙,已有明显酸中毒者不适用。

6. 诊断及鉴别诊断 ①1型RTA:高氯性正常阴离子间隙代谢性酸中毒+尿pH>5.5,易发生肾结石和伴发骨关节病变等临床症状者应该考虑1型RTA,可行氯化铵负荷试验及尿PCO_2/血PCO_2予以证实;②2型RTA:正常阴离子间隙性慢性代谢性酸中毒+低钾血症等临床表现,$FE_{HCO_3}>15\%$,则可诊断2型RTA。

7. 处理 治疗原则:明确病因,去除病因,纠正酸中毒,维持电解质平衡,减少并发症。具体措施见表4-17。

表 4-17 三型 RTA 比较及处理

比较项	Ⅰ型	Ⅱ型	Ⅳ型
位置	远端小管酸化障碍	近端小管 HCO_3^- 重吸收减少	远端小管醛固酮抵抗或醛固酮分泌减少
尿 pH	>5.3	不定	<5.3
血 K^+	降低或正常	降低或正常	升高
血 HCO_3^- / (mmol/L)	严重下降（可 <10）	重度下降（14~20）	轻度下降（>15）
伴随症状	肾结石/钙沉积	Fanconi 综合征	肾功能不全
滤过分数 U-$BPCO_2$	低	正常	低
处理	治疗基础病，纠正酸中毒，补钾为主	治疗基础病，补钾为主，纠正酸中毒所需碱性药量多于 1 型 RTA	治疗基础病，控制高钾血症，改善醛固酮耐受（氟氢可的松＋呋塞米）

* Ⅲ型为兼有Ⅰ型和Ⅱ型 RTA 的特殊类型。

十、急性肾损伤和慢性肾脏病

1. 定义

（1）急性肾损伤（acute kidney injury，AKI）：指肾功能突然下降，导致尿素和其他含氮废物潴留，以及细胞外液容量和电解质失调。患者可在 48 h 内血清肌酐升高 $\geqslant 26.5\ \mu mol/L$（$\geqslant 0.3\ mg/dl$），或者血清肌酐升高至基线值的 1.5 倍及以上，并且这种升高已知或推测发生在之前 7 d 内，或者尿量 <0.5 ml/(kg·h) 持续 6 h。

（2）急性肾小管坏死（acute tubular necrosis，ATN）：多种原因导致的急性肾小管坏死，包括 AKI 所致，狭义 AKI 指的是 ATN。

(3) 慢性肾脏病(chronic kidney disease,CKD):①肾脏损伤≥3个月,可以有或无 eGFR 下降,临床上表现为病理学检查异常或肾损伤;②eGFR<60 ml/(min·1.73 m^2)≥3个月,有或无肾脏损伤证据。

2. 病因

(1) AKI 有广义和狭义之分,广义 AKI 可分为肾前性、肾性和肾后性三类,狭义 AKI 仅指急性肾小管坏死,是 AKI 最常见类型,导致 AKI 的病因如表 4-18 所示。

表 4-18 AKI 的病因

分类			病因
肾前性	血容量绝对不足	有效血容量下降	出血、胃肠道丢失、肾脏液体丢失、皮肤丢失及向细胞外液转移等
		心输出量下降	心脏疾病、肺动脉高压、肺栓塞及正压通气等
	血容量相对不足	全身血管扩张	扩血管药物、感染性休克、肝肾综合征及过敏反应等
		肾脏血管收缩	升压药、高钙血症、肾血管狭窄(如大动脉炎、血栓形成)等
肾性	小球病变为主	炎性	急慢性原发性肾小球肾炎、继发性肾小球肾炎等
		肾微血管收缩	微血管病、血管痉挛(如先兆子痫)等
	间质-小管病变为主	毒物	内源性毒物,如肌红蛋白、尿酸及轻链等
			外源性毒物,如抗菌药、重金属、造影剂、蛇毒及毒蕈等
		炎症/肿瘤	自身炎症、感染、肿瘤间质浸润及肾移植排斥等
		缺血性损害	肾前性 AKI 持续发展、肾动/静脉血栓形成等

(续表)

分类		病因
肾后性	外压阻塞	腹膜后纤维化、结肠癌压迫等
	管内阻塞	结石、输尿管肿瘤、前列腺肥大及肾乳头坏死等
	肾内微阻塞	尿酸盐、磺胺类、甲氨蝶呤及草酸盐等微结晶阻塞等

(2) CKD病因很多,在我国仍以 IgA 肾炎为主的原发性肾小球肾炎最为多见,其次是糖尿病肾病、高血压肾病等,如表4-19所示。

表4-19 CKD的主要病因

分类	病因
糖尿病肾病	线索:长期糖尿病病史+糖尿病眼底病变
高血压肾病	线索:长期高血压病史+高血压眼底改变
慢性肾小球肾炎	最常见类型:IgA肾病及膜性肾病
自身免疫性肾损害	系统性红斑狼疮、系统性血管炎及干燥综合征等
痛风性肾病	线索:长期高尿酸血症,伴或不伴痛风发作
药物性肾损害	解热镇痛药、抗生素、部分肾毒性中药、造影剂及化疗药等
慢性肾盂肾炎	反复发作的尿路感染,通常双肾不等性缩小
梗阻性肾病	肾和输尿管结石、输尿管狭窄及男性前列腺增生等
缺血性肾病	动脉粥样硬化、大中血管炎等
遗传性肾病	常染色体显性遗传型多囊肾、肾髓质囊性病等
浸润性肾病	恶性肿瘤相关肾病、轻链型肾病及肾脏淀粉样变等

3. 问诊与查体要点 除了肾功能不全相关症状问诊外,主要询问影响肾脏功能因素等。

①疾病史:高血压、糖尿病、高尿酸血症及高脂血症等病史等;②药物及毒物:重金属接触史、肾毒性药物摄入、造影

剂使用史等；③家族史：CKD家族史；④泌尿系统疾病史：肾结石、尿道手术史等；⑤患者既往有无尿检异常史。

体格检查方面，重点检查泌尿系统查体。

4. 临床表现

(1) 急性肾损伤：AKI的临床表现差异大，与病因和病程不同阶段有关，包括原发疾病、AKI所致代谢紊乱及并发症3个方面，见图4-13。

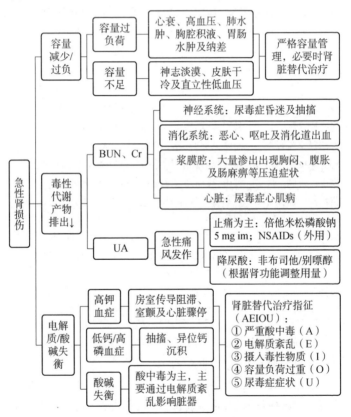

图4-13 AKI主要临床表现

（2）慢性肾脏病：肾损伤表现＋内脏系统慢性损害＋继发性代谢性疾病。CKD主要临床表现见图4-14。

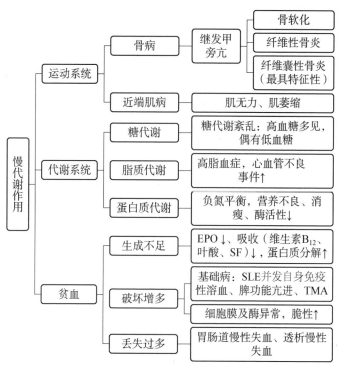

图4-14　CKD主要临床表现

注：SF，血清铁蛋白；EPO，促红细胞生成素。

5. 辅助检查 见表4-20。

表4-20 AKI时尿液诊断指标

尿液检查	肾前性氮质血症	缺血性氮质血症
尿比重	>1.018	<1.012
尿渗透压[mmol/kg·H_2O]	>500	<250
尿钠(mmol/L)	<10	>20
尿Cr/血Cr	>40	<20
BUN(mg/dl)/Cr(mg/dl)	>20	<10~15
钠排泄分数	<1%	>1%
肾衰指数	<1	>1
尿沉渣	透明管型	棕色颗粒管型

注:CKD需评估钙磷代谢、PTH水平、双侧肾脏大小。
BUN(尿素氮):1 mg/dl=0.4 mmol/L;Cr(肌酐):1.0 mg/dl=88 mmol/L。

6. 诊断标准

(1) AKI:48 h内血Cr升高≥26.5 μmol/L(0.3 mg/dl),或7 d内血Cr较基础值升高≥50%,或尿量减少[<0.5 ml/(kg·h)],持续≥6 h。

(2) CKD:肾损伤(尿检异常、血肌酐升高)+时间(≥3个月)±导致肾功能不全的因素±肾脏影像学改变(通常肾体积缩小,但糖尿病肾、HIV相关肾病或浸润性肾病可增大)(表4-21)。

表 4-21 AKI 分期与 CKD 分期

AKI 分期			CKD 分期		
分期	血肌酐标准	尿量标准	分期	eGFR [ml/(min·1.73 m²)]	诊疗策略
1期	绝对升高≥26.5 μmol/L (0.3 mg/dl) 或相对升高≥50%，但<1倍	<0.5 ml/(kg·h)（持续时间≥6 h,但<12 h)	1期	≥90	病因诊断及治疗,合并症的治疗,延缓疾病进展
			2期	60~89	延缓肾功能进展
2期	相对升高≥1倍,但<2倍	<0.5 ml/(kg·h)（持续时间≥6 h,但<24 h)	3期 3a 3b	45~59 30~44	并发症的评估和治疗
3期	升高至≥354 μmol/L (4.0 mg/dl) 或相对升高≥2倍 或开始肾脏替代治疗 或年龄<18岁患者 eGFR 下降至<35 ml/(min·1.73 m²)	<0.5 ml/(kg·h)（持续时间≥24 h)或无尿≥24 h	4期	15~29	准备肾脏替代治疗
			5期	<15	肾脏替代治疗

（3）肾功能不全：需要仔细判断是 AKI 或是在慢性肾功能不全基础上急性加重，如表 4-22 所示。

表 4-22 AKI 和 CKD 急性加重鉴别

比较项	AKI	CKD 急性加重
病史	血 Cr 升高时间多≤3 个月	血 Cr 升高时间>3 个月
贫血	多无,如有以丢失性为主,EPO-	有,多因素贫血,EPO↓
钙磷代谢	低钙血症,高磷不明显	低钙伴高磷血症
PTH	多正常或轻度升高	显著升高,出现三发甲旁亢
肾脏大小	无变化或变大	多萎缩(糖尿病肾病、多囊肾等除外)

7. 处理原则

(1) AKI:

1) 纠正可逆病因为主,增加肾脏灌注,停用肾毒性药物,解除梗阻因素。

2) 容量高负荷者,适当利尿。

3) 维持电解质、酸碱平衡,减少毒性代谢产物对脏器影响,支持治疗为主。

4) 肾性 AKI 针对基础病治疗:ANCA 相关性血管炎、SLE 等所致,糖皮质激素联合免疫抑制剂治疗。骨髓瘤采用 BCD 方案化疗。AIN 患者停用可疑药物,根据临床情况选择加用糖皮质激素治疗。

5) 营养支持,补充充足热量,对高分解代谢患者可增加蛋白质及氨基酸的摄入。

6) 肾脏替代治疗。

(2) CKD:积极控制基础病,去除导致 CKD 急性加重的诱因,延缓肾脏病发展,全过程分期支持治疗。

十一、尿路感染

1. 定义 尿路感染(urinary tract infection,UTI)是由各

种病原体在泌尿系统异常繁殖所致的尿路急性或慢性炎症。

2. **病原体** 最常见病原体为大肠埃希菌,其次是腐生性葡萄球菌。

3. **分类** 见图4-15。

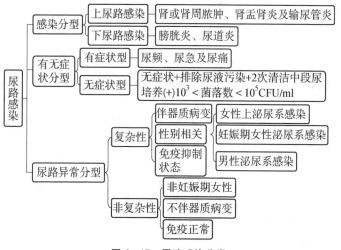

图4-15 尿路感染分类

4. **问诊和体检关注**

病史询问重点:①泌尿系统症状:如膀胱刺激征(尿频、尿急、尿痛及排尿不适);腰痛。②全身症状:如发热、畏寒、寒战、乏力、恶心及呕吐。

体格检查重点:肾区叩击痛,输尿管、膀胱区压痛。

5. **辅助检查**

(1) 尿常规检查:尿渗透压下降,尿白细胞、白细胞酯酶升高,尿红细胞(＋～＋＋)、尿蛋白(±),如有白细胞管型有助于肾盂肾炎诊断。

(2) 尿培养。诊断标准：①有症状时，清洁中段尿培养细菌计数≥10^5 CFU/ml，培养微生物≤2种；②无症状时，要求连续2次菌落计数均≥10^5 CFU/ml，且为同一菌种；③膀胱穿刺尿培养阳性（"金标准"）。

(3) 血常规检查：WBC计数升高、HGb正常或下降。

(4) 血生化检查：Cr水平多正常，慢性肾盂肾炎时可以明显升高。

(5) 影像学检查：泌尿系超声（必要时做残余尿）、尿路X线、静脉肾盂造影、逆行性尿路造影、CT、MRI、同位素肾图检查。

6. 诊断思路　UTI的完整诊断包括临床症状、病原学证据及感染定位，见图4-16和表4-23。

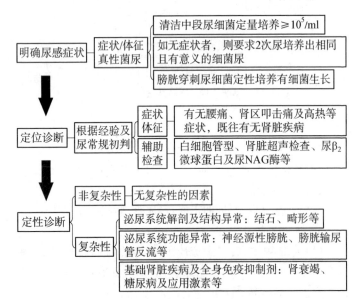

图4-16　UTI诊断思路

表 4-23 上下尿路感染的鉴别

鉴别项	上尿路感染	下尿路感染
体温	≥38℃	<38℃
腰痛	有	无
尿路压痛	上、中及下侧腹	膀胱区
白细胞管型	有	无
双肾B超检查	光点增粗,肾盂分离	阴性
尿 β_2 微球蛋白	升高	正常
尿 NAG 酶	升高	正常
尿渗透压	降低	正常
单剂或三日抗生素疗法	较差	较好

7. 治疗　治疗原则是缓解症状,清除潜在感染源,根据细菌培养及药敏结果选择肾毒性小的抗生素,预防和治疗全身脓毒血症,预防并发症。治疗措施如下。

(1) 一般治疗:多休息、多饮水排尿、补充充足热量,避免使用肾毒性药物。

(2) 具体治疗见图 4-17。

十二、血液透析

1. 定义　血液透析(hemodialysis,HD)是一种将血液引出体外,经带有透析器的体外循环装置,血液与透析液通过透析膜进行水和溶质的交换,血液中水和尿毒症毒素包括肌酐、尿素等进入透析液而被清除,透析液中碱基(HCO_3^-)和钙等进入血液,从而达到清除水和尿毒症毒素,维持水、电解质和酸碱平衡目的的血液净化疗法。

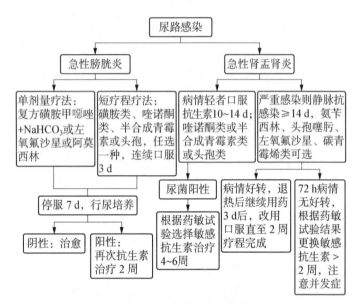

图 4-17 UTI 具体治疗措施

2. 原理 见表 4-24。

表 4-24 血液透析原理

分类		原理
水清除	渗透	半透膜两侧溶液中的水由渗透压低侧向高侧移动
	对流	液体由静水压高侧向低侧移动,也称为超滤
溶质清除	扩散	是 HD 清除溶质的主要机制,溶质依半透膜两侧溶液浓度差,从浓度高侧向低侧移动转运
	对流	溶质伴随溶剂一起通过半透膜的移动
	吸附	通过正负电荷的相互作用或范德华力和透析膜表面的亲水性基团选择性吸附某些蛋白质、毒物及药物

3. **透析指征** 血液透析能够迅速清除体内过多的水及电解质,纠正酸中毒,并为原发病治疗创造条件,其指征如表4-25所示。

表4-25 血液透析指征

分类		指征
急性肾损伤	一般指征	①急性肺水肿,对利尿剂无效;②高钾血症,血钾≥6.5 mmol/L;③高分解状态;④无高分解状态,但无尿2日或少尿4日以上;⑤血HCO_3^-<12 mmol/L或动脉血pH<7.2;⑥BUN 21.4～28.6 mmol/L(60～80 mg/dl)以上或血肌酐≥442 μmol/L(5 mg/dl);⑦少尿2日以上,并伴有下列情况之一:a.体液过多;b.持续呕吐;c.烦躁或嗜睡;d.血钾≥6 mmol/L;e.心电图有高钾血症表现
	紧急透析指征	①严重高钾血症,血钾≥7.2 mmol/L或有严重心律失常;②急性肺水肿,对利尿剂无良好反应;③严重代谢性酸中毒,动脉血pH<7.2
终末期肾脏病		血液透析能够替代部分肾脏的排泄功能,减轻临床症状,阻止或延缓并发症
急性药物或毒物中毒		如中毒药物、毒物的分子量低于透析器膜截留分子量、水溶性高、表观容积小、蛋白结合率低、游离浓度高者可做血透
其他		难治性充血性心力衰竭和急性肺水肿的急救、肝肾综合征、肝性脑病、严重电解质紊乱、高胆红素血症

血透无绝对禁忌证,其相对禁忌证包括:休克或未纠正的低血压、严重活动性出血、严重心脑并发症、非电解质紊乱引起的严重心律失常、精神障碍不能配合等。

4. 透析并发症及其处理　主要包括急性并发症及远期并发症,影响患者的生存周期,临床上应该引起重视,如表4-26所示。

表4-26　透析并发症及其处理

分类	并发症	定义/机制	处理
急性并发症	失衡综合征	指血透中或透析后不久出现的以神经精神症状为主要表现的临床综合征	轻者予吸氧、静注高渗溶液等对症治疗;重者停止透析、输注甘露醇,并及时给予生命支持措施 预防措施:首次透析者采用低效透析方法,如缩短透析时间、减慢透析液和血液流速、选用小面积透析器等;维持性透析者应规律和充分透析,增加透析频率、缩短每次透析时间或采用钠浓度曲线透析液序贯透析等
	透析低血压	多因超滤过多过快引起有效血容量不足所致,也见于透析膜破裂或其他原因引起的出血、严重心律失常等	轻者应暂停超滤,采取头低脚高位;重者需补充生理盐水或高渗盐水或血白蛋白溶液,如由心脏疾病引起应停止透析,并积极治疗原发病。 预防措施:及时调整干体重,减慢超滤速度,延长超滤时间,改用序贯透析,使用钠和钙浓度较高的碳酸氢盐透析液,低温透析,增加透析频率并减少每次超滤量,透前不用降压药等
	高血压	多于透析开始1~2小时后出现,重者可引发心力衰竭和脑出血	调整透析方案,辅以适宜的药物治疗等,严重者需静脉使用降压药

(续表)

分类	并发症	定义/机制	处理
	肌肉痛性痉挛	多出现在透析的中后期,引起的原因包括透析低血压、低血容量、超滤速度过快、应用低钠透析液治疗、血电解质紊乱和酸碱失衡等	可根据诱因酌情采取措施,如快速输注生理盐水、高渗葡萄糖或甘露醇溶液,对痉挛肌肉进行外力挤压按摩也有一定疗效 预防措施:透析间期控制体重增长、减慢超滤速度、采用高钠透析或序贯钠浓度透析、加强肌肉锻炼、应用维生素E和肉碱等
	透析器首次使用综合征	分A型和B型,A型为快速的变态反应,常于血透开始后5分钟内发生,少数迟至30分钟;B型反应常于血透开始后20~60分钟出现,病因不清	一旦诊断A型应立即停止血透,并夹闭血路管,丢弃体外循环血液,并予抗组胺药、糖皮质激素或肾上腺素药物治疗,如出现呼吸循环障碍,需予心脏呼吸支持治疗;B型处理仅需吸氧等对症措施,常不必终止透析
	其他	还包括心力衰竭、心包炎/心脏压塞、心绞痛/心肌梗死、严重心律失常、脑出血、发热、溶血、空气栓塞等	
远期并发症	心脑血管并发症、贫血、骨盐和矿物质代谢紊乱、感染、营养不良、心理障碍等		

第五章

血液系统疾病

第一节 常见症状总结

一、贫血

1. **定义** 贫血(anemia)通常以血红蛋白(Hb)浓度来表示,以海平面地区为准。

成年男性:Hb<120 g/L;成年女性:Hb<110 g/L;妊娠女性:Hb<100 g/L。

按严重程度划分,如表5-1所示。

表5-1 贫血严重程度

项目	指标			
Hb(g/L)	<30	30~59	60~90	>90
贫血严重程度	极重度	重度	中度	轻度

2. **病因及特点** 导致贫血的病因很多,一般分为红细胞生成减少、破坏增多和丢失过多3种,如表5-2所示。

表 5-2　贫血的病因及特点

病因		特点	
生成减少	造血干细胞异常	红系祖细胞异常	纯红再障
		造血干细胞异常	骨髓异常增生综合征 Fanconi 贫血
	红细胞生成或成熟障碍	DNA 合成障碍	巨幼红细胞贫血
		血红素合成缺陷	缺铁性贫血
		珠蛋白合成缺陷	地中海贫血
	多种复杂机制	慢性病贫血	—
		铁幼粒细胞贫血	—
		骨髓异常浸润	多发性骨髓瘤、白血病、骨髓纤维化及转移癌
破坏增多	内源性	红细胞膜异常	遗传性球红细胞增多 遗传性椭圆红细胞增多
		红细胞酶异常	G6PD 缺乏 丙酮酸激酶缺乏
		珠蛋白合成异常	镰状细胞贫血 其他血红蛋白异常
	外源性	机械性	人工瓣膜、行军性血红蛋白尿
		免疫性	自身免疫性溶贫、新生儿同种免疫性溶贫
		理化及微生物因素	毒素、大面积烧伤及感染
		脾亢	—
丢失过多	急慢性出血	—	—

3. 临床表现　贫血的症状取决于贫血的程度及其发生速度,以及原发疾病的性质。①一般情况:苍白、乏力;②呼吸系统:呼吸代偿加快,活动后气急;③循环系统:心动过速,活动后心悸,病程长者可有贫血性心脏病;④消化系统:舌炎、食欲下降、腹胀、恶心及呕吐;⑤泌尿生殖系统:少尿、多尿、低比重尿,月经周期紊乱及性功能减退;⑥内分泌/免疫系统:长期贫血影响甲状腺、性腺、肾上腺功能,机体免疫功能低下。

4. 问诊及查体关注

(1) 病史询问要点:①一般情况:起病缓急、创伤、黑便、月经量增多、营养状态及皮肤紫癜等;②贫血表现:面色苍白、心慌、气短、头晕、耳鸣、眩晕、晕厥及疲乏无力等;③组织缺铁表现:儿童、青少年出现发育迟缓、智力低下、容易兴奋、注意力不集中、烦躁、易怒或淡漠、异食癖及吞咽困难,为缺铁性贫血的特殊表现;④其他:家族遗传史、饮食习惯、月经史及慢性系统病史。

(2) 体格检查要点:皮肤黏膜苍白/黄染、口角皲裂、口腔炎、舌炎、舌乳头萎缩、毛发干燥、无光泽、指甲扁平或反甲。部分患者有肝脾大。

5. 诊断思路　有条理地对贫血进行分析,可从贫血的形态学分类入手,进而评估贫血的病因,如图 5-1、表 5-3、5-4 所示。

6. 辅助检查　①一般检查:血常规(网织红细胞)、外周血涂片、尿常规、粪常规(OB)及肝、肾功能+LDH;②病因检验:铁代谢、叶酸、维生素 B_{12}、珠红蛋白、游离血红蛋白、EPO、Coombs 试验、CRP、ESR 及病原学相关指标;③病因检查:胸部 CT、肾脏超声、胃肠镜及骨髓检查等。

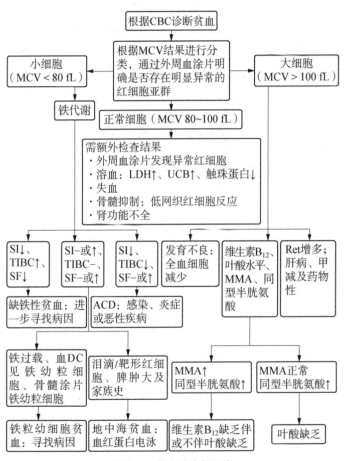

图 5-1 贫血的诊断思路

表 5-3 不同类型贫血线索

类型	线索
缺铁性贫血	①小细胞低色素贫血;②血清铁蛋白<14 ng/ml,转铁蛋白饱和度<15%;③骨髓铁染色骨髓小粒可染铁消失,铁幼粒细胞<15%
叶酸/维生素 B_{12} 缺乏贫血	①大细胞贫血(MCV>100 fL);多数红细胞呈大椭圆形;②轻度白细胞计数减少或血小板计数减少;③网织红细胞计数减少;④外周血涂片显示中性粒细胞分叶核增多
慢性病性贫血	①已确诊慢性疾病:恶性肿瘤、HIV 感染、风湿免疫病(SLE、RA)、炎症性肠病、Castleman 病、心衰、慢性阻塞性肺疾病;②轻中度贫血,常为正细胞正色素性,MCV 一般大于 70 fL;③网织红细胞正常或者下降,红细胞生成减少;④血清铁、转铁蛋白水平低,转铁蛋白饱和度减低,铁蛋白增高或正常;⑤骨髓细胞铁染色提示细胞内铁减少,外铁增多
脾功能亢进	①脾肿大;②贫血;③白细胞计数减少;④血小板计数减少
溶血性贫血	①贫血,外周血出现嗜多色性、嗜碱性点彩红细胞;②网织红细胞增加;③血清乳酸脱氢酶增加;④以非结合胆红素升高为主的胆红素代谢异常

表 5-4 缺铁性贫血与慢性病贫血的鉴别

比较项	缺铁性贫血	慢性病贫血
血清铁	↓	↓
总铁结合力	↑	↓
转铁蛋白饱和度	↓	↓
铁蛋白	↓	↑

7. 治疗 ①去除失血病因:慢性病贫血以治疗原发病为主。②补充造血原料。铁剂＋维生素 C:1～2 周网织红细胞增高,1～2 个月恢复正常,继续治疗 2 个月,补充储存铁,疗程 12 周;叶酸＋维生素 B_{12}。③减少破坏:激素±免疫抑制剂(钙调磷酸酶抑制剂为首选)±CD20 单抗、切脾。④增加造血:EPO、雄激素类似物。

二、血小板减少

1. 定义 血小板减少(thrombocytopenia)是指至少 2 次血小板计数$<100\times10^9/L$。(理论上血小板$>50\times10^9/L$ 者一般不会引起严重出血,$<30\times10^9/L$ 者自发出血风险显著增加)。

2. 病因 ①血小板生成减少:骨髓巨核细胞单纯减少或抗血小板抗体与巨核细胞发生反应、肝脏血小板生成素(TPO)产生少;②血小板破坏增多:抗体介导的清除;③血小板消耗增多:弥散性血管内溶血、血栓性微血管病;④液体复苏或大量输血引起稀释;⑤脾亢或再分布。

导致血小板减少的病因很多,分类如图 5-2 所示。

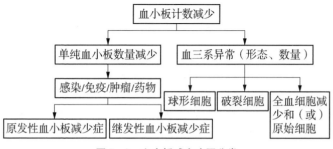

图 5-2 血小板减少病因分类

3. 临床表现 ①出血:鼻衄、出血瘀点、瘀斑和黏膜紫癜、月经过多、伤口出血时间延长、消化道及泌尿道等多系统出血表现;②伴随表现:贫血、肝脾大、乏力、发热及消瘦等。

4. 问诊及查体关注

(1) 病史询问要点。①出血病史:瘀点、瘀斑、鼻衄、牙龈出血、呕血、黑便和严重月经失血;②药物暴露:NSAIDs、草药、奎宁、万古霉素、肝素及凝血酶抑制剂等;③感染暴露:病毒、细菌、立克次体或接种活病毒疫苗,近期去过疟疾、登革病毒、钩端螺旋体病、脑膜炎球菌症、鼠咬热、立克次体感染、汉坦病毒及病毒性出血热流行地区;④其他医学情况:血液系统疾病、风湿性疾病、减肥手术或营养状况差、血制品输注或器官移植。

(2) 体格检查要点:出血体征、淋巴结或肝脾大。

5. 辅助检查 ①常规检查:血常规+外周血涂片(观察血小板的分布,排除假性血小板减少)+网织红细胞(观察血三系形态,评估造血状态)、尿常规±24 h 尿蛋白定量、粪常规(评估粪潜血);②特殊检查:肝肾功能+血脂(怀疑噬血细胞综合征时)、凝血功能、叶酸+维生素 B_{12} 水平、抗核抗体谱+抗磷脂抗体谱+Coombs 试验+抗血小板抗体;③病原学检查:HIV、HBV、HCV、CMV、EBV 及细小病毒 B19 等;④血小板检测:血栓弹力图、血小板聚集试验等;⑤影像学检查:外周浅表淋巴结超声、肝胆胰脾超声、超声心动图及胸部 CT 等;⑥有创检查:骨髓穿刺+活检、淋巴结活检等。

6. 诊断及鉴别诊断 ①根据外周血血小板绝对计数即可诊断。②鉴别诊断:主要与各种出血性疾病相鉴别,包括血小板功能缺陷、凝血功能障碍及血管性因素出血等。

7. 治疗 ①去除病因:停用可疑的导致血小板减少的药物,治疗基础病;②ITP一线治疗:糖皮质激素(作为初始治疗的基础,50%~80%的患者激素治疗有效)和IVIG;③二线治疗:脾切除术是传统的二线治疗方案,用于对激素无效或依赖或禁忌者;其他治疗:包括促血小板生成药物(rhTPO、艾曲泊帕、罗米司亭)、抗CD20单抗、达那唑、长春新碱及环孢素、硫唑嘌呤等。

血小板减少应个体化治疗,包括去因治疗及支持治疗,处理流程见图5-3。

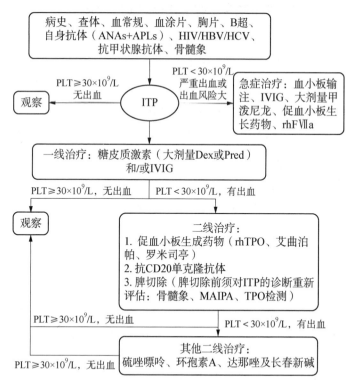

图5-3 血小板减少处理流程

8. 临床诊疗过程中血小板计数的安全值　见表5-5。

表5-5　临床诊疗过程中血小板计数的安全值

口腔检查	拔牙	补牙	小手术	大手术	阴道分娩	剖宫产
$\geq 20 \times 10^9/L$	$\geq 30 \times 10^9/L$	$\geq 30 \times 10^9/L$	$\geq 50 \times 10^9/L$	$\geq 80 \times 10^9/L$	$\geq 50 \times 10^9/L$	$\geq 80 \times 10^9/L$
服用Asp、NSAIDs、华法林等抗凝药物,PLT需$\geq 50 \times 10^9/L$						

三、中性粒细胞减少症和中性粒细胞缺乏症

1. **定义**　根据白细胞、粒细胞数量定义中性粒细胞减少症(neutropenia)和中性粒细胞缺乏症(agranulocytosis),如表5-6所示。

表5-6　白细胞减少症及中性粒性细胞减少/缺乏症

项目	白/粒细胞数
白细胞减少症	$WBC < 4.0 \times 10^9/L$
中性粒细胞减少症	$NEUT < 2.0 \times 10^9/L$
中性粒细胞缺乏症	$NEUT < 0.5 \times 10^9/L$

2. **病因**

1) 先天性:周期性中性粒细胞减少症、严重先天性中性粒细胞减少症等。

2) 获得性。①药物:抗生素(β内酰胺类及磺胺类药物)最多见,其次是抗甲亢药物、抗血小板药、抗癫痫药及NSAIDs;②骨髓损伤:电离辐射、化学药物、骨髓纤维化及肿瘤骨转移等;③感染相关:病毒感染(CMV、EBV等)、细菌感

染(伤寒、布鲁氏菌病、立克次体病等)及重症感染;④免疫性:新生儿同种免疫性中性粒细胞减少症、原发性自身免疫性中性粒细胞减少症、继发性自身免疫中性粒细胞减少症及药物免疫性中性粒细胞减少症。

3) 特发性。

4) 其他:巨幼红细胞性贫血、PNH、脾功能亢进及假性粒细胞减少症。

3. **临床表现** 中性粒细胞减少患者除乏力外无特殊临床表现,主要与基础病和中性粒细胞减少引起的各种感染相关。

4. **问诊及查体关注**

(1) 病史问诊要点:①诱因:放射线、可疑药物及化学毒物等接触;②主要症状:乏力、头晕及纳差;③感染症状:发热、局部感染症状及全身性感染症状(畏寒、寒战、心悸及少尿等);④既往病史:基础疾病史(感染性疾病、自身免疫性疾病、肿瘤性病史)及家族史。

(2) 体格检查要点:局部感染体征、感染性休克体征(低血压、肢端循环差)。

5. **辅助检查** ①一般检查:血常规、网织红细胞、外周血涂片;②特殊检查:叶酸、维生素 B_{12}、自身抗体;③病原学筛查:CMV、EBV、细胞病毒B19、乙肝病毒、立克次体抗体及虎红平板凝集试验;④有创检查:骨髓穿刺+活检,必要时行血培养。

6. **诊断步骤**

(1) 对原因不明的慢性粒细胞减少症,可根据图5-4思路进行诊断。

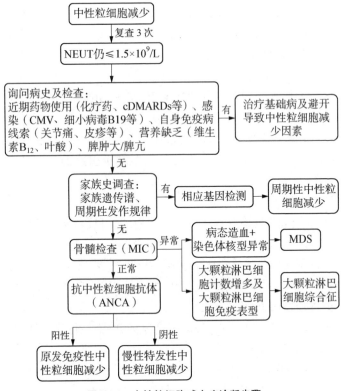

图 5-4 中性粒细胞减少症诊断步骤

(2) 鉴别诊断：

1) 中性粒细胞生成减少：①细胞毒药物、化疗药物和电离辐射；②造血原料缺乏或骨髓无效造血：维生素 B_{12} 缺乏、叶酸缺乏、再障、急性白血病及 MDS 等；③感染；④骨髓浸润；

2) 中性粒细胞破坏或消耗过多：①免疫性因素：药物诱发的免疫性粒细胞减少、自身免疫性粒细胞减少；②非免疫性因素：重症感染、脾亢。

3）中性粒细胞分布异常：良性假性中性粒细胞减少症等。

7. **中性粒细胞缺乏伴发热治疗**

（1）积极留取体液等行病原学检查后，尽早经验性使用具有杀菌活性的广谱抗生素治疗（必须能覆盖铜绿假单胞菌），存在血流动力学不稳定或存在可疑导管相关性感染的患者，建议加用万古霉素（表5-7）。

（2）尽早予人重组粒细胞集落刺激因子升白治疗。

（3）积极治疗基础病，停用/替换可导致粒细胞减少的药物。

（4）寻找隐匿感染部位并处理，如肛门口、皮肤破损处、深静脉置管处等。

表5-7 骨髓抑制分级（WHO分级）

分级	0	1	2	3	4
Hb/(g/L)	≥110	109~95	94~80	79~65	<65
WBC($\times 10^9$/L)	≥4.0	3.9~3.0	2.9~2.0	1.9~1.0	<1.0
NEUT($\times 10^9$/L)	≥2.0	1.9~1.5	1.4~1.0	0.9~0.5	<0.5
PLT($\times 10^9$/L)	≥100	99~75	74~50	49~25	<25

四、淋巴结肿大

1. **定义** 淋巴结直径超过1~2cm、形状改变、质地异常者称为淋巴结肿大（lymphadenectasis）。

2. **病因** 引起淋巴结肿大的病因如表5-8所示。

表5-8 淋巴结肿大相关病因

分类	病因
感染	病毒,如EBV、CMV、肝炎病毒、疱疹病毒、风疹病毒及HIV等 细菌,如结核杆菌、衣原体、螺旋体及立克次体等 寄生虫,如弓形虫、黑热病、锥虫病及丝虫病等 真菌,如组织胞浆菌病、球孢子菌病及副球孢子菌病等
风湿免疫病	RA、SLE、AOSD、SS、MCTD及DM/PM等
脂质沉积病	戈谢病、尼曼皮克病、Fabry病及Tangier病等
恶性肿瘤	血液系统:淋巴瘤、白血病、恶性组织细胞疾病、Castleman病、淋巴瘤样肉芽肿病及朗格汉斯组织细胞增生症等 转移性肿瘤:乳腺癌、肺癌、黑色素瘤、头颈部肿瘤及胃肠肿瘤等
其他	结节病、皮肤病性淋巴结炎、Kimura病、Kikuchi病及Kawasaki病等

3. 临床表现 不同部位的淋巴结肿大对判断疾病性质有很大意义,如表5-9、5-10所示。

表5-9 淋巴结肿大好发部位及相关临床表现

分类	部位	临床表现
局部肿大	颈部	感染:EBV、CMV及弓形虫等 非感染:TB/NTM、淋巴瘤及头颈部恶性肿瘤
	耳前、耳后	TB/NTM、淋巴瘤、头颈部恶性肿瘤;顶颞部头皮感染 帕里诺眼-腺综合征:多见于猫抓病,单侧肉芽肿性球结膜炎

(续表)

分类	部位	临床表现
	锁骨上	恶性肿瘤风险高,强烈建议活检
	枕下、腋窝	局部淋巴引流区感染
	滑车上	一旦可触及均为病理性;包括感染、淋巴瘤及结节病等
	腹股沟	常可触及,多与感染相关
全身肿大	感染性疾病	最常见HIV感染、传染性单核细胞增多症及分枝杆菌感染
	系统性红斑狼疮	多发淋巴结肿大,质软、无压痛,合并感染可有压痛
	药物	多见于抗癫痫药物引起的血清病
	结节病	最常累及肺,可伴关节疼痛、皮疹表现等
	淋巴瘤	多发淋巴结肿大,活检确诊,血液系统受累可骨髓检查排查肿瘤细胞

表5-10 罕见淋巴结肿大疾病

疾 病	描 述
Castleman病	即血管滤泡性淋巴结增生症,为巨大淋巴结+(发热±肝大±脾肿大±多克隆高丙种球蛋白血症)
Kikuchi病	年轻女性最多,自限性,通常表现为颈部淋巴结痛性肿大+发热±异型淋巴细胞
MCLS	儿童多见,发热+颈部淋巴结肿大+(结膜炎±黏膜炎±皮疹和冠状动脉瘤)
Kimura病	头颈部淋巴结肿大+IgE↑+EOS↑
PTGC	即生发中心进行性转化,男性多见,为不明原因、无症状的持续性或反复性淋巴结肿大
Rosai-Dorfman病	即窦组织细胞增生伴巨大淋巴结病,颈部淋巴结肿大+结外表现(骨、肺、皮肤)

4. 问诊及查体关注

(1) 病史询问要点:年龄、性别、淋巴结肿大持续时间、发展速度、疼痛、发热、盗汗及消瘦等伴随症状。

(2) 体格检查要点:部位、大小、质地、边界、压痛、活动度、波动与搏动、粘连、局部皮肤红肿破溃瘢痕、有无血管杂音。

5. 辅助检查 ①血常规,LDH,ACE,病原学检查,肿瘤标志物,自身抗体等;②影像学检查:淋巴结彩超(描述大小、部位、数量、边界、血流、初步判断良恶性;指导进一步活检),CT,PET/CT检查(SUV值);③有创检查:淋巴结活检,包括细针穿刺、粗针穿刺(B超或CT引导下)、微创手术(纤支镜、胃镜、纵隔镜及腹腔镜下活检)、常规切除手术;骨髓穿刺+活检,如存在血象异常时。

6. 各类淋巴结超声比较 见表5-11。

表5-11 各类淋巴结超声比较

比较项	形态	纵横径	边界	血流
正常	偏长的椭圆形	横径上限一般5~8 mm,长径变异范围较大	边界光滑不锐利	门样血流或没有血流
良性	趋向于菱形、长椭圆形、长卵圆形	L/T≥2	边界光滑不锐利	门样血流或没有血流
非特异性炎症	较良性均匀增大	纵横径均匀性增大	边界光滑不锐利	门样血流或没有血流
恶性	趋向于圆形	L/T=1	锐利	周边血流或混杂血流信号

特殊:①颌下淋巴结及腮腺淋巴结更近似圆形;②结核性淋巴结其边界通常不锐利;③结核性淋巴结有多种血流状态,类似良性及恶性的表现

* 对于怀疑恶性的淋巴结肿大,有条件者尽可能行完整淋巴结活检,病理学检查是判断恶性淋巴结的"金标准"。

7. 治疗　根据临床表现、影像学检查及组织病理学检查确定淋巴结肿大性质后,行针对性治疗。

第二节　常见疾病诊治

一、缺铁性贫血

1. 定义　铁缺乏症(iron deficiency, ID)是体内长期铁负平衡的结果,最初引起体内贮存铁耗尽(iron depletion),继之红系细胞内发生缺铁,称为缺铁性红细胞生成(iron deficient erythropoiesis, IDE),最后才发生缺铁性贫血(iron deficiency anemia, IDA)。它是一种综合征,并非一种疾病。

2. 病因　大致可分为4种类型,如表5-12所示。

表5-12　缺铁性贫血的病因

病因	描述
营养因素	因饮食中缺乏足够量的铁或食物结构不合理,导致铁吸收和利用减低
慢性失血	常见胃肠道失血及月经量过多,IDA常是胃肠道肿瘤的首发表现,应注意排查
吸收障碍	常见于胃全切除和胃次全切除后数年发生缺铁
遗传性	甚为罕见,由于TMPRSS6突变,导致Hepcidin高表达,阻断肠道铁吸收和铁再循环障碍,引起铁剂治疗无效的IDA

3. 临床表现　IDA临床表现包括因贫血引起组织、器官缺氧导致的一般性表现,以及因组织缺铁导致的各种临床表

现,如表 5-13 所示。

表 5-13 缺铁性贫血的临床表现

临床表现	机　制
精神发育和行为改变	单胺氧化酶活性减低、儿茶酚胺代谢紊乱
劳动耐力降低	可能与细胞色素 C 及线粒体中 α-甘油磷酸氧化酶活力降低、肌红蛋白量减少、影响骨骼肌氧代谢相关
细胞免疫功能减弱	中性粒细胞杀菌能力减低
抗寒能力降低	三碘甲状腺原氨酸水平减低

4. 问诊及查体关注　见表 5-14。

表 5-14 缺铁性贫血的问诊及体格检查关注重点

问　诊	体格检查关注
近期状况	饮食习惯、服用药物、月经情况、排便情况、腹痛、腹泻等
自觉症状	头晕、心悸、乏力、气短、注意力不集中、吞咽困难、异食癖
家族史	消化系统肿瘤史
体格检查	颜面苍白、舌乳头状态、反甲、腹部压痛、肝脾大

5. 辅助检查　见表 5-15。

第五章 血液系统疾病

表5-15 缺铁性贫血相关辅助检查

检测项目	备注
血常规及血涂片	血红蛋白减低、小细胞低色素贫血,血涂片可见到红细胞中央淡染区扩大
网织红细胞	通常是下降的,有助于与其他类型的贫血鉴别
血清铁代谢指标	监测血液中铁的含量,确定贫血的类型及程度
粪常规+潜血	确定是否存在消化道出血,进一步可行胃肠镜确认
骨髓穿刺	非常规检查,对诊断存疑的患者,可通过铁染色进一步确定
超声检查	检查卵巢、子宫内膜等状态,判断女性月经期出血过多的原因

6. 诊断 见表5-16。

表5-16 缺铁性贫血的诊断

项目	描述
1	小细胞低色素性贫血:成年男性血红蛋白(Hb)<120 g/L,女性<110 g/L,妊娠妇女<100 g/L;平均红细胞容积(MCV)<80 fl,平均血红蛋白含量(MCH)<27 pg,平均血红蛋白浓度(MCHC)<0.32;红细胞形态有明显低色素表现
2	有明确的缺铁病因和临床表现
3	血清铁<8.95 μmol/L(50 μg/dL),总铁结合力>64.44 μmol/L(360 μg/dL)
4	运铁蛋白饱和度<0.15
5	骨髓铁染色提示骨髓小粒可染铁消失,铁粒幼红细胞<15%
6	红细胞游离原卟啉>0.9 μmol/L(50 μg/dL)(全血),或血液锌原卟啉>0.96 μmol/L(60 μg/dL)(全血),或红细胞游离原卟啉/血红蛋白>4.5 μg/gHGb
7	血清铁蛋白(SF)<12 μg/L
8	血清可溶性运铁蛋白受体(sTfR)>26.5 nmol/L(2.25 mg/L)
9	铁剂治疗有效

注:符合第1条和2~9条中任何2条以上者,可诊断为IDA。

7. 治疗 见表5-17。

表5-17 缺铁性贫血治疗

分类	措施
对因治疗	月经过多者需接受妇科治疗,调整月经周期或控制出血量 消化性溃疡引起者,应积极抑酸治疗,如存在Hp感染,同步抗感染治疗 肿瘤者需化疗、放疗或手术治疗,并注意患者的营养支持 营养不良引起贫血者,应改善膳食结构及营养支持
药物治疗	可选择口服铁剂及静脉铁剂,因部分患者输注静脉铁剂过程中有一定概率的过敏反应,输注过程应严密监测,口服铁剂期间可服用维生素C辅助铁吸收
口服铁剂时效	如有效者网织红细胞在治疗后3~4日即开始上升,第10日达高峰,随后血红蛋白升高,一般需要治疗2个月左右至血红蛋白恢复正常。贫血纠正后至少需要继续治疗3个月或使血清铁蛋白恢复到50μg/L,以补足贮存铁,总疗程一般需要3~6个月

二、巨幼红细胞贫血

1. 定义 巨幼红细胞贫血(megaloblastic anemia)是指一组主要由于体内缺乏维生素B_{12}或叶酸导致DNA合成障碍所致的贫血,亦可因遗传或药物等因素引起。特点是呈巨幼红细胞性贫血,骨髓内出现巨幼红细胞,粒系、巨核系也可出现巨幼样变。该巨幼细胞易在骨髓内破坏,出现无效性红细胞生成。

2. 病因 见表5-18。

表 5-18 巨幼红细胞贫血的病因

分 类	病 因
维生素 B_{12} 缺乏症	摄入不足,主要见于长期严格素食者;需要量增加,主要见于妊娠、婴幼儿、溶血性贫血、感染、甲状腺功能亢进及恶性肿瘤等 食物蛋白中维生素 B_{12} 释放障碍(食物-钴胺吸收不良综合征),老年人多见,与萎缩性胃炎和胃酸缺乏导致食物蛋白中维生素 B_{12} 释放障碍有关,长期服用剂量较大抑酸药也可引起维生素 B_{12} 吸收障碍 内因子缺乏,可因胃大部切除或全胃切除,以及自身免疫性破坏(恶性贫血)引起胃壁细胞数量减少、胃酸缺乏,导致内因子缺乏影响维生素 B_{12} 的吸收 小肠疾病引起维生素 B_{12} 吸收障碍,如卓艾综合征等 药物诱发维生素 B_{12} 缺乏,如二甲双胍、考来烯胺、秋水仙碱、新霉素等 遗传性维生素 B_{12} 缺乏,如 Imerslund-Gräsbeck 综合征、先天性 TCⅡ 缺乏症
叶酸缺乏症	摄入不足、需要量增加,前者主要由新鲜蔬菜及动物蛋白摄入不足所致,后者常见于婴儿、儿童及妇女妊娠和哺乳期 酗酒和慢性酒精性肝硬化 肠道吸收不良,如短肠综合征、小肠吸收不良综合征 药物诱发叶酸缺乏症,如甲氨蝶呤、乙胺嘧啶、甲氧苄啶等 遗传因素引起叶酸代谢障碍,如叶酸转运蛋白突变引起叶酸吸收不良
维生素 B_{12} 或叶酸治疗无效的 DNA 合成障碍	6-巯嘌呤、氟尿嘧啶、羟基脲及阿糖胞苷等

3. 临床表现 见表5-19。

表5-19 巨幼细胞贫血的临床表现

分类	临床表现
一般表现	乏力、头晕、疲倦、认知能力下降、心悸、呼吸急促等
口腔	舌炎(疼痛、肿胀、压痛和舌乳头消失)、口腔溃疡
消化系统	食欲下降、腹泻、腹胀
神经系统	对称性远端肢体麻木、深感觉障碍、共济失调或步态不稳,锥体外系征象(肌张力增加、肌强直、构音障碍、不宁腿综合征),严重者可出现二便失禁

4. 问诊和查体关注

(1) 病史询问要点:①近期状况:饮食习惯、口腔溃疡、舌炎、头晕、容易疲倦、活动后心悸;②神经系统:肢体麻木、深感觉障碍、共济失调或步态不稳;③消化系统:腹痛(周期及节律)、黄疸、腹泻;④家族史:特殊病史、用药史。

(2) 体格检查要点:睑结膜苍白、指甲苍白、皮肤/巩膜黄染、"牛肉舌"、心脏瓣膜音、心界、腹部压痛、肝脾大小。

5. 辅助检查 见表5-20。

表5-20 巨细胞贫血相关辅助检查

检测项目	备注
血常规	大细胞性贫血,平均红细胞体积(MCV)>100 fL,红细胞分布宽度(RDW)增加为最初表现,严重者可出现全血细胞减少
网织红细胞	一般增多不明显

(续表)

检测项目	备注
血涂片	红细胞大小不等、出现数量不等的大椭圆形红细胞是特征性表现,还可伴有中性粒细胞分叶增多
叶酸及维生素B_{12}	通常低于正常水平,但因影响因素较多,两者降低并不能作为本病的确诊依据
内因子抗体	在恶性贫血患者中可检测到内因子抗体
骨髓穿刺	有核细胞增生活跃或明显活跃,各系细胞均呈现巨幼变特征,改变程度与贫血程度正相关,以红系最为明显,细胞体积大、胞质较胞核成熟,骨髓铁染色常增多

6. 诊断 本病的诊断包括3个方面:确立巨幼细胞贫血、确定维生素B_{12}或叶酸缺乏症和明确引起维生素缺乏的病因,诊断本病后仍需进行充分的鉴别诊断,如表5-21所示。

表5-21 巨幼细胞贫血的鉴别诊断

鉴别疾病	特点
再生障碍性贫血	表现为全血细胞减少,但血常规红细胞常为正细胞正色素性贫血,骨髓涂片或活检显示多部位骨髓增生减低,各系细胞减少但形态大致正常
骨髓增生异常综合征	可见巨幼样变等病态造血现象,叶酸及维生素B_{12}水平不低,补充无效
阵发性睡眠性血红蛋白尿症	半数患者可出现全血细胞减少,骨髓穿刺提示骨髓增生活跃,酸溶血试验阳性,但无叶酸维生素B_{12}缺乏
肿瘤化疗后	可见骨髓各系巨幼样变,但有肿瘤化疗病史,补充叶酸、维生素B_{12}往往无效

7. 治疗 主要是去除病因、补充维生素 B_{12} 及叶酸,治疗过程中应当充分考虑是否重叠缺铁等导致贫血的病因。

三、自身免疫性溶血性贫血

1. 定义 自身免疫性溶血性贫血(autoimmune hemolytic anemia,AIHA)是 B 淋巴细胞功能异常亢进,产生抗红细胞自身抗体,与自身红细胞膜表面的抗原结合,然后活化补体,激活巨噬细胞,使红细胞破坏加速或自身抗体促进补体与红细胞结合,使红细胞寿命缩短,从而引起获得性溶血性贫血的一组疾病。

2. 病因及分类 本病病因可分为原发性及继发性,根据自身抗体与红细胞反应的最佳温度,可分为温抗体型、冷抗体型以及混合型三大类,病因如表 5-22 所示。

表 5-22　AIHA 分类及病因

分类		病　因
温抗体型	血液系统疾病和淋巴增殖性疾病	CLL、ALL、大颗粒淋巴细胞白血病、B 细胞淋巴瘤、霍奇金淋巴瘤、血管免疫母细胞 T 细胞淋巴瘤、Castleman 病、骨髓增生异常综合征、骨髓纤维化等
	自身免疫性和炎症性疾病	SLE、抗磷脂综合征、类风湿关节炎、恶性贫血、自身免疫性肝炎、结节病、炎症性肠病等
	感染	EBV、HCV、CMV、结核分枝杆菌、布鲁氏杆菌、梅毒等
	药物	嘌呤核苷酸类似物等
	原发性免疫缺陷病	常见变异性免疫缺陷病,高 IgM 综合征,伴自身免疫的免疫缺陷
	实体肿瘤	胸腺瘤、卵巢皮样囊肿、恶性肿瘤
	其他	妊娠、异基因造血干细胞移植后、Rosai-Dorfman 病

(续表)

分类		病因
冷抗体型	由冷凝集素介导	原发性慢性冷凝集素病:通常与 B 细胞克隆性增殖有关 继发性慢性冷凝集素病:支原体肺炎、传染性单核细胞增多症、腺病毒、CMV、流感病毒、水痘-带状疱疹病毒、HIV 感染等,恶性 B 淋巴细胞增殖性疾病
	由冷溶血素介导	原发性阵发性冷性血红蛋白尿症 继发性阵发性冷性血红蛋白尿症
混合型	原发性	—
	继发性	自身免疫病如 SLE 等,HIV 或免疫缺陷者 CMV 感染

3. 临床表现 见表 5-23。

表 5-23 AIHA 的临床表现

类型	表现
共同症状	慢性过程,少数患者急性起病,可出现苍白及黄疸,部分患者有轻至中度肝脾大,淋巴结多不肿大
温抗体型 AIHA	溶血危象,其特点:①贫血突然加重,黄疸加深;②血管外溶血,尿色呈浓茶样,血管内溶血则有血红蛋白尿,尿色呈葡萄酒色或酱油色;③网织红细胞明显增高;④脾大;⑤一般白细胞和血小板数正常;⑥骨髓为增生性贫血象 再生障碍危象,其特点:①贫血突然加重,但黄疸不加深;②网织红细胞减低,甚而缺如;③全血细胞减少,如为单纯红细胞再生障碍性贫血危象,则白细胞和血小板数正常;④骨髓象增生减低,类似再生障碍性贫血;如为纯红再障危象,则仅红系减少或阙如,粒系和巨核系正常

(续表)

类型	表现
冷抗体型 AIHA	寒冷环境下诱发,可有耳郭、鼻尖、手指发绀,进入温暖环境即消失 手足发绀与雷诺现象不同,没有苍白、反应性充血和局部坏疽,也不是冷球蛋白血症的血管炎 脾大不常见,除非与 B 细胞肿瘤相关

4. 问诊关注 本病的诊断主要依据临床表现及实验室检查,详细的病史采集可以识别导致 AIHA 的病因及诱因,常见的诱因包括炎症、病毒感染、劳累、腹泻、氧化性药物和食物等,问诊需围绕这些线索展开。

5. 辅助检查 见表 5-24。

表 5-24 AIHA 相关辅助检查

检测项目	备注
血常规	不同程度的血红蛋白减少,为正细胞正色素性贫血,白细胞计数正常或轻度升高,血小板正常或升高
网织红细胞	明显增多
血涂片	可见球形红细胞及有核红细胞
肝功能	血清总胆红素升高,以间接胆红素升高为主,乳酸脱氢酶升高
结合珠蛋白	急性溶血时降低
骨髓穿刺	骨髓象特征性地表现为幼红细胞增生性骨髓象,粒/红比例倒置,偶见红细胞轻度巨幼样变;发生再障危象时骨髓增生低下,全血细胞及网织红细胞减少
红细胞自身抗体检查	直接抗人球蛋白试验(direct antiglobulin test, DAT)、间接抗人球蛋白试验(indirect antiglobulin test, IAT)、冷凝集素试验检测血清中冷凝集素、冷热溶血试验检测冷热双相溶血素

6. 诊断 见表 5-25。

表 5-25 AIHA 的诊断标准

项 目	标 准
血红蛋白水平达到贫血标准	—
检测到红细胞自身抗体	—
至少符合其中一条	网织红细胞百分比>4%或绝对值>120×10⁹/L 结合珠蛋白<100 mg/L 总胆红素>17.1 μmol/L(以非结合胆红素升高为主)
需要鉴别的疾病	阵发性睡眠性血红蛋白尿、血栓性血小板减少性紫癜、遗传性球形红细胞增多症,其他可引起雷诺现象的疾病

7. 治疗 本病的治疗主要是去除导致自身抗体形成的病因,控制原发病,阻断抗体生成,是本病治疗的关键,具体如表 5-26 所示。

表 5-26 AIHA 具体治疗措施

分 类	措 施
支持治疗	应尽量避免或减少输血 输血时机应根据贫血程度、有无明显症状、发生快慢而定 检测自身抗体抗 ABO、Rh 血型特异性,对供者进行选择及交叉配血试验 抢救时不强调应用洗涤红细胞 常规治疗效果欠佳可行血浆置换术或者免疫抑制治疗 输血前加用糖皮质激素可减少和减轻输血反应的发生

(续表)

分　类	措　施
糖皮质激素	推荐在无糖皮质激素使用禁忌证情况下应用,用量为 1 mg/(kg·d),当红细胞比容>30%或者血红蛋白水平稳定于 100 g/L 以上才考虑减量。若使用推荐剂量治疗 4 周仍未达到上述疗效,建议考虑二线用药。急性重型 AIHA 可能需要使用 100～200 mg/d 甲泼尼龙,用药 10～14 天才能控制病情
二线治疗	存在以下情况时启动:①对糖皮质激素耐药或维持剂量超过 15 mg/d(按泼尼松计算);②其他禁忌证或不耐受糖皮质激素治疗;③AIHA 复发;④难治性/重型 AIHA 二线治疗包括脾切除、利妥昔单抗、环孢素 A 和细胞毒性免疫抑制剂等

四、再生障碍性贫血

1. 定义　再生障碍性贫血(aplastic anemia,AA)是一组获得性骨髓造血功能衰竭症,导致骨髓造血干/祖细胞和三系血细胞产生减少,外周血呈全血细胞减少,但骨髓中无恶性细胞浸润,无广泛网硬蛋白纤维增生。

2. 病因及分类　本病发病机制强调除免疫机制外,遗传背景也可能发挥一定作用,其病因及分类如表 5-27 所示。

3. 临床表现　国际上,再障分为重、轻型,我国相应的分型是急性和慢性再障,主要临床表现为贫血、出血及感染,一般没有淋巴结及肝脾大,如表 5-28 所示。

表5-27 AA病因及分类

类型	备注
自身免疫性再障	属于自身免疫性疾病,其靶器官为骨髓,最终引起骨髓衰竭,可继发于胸腺瘤、系统性红斑狼疮、嗜酸性筋膜炎和类风湿关节炎等,患者血清中可找到抑制造血干细胞的抗体
药物性再障	剂量相关,为药物的毒性作用,如各种抗肿瘤药物剂量关系不大,仅在个别患者中引起再障,为药物的特异质反应,是自身免疫性的,常导致持续性再障,如氯霉素、有机砷、卡比马唑等
病毒性肝炎相关性再障	为病毒性肝炎最严重的并发症之一
苯中毒所致再障	慢性苯中毒时苯主要固定于骨髓,苯的骨髓毒性作用与其代谢产物所致
造血干/祖细胞自身缺陷	阵发性睡眠性血红蛋白尿和再障的关系相当密切,系获得性造血干/祖细胞自身缺陷引起造血衰竭,甚至临床上有AA-PNH综合征,两者可先后或同时发生
其他因素	①电离辐射;②妊娠

表5-28 AA常见临床表现

分类	表现
贫血	有苍白、乏力、头昏、心悸和气短等症状
感染	以呼吸道感染最常见,其次有消化道、泌尿生殖道及皮肤黏膜感染等
出血	急重型者均有程度不同的皮肤黏膜及内脏出血

4. 问诊关注 本病的临床表现与患者的血细胞减少类型及程度有关,详细的病史采集可以协助评估导致血细胞减少的病因。虽然目前证据不够确凿,但许多药物及化学物质都和再障的发病存在一定关系,应详细询问患者发病前6个月内的用药史、化学物及毒物接触史和暴露史。

5. 辅助检查 选择合适的辅助检查有助于识别本病,并且可判断严重程度及鉴别其他导致血细胞减少的原因,如表5-29所示。

表5-29 AA相关辅助检查

检测项目	备 注
血常规	表现为两系或三系血细胞减少,成熟淋巴细胞比例正常或相对增多,但在再障早期可表现为一系减少,常常是血小板减少
网织红细胞	常伴网织红细胞减少
外周血涂片	贫血常为正细胞正色素性贫血,少部分可见大红细胞及红细胞不均一性,中性粒细胞无病态造血,胞质可见中毒颗粒,血小板数量减少,但涂片中无异常血小板
骨髓检查	骨髓涂片及活检是必需的检查 多部位(不同平面)骨髓增生减低,可见较多脂肪滴,粒、红及巨核细胞减少,淋巴细胞及网状细胞、浆细胞比例增高,多数骨髓小粒空虚。 多数再障表现为骨髓活检全切片增生减低,少数可见局灶性增生灶,可以评估细胞比例、残存造血组织情况,以及是否存在骨髓浸润、骨髓纤维化等至关重要

(续表)

检测项目	备 注
血清维生素B_{12}、叶酸水平及铁含量测定	严重的铁缺乏、维生素B_{12}和叶酸不足,亦可引起全血细胞减少。若存在铁、维生素B_{12}和叶酸缺乏,须纠正之后再评价造血功能
自身抗体	风湿性疾病,如系统性红斑狼疮、免疫相关性血细胞减少症,可以产生抗造血的自身抗体,引发造血功能衰竭
流式细胞术	检测CD55、CD59排查PNH

6. 诊断及分型 本病的诊断依赖血细胞计数及骨髓涂片和活检,同时排除其他导致血细胞减少的疾病方可诊断,诊断标准及分型如表5-30、5-31所示。

表5-30 AA的诊断标准

项目	标 准
1	全血细胞减少,网织红细胞<0.01,淋巴细胞比例增高,血象满足至少下列2项:①血红蛋白<100 g/L;②血小板<$50×10^9$/L;③中性粒细胞<$1.5×10^9$/L
2	一般无肝脾大
3	骨髓多部位增生减低(<正常的50%)或重度减低(<正常的25%),造血细胞减少,非造血细胞比例增高,骨髓小粒空虚,骨髓活检示造血组织减少
4	除外引起全血细胞减少的其他疾病,如急性造血功能停滞、骨髓增生异常综合征、范科尼贫血、PNH、Evans综合征、免疫相关性全血细胞减少、骨髓纤维化、毛细胞白血病、低增生性白血病、间变性T细胞淋巴瘤等

表 5-31 AA 的分型

分型	特点
重型再障-Ⅰ型(SAA-Ⅰ)	发病急,贫血进行性加重,常伴严重感染或/和出血,血象具备下述三项中两项:①网织红细胞<$15×10^9$/L;②中性粒细胞<$0.5×10^9$/L[<$0.2×10^9$/L 者为极重型(VSAA)];③血小板<$20×10^9$/L;骨髓广泛重度减低
重型再障-Ⅱ型(SAA-Ⅱ)	轻型再障病情恶化,临床、血象及骨髓象达 SAA-Ⅰ型标准
轻型再障	不达 SAA-Ⅰ型、SAA-Ⅱ型标准的再障为轻型再障

7. 治疗 措施见表 5-32、5-33。

表 5-32 AA 的治疗措施

类型	措施
支持疗法	再障患者输注红细胞和血小板对于维持血细胞计数是必需的 造血生长因子,如皮下注射 G-CSF、EPO、TPO 及 IL-11,但不应仅依靠造血生长因子促进造血治疗而延误免疫抑制治疗或骨髓移植等有效治疗手段 预防感染,避免出血,禁用可能引起骨髓抑制的药物使用
免疫抑制治疗	最常用的是抗胸腺球蛋白(ATG)和抗淋巴细胞球蛋白(ALG) 环孢素 A,常用剂量 3~5 mg/kg/d,一般推荐疗效达平台期后持续服药至少 12 个月,以后逐渐减量,总疗程 2~3 年 单克隆抗 T 细胞抗体,如抗 CD52 单克隆抗体等 大剂量静脉注射免疫球蛋白

(续表)

类型	措 施
造血干细胞移植	是治疗 SAA 和 VSAA 的最佳方法,且能达到根治的目的
雄激素	为不必依赖输血的慢性再障患者首选药物

表 5-33 SAA 治疗方案的选择

年龄	<35 岁		35~60 岁		>50 岁	
HLA 相合同胞供者	有	无	有	无	有	无
一线治疗	MSBMT	IST	MSBMT	IST	IST	IST
二线治疗	IST 或 2 次 MSBMT	IST 或 MUDT 或 CBT	IST	IST 或 MUDT	MSBMT	IST,失败后才考虑 MUDT

注:* IST:免疫抑制治疗;MSBMT:HLA 相配同胞供者骨髓移植;MUDT:HLA 相配非血缘供者移植;CBT:脐血移植

五、血红蛋白病

1. 定义　血红蛋白病(hemoglobinopathy)是指由于血红蛋白分子结构异常(异常血红蛋白病),或珠蛋白肽链合成速率异常(珠蛋白生成障碍性贫血,又称海洋性贫血)所引起的一组遗传性血液病。临床可表现溶血性贫血、高铁血红蛋白血症或因血红蛋白氧亲和力增高或减低而引起组织缺氧或代偿性红细胞增多所致发绀。

2. 病因及分类　见表 5-34。

表 5-34 血红蛋白病的病因及分类

类型	描述
珠蛋白生成障碍性贫血	即海洋性贫血,由于基因突变导致血红蛋白(Hb)的珠蛋白肽链生成障碍。
不稳定血红蛋白病	是由于α或β珠蛋白链氨基酸组成改变,致使血红蛋白分子结构不稳定,发生变性和沉淀,形成红细胞内变性珠蛋白小体,称不稳定血红蛋白
高铁血红蛋白血症及硫血红蛋白血症	血红蛋白分子的辅基血红素中的亚铁被氧化成三价铁,即成为高铁血红蛋白(MHb),同时失去带氧功能,一旦MHb在血中增高,称MHb血症
硫化血红蛋白血症	由于患者血中含有硫化血红蛋白引起
血红蛋白S病	即镰状细胞病,是指红细胞含有血红蛋白S(HbS)的一种常染色体显性遗传的溶血性疾病
血红蛋白C病	是由于珠蛋白基因发生点突变,β-珠蛋白链上某种氨基酸被另一氨基酸替代,使血红蛋白的性质和功能发生变化而引起的疾病
血红蛋白D病	碱性pH电泳时伴有HbS电泳特性,而在pH 6.2琼脂糖凝胶电泳时与HbS分离为特征的异常血红蛋白病
血红蛋白E病	是β珠蛋白肽链第26位上的谷氨酸被赖氨酸替代所致遗传性异常血红蛋白病

3. 问诊和查体关注

(1) 病史询问要点:除了针对贫血的症状进行询问外,本病分布因地域、种族而异,应重点询问患者国籍、籍贯、民族、家族史等。

(2) 体格检查重点:主要为溶血性贫血的相关临床表现,如面色及黏膜苍白、黄疸、肝脾大等。部分患者,如海洋性贫血,可伴有特殊面容,应注意识别。

4. 辅助检查 见表 5-35。

第五章 血液系统疾病

表5-35 血红蛋白病相关辅助检查

检测项目	备注
血常规及血涂片	可为小细胞低色素性贫血,伴网织红细胞增多,可见靶形红细胞
肝功能	严重的血红蛋白病可见胆红素显著升高
血红蛋白电泳	可见异常的区带
腹部超声	可见肝脾大
基因诊断	包括限制性内切酶酶谱法、限制性片段多态性分析(RFLP)、寡核苷酸杂交、聚合酶链反应

5. 诊断 主要根据患者的红细胞形态学异常,排除其他继发性因素,在当前建立的基因诊断技术的基础上,对血红蛋白病进行基因诊断及产前诊断。

6. 治疗 部分研究报道基因疗法可能改善本病患者输血依赖,但目前治疗主要以对症为主,如表5-36所示。

表5-36 血红蛋白病治疗措施

措施	描述
支持治疗	适当补充叶酸,避免使用氧化型药物、低氧环境,对于存在心律失常或心功能不全者,应积极治疗
药物治疗	γ珠蛋白基因诱导药物,如羟基脲,可用于重型海洋性贫血
造血干细胞移植	是治愈重型海洋性贫血的重要手段
脾切除	适用于重症伴脾功能亢进患者,使得红细胞寿命延长,溶血减轻
输血治疗	由于患者需要反复输血,可出现继发血色病,可考虑祛铁胺治疗

六、急性白血病

1. **定义** 急性白血病(acute leukemia,AL)是起源于造血干细胞的恶性克隆性疾病。根据主要受累的细胞,急性白血病分为急性髓系白血病(acute myeloid leukemia,AML)和急性淋巴细胞白血病(acute lymphoblastic leukemia,ALL)。

2. **分型**

(1) FAB分型:FAB分型以形态学为主,将ALL按原始淋巴细胞的大小及形态学分为L_1、L_2和L_3 3个亚型,AML分为$M_0 \sim M_7$ 8个亚型,如表5-37、5-38所示。

表5-37 急性髓细胞白血病(AML)的FAB分型

分型	中文名	骨髓特点
M_0	急性髓细胞白血病微分化型	原始细胞≥30%,无嗜天青颗粒及Auer小体,MPO及苏丹黑B阳性细胞<3%,CD33及CD13阳性,淋巴抗原及血小板抗原阴性
M_1	急性粒细胞白血病未分化型	原粒细胞占非红系有核细胞(NEC)≥90%,其中MPO阳性细胞>3%
M_2	急性粒细胞白血病部分分化型	原粒细胞占NEC 30%~89%,其他粒细胞≥10%,单核细胞<20%
M_3	急性早幼粒细胞白血病(acute promyelocytic leukemia,APL)	早幼粒细胞占NEC≥30%
M_4	急性粒细胞-单核细胞白血病	原始细胞占NEC≥30%,各阶段粒细胞≥20%,各阶段单核细胞≥20%
M_5	急性单核细胞白血病	原单、幼单细胞占NEC≥30%,且原单、幼单及单核细胞≥80%
M_6	急性红白血病	有核红细胞≥50%,原始细胞占NEC≥30%
M_7	急性巨核细胞白血病	原始巨核细胞≥30%,血小板抗原阳性,血小板过氧化物酶阳性

表 5-38　急性淋巴细胞白血病(ALL)FAB 分型

分型	特点
ALL-L$_1$	原幼淋巴细胞以小细胞为主,胞质少,核型规则,核仁小而不清楚
ALL-L$_2$	原幼淋巴细胞以大细胞为主,胞质较多,核型不规则,常见凹陷或折叠,核仁明显
ALL-L$_3$	原幼淋巴细胞以大细胞为主,大小一致,胞质多,内有明显空泡,胞浆嗜碱性,染色深,核型规则,核仁清楚

(2) WHO 分型(2016):WHO 分型,分为 AML、ALL 和系列不明急性白血病(表 5-39)。

表 5-39　WHO 分型

分类	具体分型
急性髓系白血病分型	AML 伴重现性遗传异常 　AML 伴 t(8;21)(q22;q22.1);*RUNX1-RUNX1T1* 　AML 伴 inv(16)(p13.1q22) 或 t(16;16)(p13.1;q22);*CBFB-MYH11* 　APL 伴 *PML-RARA* 　AML 伴 t(9;11)(p21.3;q23.3);*MLLT3-KMT2A* 　AML 伴 t(6;9)(p23;q34.1);*DEK-NUP214* 　AML 伴 inv(3)(q21.3q26.2) 或 t(3;3)(q21.3;q26.2);*GATA2,MECOM* 　AML(原始巨核细胞)伴 t(1;22)(p13.3;q13.3);*RBM15-MKL1* 　暂定型:AML 伴 *BCR-ABL1* 　AML 伴 *NPM1* 突变 　AML 伴 *CEBPA* 双等位基因突变 　暂定型:AML 伴 *RUNX1* 突变 AML 伴骨髓增生异常相关改变 治疗相关髓系肿瘤 AML 非特定型 　AML 微分化型

(续表)

分类	具体分型
	AML 不成熟型 AML 成熟型 急性粒-单核细胞白血病 急性原始单核细胞/单核细胞白血病 纯红白血病 急性巨核细胞白血病 急性嗜碱性粒细胞白血病 急性全髓白血病伴骨髓纤维化 髓系肉瘤 唐氏综合征相关性骨髓增殖

急性淋巴细胞白血病分型	B 淋巴母细胞白血病/淋巴瘤
	  ALL,非特指型
	  ALL 伴重现性遗传学异常
	    ALL 伴 t(9;22)(q34.1;q11.2);*BCR-ABL1*
	    ALL 伴 t(v;11q23.3);*KMT2A*
	    ALL 伴 t(12;21)(p13.2;q22.1);*ETV6-RUNX1*
	    ALL 伴超二倍体核型
	    ALL 伴亚二倍体核型
	    ALL 伴 t(5;14)(q31.1;q32.3);*IL3-IGH*
	    ALL 伴 t(1;19)(q23;p13.3);*TCF3-PBX1*
	    暂定分型:*BCR-ABL1* 样 ALL[a]
	    暂定分型:伴 21 号染色体内部扩增的 B-ALL[a]
	T 淋巴母细胞白血病/淋巴瘤
	  暂定分型:早期前 T 细胞淋巴细胞白血病[a]
	  暂定分型:自然杀伤(NK)细胞-淋巴母细胞白血病[a]

注:*WHO 分型将外周血或骨髓原始细胞≥20%作为 AL 的诊断标准,而 FAB 以 30%为界进行划分。

*当患者有克隆性重现性细胞遗传学异常 t(8;21)(q22;q22)、inv(16)(p13q22)或 t(16;16)(p13;q22)及 t(15;17)(q22;q12)时,即使原始细胞<20%,也应诊断为 AML。

*ALL 主要分为 B 淋巴母细胞白血病/淋巴瘤和 T 淋巴母细胞白血病/淋巴瘤。

3. **临床表现** ①一般表现:正常造血功能受抑制:贫血、发热及出血等;②白血病细胞增殖浸润表现:白细胞淤滞综合征(通常 WBC 计数>$100\times10^9/L$)、骨痛、齿龈增生(M_4、M_5 多见)、粒细胞肉瘤(眼部绿色瘤)、肝脾大(ALL、M_5 多见)、中枢神经受累(ALL 多见:恶心、呕吐及头痛)、溶瘤综合征、DIC(尤其是 M_3)。

4. **问诊及查体关注** 主要表现为正常造血功能受抑制,白细胞浸润相关的表现及体征,临床上需要关注起病缓急及有无急症处理,包括出血、白细胞淤滞及溶瘤综合征等。

5. **辅助检查** ①血常规:WBC↑(少部分↓)、HGb↓、PLT↓(尤其以 M_3 最明显);②外周血涂片:外周血可见原始细胞增多;③生化:溶瘤综合征时最具代表,血 UA、LDH 和钾↑,磷↑,钙↓;④凝血:尤其是 M_3(需 FDP,尤其是当出血程度与血小板减少不符);⑤骨穿:形态学、免疫组化、染色体核型分析、流式细胞检查及分子生物学检查用于分型与预后判断;⑥腰穿:有 CNS 症状的 AML 及所有 ALL 患者需评估脑脊液,AML 中枢受累高危者(如 WBC≥$40\times10^9/L$,M_4 和 M_5,t(8;21),inv(16)也应做腰穿;⑦影像学检查:主要用于评估有无髓外脏器浸润及感染评估。

目前,国际上白血病分型倾向于形态学(M)、免疫学(I)和遗传学(C)及分子生物学(M)方法综合评估的 MICM 分类法,如表 5-40、5-41 所示。

细胞遗传性和分子生物学:半数 AL 患者存在染色体异常,对应特定的基因改变,可协助诊断及判断预后,用 RT-PCR 检测融合基因还可用于微小残留病灶(MRD)的检测。

6. **诊断及鉴别诊断** AL 患者的预后与发病时的年龄、白细胞计数、髓外浸润状态及 FAB 分型等多种因素有关,但

表 5-40 AL 化学分型

方法	急淋	急粒	急单
POX 染色	(-)	分化差(-)~(+) 分化好(+)~(+++)	(-)~(+)
PAS 染色	(+)成块或颗粒状	(-)或(+),弥漫性淡红色	(-)或(+),弥漫性淡红色或颗粒状
NSE 染色	(-)	(-)~(+),NaF 抑制不敏感	(+),能被 NaF 抑制
NAP 积分	增加	减少或(-)	正常或增加

注:POX 染色:过氧化物酶染色;PAS 染色:过碘酸雪夫染色;NSE 染色:非特异性酯酶染色;NAP 积分:中性粒细胞碱性磷酸酶积分。

表 5-41 AL 免疫分型

类型	免疫分型
AML	Anti-MPO、CD13、CD33、CDw65、CD117
B-ALL	CD19、cyCD22、cyCD79a、CD10
T-ALL	cyCD3、CD2、CD7

在众多的预后相关因素中,白血病细胞的细胞遗传学和分子生物学特征与预后的关系最为密切。关于 AML 及 ALL 的诊断及预后分型如表 5-42~5-43 所示。

7. 治疗 治疗目标:彻底清除体内的白血病细胞,同时使正常造血功能得以恢复,在循证医学基础上充分考虑个体化的原则,加强支持治疗,防治感染和出血,具体治疗如表 5-44 所示。

表 5-42 AML 患者的预后分型

预后等级	细胞遗传学	分子遗传学
预后良好	inv(16)(p13q22) 或 t(16;16)(p13;q22) t(8;21)(q22;q22)	*NPM1* 突变但不伴有 *FLT3-ITD* 突变,或者伴有低等位基因比 *FLT3-ITD* 突变[a] *CEBPA* 双突变
预后中等	正常核型 t(9;11)(p22;q23) 其他异常	inv(16)(p13;q22) 或 t(16;16)(p13;q22) 伴有 c-*kit* 突变[b] t(8;21)(q22;q22) 伴有 c-*kit* 突变[b] *NPM1* 野生型但不伴有 *FLT3-ITD* 突变,或者伴有低等位基因比 *FLT3-ITD* 突变[a](不伴有遗传学预后因素) *NPM1* 突变伴有高等位基因比 *FLT3-ITD* 突变[a]
预后不良	单体核型 复杂核型(≥3 种),不伴有 t(8;21)(q22;q22)、inv(16)(p13;q22) -5、-7、5q-、-17 或 abn(17p) 11q23 染色体易位,除外 t(9;11) inv(3)(q21q26.2) 或 t(3;3)(q21q26.2) t(6;9)(p23;q34) t(9;22)(q34.1;q11.2)	*TP53* 突变 *RUNX1*(*AML1*)突变[c] *ASXL1* 突变[c] *NPM1* 野生型伴高等位基因比 *FLT3-ITD* 突变[ac]

注:[a] 低等位基因比为<0.5,高等位基因比为≥0.5。如没有进行 *FLT3* 等位基因比检测,*FLT3-ITD* 阳性应按照高等位基因比对待。[b] c-*kit* D816 突变对 t(8;21)(q22;q22)、inv(16)(p13;q22) 或 t(16;16)(p13;q22) 患者预后有影响,但其他突变位点对预后没有影响,归入预后良好组。[c] 这些异常如果发生于预后良好组时,不应作为不良预后标志。单体核型:两个或两个以上常染色体单体,或一个常染色体单体合并至少一个染色体结构异常。DNMT3a,RNA 剪接染色质修饰基因突变(*SF3B1*、*U2AF1*、*SRSF2*、*ZRSR2*、*EZH2*、*BCOR* 及 *STAG2*)在不同时伴有 t(8;21)(q22;q22)、inv(16)(p13q22) 或 t(16;16)(p13;q22) 或 t(15;17)(q22;q12) 时,预后不良。但其循证医学证据级别不能等同于 *TP53*、*ASXL1* 及 *RUNX1* 等突变,暂不作为危险度分层的依据。

表5-43 成人ALL细胞遗传学预后分组

预后	染色体特点
良好	del(12p),t(12p),高超二倍体(>50条染色体),t(10;14),t(14q11-q13),t(12;21)
中等	正常核型,其他非良好/不良核型
中等-不良	t(1;19),abn(9p),del(6q)
不良	t(9;22),t(4;11),-7,+8,abn(11q23),低二倍体、复杂核型,t(8;14)

表5-44 急性白血病治疗具体措施

分类	治疗措施		
支持治疗	高白细胞血症的处理;防治感染、成分输血及溶瘤综合征的防治		
AML(非M_3型)治疗	诱导缓解	常用方案:蒽环类(DNR)+阿糖胞苷(AraC)"3+7"方案(DNR×3 d+AraC×7 d)	
	缓解后巩固治疗	高危组	首选异基因造血干细胞移植(allo-HSCT)
		中危组	HSCT和化疗均可采用
		低危组	首选大剂量AraC巩固化疗(AraC 3 g/m² Q12 h,3~4个疗程),或中剂量AraC或标准剂量AraC的方案巩固治疗
	复发难治患者	Allo-HSCT是唯一可能获得缓解的措施。移植前可采用含大剂量Ara-C的方案,如FLAG等诱导缓解	
	老年患者	一般情况好的可采用标准DA方案诱导;具有不良预后或不适合强化疗或年龄≥75岁或<75岁且合并严重非血液学合并症,予低强度化疗(去甲基化药物±Bcl2抑制剂)。一般情况好,年龄<70岁,有合适供者的,可做非清髓预处理的Allo-HSCT。经诱导和巩固治疗后,可去甲基化药物进行维持治疗,直至疾病进展	

(续表)

分类			治疗措施
APL（M₃型）治疗			根据白细胞和血小板分为低中高危组,采用分层治疗。诱导治疗常采用 ATRA 联合蒽环类药物、砷剂等,后续行巩固维持治疗。复发者可考虑砷剂±ATRA 再次诱导缓解
ALL 治疗	Ph 阴性	诱导治疗	VDP方案:长春新碱(VCR),泼尼松(P),蒽环类(D)+左旋培门冬酶(L-ASP)+环磷酰胺(CTX)等(VDCLP方案)
		完全缓解（CR）后治疗	根据危险分层可继续多药联合化疗(尤其是 MRD 阴性者),有条件者建议行 Allo-HSCT(尤其是 MRD 阳性、高白或伴有不良细胞遗传学),无合适供体高危者,标危患者可在充分强化巩固后行 auto-HSCT
		维持治疗	6-MP 联合 MTX,CR 后至少持续 2 年
	Ph 阳性	诱导方案	VDP+酪氨酸激酶抑制剂(TKI)
		CR 后治疗	原则上参照 Ph 阴性 ALL,TKI 优先推荐使用,TKI 使用至 CR
	老年患者		年龄≥60 岁的患者采用多药联合化疗(不强调 L-ASP 的应用),或糖皮质激素诱导缓解。CR 后不适合强烈治疗者,可考虑继续巩固和维持化疗。Ph 阳性 ALL 治疗原则参考老年 Ph 阴性 ALL,同时联合 TKI
	复发难治		临床试验或尽早行异基因造血干细胞移植

中枢神经系统白血病(central nervous system leukemia, CNSL)的预防和治疗如下。

①AL诊断时有神经系统症状者：首先应进行CT/MRI检查，除外出血或肿块再考虑腰椎穿刺。②CNSL的防治措施包括鞘内注射药物、高剂量全身化疗、放疗。鞘内注射主要用药包括地塞米松、MTX及Ara-C，具体治疗如表5-45所示。

表5-45 中枢神经系统白血病的预防与治疗

治疗	\multicolumn{2}{c}{中枢受累者，每周2次鞘注化疗药物直至脑脊液正常，以后每周1次×4~6周}
预防	AML	WBC≥$40×10^9$/L或单核细胞白血病（M_4和M_5）、t(8;21)/AML_1-ETO、inv(16)白血病患者，每疗程行1~2次腰穿+鞘注，共4~6次
	APL	低中危：ATRA联合砷剂为一线治疗，建议预防
		高危及复发：至少2~6次预防鞘注
	ALL	强调早期预防（腰穿+鞘注，一般>6次，高危可12次以上）

8. 疗效评价　见表5-46。

表5-46 疗效评价

评价	描述
完全缓解（CR）	无循环原始细胞或髓外疾病；骨髓三系造血活跃，原始细胞<5%，中性粒细胞计数>$1×10^9$/L，血小板计数>$100×10^9$/L，超过4周无复发
部分缓解（PR）	骨髓原始细胞下降≥50%，介于5%~25%，血细胞数量基本恢复正常
疾病进展（PD）	循环或骨髓中原始细胞数量增加25%以上或出现髓外受累
疾病复发（R）	CR后原始细胞重现于血或骨髓中（>5%）或任何髓外受累

七、慢性髓细胞白血病

1. **定义** 造血干细胞恶性克隆性增生,但分化程度高于 AML,有 Ph 染色体及 *BCR/ABL* 基因融合,即为慢性髓细胞白血病(chronic myelocytic leukemia,CML)。

2. **病因** 9号染色体上 *BCR-ABL* 原癌基因移位至22号染色体,与22号染色体断端的断裂点集中区(BCR)连接,即 t(9;22)(q34;q11)形成 *BCR-ABL* 融合基因,其编码的 P210 BCR-ABL 蛋白具有极强的酪氨酸激酶活性,影响细胞的增殖分化、凋亡及黏附,导致 CML 的发生。

3. **临床表现** 起病缓慢、症状多为非特异性,绝大多数患者起病时处于慢性期,常见临床表现,如表5-47所示。

表5-47 慢性髓细胞白血病的临床表现

分期	临床表现	诊断标准
慢性期	常无症状,部分患者可有乏力、消瘦、盗汗及脾大等不适	①外周血或骨髓中原始细胞占比<0.10;②未达到诊断加速期或急变期的标准
加速期	发热、贫血、出血、骨痛、进行性脾大和体重下降	符合下列任何一项:①外周血或骨髓中原始细胞占比 0.10~0.19;②外周血嗜碱性粒细胞≥0.20;③与治疗不相关的持续血小板计数减少(PLT 计数<100×10^9/L)或增高(PLT 计数>1000×10^9/L);④治疗过程中出现 Ph 阳性细胞基础上的其他克隆性染色体异常(CCA/Ph 阳性);⑤进行性脾脏增大或白细胞计数增高
急变期	进展为急性白血病,有发热、出血及贫血等	符合下列任何一项:①外周血或骨髓中原始细胞≥0.20;②骨髓活检原始细胞集聚;③髓外原始细胞浸润

4. 问诊及查体关注

(1) 病史询问要点。一般症状：乏力、疲劳、低热、食欲减退、腹部不适、骨痛、盗汗及体重下降。

(2) 体格检查要点：脾脏肿大、贫血、出血等相关体征。

5. 辅助检查

(1) 血常规：白细胞显著升高（远甚于 AML，WBC 计数常 $>20\times10^9$/L，可达 100×10^9/L），血小板计数升高，可见各阶段粒细胞，晚幼和杆状核粒细胞居多，原始细胞 $<2\%$，嗜酸、嗜碱性粒细胞增多。

(2) 骨髓：可见各阶段粒细胞，中晚幼、杆状核粒细胞居多，嗜酸、嗜碱性粒细胞增多，慢性期增生活跃，原始细胞 $<10\%$；加速期原始细胞 $\geqslant 10\%$，急变期则符合 AL 改变。

(3) 细胞遗传学及分子生物学检查：出现 Ph 染色体及 *BCR-ABL* 融合基因 t(9;22)(q34;q11)。

(4) 中性粒细胞 NAP 积分下降。

6. 诊断及鉴别诊断

(1) 诊断：根据脾大，NAP 积分偏低或零分，特征性血象和骨髓象，Ph 染色体和（或）*BCR-ABL* 融合基因阳性可诊断。

(2) 鉴别诊断：类白血病反应、骨髓纤维化及慢性粒单核细胞白血病（CMML）。

7. 治疗　治疗原则：加强支持治疗，个体化化疗原则，防治高白细胞血症、感染和出血等并发症。

具体治疗方法如下。①高白细胞血症：足量饮水/补液，予碳酸氢钠；羟基脲；别嘌呤醇，防止高尿酸血症；如有白细胞淤滞表现者，则行白细胞单采。②慢性期：首选治疗为 TKI，推荐伊马替尼 400 mg qd 或尼洛替尼 300 mg bid。③加速期：参照患者既往治疗史、基础疾病及 *BCR-ABL* 激酶区突变情况选择适合的TKI,病情改善进入慢性期者,可继续TKI治疗,如果患者有合适的造血干细胞供者来源,可考虑行Allo-HSCT。④急变期:参照患者既往治疗史、基础疾病及突变情况,选择TKI单药或联合化疗提高诱导缓解率,缓解后应尽快行Allo-HSCT,有条件者可行新药试验。

8. 疗效标准 见表5-48。

表5-48 疗效评价标准

治疗反应	定义
完全血液学反应(CHR)	$PLT<450\times10^9/L$ $WBC<10\times10^9/L$ 外周血中无髓性不成熟细胞,嗜碱性粒细胞<0.05 无疾病的症状、体征 可触及的脾肿大已消失
细胞遗传学反应(CyR) 完全CyR(CCyR) 部分CyR(PCyR) 次要CyR(mCyR) 微小CyR(miniCyR) 无CyR	 Ph阳性细胞=0 Ph阳性细胞1%~35% Ph阳性细胞36%~65% Ph阳性细胞66%~95% Ph阳性细胞>95%
分子学反应 主要分子学反应(MMR)	 *BCR-ABL1* IS≤0.1%(ABL1转录本>10 000)
分子学反应4(MR4)	*BCR-ABL1* IS≤0.01%(ABL1转录本>10 000)
分子学反应4.5(MR4.5)	*BCR-ABL1* IS≤0.003 2%(ABL1转录本>32 000)
分子学反应5(MR5)	*BCR-ABL1* IS≤0.001%(ABL1转录本>100 000)
分子学无法检测(UMRD)	在可扩增ABL1转录本水平下无法检测到*BCR-ABL1*转录本

八、慢性淋巴细胞白血病

1. **定义** 慢性淋巴细胞白血病(chronic lymphocytic leukemia, CLL)是指成熟 $CD5^+CD23^+$ 的 B 淋巴细胞单克隆增生疾病。

2. **病因** ①遗传因素:一级亲属中有慢性淋巴细胞白血病患者,则发病率增加、发病年龄提前;②染色体改变:超80%的患者存在获得性克隆性染色体异常,而异常的染色体改变与慢性淋巴细胞白血病的预后有关;③环境因素:低频电磁场、电离辐射和化学物质,如橡胶工业中的苯和溶剂暴露者发病风险增加。

3. **临床表现**

(1) 除部分患者表现为 B 症状(发热、盗汗及体重下降),多数无临床症状,查体发现肝脾或淋巴结肿大或检查发现外周血淋巴细胞增多。

(2) 免疫紊乱:

1) 球蛋白减少,易感染。

2) 自身免疫性溶血性贫血或自身免疫性血小板减少。

慢性淋巴细胞白血病的分期目前主要参考 1978 年 Rai 提出的分期标准及 1981 年 Binet 等提出的分期,如表 5-49 所示。

表 5-49 Rai 分期及 Binet 分期

分期	定 义
Binet 分期	
A 期	$MBC \geqslant 5 \times 10^9/L$, $HGb \geqslant 100\,g/L$, $PLT \geqslant 100 \times 10^9/L$, <3 个淋巴区域受累
B 期	$MBC \geqslant 5 \times 10^9/L$, $HGb \geqslant 100\,g/L$, $PLT \geqslant 100 \times 10^9/L$, $\geqslant 3$ 个淋巴区域受累
C 期	$MBC \geqslant 5 \times 10^9/L$, $HGb < 100\,g/L$ 和(或)$PLT < 100 \times 10^9/L$

(续表)

分期	定 义
Rai 分期	
0 期	仅 MBC$\geq 5\times 10^9$/L
Ⅰ 期	MBC$\geq 5\times 10^9$/L+淋巴结肿大
Ⅱ 期	MBC$\geq 5\times 10^9$/L+肝和(或)脾肿大±淋巴结肿大
Ⅲ 期	MBC$\geq 5\times 10^9$/L+HGb<110 g/L±淋巴结/肝/脾肿大
Ⅳ 期	MBC$\geq 5\times 10^9$/L+PLT<100$\times 10^9$/L±淋巴结/肝/脾肿大

注:淋巴区域包括颈、腋下、腹股沟(单侧或双侧均计为 1 个区域)、肝和脾。MBC:单克隆 B 淋巴细胞计数。免疫性血细胞减少不作为分期的标准。

4. 问诊及查体关注

(1) 病史询问要点:关注 B 症状及是否合并自身免疫性疾病。

(2) 体格检查要点:肝、脾及淋巴结肿大。

5. 辅助检查　①血液检查:血常规(包含网织红细胞)、外周血涂片、Coombs 试验、肝肾功能(含 LDH 及尿酸)、电解质、β_2-MG、血清免疫球蛋白定量、血清蛋白电泳、血清免疫固定电泳、乙肝病毒血清学及 HBV-DNA、心肌酶谱、肌钙蛋白及 NT-proBNP;②外周血流式细胞术:检测表面分子 κ/λ、CD5、CD19、CD20、CD23、CD10 及 CD200;③组织病理学(如诊断基于淋巴结或骨髓活检):组化抗体包括 CD3、CD5、CD10、CD23 及细胞周期蛋白(cyclin)D1;④荧光原位杂交(FISH):+12、del(11q)、del(13q)、del(17p);⑤DNA 测序:*TP53*、*IgHV*;⑥影像学检查:颈、胸、腹、盆增强 CT 或 PET-CT 扫描;⑦骨髓检查:骨髓穿刺细胞学涂片分类、骨髓活检及免疫组化;⑧其他:心电图、超声心动图及妊娠检查(育龄女性)。

6. 诊断及鉴别诊断标准

(1) 外周血形态成熟的单克隆B淋巴细胞(MBC)计数≥$5×10^9/L$,细胞的克隆性可由免疫球蛋白基因重排或细胞表面轻链(κ/λ)的限制性表达证实。

(2) 典型CLL细胞表达CD5、CD19及CD43、CD23及CD200强阳性,膜免疫球蛋白(常为IgM±IgD)、CD20、CD22及CD79b弱阳性,CD10、FMC7及细胞周期蛋白(cyclin)D1常阴性。

鉴别诊断:①病毒或细菌感染引起的反应性淋巴细胞增多;②其他小B细胞淋巴瘤骨髓累及;③幼淋巴细胞白血病;④毛细胞白血病。

7. 治疗 并非所有CLL都需要治疗,CLL的治疗指征如下。

(1) 进行性骨髓衰竭的证据:表现为血红蛋白和(或)血小板计数进行性减少。

(2) 巨脾(如左肋缘下>6 cm)或进行性或有症状的脾肿大。

(3) 至少存在下列一种疾病相关症状:①在前6个月内无明显原因的体重下降≥10%;②严重疲乏(如ECOG体能状态≥2分;不能进行常规活动);③无感染证据,体温≥38.0℃,≥2周;④无感染证据,夜间盗汗>1月。

(4) 进行性淋巴细胞增多,如2个月内淋巴细胞增多>50%,或淋巴细胞倍增时间(LDT)<6个月。当初始淋巴细胞计数<$30×10^9/L$,不能单凭LDT作为治疗指征。

(5) 外周血淋巴细胞计数>$200×10^9/L$,或存在白细胞淤滞症状。

(6) 自身免疫性溶血性贫血(AIHA)和(或)免疫性血小板减少症(ITP)对皮质类固醇或其他标准治疗反应不佳。

(7) 巨块型淋巴结肿大(如最长直径>10cm)或进行性或有症状的淋巴结肿大。

(8) 临床试验:符合所参加临床试验的入组条件。

CLL治疗前应对患者的症状、体征和基因变化进行全面评估,有条件的单位应根据FISH检查患者的年龄和身体状态进行分层治疗,如表5-50所示。

表5-50 CLL具体治疗方案

有治疗指征	类别	方案
无 *del*(17*p*)/*p53*基因突变	存在严重伴随疾病的虚弱者(不能耐受嘌呤类似物)	苯丁酸氮芥+利妥昔单抗(ⅠA类证据) 伊布替尼(Ⅰ类证据)
	年龄≥65岁或存在严重伴随疾病(CIRS评分>6分)的年龄<65岁患者	苯丁酸氮芥+利妥昔单抗(ⅠA类证据) 伊布替尼(Ⅰ类证据) 苯达莫司汀±利妥昔单抗(ⅠA类证据)
	年龄<65岁且无严重伴随疾病(CIRS评分≤6分)的患者	氟达拉滨+环磷酰胺+利妥昔单抗(ⅠA类证据) 伊布替尼(ⅠA类证据) 苯达莫司汀±利妥昔单抗(ⅠA类证据)
有 *del*(17*p*)/*p53*基因突变		伊布替尼(ⅠA类证据) 临床试验

无治疗指征:观察等待,每2~6个月随访1次

九、淋巴瘤

1. **定义** 淋巴瘤(lymphoma)是一组以突变的淋巴细胞恶性增殖为特征的异质性、肿瘤性疾病,可分为霍奇金淋巴瘤(Hodgkin lymphoma,HL)和非霍奇金淋巴瘤(non-Hodgkin lymphoma,NHL)。

2. **病因** ①感染(EBV、HTLV、HHV-8及HP等);②免疫功能低下;③环境及职业因素;④遗传因素。

3. **问诊及查体关注**

(1) 病史询问要点:症状(6个月内不明原因体重下降>10%、原因不明的发热≥38℃及盗汗)、瘙痒、肿物(疼痛、部位、数量、移动度、增长速度)、皮疹、腹泻及腹痛等消化道症状。

(2) 体格检查要点:重点关注皮肤、淋巴结、扁桃体、肝脾、神经系统及睾丸。

4. **辅助检查** ①一般检查:血常规+网织红细胞+外周血涂片、尿常规、粪常规+OB;②血生化检查:肝肾功能(包含LDH)、血沉、C反应蛋白、β_2微球蛋白、免疫球蛋白、血清蛋白电泳、血/尿免疫固定电泳、肿瘤指标、自身抗体(ANAs+ANCAs)及心肌标志物;③感染筛查:乙肝病毒血清学及HBV-DNA、EBV及HP等感染筛查;④影像学检查:浅表淋巴结超声、颈胸腹盆增强CT、PET-CT(发现淋巴瘤及分期)、胃肠道症状明显者胃肠镜或全消化道造影、有神经系统症状者头颅MRI、超声心动图检查;⑤病理学活检:肿大的浅表淋巴结建议切除活检(细针穿刺活检诊断价值低),深部肿大淋巴结可行粗针穿刺,骨髓涂片+活检明确是否累及骨髓、有神经系统表现者或淋巴瘤中枢受累高风险者建议腰穿,脾大伴严重脾亢可切除活检。

5. 诊断及鉴别诊断

(1) 诊断:病理诊断为"金标准"。

(2) 鉴别诊断:感染、免疫及肿瘤性疾病继发的淋巴结病变。

HL 和 NHL 特点比较如表 5-51 所示。

表 5-51 HL 与 NHL 比较

比较项	HL	NHL
好发人群	发病年龄较轻,青年多见,男性多于女性	各年龄组,中老年人多见,男性多于女性
首发部位	无痛性颈或锁骨上淋巴结肿大	无痛性颈或锁骨上淋巴结肿大
原发部位	多在淋巴结,也可在结外组织	结外淋巴组织
转移方式	邻近依次转移	跳跃转移,更易结外浸润
恶变细胞	仅 B 细胞	T、B 及 NK 细胞均可
全身症状	周期性发热(Pel-Ebstein 热)、盗汗、疲乏、瘙痒、消瘦,饮酒后淋巴结疼痛为 HL 特有	发热、盗汗、疲乏及皮肤瘙痒少见
结外累及	少见,可有肝脾大(占 10%)	常见,胃肠道以回肠最多见(占 50%)
确立诊断	淋巴结活检	淋巴结活检

HL 确诊依赖于病理检查,WHO 将 HL 分为经典型和结节性淋巴细胞优势型(表 5-52)。

表 5-52 HL 分型及病理特点

组织学类型	形态学表现	肿瘤细胞免疫表型
经典型		
结节硬化型	正常淋巴结结构消失,代之以胶原束围绕分隔的大小不等的肿瘤结节	$CD15^+$、$CD30^+$、$CD20^-$
混合细胞型	中等数量的 R-S 细胞浸润为背景	$CD15^+$、$CD30^+$、$CD20^-$
富淋巴细胞型	少量 R-S 细胞、大量 B 细胞和纤维硬化	$CD15^+$、$CD30^+$、$CD20$
淋巴细胞削减型	大量 R-S 细胞和广泛纤维化	$CD15^+$、$CD30^+$、$CD20^-$
结节性淋巴细胞为主型	少量肿瘤细胞、很多小 B 细胞,表现为结节性	$CD15^-$、$CD30^-$、$CD20^+$、EMA^+

HL 目前常用 Cotswold 改良的 Ann Arbor 分期系统进行分期,NHL 亦常参考该系统进行分期,如表 5-53、5-54 所示。

表 5-53 Ann Arbor 分期

分期	受累淋巴结
Ⅰ期	侵犯单个淋巴结区域(Ⅰ)或单个结外器官局部受累(IE)
Ⅱ期	侵犯 2 个或 2 个以上淋巴结区域,但均在膈肌的同侧(Ⅱ),可伴有同侧的局限性结外器官侵犯(ⅡE)
Ⅲ期	膈肌上下淋巴结区域均有侵犯(Ⅲ),可伴有局限性结外器官侵犯(ⅢE)或脾侵犯(ⅢS)或两者均侵犯(ⅢES)
Ⅳ期	在淋巴结、脾脏和咽淋巴环之外,一个或多个结外器官或组织广泛侵犯,伴或不伴淋巴结肿大等,肝和骨髓只要受累均属于Ⅳ期

* 各期患者按有无 B 症状分为 A、B 两组。

表 5-54　NHL 国际预后指数(IPI)

指标	0分	1分	积分	危险度
年龄	≤60岁	>60岁		
行为状态	0 或 1	2, 3, 4	0~1	低危
Ann Arbor 分期	Ⅰ 或 Ⅱ	Ⅲ 或 Ⅳ	2	低中危
LDH	正常	升高	3	中高危
结外病变受侵部位数	<2个部位	≥2个部位	4~5	高危

6. 处理

(1) HL 治疗：

1) Ⅰ~Ⅱ期根据有无不良预后因素评估，分为预后良好组及预后不良组(表5-55)。

表 5-55　Ⅰ~Ⅱ期 HL 不良预后因素

不良预后因素	EORTC	GHSG	NCCN
年龄	≥50岁		
ESR 和 B 症状	>50 mm/h 且无 B 症状；>30 mm/h 且有 B 症状	>50 mm/h 且无 B 症状；>30 mm/h 且有 B 症状	≥50 mm/h 或有 B 症状
纵隔大肿块	MTR>0.35	MMR>0.33	MMR>0.33
受累淋巴结区域	>3	>2	>3
结外病灶		有	
大肿块直径			>10 cm

MMR:肿块最大径/胸腔最大径；MTR:肿块最大径/胸腔 T5~6 水平横径。

2) Ⅲ~Ⅳ期根据霍奇金淋巴瘤国际预后评分(IPS)评估。具体包括:白蛋白<40 g/L;血红蛋白<105 g/L;男性;年龄≥45岁;Ⅳ期病变;白细胞计数≥15×10^9/L;淋巴细胞占白细胞比例<8%和(或)计数<0.6×10^9/L。

3) HL分期治疗措施见表5-56。

表5-56 HL分期治疗

分期		Ⅰ级专家推荐
Ⅰ~Ⅱ期	预后良好组	ABVD×2~4周期+RT(20 Gy)(ⅠA类证据)或 ABVD×2周期+增强剂量 BEACOPP×2周期+RT(30 Gy)(ⅠA类证据)
	预后不良组	ABVD×4周期+RT(30 Gy)(ⅠA类证据)或 ABVD×2周期+增强剂量 BEACOPP×2周期+RT(30 Gy)(ⅠA类证据)
Ⅲ~Ⅳ期		ABVD×6周期±RT(ⅠA类证据)或增强剂量 BEACOPP×4~6周期±RT(ⅠA类证据)或 ABVD×2周期+AVD×4周期±RT(ⅠA证据)

(2) NHL治疗:

1) 评估:因疾病异质性较大,需评估淋巴瘤惰性、侵袭性等多因素后制订治疗方案。

2) 常用方案:CHOP±靶向治疗±局部放疗±自体干细胞移植。

7. **疗效评估** 基于CT和PET评估的2014版Lugano评效标准如表5-57所示。

表 5-57 2014 版 Lugano 评效标准

疗效	病灶区域	PET-CT 评效	CT 评效
完全缓解（CR）	淋巴结及结外受累部位	5PS 评分：1,2,3 * 分，伴或不伴有残余病灶 注：韦氏环、结外高代谢摄取器官如脾脏或粒细胞集落刺激因子（G-CSF）刺激后的骨髓，代谢可能高于纵隔/肝血池，此时评判 CR 应与本底水平相比	靶病灶（淋巴结）长径（Ldi）≤1.5 cm 无结外病灶
	不可测病灶	不适用	消失
	器官增大	不适用	退至正常
	新发病灶	无	无
	骨髓	无骨髓 FDG 敏感疾病证据	形态学正常，若不确定需行，IHC 阴性
部分缓解（PR）	淋巴结及结外受累部位	5PS 评分 4～5 分，伴摄取较基线减低，残余病灶可为任意大小	最多 6 个靶病灶 PPD（Ldi×垂直于 Ldi 的短径）总和，即 SPD 缩小≥50%
		中期评估，上述情况提示治疗有效	当病灶减小至无法测量：5 mm×5 mm
		终末期评估，上述情况提示疾病尚有残留	当病灶消失：0 mm×0 mm
	不可测病灶	不适用	消失/正常，残余病灶/病灶增大

(续表)

疗效	病灶区域	PET-CT 评效	CT 评效
	器官增大	不适用	脾脏长径缩小＞原长径增大值的 50%，常默认脾脏正常大小 13cm，若原为 15cm，判 PR 长径＜14cm
	新发病灶	无	无
	骨髓	残余摄取高于正常骨髓组织但较基线减低；如果骨髓持续存在结节性局部异常改变，需 MRI 检查或活检或中期评估来进一步诊断	不适用
病变稳定(SD)	靶病灶（淋巴结/结节性肿块、结外病灶）	无代谢反应：中期/终末期评效 5PS 评分 4～5 分，代谢较基线相比无明显改变	最多 6 个靶病灶 SPD 增大 ＜ 50%，无 PD 证据
	不可测病灶	不适用	未达 PD
	器官增大	不适用	未达 PD
	新发病灶	无	无
	骨髓	同基线	不适用
病变进展(PD)	单独的靶病灶（淋巴结/结节性肿块、结外病灶）	5PS 评分 4～5 分伴摄取较基线增加和(或)中期或终末期评效时出现新发摄取增高	至少 1 个病灶进展即可诊断，淋巴结/结外病灶需同时符合下述要求：Ldi＞1.5 cm；PPD 增加≥50%（较最小状态）Ldi 或 Sdi 较最小状态增加：0.5 cm（≤2 cm 病灶）或 1.0 cm（＞2 cm 病灶）

(续表)

疗效	病灶区域	PET-CT评效	CT评效
			脾脏长径增长较原长径增大50%,常默认脾脏正常大小13 cm,若原为15 cm,判PD需长径>16 cm;若基线无脾大,长径需在基线基础上至少增加2 cm;新出现或复发的脾大
	不可测病灶	无	新发病灶或原有非可测病灶明确进展
	新发病灶	出现淋巴瘤相关新发高代谢(排除感染、炎症等),若未明确性质需行活检或行中期评估	原已缓解病灶再次增大
			新发淋巴结任意径线>1.5 cm
			新发结外病灶任意径线>1.0 cm,需明确该病灶是否与淋巴瘤相关
			明确与淋巴瘤相关的任意大小的病灶
	骨髓	新出现或复发的高代谢摄取	新发或复发的骨髓受累

注:Deauville 的 PET 评效 5 分法:

1分:摄取≤本底;2分:摄取≤纵隔血池;3分:纵隔血池<病灶摄取≤肝血池;4分:摄取>肝血池(轻度);5分:摄取>肝血池(显著,SUV_{max}>2倍肝血池)或新发病灶;X分:新发摄取异常,考虑与淋巴瘤无关。

*5PS评分为3分:在多数患者中提示标准治疗下预后较好,特别是对于中期评估患者。但是,在某些降阶梯治疗的临床试验中,评分为3被认为疗效不佳,需重视。

可测量病灶:最多6个显著的淋巴结/淋巴结融合肿块、结外病灶,且2个径线均易被测量。

①淋巴结:淋巴结需按照区域划分;如果有纵隔及腹膜后淋巴结肿大,则应该包括这些病灶;可测淋巴结需长径>1.5 cm;②非淋巴结病灶:包括实体器官(如肝、脾、肾、肺等)、消化道、皮肤或触诊可及标注部分,可测结外病灶需长径>1.0 cm。

不可测量病灶:难以定量测量的可疑病灶,包括胸腔积液、腹水、骨病灶、软脑膜累及、腹内肿块及其他难以通过影像学检查确认的病灶。

十、多发性骨髓瘤

1. 定义　多发性骨髓瘤(multiple myeloma,MM)是浆细胞的恶性增殖性疾病,其特征是骨髓中克隆性浆细胞异常增生,分泌单克隆性免疫球蛋白或其片段(M蛋白),并导致相关器官或组织的损伤。

2. 病因　尚不明确,目前认为分子细胞遗传异常与多发性骨髓瘤发病有关。此外,辐射暴露、病毒感染、某些化学品暴露等均被提出,但无直接证据。

3. 临床表现　见表5-58。

表5-58　多发性骨髓瘤经典临床表现

CRAB	具　体
高钙血症(C)	Ca^{2+}>2.75 mmol/L(11 mg/dl),超过正常值上限0.25 mmol/L,排除引起高钙血症的其他原因
肾功能不全(R)	Ccr<40 ml/min 或血 Cr>177 μmol/L(2 mg/dl)
贫血(A)	HGb<100 g/L(10 g/dl)或比正常值低 20 g/L(2 g/dl)以上
骨损害(B)	骨骼X线摄影、CT或整合PET/CT检查发现≥1个溶骨性病变

4. 问诊及查体关注

(1) 病史询问要点:①患者特征:中老年人多见,男性多于女性;②系统症状:骨痛、病理性骨折、身高降低、周围神经感觉异常、出血倾向、少尿、水肿及贫血等;③一般症状:乏力、发热、盗汗及体重下降。

(2) 体格检查要点:脊柱压痛、肝脾及淋巴结肿大、舌体肥大及贫血貌。

5. 辅助检查　①血液检查:血常规、外周血涂片、肝肾功能、电解质(钙离子)、凝血功能、血清免疫球蛋白定量(含轻链)、血清蛋白电泳、免疫固定电泳、β_2微球蛋白、血清游离轻链、C反应蛋白、心肌酶、肌钙蛋白、NT-proBNP、CRP、乙肝病毒DNA;②尿液检查:尿常规、24 h尿轻链、尿免疫固定电泳、24 h尿蛋白定量及分类;③骨髓检查:骨髓细胞学分类、骨髓活检、免疫组化、荧光原位杂交及染色体核型;④影像学检查:全身X线(颅骨可有穿凿样破坏)、全身CT或PET-CT、PET-MRI;⑤病理学检查:怀疑淀粉样变需要完善腹壁脂肪、唇腺活检、骨髓或受累器官活检,并行刚果红染色。

6. 诊断及鉴别诊断　MM的诊断目前主要参考美国国立综合癌症网络(NCCN)及国际骨髓瘤工作组(IMWG)的指南(表5-59、5-60)。

MM的分期按照国际分期系统(ISS)及修正的国际分期体系(R-ISS),如表5-61、5-62所示。

表 5-59 MM 的诊断

类 型	诊 断
无症状骨髓瘤(冒烟型骨髓瘤)(需满足第 3 条＋第 1 条/第 2 条)	(1) 血清单克隆 M 蛋白≥30 g/L,或 24 h 尿轻链≥0.5 g (2) 骨髓单克隆浆细胞比例 10%～59% (3) 无相关器官及组织损害(无 SLiM、CRAB 等终末器官损害表现)
有症状(活动性)多发性骨髓瘤诊断标准(需满足第 1 条＋第 2 条中任何 1 项)	(1) 骨髓单克隆浆细胞比例≥10%和(或)组织活检证明有浆细胞瘤 (2) 骨髓瘤引起的相关表现:①靶器官损害表现(CRAB);②无靶器官损害表现,但出现以下 1 项或多项指标异常(SLiM):骨髓单克隆浆细胞比例≥60%(S)、受累/非受累血清游离轻链(FLC)比≥100、(Li)受累 FLC 须≥100 mg/L、MRI 检查出现>1 处 5 mm 以上局灶性骨质破坏(M)

表 5-60 与 MM 相鉴别的疾病

疾病	鉴别点
意义未明的单克隆丙种球蛋白血症(MGUS)	诊断符合:①血清 M 蛋白(无论 IgA、IgG 或 IgM)<3 g/dl;②克隆性骨髓浆细胞<10%;③没有可归因于浆细胞增殖性疾病的溶骨性病变、贫血、高钙血症和肾功能不全(相关的终末器官损伤)
Waldenstrom 巨球蛋白血症/淋巴浆细胞性淋巴瘤(LPL)	伴 IgM 型单克隆丙种球蛋白血症,一般不伴溶骨性损害,免疫表型 $CD19^+$、$CD20^+$
孤立性浆细胞瘤(EP)	组织学上与 MM 表现相同。分为骨型和骨外型,骨髓无克隆性浆细胞,影像学除原发部位外,无其他病灶,无浆细胞增殖性疾病相关终末器官损害

(续表)

疾病	鉴别点
原发性 AL 型淀粉样变性	原发性 AL 型淀粉样变性会出现淀粉样物质的组织沉积,致肾病综合征、心力衰竭、肝大或其他表现,刚果红染色阳性,免疫组化提示克隆性轻链沉积
POEMS 综合征	单克隆浆细胞病,表现为多神经病(P)、器官巨大症(O)、内分泌病(E)、单克隆蛋白(M)和皮肤改变(S)
转移癌	肾癌、乳腺癌、非小细胞肺癌骨转移等可引起骨痛和骨质破坏,注意查找基础病

表 5-61 国际分期系统(ISS)

分期	内容	中位生存时间
Ⅰ期	$\beta_2 MG < 3.5\,mg/L$ 和血清白蛋白 $\geqslant 35\,g/L$	62 月
Ⅱ期	非Ⅰ期和Ⅲ期	44 月
Ⅲ期	$\beta_2 MG \geqslant 5.5\,mg/L$	29 月

表 5-62 修正的国际分期体系(R-ISS)

分期	内容	5 年生存率(%)
Ⅰ期	细胞遗传学标危且 LDH 正常的 ISS Ⅰ期患者	82
Ⅱ期	非Ⅰ期和Ⅲ期	62
Ⅲ期	细胞遗传学高危或 LDH 升高的 ISS Ⅲ期患者	40

* 细胞遗传学高危指间期荧光原位杂交检出 del(17p),t(4,14),t(14,16);除此之外为标危。

7. **MM治疗**　MM的治疗根据个体化进行,具体治疗措施及并发症处理方法分别见表5-63、5-64。

表5-63　MM具体治疗措施

分类		治疗措施
活动性MM	适合ASCT	诱导治疗4个疗程→ASCT→维持治疗
	不适合ASCT	诱导治疗12个疗程→维持治疗
冒烟型MM	高危患者建议临床试验,其余观察随访	

注:诱导治疗,一般采用蛋白酶体抑制剂+免疫调节剂+地塞米松±CD38单抗;维持治疗,根据危险分层可选择来那度胺、硼替佐米及伊沙佐米等药物维持2年或以上。

表5-64　MM并发症的处理

分类	处理
高钙血症	水化、糖皮质激素、地舒单抗/双膦酸盐,用至血钙水平降至正常;难治性高钙,可应用降钙素
肾功能不全	启动针对MM的有效治疗,水化、血液透析,暂缓双膦酸盐;高尿酸血症:别嘌醇100~200 mg tid(*HLA-B5801*阴性者)
高粘血症	血浆置换
骨质破坏	双膦酸盐或地舒单抗止痛及促进骨修复,同时可降低血钙水平,有脊髓压迫、脊柱破坏等情况,骨科放疗科MDT
贫血	可考虑应用EPO

十一、骨髓增生异常综合征

1. **定义**　骨髓增生异常综合征(myelodysplastic syndrome,

MDS)是一组起源于造血干细胞的异质性髓系克隆性疾病,其特点是髓系细胞发育异常,表现为无效造血、难治性血细胞减少,高风险向急性髓系白血病(AML)转化。

2. 病因及分型 原发性 MDS 病因不明,继发性 MDS 与接触放射线、苯或接受烷化剂、拓扑异构酶Ⅱ抑制剂类化疗药物治疗有关。治疗后发生的 MDS 称为治疗相关性 MDS。

MDS 分型目前主要根据 FAB 分型和 WHO 分型。

FAB 分型主要根据 MDS 患者外周血和骨髓细胞发育异常的特征,特别是原始细胞比例、环形铁粒幼红细胞比例、AUER 小体(棒状小体)及外周血单核细胞数量,将 MDS 分为 5 个亚型,如表 5-65 所示。

表 5-65 FAB 分型

FAB 分型	外周血	骨髓
RA	原始细胞<1%	原始细胞<5%
RAS	原始细胞<1%	原始细胞<5%,环形铁幼粒细胞>有核红细胞 15%
RAEB	原始细胞<5%	原始细胞 5%~20%
RAEB-t	原始细胞≥5%	原始细胞 20%~30%,或幼稚粒细胞出现 AUER 小体
CMML	原始细胞<5%,单核细胞>1×10^9/L	原始细胞 5%~20%

2016 年 WHO 对 MDS 诊断分型进行了修订,如表 5-66 所示。

表 5-66 WHO 修订 MDS 诊断分型

疾病类型	发育异常	血细胞减少	环形铁粒幼红细胞	骨髓和外周血原始细胞	常规核型分析
MDS 伴单系血细胞发育异常 (MDS-SLD)	1 系	1~2 系	<15%或<5%[a]	骨髓<5%,外周血<1%,无 AUER 小体	任何核型,但不符合伴单纯 del(5q)MDS 标准
MDS 伴多系血细胞发育异常 (MDS-MLD)	2~3 系	1~3 系	<15%或<5%[a]	骨髓<5%,外周血<1%,无 AUER 小体	任何核型,但不符合伴单纯 del(5q)MDS 标准
MDS 伴环形铁粒幼红细胞 (MDS-RS)	MDS-RS-SLD	1 系	1~2 系	≥15%或≥5%[a]	骨髓<5%,外周血1%,无 AUER 小体
	MDS-RS-MLD	2~3 系	1~3 系	≥15%或≥5%[a]	骨髓<5%,外周血1%,无 AUER 小体
MDS 伴单纯 del (5q)		1~3 系	1~2 系	任何比例	骨髓<5%,外周血1%,无 AUER 小体

(续表)

疾病类型	发育异常	血细胞减少	环形铁粒幼红细胞	骨髓和外周血原始细胞	常规核型分析
MDS伴原始细胞增多（MDS-EB）	MDS-EB-1	0~3系	1~3系	任何比例	骨髓5%~9%或外周血2%~4%，无AUER小体
	MDS-EB-2	0~3系	1~3系	任何比例	骨髓10%~19%或外周血5%~19%或有AUER小体
MDS，不能分类型(MDS-U)	外周血原始细胞1%	1~3系	1~3系	任何比例	骨髓<5%，外周血=1%，无AUER小体
	单系血细胞发育异常伴全血细胞减少	1系	3系	任何比例	骨髓<5%，外周血<1%，无AUER小体
	伴有诊断意义核型异常	0系	1~3系	<15%[c]	骨髓<5%，外周血<1%，无AUER小体

注：血细胞减少定义为血红蛋白<100 g/L，血小板计数<100×10⁹/L，中性粒细胞绝对计数<1.8×10⁹/L，极少情况下MDS可见这些水平以上的轻度贫血或血小板减少；外周血单核细胞必须<1×10⁹/L；[a]如果存在SF3B1突变；[b]外周血=1%的原始细胞必须有两次不同时间检查的记录；[c]若环形铁粒幼红细胞≥15%的病例有明显红系发育异常，则归类为MDS-RS-SLD。

3. 临床表现　患者以50岁以上中老年人居多。多数患者起病隐匿,可无症状,常见症状主要与血细胞减少相应症状有关。极少数病例可发生发热性中性粒细胞性皮炎(Sweet综合征)或坏死性脓皮病。肝脾大,多数为轻度,淋巴结一般不肿大。

4. 问诊和体检关注　多数患者为隐匿起病,主要针对血细胞减少进行问诊及体格检查,详见各章节相关内容。

5. 辅助检查　骨髓穿刺涂片细胞形态学和细胞遗传学检测技术是MDS诊断的核心(表5-67)。

表5-67　MDS相关辅助检查

分类	检测项目	备注
必需的检测项目	骨髓穿刺涂片	检测各系血细胞发育异常、原始细胞比例、环形铁粒幼红细胞比例
	骨髓活检病理	细胞增生情况、CD34原位免疫组化、纤维化程度、巨核细胞组化染色
	染色体核型分析	R显带或G显带染色体核型分析,可发现整个基因组中染色体数目异常或大片段结构异常
推荐的检测项目	荧光原位杂交技术	适用于核型分析失败、分裂象差或可分析分裂象不足的患者,可用骨髓或外周血检测,仅能覆盖有限的检测位点
	骨髓流式细胞术检查	各系血细胞免疫表型
	基因突变检测	各类体细胞或胚系来源基因突变,可用骨髓或外周血检测
可选的检测项目	SNP-array或array-CGH	检测DNA拷贝数异常或单亲二倍体,可作为常规核型技术的有益补充

40%~60%的MDS患者具有非随机的染色体异常,其中以＋8、－7/del(7q)、del(20q)、－5/del(5q)和－Y最为多见。

6. 诊断流程及鉴别诊断　见表5-68。

表5-68　MDS的最低诊断标准(须满足2个必要条件和1个主要标准)

项目	标准
2个必要条件(必须满足)	(1) 持续4个月一系或多系血细胞减少(如检出原始细胞增多或MDS相关细胞遗传学异常,无须等待可诊断MDS) (2) 排除其他可导致血细胞减少和发育异常的造血及非造血系统疾病
MDS相关(主要)标准(至少满足1个)	(1) 发育异常:骨髓涂片中红细胞系、粒细胞系、巨核细胞系发育异常细胞的比例≥10% (2) 环形铁粒幼红细胞占有核红细胞比例≥15%,或≥5%且同时伴有 *SF3B1* 突变 (3) 原始细胞:骨髓涂片原始细胞达5%~19%(或外周血涂片2%~19%) (4) 常规核型分析或FISH检出有MDS诊断意义的染色体异常
辅助标准(对于符合必要条件、未达主要标准、存在输血依赖的巨幼红细胞性贫血等常见MDS临床表现的患者,如符合≥2条辅助标准,诊断为疑似MDS)	(1) 骨髓活检切片的形态学或免疫组化结果支持MDS诊断 (2) 骨髓细胞的流式细胞术检测发现多个MDS相关的表型异常,并提示红系和(或)髓系存在单克隆细胞群 (3) 基因测序检出MDS相关基因突变,提示存在髓系细胞的克隆群体

MDS诊断的确立需排除可能发展为MDS的前驱疾病,包括意义未明特发性血细胞减少(idiopathic cytopenia of undetermined significance, ICUS)、潜质未定克隆性造血(clonal hematopoiesis of indeterminate potential, CHIP),以及

意义未明克隆性血细胞减少(clonal cytopenia of undetermind significance, CCUS)。一旦 ICUS 患者出现符合 MDS 标准的发育异常或 MDS 相关染色体异常,则诊断为 MDS。ICUS、CHIP、CCUS、MDS 典型特征比较如表 5-69 所示。

表 5-69 可能发展为 MDS 的前驱疾病和 MDS 的典型特征比较

特征	可能发展为 MDS 的前驱疾病和 MDS				
	ICUS	CHIP	CCUS	低危 MDS	高危 MDS
单克隆或寡克隆	-/+	+	+	+	+
发育异常[a]	-	-	-	+	+
血细胞减少[b]	+	-	+	+	+
骨髓原始细胞	<5%	<5%	<5%	<5%	<20%
流式异常	+/-	+/-	+/-	++	+++
细胞遗传学异常[c]	-/+	+/-	+	+	++
分子异常	-	+	+	++	+++

注:[a] 发育异常细胞占相应系别细胞的比例≥10%;[b] 至少 4 个月的持续血细胞减少;[c] 部分患者中 MDS 相关异常克隆可通过 FISH 检查发现。

鉴别诊断:MDS 的诊断仍然是排除性诊断,应首先排除反应性血细胞减少或细胞发育异常,见表 5-70。

表 5-70 与 MDS 鉴别的疾病

种类	具体疾病
先天性或遗传性血液病	如先天性红细胞生成异常性贫血、遗传性铁粒幼红细胞性贫血、先天性角化不良、范可尼贫血、先天性中性粒细胞减少症和先天性纯红细胞再生障碍等

(续表)

种类	具体疾病
其他累及造血干细胞的疾病	如再生障碍性贫血、阵发性睡眠性血红蛋白尿症、原发性骨髓纤维化、大颗粒淋巴细胞白血病、急性白血病(尤其是伴有血细胞发育异常的患者、低增生性AML 或 AML - M_7)等。
其他	维生素 B_{12} 或叶酸缺乏 接受细胞毒性药物、细胞因子治疗或接触有血液毒性的化学制品或生物制剂等 慢性病性贫血(感染、非感染性疾病或肿瘤)、慢性肝病、慢性肾功能不全、病毒感染(如 HIV、CMV、EBV 等) 自身免疫性血细胞减少、甲状腺功能减退或其他甲状腺疾病 重金属(如砷剂等)中毒、过度饮酒、铜缺乏

7. 治疗　MDS 可按预后积分系统分为较低危组和较高危组。较低危组 MDS 的治疗目标是改善造血功能、提高生活质量,较高危组 MDS 的治疗目标是延缓疾病进展、延长生存期和治愈,如表 5-71、图 5-5 所示。

表 5-71　MDS 的治疗措施

种类	具体措施
支持治疗	最主要目标为提升患者生活质量。包括成分输血、EPO、G-CSF 或 GM-CSF 和去铁治疗
免疫调节剂治疗	常用的免疫调节药物包括沙利度胺、来那度胺等

(续表)

种类	具体措施
免疫抑制剂治疗	包括抗胸腺细胞球蛋白(ATG)和环孢素A,可考虑用于具备下列条件的患者:预后分组为较低危、骨髓原始细胞比例<5%或骨髓增生低下、正常核型或单纯+8、存在输血依赖、HLA-DR15阳性或存在PNH克隆
去甲基化药物	常用的去甲基化药物,包括硫唑嘌呤(azacitidine, AZA)和5-氮杂-2'-脱氧胞嘧啶核苷(decitabine,地西他滨)
化疗	较高危组尤其是原始细胞比例增高的患者预后较差,化疗是选择非造血干细胞移植(hematopoietic stem cell transplantation, HSCT)患者的治疗方式之一
allo-HSCT	allo-HSCT是目前唯一能根治MDS的方法,其适应证为:①年龄<65岁,较高危组MDS患者;②年龄<65岁,伴有严重血细胞减少,经其他治疗无效或伴有不良预后遗传学异常(如-7、3q26重排、*TP53*基因突变、复杂核型、单体核型)的较低危组患者
其他	雄激素对部分有贫血表现的MDS患者有促进红系造血作用,是MDS治疗的常用辅助药物

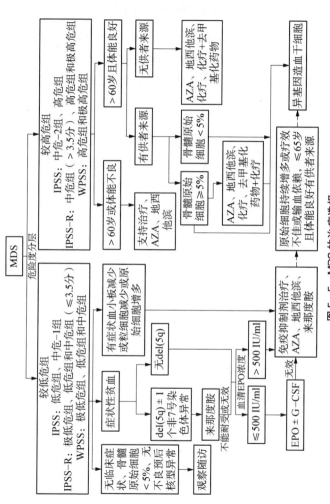

图 5-5 MDS 的治疗选择

十二、噬血细胞性淋巴组织细胞增生症

1. **定义** 噬血细胞性淋巴组织细胞增生症(hemophagocytic lymphohistiocytosis,HLH)是一种由遗传性或获得性免疫功能异常导致的以病理性炎症反应为主要特征的侵袭性免疫过度活化综合征。

2. **病因** ①原发性 HLH:一种常染色体或性染色体隐性遗传病。②继发性 HLH。感染性疾病:最常见 EBV 感染,其他包括 CMV、细小病毒 B19 等;恶性肿瘤:血液系统肿瘤为主,最常见淋巴瘤,其次为白血病,实体肿瘤也可见,但较少;风湿免疫病:可见于全身型幼年特发性关节炎、成人 Still 病(斯蒂尔病)、系统性红斑狼疮等。

3. **临床表现** HLH 具有典型但缺乏特异性的临床表现,最常见发热、脾大和因进行性血细胞减少引起的相应症状和体征。肝功能损伤、凝血功能障碍和多变的神经系统症状也是 HLH 的主要临床表现。继发性 HLH 还伴有与基础病相关的临床表现。

4. **问诊关注** 询问婚育史、家族史、过敏史、有无皮疹或淋巴结肿大、发热、盗汗及体重下降;详细了解特殊药物使用情况,旅居史(特别是有无热带地区旅游史)。

5. **辅助检查** 见诊断标准中相关实验室指标。

6. **诊断标准** 由国际组织细胞协会于 2004 年提出《HLH-2004 诊断标准》,符合以下两条标准中任何一条即可诊断。

(1) 分子诊断:HLH 相关致病基因,如 *PRF1*、*UNC13D*、*STX11*、*STXBP2*、*Rab27α*、*LYST*、*SH2D1A*、*BIRC4*、*ITK*、*AP3β1*、*MAGT1*、*CD27* 等。

(2) 临床表现和实验室检查(满足以下 8 项中的 5 项):①发热≥38.5℃,持续超过 1 周;②脾肿大;③外周血至少有两系减少(血红蛋白<90 g/L,血小板计数<100×10^9/L,中性粒细胞计数<1×10^9/L),且非骨髓造血功能减低所致;④高甘油三酯血症(空腹 TG>3 mmol/L 或高于同龄的 3 个标准差)和(或)低纤维蛋白原血症(Fbg<150 mg/dl 或低于同龄的 3 个标准差);⑤骨髓、脾脏、淋巴结或肝脏中有噬血细胞现象,无恶性肿瘤证据;⑥NK 细胞活性减低或缺乏;⑦血清铁蛋白升高(≥500 μg/L);⑧sCD25(可溶性 IL-2 受体)水平升高≥2 400 U/ml。

7. 治疗 治疗原则:治疗基础病,同时尽快抑制危及生命的过度炎症反应。

(1) 评估患者状态,支持治疗:抗感染、预防出血及脏器支持治疗。

(2) 基础病治疗:导致 HLH 的原发病治疗。

(3) 针对 HLH 的治疗:参考《HLH-2004 方案》。

(4) 移植:有指征者,行异基因干细胞移植。

十三、嗜酸性粒细胞增多症

1. 定义

(1) 嗜酸性粒细胞增多症(eosinophilia):外周血嗜酸性粒细胞(EOS)的绝对计数≥0.5×10^9/L。

(2) 特发性高嗜酸性粒细胞综合征:①≥2 次、EOS≥1.5×10^9/L(≥6 个月);②EOS 导致的脏器功能障碍;③除外其他嗜酸性粒细胞增多的原因。

2. 常见病因(MEAN-II) ①混杂因素(M):Addison 病、胆固醇栓塞、GM-CSF/IL-2 治疗及辐射暴露;②特发嗜酸性粒细胞疾病(E):特发性高嗜酸综合征,嗜酸性胃肠炎;③变态反应(A):哮喘、过敏性皮炎、过敏性鼻炎、变应性支气管肺曲霉菌病(ABPA)及药物超敏反应(DIHS);④肿瘤(N):血液系统肿瘤,如骨髓增生性 HES、急性或慢性嗜酸粒细胞性白血病;⑤感染性疾病(I):寄生虫感染,如圆线虫病、旋毛虫病、丝虫病、弓虫病、血吸虫病、钩虫病及疥螨;真菌感染,如球孢子菌病、变态性支气管肺曲霉菌病(ABPA)及组织胞浆菌病;病毒感染,如 HIV;⑥免疫性疾病(I):自身免疫性疾病如嗜酸性肉芽肿性多血管炎(EGPA)、IgG4 相关性疾病(IgG4 - RD)、结节病、嗜酸性筋膜炎及先天性免疫缺陷病。

3. 问诊及查体关注

(1) 病史询问要点。①诱因:食物(生的或未煮熟的肉类,接触猫、狗排泄物)、疫区水源;②临床表现:器官受累的症状、躯体疾病、暴露情况(药物、食物、非处方药、旅行及职业性暴露等),并尽可能获得未治疗前的嗜酸性粒细胞计数;③特殊接触史:矿工类圆线虫属、屠宰场工人蛔虫病及河上船夫血吸虫病等感染风险。

(2) 体格检查要点:因本病为系统受累,需进行全面体格检查。

4. 辅助检查

(1) 血常规+外周血涂片、尿常规、粪常规+OB+找寄生虫、肝肾功能+心脏标志物(评估脏器损害)、维生素 B_{12}、淋巴细胞亚群、免疫球蛋白 4 项(包含 IgG4 亚类)、自身抗体(ANCA、ANAs + APLs)、血游离皮质醇、外周血/骨髓 *FIP1L1/PDGFR*α 融合基因(FISH/RT - PCR)。

(2) 如需要,送寄生虫血清学检查。

(3) 胸部高分辨率CT(high resolution CT，HRCT)、心脏MRI及肾上腺薄层CT+增强。

(4) 骨髓穿刺+活检、淋巴结穿刺/活检、皮肤活检。

5. 治疗　治疗原则：减少嗜酸性粒细胞绝对计数,改善症状和体征,防止疾病进展。①反应性及继发性嗜酸性粒细胞增多：基础病治疗为主,对于EOS显著升高,出现脏器功能损害,无激素应用禁忌者可酌情予糖皮质激素治疗。②原发性。a.非克隆性增多：大剂量激素治疗,如有重要脏器功能损害(心脏、肺等)可予激素冲击治疗；b. $FIP1L1/PDGFR\alpha$ 融合基因阳性：伊马替尼；c.骨髓增生性HES。③其他：抗IL-5单抗、抗CD52单抗,造血干细胞移植。④心脏受累者：可用伊马替尼治疗,最初2周同时合用糖皮质激素。

十四、POEMS综合征

1. 定义　又称骨硬化性骨髓瘤,是一种少见的、独立的单克隆浆细胞疾病,骨髓中浆细胞分泌高水平的血管内皮细胞生长因子(VEGF)可能是发病的核心环节。临床上以多发性神经病(polyneuropathy)、器官肿大(organomegaly)、内分泌病变(endocrinopathy)、单克隆免疫球蛋白(monoclonal protein)及皮肤改变(skin changes)为主要特征。

2. 病因　发病机制尚不清楚,可能与VEGF、前炎症性细胞因子、基质金属蛋白酶(MMP)及HHV-8感染有关。

3. 临床表现　①多发性周围神经病变：多为首发症状,特点是慢性、对称性、进行性感觉和运动神经功能障碍,从足端开始,逐渐表现为四肢针刺样或手套、袜套样感觉异常,伴肌无力；②自主神经功能障碍：部分患者可出现自主神经功能障碍,表现为多汗、低血压、勃起功能障碍、腹泻或便秘等；

③脏器肿大:主要表现为肝脾大及淋巴结肿大;④内分泌改变:是POEMS综合征特征性表现,糖尿病、甲状腺功能减退、男性勃起功能障碍和女性闭经较为常见;⑤皮肤改变:局灶性或全身性皮肤色素沉着最常见,其他表现有水肿、多毛(通常局限于四肢、胸部及面部)、多汗、杵状指、雷诺现象、血管瘤及白甲等。

4. 问诊及查体关注

(1) 病史询问要点。①患者特征:中年发病多见,男性多于女性;②临床症状:皮肤色素沉着、水肿、多毛、雷诺现象、手足麻木(对称、袜套感)、肌无力、多汗、低血压、腹泻或便秘等;③伴随症状:糖尿病、甲亢等相关临床症状。

(2) 体格检查要点:主要是神经系统查体,以及皮肤、肝、脾及淋巴结查体。

5. 辅助检查 ①一般检查:血常规、尿常规、生化(肝肾功能、血清蛋白电泳、免疫球蛋白及轻链定量)、血/尿免疫固定电泳、血清游离轻链比、尿生化(24 h 尿蛋白定量、κ/λ 轻链);②特殊检查:有条件者应行血清/血浆 VEGF 测定;③神经评估:垂体-下丘脑-各内分泌腺轴评估、神经科会诊+肌电图检查+腰穿了解脑脊液压力;④脏器评估:颈胸腹盆CT、浅表淋巴结及腹腔超声;⑤骨骼评估:骨髓涂片和骨髓活检、淋巴结活检、全身低剂量 CT 及有条件者行 PET - CT/MRI;⑥眼底评估:评估视神经盘水肿;⑦心脏评估:超声心动图了解心脏各房室情况、测量肺动脉收缩压;⑧活检:骨髓涂片和骨髓活检,淋巴结活检。

6. 诊断 依据更新的 POEMS 诊断标准,如表 5 - 72 所示。

表 5-72 POEMS 诊断标准

类型	具体标准
强制性主要标准	①多发性周围神经病;②单克隆浆细胞增殖性疾病(几乎总是λ轻链型)
主要标准	①高水平血浆/血清 VEGF 水平;②淋巴结组织病理学符合卡斯尔曼(Castleman)病表现;③硬化性骨病
次要标准	①内分泌病变(单纯性甲状腺功能减退或2型糖尿病不足以作为诊断标准);②皮肤改变(变黑、粗糙、小球状血管瘤、白甲);③器官肿大(肝、脾、淋巴结、心脏);④视神经盘水肿;⑤肢体水肿或浆膜腔积液;⑥红细胞增多症或血小板增多症

*确诊需要在满足 2 项强制性主要标准的前提下,满足至少 1 项主要标准及至少 1 项次要标准。

7. **治疗** 可参考多发性骨髓瘤的治疗用药及方案,药物治疗目前首先考虑蛋白酶体抑制剂(以硼替佐米为代表)、抗血管生成及免疫调节剂(沙利度胺、来那度胺等)、大剂量地塞米松和环磷酰胺(短程、长期及规律);病程缓解后可考虑行自体干细胞移植。

十五、原发免疫性血小板减少症

1. **定义** 原发免疫性血小板减少症(primary immune thrombocytopenia)曾称特发性血小板减少性紫癜(idiopathic thrombocytopenic purpura,ITP),是一种获得性自身免疫性出血性疾病,目前定义为外周血小板少于 $100\times10^9/L$,没有其他引起血小板减少的诱因或基础疾病。

2. **病因及分类** 本病病因尚不明确,主要发病机制是患者对自身抗原的免疫失耐受,导致免疫介导的血小板破坏增多和免疫介导的巨核细胞产生血小板不足。

3. 问诊关注

(1) 病史询问要点。①感染:上呼吸道感染;②药物史:部分药物,如磺胺、氯霉素、氨基比林、肝素类药物等,可导致血小板减少;③家族史:鉴别先天性血小板减少性紫癜;④风湿病线索:风湿病早期可能仅表现为血小板减少,应该注意询问,包括皮疹、关节肿痛、反复口腔溃疡、血栓形成史、习惯性流产等;⑤外伤史:仔细询问外伤史,可早期识别致命性出血。

(2) 体格检查要点:应关注皮肤、黏膜部位出血情况,浅表淋巴结触诊、肝脾触诊。

4. 辅助检查 见表 5-73。

表 5-73 ITP 相关辅助检查

检测项目	备注
血常规	仅血小板减少而其他各系血细胞都在正常范围,部分因失血导致的缺铁,可有贫血存在,如合并非失血因素导致的贫血及白细胞减少,需要考虑其他疾病导致的血小板减少,如血栓性血小板减少性紫癜、噬血细胞综合征等
外周血涂片	有助于排除 EDTA 依赖性血小板凝集导致的假性血小板减少及 TTP/溶血性尿毒综合征等
免疫球蛋白	低水平的免疫球蛋白常提示常见变异型免疫缺陷病或选择性 IgA 缺陷
抗血小板抗体	抗 GⅡb/Ⅲa、GPⅠb/Ⅸ 等有助于鉴别免疫性和非免疫性血小板减少
肝脾超声	评估肝脏大小,排查肝硬化继发脾功能亢进所致的血小板减少
骨髓检查	骨髓呈增生象,巨核细胞数可正常或增多,有成熟障碍,产血小板的巨核细胞数明显减少

5. 诊断要点

（1）≥2次血常规检查显示血小板计数减少,血细胞形态无异常。

（2）脾脏一般不增大。

（3）骨髓检查:巨核细胞数增多或正常、有成熟障碍。

（4）须排除其他继发性血小板减少:如自身免疫性疾病、甲状腺疾病、淋巴系统增殖性疾病、骨髓增生异常（再生障碍性贫血和骨髓增生异常综合征）、恶性血液病、慢性肝病脾功能亢进、常见变异型免疫缺陷病及感染等所致的继发性血小板减少,血小板消耗性减少,药物诱导的血小板减少,同种免疫性血小板减少,妊娠血小板减少,假性血小板减少及先天性血小板减少等。

ITP 分期见表 5-74。

表 5-74 ITP 分期

分期	定 义
新诊断 ITP	确诊后 3 个月以内的 ITP 患者
持续性 ITP	确诊后 3~12 个月血小板持续减少的 ITP 患者,包括没有自发缓解和停止治疗后不能维持完全缓解的患者
慢性 ITP	血小板持续减少超过 12 个月的 ITP 患者
重症 ITP	PLT$<10\times10^9$/L 且就诊时存在需要治疗的出血症状或常规治疗中发生新的出血而需要加用其他升血小板药物治疗或增加现有治疗药物剂量
难治性 ITP	满足以下所有条件的患者:①进行诊断再评估仍确诊为 ITP;②脾切除无效或术后复发

6. 治疗 ITP的治疗应个体化,治疗目的是控制出血症状,减少血小板的破坏,但不强调将血小板计数提高至正常,以确保患者不因出血发生危险,又不因过度治疗而引起严重不良反应。

ITP治疗指征如下所示:

(1) PLT$\geqslant 30\times 10^9$/L、无出血表现且不从事增加出血危险工作(或活动)的成人ITP患者发生出血的危险比较小,可予观察和随访。

(2) 以下因素增加出血风险:出血风险随患者年龄增长和患病时间延长而增高;血小板功能缺陷;凝血因子缺陷;未被控制的高血压;外科手术或外伤;感染;服用阿司匹林、非甾体抗炎药、华法林等抗凝药物。

(3) 若患者有出血症状,无论血小板减少程度如何,都应积极治疗。在下列临床过程中,血小板计数的参考值分别为:①口腔科检查,$\geqslant 20\times 10^9$/L;②拔牙或补牙,$\geqslant 30\times 10^9$/L;③小手术,$\geqslant 50\times 10^9$/L;④大手术,$\geqslant 80\times 10^9$/L;⑤自然分娩,$\geqslant 50\times 10^9$/L;⑥剖宫产,$\geqslant 80\times 10^9$/L。

如符合治疗指征,则需积极治疗,本病的治疗措施及治疗流程如表5-75及图5-6所示。

表5-75 ITP具体治疗措施

种类	具体措施
紧急治疗	重症ITP患者(PLT$<10\times 10^9$/L)发生活动性出血或需要急诊手术时,应迅速提高血小板至50×10^9/L以上 血小板输注 静脉输注丙种球蛋白(IVIg)[1 000 mg/(kg·d)×1～2 d] 甲泼尼龙(1 000 mg×3 d)

(续表)

种类	具体措施
	促血小板生成药物 如上述治疗措施仍不能控制出血,可以考虑使用重组人活化因子Ⅶ(rhFⅦa)
一线治疗	大剂量地塞米松:40 mg/d×4 d,无效患者可在半个月后重复1个疗程 泼尼松:起始剂量为1.0 mg/(kg·d),病情稳定后快速减至最小维持量(<15 mg/d),如不能维持应考虑二线治疗,治疗4周仍无反应,说明泼尼松治疗无效,应迅速减量至停用 丙种球蛋白(IVIg),常用剂量400 mg/(kg·d)×5 d或1 000 mg/kg给药1次(严重者每天1次,连用2 d)。必要时可以重复。主要用于:①ITP的紧急治疗;②不能耐受肾上腺糖皮质激素的患者;③脾切除术前准备;④妊娠或分娩前;⑤部分慢作用药物发挥疗效之前
二线治疗	促血小板生成药物:包括重组人血小板生成素(rhTPO)、艾曲泊帕和罗米司亭 抗CD20单克隆抗体,如利妥昔单抗,推荐剂量:375 mg/m² 每周1次静脉滴注,共4次。一般在首次注射4~8周内起效 脾切除术,其指征为:①糖皮质激素正规治疗无效,病程迁延6个月以上;②泼尼松治疗有效,但维持量大于30 mg/d;③有使用糖皮质激素的禁忌证 其他:由于缺乏足够的循证医学证据,以下药物需个体化选择治疗,如硫唑嘌呤、环孢素A、达那唑、长春碱类等

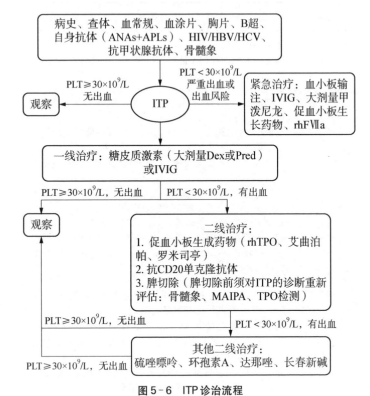

图 5-6 ITP 诊治流程

十六、出血性疾病

出血性疾病(hemorrhagic disease)是一类止血机制异常导致的疾病的统称,可分为血管壁异常、血小板异常及凝血异常,如表 5-76 所示。

表5-76 出血性疾病分类

类型	疾 病
血管壁异常	
先天性或遗传性	遗传性出血性毛细血管扩张症,家族性单纯性紫癜,先天性结缔组织病(血管及其支持组织异常)
获得性	感染(如败血症),过敏(如 IgA 血管炎),化学物质及药物,营养不良(如维生素 C 缺乏),代谢及内分泌障碍(如糖尿病,Cushing 病),其他(如风湿免疫病)
血小板异常	
血小板数量异常	
血小板减少	血小板生成减少(如再生障碍性贫血、白血病、放化疗后骨髓抑制),血小板破坏过多(多与免疫反应有关,如免疫性血小板减少症),血小板消耗过度(如弥散性血管内凝血),血小板分布异常(如脾功能亢进)
血小板增多 (伴功能异常)	原发性血小板增多症
血小板质量异常	
先天性或遗传性	血小板无力症,巨大血小板综合征,血小板颗粒性疾病
获得性	由抗血小板药物、感染、尿毒症及异常球蛋白血症等引起
凝血异常	
先天性或遗传性	血友病 A、B 及遗传性 FⅪ 缺乏症,遗传性凝血酶原、FⅤ、FⅦ、FⅩ 缺乏症,遗传性纤维蛋白原缺乏及减少症,遗传性 FⅧ 缺乏及减少症
获得性	肝病性凝血障碍,维生素 K 缺乏症,抗因子Ⅷ、Ⅸ抗体形成,尿毒症性凝血异常
抗凝和纤维蛋白溶解异常	肝素使用过量,香豆素类药物过量及敌鼠钠中毒,免疫相关性抗凝物增多,蛇咬伤、水蛭咬伤,溶栓药物过量
复合性止血机制异常	
先天性或遗传性	血管性血友病
获得性	弥散性血管内凝血

十七、血友病

1. **定义** 血友病(hemophilia)是指遗传性凝血因子缺乏引起的出血性疾病,典型血友病患者常自幼年发病、自发或轻度外伤后出血,在外伤、手术时常出血不止,根据缺乏的凝血因子不同,可分为血友病 A(FⅧ缺乏症)和血友病 B(FⅨ缺乏症)。

2. **病因** 本病为遗传病,FⅧ、FⅨ基因位于 X 染色体上,血友病 A 与血友病 B 均表现为伴性隐性遗传特征,即女性传递,男性发病。

3. **临床表现** 主要表现为异常出血及出血所致压迫症状或并发症,肌肉关节腔或深部组织出血、创伤后过量出血是本病的特征性表现。如表 5-77 所示。

表 5-77 血友病常见出血部位

部位	描述		
肌肉出血	多见于负重的肌肉群,如腰大肌、腿部、肾部等,可形成血肿,局部肿痛,活动受限		
关节出血	多累及负重或活动较多的大关节,如膝关节,其次为踝、髋、肘、腕及肩等关节	急性	因关节腔及周围软组织出血致使局部红肿疼痛,活动受限
		慢性	因反复关节腔出血致使血液不能完全吸收,形成慢性炎症,滑膜增厚、纤维化,软骨变性及坏死,最终关节僵硬、畸形变,周围肌肉萎缩,导致正常活动受限

(续表)

部位	描述
皮肤、黏膜出血	并非血友病的特征性表现,但由于皮下组织、口腔黏膜、牙龈、舌等部位容易受伤,故损伤后过量出血常见
颅内出血及硬脊膜下血肿	不常见,但病死率高,多发生于外伤后
其他	消化道出血、血尿也较为常见,深部组织内血肿可压迫附近血管引起组织坏死,压迫神经可产生疼痛、麻痹等症状

4. 问诊关注 因本病为遗传性疾病,应仔细询问家族史,描绘家族遗传图谱,同时需与其他导致血小板减少、凝血功能障碍及血管异常等的疾病(如系统性红斑狼疮、过敏性紫癜、血管淀粉样变等)相鉴别。

血友病问诊关注重点如下:

(1) 幼儿时期:自幼出现反复的皮肤瘀斑,关节肿胀,甚至自发性脑出血。

(2) 外伤出血史:小的外伤或者手术(如拔牙、包皮环切术等)后出血不止。

(3) 家族可疑出血史:家族中有血友病患者,自己母亲为可疑血友病携带者。

5. 辅助检查 血常规、凝血筛查(PT 及 APTT 等、血浆纠正试验)、凝血因子(包括 FⅧ 及 FⅨ 等)活性测定、vWF:Ag、凝血因子抑制物检测、狼疮抗凝因子、基因检查。

6. 诊断流程及鉴别诊断

(1) 多为男性患者,有或无家族史。

(2) 有肌肉、关节腔或深部组织出血,或手术创伤后过量出血的表现。

(3) 实验室检查 PT 正常,APTT 延长,亚临床型可正常,血小板计数、出血时间、凝血酶原时间正常,FⅧ:C 或 FⅨ:C 减少。

(4) 排除继发性相应凝血因子减少。

诊断流程如图 5-7 所示。

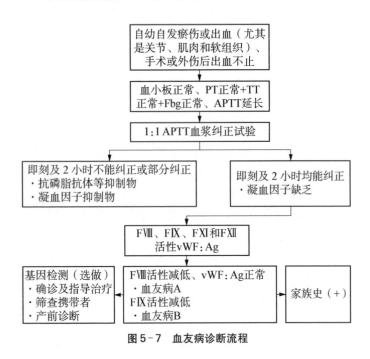

图 5-7 血友病诊断流程

7. 治疗　治疗原则:治疗及预防急性出血,提高患者健康水平和生活质量。具体治疗措施如表 5-78 所示。

表5-78 血友病治疗措施

种类	具体措施
一般治疗	加强宣教,避免创伤及剧烈活动,鼓励适当的体力活动 避免使用抗血小板药物 避免肌内或皮下注射,静脉穿刺后至少压迫5分钟以预防出血 尽量避免手术,如必须施行手术,应在术前补充所缺乏的凝血因子 有条件者应定期预防性补充相应凝血因子等 对血友病患者家人特别是女性患者,应做基因检测,产前诊断
局部止血	吸收性明胶海绵、凝血酶、肾上腺素等局部压迫止血
替代治疗	新鲜血浆和新鲜冰冻血浆、冷沉淀制剂、凝血酶原复合物浓缩剂、Ⅷ浓缩剂、重组FⅧ及FⅨ
血友病外科手术	尽量避免,术前数小时开始补充凝血因子使其正常,术中可维持静滴,术后监测至少2次/天,使谷浓度达到足够止血的水平,替代治疗持续到创口完全愈合
DDAVP	一种人工合成的抗利尿激素衍生物,能提高血浆内FⅧ水平,适用于轻型血友病A和血友病A携带者
其他	抑制纤维蛋白溶解药物、达那唑、女性避孕药复方炔诺酮、糖皮质激素、基因治疗

第三节 功能性检查:骨髓涂片解读

一、正常骨髓

1. 增生程度 多为增生活跃(即红细胞/有核细胞为

20∶1)。

2. 粒细胞 约占总有核细胞的40%～60%,其中原粒细胞<2%,早幼粒细胞<5%,中幼粒细胞和晚幼粒细胞各<15%,杆状核细胞的百分比高于分叶核细胞,嗜酸性粒细胞<5%,嗜碱性粒细胞<1%。细胞形态染色基本正常。

3. 红系细胞 占20%左右,其中原红细胞<1%,早幼红细胞<5%,中幼红细胞和晚幼红细胞约各占10%,细胞形态染色基本正常。成熟红细胞大小、形态及染色大致正常。

4. 粒红比例 即粒细胞和幼红细胞百分比之和的比值为2～4∶1。

5. 淋巴细胞 约占20%,小儿可达40%,主要为成熟淋巴细胞;原淋巴细胞、幼淋巴细胞很少见。

6. 巨核细胞 通常在$1.5×3cm^2$骨髓涂片膜上可见7～35个,多数为颗粒巨细胞和产板巨细胞,原巨细胞和幼巨胞少见。

7. 其他 单核细胞<4%,浆细胞<2%。可见少量骨髓基质细胞,包括成纤维细胞、内皮细胞、脂肪细胞、巨噬细胞和骨髓特有的肥大细胞(组织嗜碱性粒细胞)、成骨细胞及破骨细胞等。

二、病理骨髓

1. 缺铁性贫血 增生活跃或明显活跃,以中晚幼红细胞增生为主。幼红细胞体积较小,外形不规则,胞质数量减少且发育落后("核老浆幼")。粒细胞、巨核细胞无明显改变。铁染色示内外铁均减少,以外铁减少明显。

2. 再生障碍性贫血 多部位(不同平面)骨髓增生减低或重度减低,小粒空虚,较多脂肪滴,非造血细胞(淋巴细胞、网状细胞、浆细胞及肥大细胞等)比例增高;巨核细胞明显减少或缺如;红细胞、粒细胞均明显减少。

3. 巨幼细胞性贫血　增生活跃或明显活跃,以红细胞增生为主。各细胞呈巨幼变特征(胞体大,胞质较胞核成熟,表现为"核幼浆老")。粒细胞也有巨幼变,成熟粒细胞多分叶;巨核细胞体积大,分叶增多。

4. 急性白血病　骨髓多明显活跃或极度活跃,少数急性白血病增生低下,成为低增生性急性白血病。原始细胞占骨髓有核细胞≥20%(WHO标准)。

5. 慢性髓性白血病　骨髓增生明显至极度活跃,以粒细胞为主,粒红比例明显增高,其中中幼、晚幼及杆状粒细胞明显增多,原始细胞<10%(慢性期)。嗜酸性、嗜碱性粒细胞增多,红细胞相对减少,巨核细胞正常或增多,晚期减少。

6. 慢性淋巴细胞白血病　有核细胞增多明显或极度活跃,淋巴细胞≥40%,以成熟淋巴细胞为主。红细胞、粒细胞和巨核细胞增生受抑,至晚期可明显减少。

7. 淋巴瘤　骨髓涂片发现 RS 细胞是 HL 骨髓浸润的依据。NHL 部分患者骨髓涂片可见淋巴瘤细胞,晚期发生淋巴瘤细胞白血病时,可呈白血病样骨髓象。

8. 多发性骨髓瘤　骨髓中浆细胞异常增生并伴质的改变。骨髓瘤细胞大小形态不一,成堆出现,核内可见核仁1~4个,并可见双核或多核浆细胞。

9. 原发免疫性血小板减少症　巨核细胞数增多或正常,有成熟障碍。

第六章

内分泌疾病

第一节 ◆ 常见疾病诊治

一、甲状腺功能亢进症

1. 定义　甲状腺功能亢进症(hyperthyroidism)(简称甲亢)是一种十分常见的内分泌疾病,是由于体内甲状腺激素合成或分泌过多引起的以神经、循环及消化等系统兴奋性增高和代谢亢进为主要表现的一组疾病的总称。

甲状腺毒症:因血循环中甲状腺激素过多,引起的以神经、循环及消化等系统兴奋性增高和代谢亢进为主要表现的临床综合征。

2. 病因　①甲状腺性甲亢:弥漫性甲状腺肿伴甲亢(Graves病)、多结节性甲状腺肿伴甲亢、毒性甲状腺腺瘤、多发性自身免疫性内分泌综合征伴甲亢、甲状腺癌(滤泡性腺癌)、新生儿甲亢、碘甲亢、TSH受体基因突变致甲亢;②垂体性甲亢:垂体TSH瘤、选择性垂体甲状腺激素抵抗综合征;③伴瘤综合征和(或)人绒毛膜促性腺激素(HCG)相关性甲亢:恶性肿瘤(肺、胃、肠及胰腺等)伴甲亢(分泌TSH类似物)、HCG相关性甲亢(绒毛膜癌、葡萄胎及多胎妊娠等);④卵巢甲状腺肿伴甲亢;⑤医源性甲亢(服用较多甲状腺激素);⑥暂时性甲亢:亚急性肉芽肿性甲状腺炎、亚急性淋巴细胞性甲状腺炎(产后、药物所致,如干扰素-α、白细胞介素-2)、亚急性损伤性甲状腺炎(手术、活检)、亚急性放射性甲状腺炎、慢性淋巴细胞性甲状腺炎(桥本甲状腺炎,一过性甲状腺毒症)。

3. 临床表现 ①神经/运动系统:易激动、肌肉震颤、焦虑、失眠、"甲亢性肌病"及骨质疏松;②高代谢综合征:多汗、低热或高热(危象)、心悸、多食但体重下降及乏力;③心血管系统:心动过速、房颤、脉压差增大及心衰;④消化系统:食欲亢进、大便次数增加及肝酶升高;⑤造血系统:白细胞减少、血小板减少、部分HGb减少及淋巴细胞及单核细胞增多;⑥生殖系统:月经减少、经期延长、闭经、阳痿及男性乳房发育;⑦皮肤和毛发:皮肤多汗、毛细血管扩张(似肝掌)及毛发纤细;⑧内分泌系统:肾上腺皮质功能:早期增强、危象(相对)降低;⑨眼部表现:眼裂增宽(Darymple征)、凝视(Stellwag征)、不能内聚(Möbius征)、上翻无额纹(Joffroy征)、下视露白(vonGraefe征)。

4. 问诊及查体关注 根据上述系统临床表现进行询问病史及体格检查。

5. 辅助检查 ①甲状腺功能检测:血清TH、TSH、TSH受体抗体测定,^{131}I摄取率;②甲状腺超声:表现为弥漫性、对称性、均匀增大,边缘多规则,内部回声多呈密集、增强光点,分布不均匀,多普勒超声提示甲状腺内血流丰富;③CT/MRI:主要用于评估甲亢眼外肌受累的情况,也可以排除其他原因所致的突眼。

6. 诊断及鉴别诊断

(1) 甲亢诊断标准(具备以下3项时诊断即可成立):①高代谢症状和体征;②甲状腺肿大;③血清TSH水平降

低,甲状腺激素水平升高。注意:部分不典型甲亢患者可以单一系统表现为首发突出症状,如心房颤动、腹泻、低钾性周期性麻痹等。淡漠型甲亢患者高代谢症状不明显。少数患者可以无甲状腺肿大。

(2) 格雷夫斯病(Graves disease,GD)诊断标准:①甲亢诊断确立;②甲状腺弥漫性肿大(触诊和超声检查证实);③眼球突出和其他浸润性眼征;④胫前黏液性水肿;⑤TRAb、TPOAb阳性。①②为诊断必备条件,③④⑤为诊断辅助条件。

(3) 诊断流程:见图6-1。

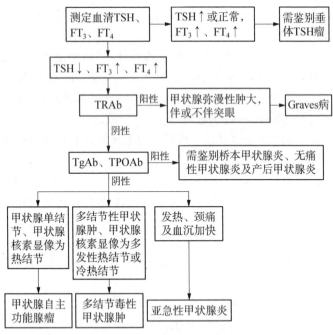

图6-1　甲亢及病因的诊断流程

(4)鉴别诊断:①与非甲状腺性疾病鉴别:神经官能症、更年期综合征,单侧突眼需注意与眶内肿瘤、炎性假瘤等鉴别,抑郁症、心血管疾病、消化系统疾病及慢性甲亢性肌病。②与其他甲亢的鉴别(病因鉴别):亚急性甲状腺炎、慢性淋巴细胞性甲状腺炎伴甲亢、无痛性甲状腺炎及垂体性甲亢。

7. Graves 病处理 治疗原则:注意休息、补充营养,全面病情评估,根据患病不同时期与严重程度及患者意愿选择治疗方式,减少不良反应。具体措施:

(1)一般治疗:注意休息、营养物质补充,精神紧张不安、失眠者可给予安定类镇静剂。

(2)药物治疗:抗甲状腺药物(ATD)包括丙硫氧嘧啶(PTU)、甲巯咪唑(MMI)。

适应证:ATD 适用于所有 Graves 病的初始治疗,以下情况优先考虑:①病程短、病情轻、甲状腺小;②年纪轻或妊娠者首选 ATD(妊娠全程:PTU;妊娠中晚期:MMI)。

禁忌证:白细胞缺乏、严重肝损伤或药物过敏。

(3)手术治疗:术前应用 ATD、复方碘制剂做预处理。

适应证:①中、重度甲亢,药物效果不佳或不配合;②甲状腺巨大伴压迫;③胸骨后/结节性甲状腺肿伴甲亢。

禁忌证:一般情况较差、妊娠早期(第3月前)及晚期(第6月后)。

(4)放射性^{131}I 治疗:β射线,射程2 mm。

适应证:①ATD 失败或不良反应严重;②严重并发症不适宜 ATD 药物或手术;③自主高功能腺瘤或结节;④老年或合并症较多等基础状态较差者。

禁忌证:妊娠和哺乳期妇女,甲亢危象,甲状腺摄碘低下者。

8. 甲亢危象

(1) 定义：又称甲状腺危象(thyroid crisis)，多发生在 Graves 病，偶见于毒性多结节甲状腺肿，为甲状腺毒症患者可能危及生命的表现，通常在严重的甲状腺功能亢进者合并其他疾病时出现。表现为高热、心率显著增快，超过 140 次/分，各种快速心律失常，食欲差，恶心，呕吐频繁，腹痛、腹泻明显，焦虑、烦躁及嗜睡，严重患者可有心衰、休克及昏迷等。

(2) 常见诱因：感染、创伤、精神应激、甲状腺手术前准备不充分及重大手术等。

(3) 诊断注意点：①严重甲亢同时合并系统感染等其他疾病，如不能区分是否为甲亢危象，应按甲亢危象处理。②甲亢危象可以出现血中甲状腺激素水平急剧升高，但不能单纯凭借实验室检查来判断是否甲亢危象，少部分患者升高不明显。

(4) 危象处理：

1) 迅速减少甲状腺激素释放和合成。①大剂量 ATD：首选 PTU，首剂 600 mg，继用 PTU 200 mg q6 h(无 PTU 可以用 MMI 替代：首剂 60 mg，继用 20 mg q6 h)；②复方碘溶液：ATD 后 1 h 再加用复方碘溶液，首剂 30～60 滴，以后每 6～8 h，5～10 滴，如碘过敏可改用碳酸锂；③普萘洛尔：30～50 mg q6～8 h 口服，或 1 mg 稀释后缓慢静脉注射，视需要间歇给药 3～5 次(如无禁忌)；④氢化可的松 200～300 mg/d；⑤上述效果不佳，可进行血透/腹透或血浆置换等。

2) 去除诱因：感染者积极抗感染。

3) 支持治疗。①降温：物理降温为主，避免阿司匹林(乙酰水杨酸)治疗，如高热可用利血平 1 mg q6～8 h im，必要时，哌替啶 50 mg＋异丙嗪 50 mg 静脉滴注；②吸氧、维持电解质平衡、补充维生素(尤其是维生素 B)。

二、甲状腺功能减退症

1. 定义　甲状腺功能减退症(hypothyroidism)是由各种原因导致的甲状腺激素合成和分泌减少，或组织利用不足引起的全身性低代谢综合征，其病理学特征是黏多糖在组织和皮肤堆积，表现为黏液性水肿。

2. 病因

(1) 原发性甲减。①获得性：a. 桥本甲状腺炎(自身免疫性甲状腺炎)；b. 碘缺乏(地方性甲状腺肿)；c. 药源性：T_4 合成或释放障碍(如锂、乙硫异烟胺、硫胺类药剂及碘化物)；酪氨酸激酶抑制剂、免疫检查点抑制剂(抗 PD-1、抗 PD-L1 等)；d. 致甲状腺肿的食物、污染物；e. 细胞因子(干扰素-α，白细胞介素-2)；f. 甲状腺浸润(淀粉样变、血色素沉着病、Riedel 甲状腺肿、结节病、硬皮病及胱氨酸贮积症)；g. 放射碘治疗后，甲状腺部位放射治疗后、甲状腺手术后。②先天性：碘化物转运或利用障碍；碘酪氨酸脱碘酶缺乏；碘的有机化异常(TPO 缺乏或损伤)；甲状腺球蛋白合成或生成障碍、甲状腺发育不良或异常；TSH 受体缺陷；甲状腺的 TSH 受体功能障碍(假性甲状旁腺机能减退症 1a 型)；特发性 TSH 无应答。

(2) 暂时性(甲状腺炎后)甲减：①亚急性甲状腺炎；②无痛性甲状腺炎；③产后甲状腺炎。

(3) 损耗性甲减：由大的血管瘤与血管内皮瘤引起的 D3 表达所导致的甲状腺激素快速破坏。

(4) T_4 向 T_3 转换缺陷所致甲减:*SECIS-BP2* 基因突变。

(5) 中枢性甲减。①后天性:垂体性(继发性);下丘脑性(三发性);贝沙罗汀(视黄醇类 X 受体激动剂);多巴胺摄入和(或)严重疾病。②先天性:TSH 缺陷或结构异常;TSH 受体缺陷。

(6) 甲状腺激素抵抗:全身性;垂体性。

3. 临床表现 见表 6-1。

表 6-1 甲减临床表现及与甲亢鉴别

比较项	甲亢	甲减
代谢影响	高钙血症、骨质疏松及高血糖	高脂血症、低血糖
体重影响	体重下降	体重增加
神经系统	易怒、情绪激动	精神低迷、迟钝、记忆力下降、嗜睡、呆木僵及精神失常
心血管系统	窦速、心梗及心衰多见;高血压	窦缓,常合并冠心病及心脏增大、心包积液,心绞痛及心衰少见;高血压
消化系统	食欲亢进、腹泻	胃纳不佳、便秘及腹胀
生殖系统	月经减少、周期延长、阳痿	月经紊乱、闭经;性欲降低、阳痿及乳房发育
皮肤黏膜	多汗	皮肤枯燥、脱屑及黏液水肿(胫前)

4. 问诊及查体关注

(1) 病史询问要点。①人群特征:成人多见,女性多于男性。②病因询问:碘缺乏、影响碘代谢物质摄入过多(如木薯等)、射线暴露、抗甲状腺药物摄入。③临床症状:根据上述系统临床表现进行询问。④合并疾病:淀粉样变、血色素沉着病、结节病、硬皮病及胱氨酸贮积症。

(2) 体格检查要点:甲状腺的视触听诊,以及全身各系统受累的查体。

5. 辅助检查 ①血清 TSH:最有价值,原发性甲减最敏感和最早期的诊断指标。②血清甲状腺激素(T_3、T_4):不管何种甲减,血清 TT_4 和 FT_4 减低是临床甲减诊断的必备条件,由于总 T_3、T_4 受 TBG 的影响,故测定 FT_3、FT_4 比 TT_3、TT_4 更敏感、准确。③反 $T_3(rT_3)$:在甲状腺性及中枢性甲减中降低,在周围性甲减中可能增高。④甲状腺摄碘率实验(RIAU):在甲减的评估中常不需要此项检查。⑤TRH 兴奋试验:a. 原发性甲减:基础 TSH 升高,TRH 刺激后 TSH 升高更明显;b. 垂体性(继发性)甲减:基础 TSH 正常、偏低或偏高,TRH 刺激后血中 TSH 不升高或呈低反应;c. 下丘脑性(三发性)甲减:基础 TSH 正常或偏低,在 TRH 刺激后 TSH 升高,并呈延迟反应。⑥抗体测定:血清抗甲状腺球蛋白抗体(TgAb),抗甲状腺过氧化物酶抗体(TPOAb)阳性。⑦心电图:低电压、窦性心动过缓、T 波低平或倒置,偶有 P-R 间期过长(A-V 传导阻滞)及 QRS 波时限延长。⑧X 线检查:骨龄的检查有助于呆小病的早期诊断。⑨垂体增强 MRI 检查:除外下丘脑垂体肿瘤。⑩脑电图检查:呆小病者脑电图可有弥漫性异常,频率偏低,节律不齐,有阵发性双侧 Q 波,无 a 波,表现中枢功能障碍。

6. 诊断及鉴别诊断 诊断流程见图 6-2。

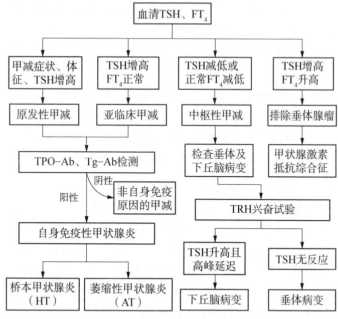

图 6-2 甲减诊断流程

鉴别诊断。①低甲状腺激素综合征的鉴别:主要需与低T_3综合征和肾上腺皮质功能减退症鉴别。②甲减病因鉴别:见流程图。③甲减常见症状的鉴别:主要包括水肿、贫血、高血压、浆膜腔积液和肝功能异常等。

7. 处理

(1) 甲减:

1) 治疗目标:临床甲减症状和体征消失,TSH、TT_4、FT_4值维持在正常或接近正常范围内。

2) 治疗原则:最小剂量纠正甲减而不产生明显不良反应。甲减一般不能治愈,需要终身甲状腺激素替代治疗,具体如下。①成年甲减:a. 左甲状腺素($L-T_4$)起始剂量 25~50 μg qd,根据 TSH 调整;b. 妊娠时替代剂量需增加 30%~50%,使孕期 TSH<2.5 mU/L;c. 甲状腺癌术后需大剂量替代,以 TSH 达标为佳(根据复发危险度和副作用风险,参照相关指南);d. 肥胖者,不应根据其体重提高药物剂量,而应根据其净体重给药。②儿童甲减:$L-T_4$ 替代剂量 2.0 μg/(kg·d)。③老年甲减:$L-T_4$ 替代剂量 1.0 μg/(kg·d),可接受 TSH 高于正常范围,需个体化。

(2) 亚临床甲减。①TSH>10 mU/L:$L-T_4$ 替代治疗,治疗的目标和方法同临床甲减;②TSH 升高但≤10 mU/L:不主张给予 $L-T_4$ 治疗,定期监测 TSH 的变化;③TSH 4~10 mU/L 伴 TPOAb 阳性:暂不治疗,但应定期随访及监测甲状腺功能。

8. 甲减危象

(1) 定义:又称黏液水肿性昏迷。

(2) 临床表现:

1) 多见于老年人,常可由感染、镇静药物、麻醉及寒冷等应激诱发。

2) 表现为低体温(<36℃)、严重嗜睡、厌食、呼吸浅慢、心动过缓、血压下降、腱反射不能引出及四肢肌松弛。

3) 严重时昏迷、休克、呼吸衰竭,心、肾功能不全,昏迷患者都有脑水肿。

(3) 处理:

1) 支持治疗:①吸氧,呼吸道管理;伴发呼吸衰竭者使用呼吸机辅助呼吸;②保暖:避免使用电热毯,可以导致血管扩张,血容量不足;③纠正电解质及代谢紊乱;④糖皮质激素:氢化可的松 200~400 mg/d;⑤去除诱因,如有感染则抗感染;⑥低血压和贫血严重者输注全血。

2) 甲状腺治疗:①L-T₄ 300~400 μg iv,继之 L-T₄ 50~100 μg/d iv;②无注射剂,可将 L-T₄ 片剂磨碎后由胃管鼻饲;③如果症状没有改善,改用 T₃ 10 μg q4h iv 或 25 μg q8h。

三、亚急性甲状腺炎

1. **定义** 亚急性甲状腺炎(subacute thyroiditis)又称 deQuervain 甲状腺炎、肉芽肿性甲状腺炎。本病为非化脓性甲状腺炎,是疼痛性甲状腺疾病中发病率最高的疾病。

2. **病因** 通常认为与病毒感染相关。

3. **临床表现** 多在病毒感染后 1~3 周发病,起病形式及严重性不一。①上呼吸道感染前驱症状。②甲状腺区域疼痛:本病特征,可伴声嘶、吞咽困难。③甲状腺肿大、结节。④甲状腺功能异常相关临床表现(大多数恢复正常,少数永久性甲减)。a. 甲状腺毒症期:体重减轻、焦虑、震颤、怕热及心动过速等;b. 甲状腺功能"正常"期:短时间无症状的功能正常期;c. 甲状腺功能减退期:水肿、怕冷及便秘等。

4. **问诊及查体关注**

(1) 病史询问要点:①人群特征:30~50 岁为发病高峰,女性是男性的 3~11 倍;②前驱症状:上呼吸道感染、发热、咽痛、疲倦及肌肉疼痛;③临床症状:甲状腺区域疼痛、甲状腺肿大/结节等,以及甲状腺功能亢进相关临床症状。

(2) 体格检查要点:甲状腺肿大、压痛、震颤,颈部淋巴结可肿大。

5. **辅助检查** ①血液检查:WBC↑或一,ESR↑,CRP↑。②甲状腺激素:FT₃/FT₄↓、TSH↓。③甲状腺抗体:TPO-Ab、TG-Ab(一)(桥本甲状腺炎合并亚急性甲状腺炎该指标可阳性);甲状腺球蛋白(Tg)多↑,且与甲状腺炎症破坏水平呈正相关;TPO-Ab、TG-Ab及TG均无诊断价值。④甲状腺摄碘率检查:24h摄碘率↓,曲线低平、多<2%。⑤病理检查:甲状腺穿刺活检可确诊。

6. 诊断及鉴别诊断 诊断流程见图6-3。

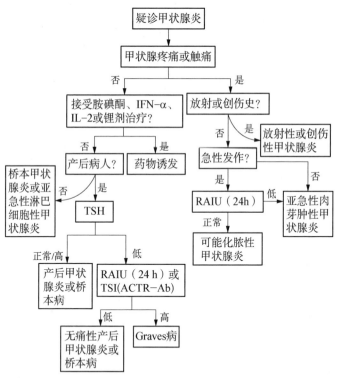

图6-3 亚甲炎诊断流程

注:RAIU,放射性碘摄取量。

鉴别诊断：

(1) 甲状腺疼痛病因：亚急性肉芽肿性甲状腺炎、急性化脓性甲状腺炎（细菌性、霉菌性、结核性及寄生虫性）、甲状腺囊肿急性出血、甲状腺良或恶性结节合并急性出血、快速生长的甲状腺癌、疼痛的慢性淋巴细胞性甲状腺炎、放射性甲状腺炎及癔球症。

(2) 疼痛性非甲状腺颈前肿块：甲状腺舌骨囊肿、鳃裂囊肿感染、囊性水囊瘤感染、颈淋巴结炎及前颈部蜂窝织炎。

7. 处理

治疗原则：本病为自限性疾病，无甲状腺激素过量生成，不需使用抗甲状腺药物治疗，治疗以缓解症状为主。

(1) NSAIDs 对症治疗。

(2) β受体阻滞剂。

(3) 糖皮质激素：根据患者情况选用，常用剂量为泼尼松 20~40 mg/d，分次服用。

(4) 甲状腺制剂：甲状腺激素用于明显甲状腺功能减退且持续时间久者。

附

各类型甲状腺炎的临床比较

各类型甲状腺炎的病因、病理及临床表现比较如表 6-2 所示。

第六章 内分泌疾病

表6-2 各类型甲状腺炎的病因、病理及临床表现比较

类型	病因	病理	临床表现	诊断要点	治疗措施
急性化脓性甲状腺炎	甲状腺发生的急性化脓性感染。由于上呼吸道感染细菌和真菌感染所致。病原菌常为葡萄球菌、链球菌和肺炎链球菌等	感染局限在甲状腺的结节或囊肿内,因不良的血液循环易形成脓肿	①数日内甲状腺肿胀、压痛、波及耳、枕部疼痛、体温升高;②严重者出现压迫症状;气促、声音嘶哑,甚至吞咽困难;③可引起甲减	①甲状腺迅速肿胀、压痛,伴耳、枕部疼痛;②体温升高;③白细胞计数和中性粒细胞明显升高	①局部早期冷敷、晚期热敷;②抗菌治疗,早期宜用广谱抗生素,后期根据病原学结果调整;③脓肿形成时早期切开引流,避免脓肿破入气管或纵隔;④高体温量及染者应补足液体及能量;⑤症状好转后,甲减患者补充甲状腺激素代替
亚急性非化脓性甲状腺炎	病毒感染,常继发于上呼吸道感染或流行性腮腺炎	病毒破坏部分甲状腺滤泡,引起胶体释放及腺体内异物反应	①少数病情较急,体温升高;甲状腺肿胀并有压痛;②多病情轻,腺体较硬,压痛亦轻;③血沉增快,白细胞计数正常;④病程3月左右,后期多不出现甲减	①发病前1~2周前曾有上呼吸道感染史;②分离现象:基础代谢率略增高,甲状腺素浓度升高,但放射碘的摄取量显著降低;③诊断困难时,可芬剂试验治疗	①轻症病例适当休息,不需特殊处理;②全身症状重,甲状腺肿大、压痛明显者可给予NSAIDs类,高热等严重时,可应用泼尼松等治疗;③监控甲状腺功能,甲减发生后及时替代治疗

（续表）

类型	病因	病理	临床表现	诊断要点	治疗措施
慢性淋巴细胞性甲状腺炎（Hashimoto disease, 桥本病）	自身免疫性疾病, 患者血液中存在高效价的抗甲状腺过氧化物酶及抗甲状腺球蛋白抗体	腺组织大量淋巴细胞和浆细胞浸润, 并形成淋巴滤泡, 病变部不超出甲状腺固有被膜, 因而腺体与周围组织不粘连, 亦不累及喉返神经	①常为年龄较大妇女; ②病程缓慢, 腺体逐渐增大, 为弥漫性, 对称性, 表面光滑, 质较硬; ③可出现轻度的呼吸困难或吞咽困难, ④50%以上病例逐渐进展为甲状腺功能减退	①血沉增快; 血清白蛋白降低, 球蛋白升高; 基础代谢率降低, 放射碘摄取量减少; ②诊断困难时, 可用左甲状腺素片进行治疗性实验	①甲状腺肿大或伴有甲减时, 可给予甲状腺素治疗, 疗程较长, 要合理调整剂量; ②伴有甲亢者可予以抗甲状腺药物, 治疗中实时监控甲状腺功能, 避免出现甲减; ③如引起压迫症状, 可考虑手术
慢性纤维性甲状腺炎（Riedel甲状腺炎）	自身免疫性疾病	腺体内致密纤维组织增生侵入固有被膜, 甚至超出其范围, 使腺体与周围组织器官发生紧密粘连, 常侵及喉返神经	①甲状腺逐渐肿大, 常限于一侧, 表面不平, 质硬似铁; ②可出现声音嘶哑, 呼吸困难; ③甲状腺功能减退	不易与甲状腺癌鉴别, 常需针吸细胞学检查或活检组织病理学检查以明确	①可尝试泼尼松治疗, 疗效尚不明确; ②如发生呼吸困难, 可手术楔形切除甲状腺峡部以解除压迫

四、甲状腺结节

1. **定义** 甲状腺结节(thyroid nodule)是指局部甲状腺细胞生长异常导致甲状腺内出现一个或多个组织结构异常的团块。

2. **病因** 见图6-4。

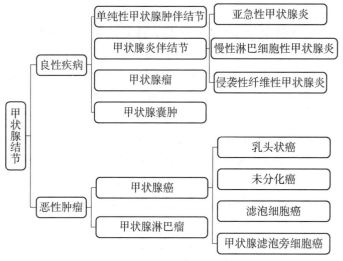

图6-4 甲状腺结节病因

3. **问诊及查体关注**

(1) 病史询问要点。①一般特征:年龄、性别、头颈部放射线暴露史、结节大小、变化及增长速度、颈痛、声音嘶哑、呼吸困难及甲亢/甲减症状;②家族史:甲状腺肿瘤、甲状腺髓样癌或多发性内分泌腺瘤(MEN2型)、家族性多发性息肉病、

Cowden 病和 Gardner 综合征等家族性疾病史。

（2）体格检查要点：结节的数目、大小、质地、活动度、有无压痛及有无局部淋巴结肿大等。

提示恶变可能的临床证据：①儿童期有颈部放射线暴露史；②有甲状腺髓样癌或 MEN2 家族史；③年龄小于 20 岁或大于 70 岁；④男性；⑤结节增大；⑥伴持续性声音嘶哑、发音困难、吞咽困难和呼吸困难；⑦质硬、形状不规则、固定的结节；⑧伴颈部淋巴结肿大。

4. 辅助检查 ①甲状腺功能：绝大多数甲状腺恶性肿瘤患者甲状腺功能处于正常状态，TSH 被抑制的甲状腺结节提示结节可能为功能自主性结节。②甲状腺自身抗体：血清 TPOAb 和 TGAb 水平检测对诊断桥本甲状腺炎很有帮助，尤其是对血清 TSH 水平增高者。③甲状腺球蛋白(Tg)：多种甲状腺疾病可导致血清 Tg 水平升高，血清 Tg 测定对鉴别甲状腺结节的性质意义不大。④血清降钙素水平的测定：血清降钙素水平明显升高时，可协诊甲状腺髓样癌，目前不推荐对每位甲状腺结节患者都进行血清降钙素测定。⑤甲状腺超声检查：评价甲状腺结节大小和数目较敏感的方法；提示结节恶性病变的超声特征有微小钙化；结节边缘不规则；结节内血流紊乱。⑥甲状腺核素显像：是目前唯一能够评价甲状腺结节功能状态的影像学检查方法，"热结节"几乎均为良性，"冷结节"中恶性率为 5%～8%。⑦甲状腺 MRI 和 CT 检查：不推荐常规使用，但发现和评价胸骨后甲状腺肿有独特的诊断价值。⑧甲状腺细针吸取细胞学检查(FNA)：鉴别结节良、恶性最可靠及最有价值的诊断方法。

5. 诊断及处理 见图 6-5。

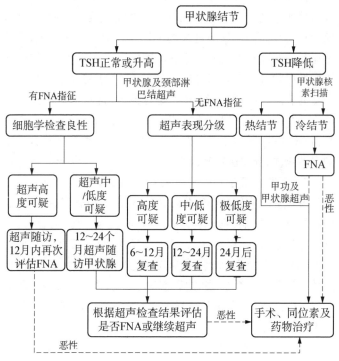

图 6-5 甲状腺结节诊断及处理流程

五、甲状旁腺功能亢进症

1. **定义** 甲状旁腺功能亢进症(hyperparathyroidism)是一组甲状旁腺分泌过多的甲状旁腺激素(PTH)而导致骨质吸收及高钙血症引起的具有特殊症状和体征的临床综合征,可分为原发性、继发性、三发性及假性4种。

2. **病因及分类** ①原发性甲状旁腺功能亢进症:由于甲

状旁腺本身病变引起的PTH合成、分泌过多;②继发性甲状旁腺功能亢进症:由于各种原因所致的低钙血症,刺激甲状旁腺,使之增生肥大,分泌过多的PTH,见于肾功能不全、骨软化症和小肠吸收不良等;③三发性甲状旁腺功能亢进症:在继发性甲状旁腺功能亢进症的基础上,由于腺体受到持久和强烈的刺激,部分增生组织转变为腺瘤,自主地分泌过多的PTH,见于肾脏移植后;④假性甲状旁腺功能亢进症:由于某些器官,如肺、肾和卵巢等的恶性肿瘤,分泌类似甲状旁腺素的多肽物质,导致血钙升高。

3. 原发性甲旁亢临床表现 ①高血钙低磷血症。a. 消化系统:纳差、便秘、腹胀、恶心、呕吐及十二指肠溃疡等;b. 肌肉系统:肌肉松弛、肌萎缩及疲乏;c. 心血管系统:心动过缓、QT间期缩短;d. 泌尿系统:多尿、多饮、肾结石及肾功能不全。②骨骼系统症状:骨痛、身高降低及病理性骨折。③其他症状:神经/精神系统,如嗜睡、抑郁、幻觉、淡漠及注意力不集中等。④线索:频发尿路结石或肾钙盐沉着;骨质疏松、脱钙,甚至囊肿形成。

4. 问诊及查体关注

(1) 病史询问要点:①人群特征:多见于中年,以女性患者居多;②临床症状:根据上述各系统临床表现进行询问。

(2) 体格检查要点:少数患者颈部可触及肿物,骨骼有压痛、畸形、局部隆起,可有身高降低等。

5. 辅助检查 ①血清钙:升高(正常人范围:血清总钙2.2~2.7 mmo/L,游离钙(1.18±0.05 mmol/L);②血磷:原发性甲旁亢常降低,继发性甲旁亢升高(常为慢性肾病高血磷继发甲旁亢);③血碱性磷酸酶:增高提示骨骼病变存在,血清碱性磷酸酶升高水平与病变程度呈正相关;④血PTH:原发性甲旁亢升高,多伴血钙升高;继发性甲旁亢升高,血钙多下降;⑤尿钙:排出增多;尿钙水平升高,尿路结石风险↑。

6. 诊断及鉴别诊断

(1) 诊断:

1) 原发性甲旁亢＝高血钙的临床表现(骨骼吸收/脱钙表现、泌尿系统结石等)＋血钙↑/PTH↑/ALP↑/血磷↓＋尿钙↑/尿磷↑＋放射性核素扫描/甲状旁腺超声(＋)。

2) 继发性甲旁亢:血磷升高,血钙降低,刺激甲状旁腺,最终结果常为血钙低或正常、血磷升高。

(2) 鉴别诊断:①恶性肿瘤;②其他疾病所致高钙血症(多发性骨髓瘤、结节病、乳碱综合征等);③药物所致高钙血症(维生素 D、噻嗪类利尿剂等);④家族性低尿钙性高钙血症。

7. 处理 治疗原则:处理高钙血症,手术为首选,根据患病不同时期、严重程度及患者意愿选择治疗方式,减少不良反应。

(1) 手术治疗:①甲状旁腺增生,第3＋第4枚腺体切除50%;②甲状旁腺腺瘤,切除腺瘤,但保留1枚正常腺体;③甲状旁腺癌,根治手术。

(2) 内科治疗:①定期随访,多饮水,限制食物中钙的摄入,忌用噻嗪类利尿剂和碱性药物;②药物治疗:双膦酸盐;雌激素;选择性雌激素受体调节剂;拟钙剂。

(3) 支持治疗:术后患者管理,①骨病者于手术后宜进行高蛋白、高钙及磷饮食,并补充钙盐;②尿路结石应积极排石或必要时做手术取石。

六、甲状旁腺功能减退症

1. **定义** 甲状旁腺功能减退症(hypoparathyroidism)是指甲状旁腺素分泌过少和(或)效应不足引起的一组临床综合征。其特点是手足抽搐、癫痫样发作、低钙血症和高磷血症。

假性甲状旁腺功能减退症,指外周靶细胞对PTH抵抗所致的临床综合征。

2. **病因** ①继发性:最多见者为甲状腺手术时误将甲状旁腺切除或损伤所致,甲状旁腺增生切除腺体过多也可引起本病,甲状腺功能亢进症接受放射性碘治疗后或因恶性肿瘤侵及甲状旁腺所致者较少见;②特发性:较少见,系自身免疫性疾病,如多发性内分泌腺功能减退症;③假性甲状旁腺功能减退症:PTH抵抗伴升高,包括Ⅰa、Ⅰb型和Ⅱ型。

3. **临床表现**

(1) 主要表现:低钙血症及高磷血症相关临床表现,具体取决于血钙下降的速度、程度及持续时间。

1) 急性低钙血症:手足搐搦,有时可伴喉痉挛和喘鸣,甚至惊厥或癫痫样发作。

2) 慢性低钙血症:多无症状,严重低钙可出现神经肌肉兴奋性增加,骨骼异常。

(2) 遗传相关甲状旁腺功能减退症:可有特殊面容及畸形。

4. **问诊及查体关注**

(1) 病史询问要点。①病因询问:甲状腺手术史、甲状旁腺手术史、甲亢放射性碘治疗史及自身免疫性疾病;②临床表现:针对低钙、高磷所引起的神经、心血管系统进行询问;

③其他:家族中有类似临床表现者、合并其他内分泌系统疾病。

(2) 体格检查要点:牙釉质发育不全和恒牙不出、皮肤干燥剥脱、指甲脆而易碎、神经肌肉的兴奋性增加及心动过缓等。Chvostek 征和 Trousseau 征阳性。

5. 辅助检查 ①血钙:总钙≤2.13 mmol/L(8.5 mg/dl);有症状者总钙多≤1.88 mmol/L(7.5 mg/dl),游离钙≤0.95 mmol/L(3.8 mg/dl);②血磷:多数患者血磷增高,部分患者正常;③尿钙磷:尿钙↓,尿磷↓;④血 PTH:一般低于正常,严重低钙时可因反应性增多而正常。

6. 诊断 诊断=低钙血症+高磷血症+PTH↓+相应临床表现(手足搐搦反复发作史,排除肾功能不全者)。

7. 治疗 治疗目的:①控制症状,包括终止手足搐搦发作,使血清钙正常或接近正常;②减少甲旁减并发症的发生;③避免维生素 D 中毒。

七、库欣综合征

1. 定义 库欣综合征(Cushing syndrome)是由多种原因引起的肾上腺皮质分泌过多糖皮质激素(主要是皮质醇)所致,临床主要表现有满月脸、多血质、向心性肥胖、紫纹、痤疮、糖尿病倾向、高血压和骨质疏松等。

2. 病因 本病的主要病因是下丘脑-垂体-肾上腺轴调控失常,如图 6-6 所示。

3. 临床表现

(1) 常见:向心性肥胖、多血质、糖耐量受损、乏力及近端肌病、高血压、心理异常、皮肤瘀斑、女性多毛、月经稀少或闭经、阳痿、痤疮或皮肤油腻、紫纹、水肿、背痛或病理性骨折。

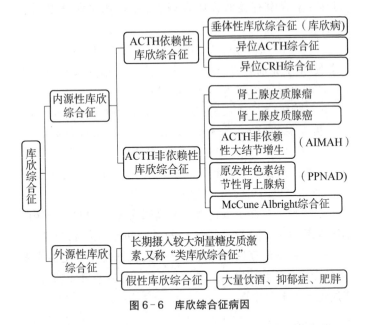

图6-6 库欣综合征病因

(2) 少见:多饮及多尿、肾结石、色素沉着、头痛、突眼、皮肤真菌感染及腹痛。

4. 问诊及查体关注

(1) 病史询问要点:①患者特征:任何年龄均可发生,25～45岁为多见,女性多见;②临床表现:根据上述临床表现进行相应询问;③药物摄入:长期糖皮质激素药物摄入。

(2) 体格检查要点:高血压、向心性肥胖及腹部紫纹等。

5. 辅助检查

(1) 筛查试验:①血清皮质醇昼夜节律;②24 h尿游离皮质醇(≥2次,正常参考范围<220～330 nmol/24 h);③午夜唾液皮质醇测定。

评判标准见表6-3。

表6-3 血清皮质醇昼夜节律消失评判标准

血清皮质醇昼夜变化情况	睡眠状态	清醒状态
午夜皮质醇(μg/dl)	>1.8	>7.5

(2)确诊试验:

1)午夜一次法1mg地塞米松抑制试验(图6-7)。

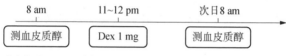

参考标准:血皮质醇<1.8 μg/dl。

图6-7 午夜一次法操作内容

2)48h经典法小剂量地塞米松抑制试验(LDDST)。

(3)皮质醇增多症病因检查:①早晨血浆ACTH测定(表6-4);②大剂量地塞米松抑制试验(HDDST);③美替拉酮试验;④CRH兴奋试验;⑤去氨加压素兴奋试验(DDAVP);⑥双侧岩下窦插管取血;⑦垂体和肾上腺CT或MRI检查。

表6-4 早晨血浆ACTH测定

比较项	ACTH(pg/ml)	备注
ACTH非依赖性	<10	ACTH:10~20 pg/ml,建议CRH兴奋试验或DDAVP兴奋试验
ACTH依赖性	>20	
EAS预警	>200	

联合大小剂量地塞米松抑制试验见图6-8。

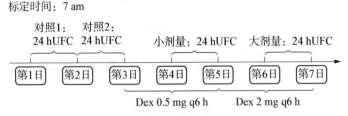

图6-8 联合大小剂量地塞米松抑制试验操作步骤

联合大小剂量地塞米松抑制试验结果判读,如表6-5所示。

表6-5 联合大小剂量地塞米松抑制试验

比较项	24 hUFC	24 hUFC	血F(8 am)
HDDST(+)	<50%对照组（正常）	<27 nmol/24 h（正常）	<50 nmol/L（正常）
LDDST(+)	①<50%对照组 24 hUFC:库欣病 ②≥50%对照组 24 hUFC:异位ACTH综合征或肾上腺皮质肿瘤		

双侧岩下窦插管取血:是鉴别垂体ACTH腺瘤和异位ACTH综合征的"金标准"。血清ACTH的岩下窦(IPS):外周(P)比值在基线状态下≥2提示库欣病,DDAVP刺激后≥3提示库欣病,反之为异位ACTH综合征。

6. 诊断及鉴别诊断 本病诊断分为两步进行:①明确是否有皮质醇分泌过多,即功能诊断;②确定病因和肾上腺皮质病理性质与病变部位,即病因病理诊断(表6-6)。

表 6-6 库欣综合征诊断及鉴别诊断

项目	病因病理鉴别			
鉴别点	肾上腺皮质增生（垂体 ACTH 腺瘤）	肾上腺皮质腺瘤	肾上腺皮质腺癌	垂体-肾上腺外癌肿（异位 ACTH 综合征）
起病及临床表现	缓慢,典型	较慢,典型	较快,不典型	多数快且不典型
病程	较长（诊断前平均 3 年）	中度（平均 1 年 10 个月）	短(<1 年)	短(<1 年)
色素沉着	++	无	无	++ → +++
性征异常	无	无	+	无
低钾低氯碱中毒	无→+	无	常有	常有
HDDST	90% 可被抑制	90%不能被抑制	90%不能被抑制	90%不能被抑制
8 am 血 ACTH	正常或升高	降低	降低	多数明显升高
垂体增强 MRI	多为微腺瘤,10% 大腺瘤	—	—	—
肾上腺 CT 或 MRI	多为微腺瘤,10% 大腺瘤双侧增生	可见腺瘤（1～2 cm 多见）	可见腺瘤（>4 cm）	双侧增生

库欣综合征诊断流程见图 6-9。

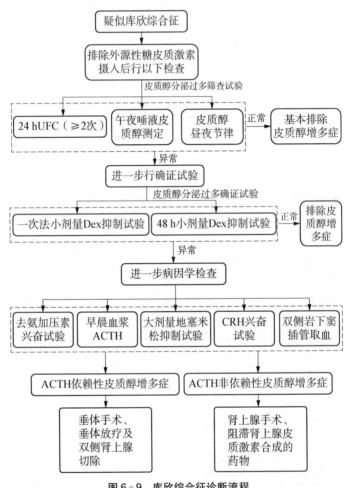

图6-9 库欣综合征诊断流程

7. 处理 治疗原则:使皮质醇恢复正常,或减少皮质醇与其受体结合以缓解症状,并治疗由于皮质醇升高造成的各种并发症。

(1) 库欣病。①手术:经蝶垂体瘤手术、肾上腺手术;②放疗:垂体局部放射治疗;③药物治疗:抑制垂体合成 ACTH 药物;抑制肾上腺合成糖皮质激素的药物(安鲁米特、米托坦、酮康唑及美替拉酮);糖皮质激素受体拮抗剂(米非司酮)。

(2) 肾上腺皮质腺瘤/癌:手术±米托坦/放疗。

(3) 异位 ACTH 综合征:基础病治疗为主;基础病无法解决可肾上腺手术+药物治疗。

(4) Nelson 综合征:手术+联合放疗+糖皮质激素替代治疗。

(5) 不依赖 ACTH 的双侧肾上腺增生:双侧肾上腺全切术+糖皮质激素终身替代治疗或右侧肾上腺全切+左侧留肾上腺总重量的 5%。

八、肾上腺皮质功能减退症

1. 定义 肾上腺皮质功能减退症(adrenocortical hypofunction)指两侧肾上腺绝大部分被破坏,出现皮质激素不足的表现,可以分为原发性及继发性,前者又称 Addison 病(艾迪生病),是由于自身免疫、结核、感染、肿瘤等破坏双侧肾上腺组织,导致肾上腺皮质激素分泌不足和 ACTH 分泌增多,后者是指垂体、下丘脑等病变引起 ACTH、促肾上腺皮质释放激素(CRH)分泌不足,以致肾上腺皮质萎缩,皮质激素分泌相应降低。

2. 慢性肾上腺皮质功能减退症

(1) 病因:见表 6-7。

表6-7 慢性肾上腺皮质功能减退症病因

原发性肾上腺皮质功能减退症（Addison病）病因	继发性肾上腺皮质功能减退症病因
自身免疫性	外源性糖皮质激素治疗
偶发性	垂体功能减退症
Ⅰ型自身免疫性多腺体综合征	选择性切除分泌ACTH的垂体腺瘤
Ⅱ型自身免疫性多腺体综合征[施密特（Schmidt）综合征]	垂体肿瘤和垂体手术，颅咽管瘤
感染（结核、真菌、巨细胞病毒及HIV）	垂体卒中
转移性恶性肿瘤	肉芽肿病（结核、结节病及嗜酸性肉芽肿）
淀粉样变	继发性肿瘤（乳腺、支气管）
血色病	产后垂体卒中[席汉（Sheehan）综合征]
脑膜炎球菌败血症-肾上腺内出血	垂体放射（通常于数年后发生）
脑白质-肾上腺萎缩症	孤立性ACTH缺乏症
先天性肾上腺发育不良	特发性
*DAX-1*突变，*SF-1*突变	淋巴细胞性垂体炎
抗ACTH综合征	*TRIT*基因突变
三联A综合征	POMC加工缺陷
双侧肾上腺切除术后	*POMC*基因突变

（2）临床表现：起病多缓慢，早期多表现为易疲乏、衰弱无力、精神萎靡、食欲不振等，病情进展后可有以下典型临床

表现(图6-10)。

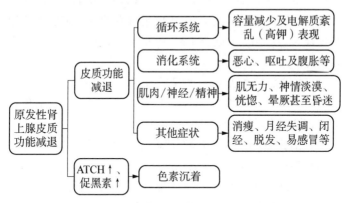

图6-10 原发性肾上腺皮质功能减退临床表现

(3) 问诊及查体:

1) 病史询问要点:①患者特征:慢性肾上腺皮质功能减退症多见于中年人,自身免疫病因所致者以女性多见;②临床表现:根据上述临床表现进行询问,乏力、虚弱和抑郁、纳差和体重减轻、头晕和直立性低血压、恶心、呕吐和腹泻、月经紊乱等;③加重诱因:长期大剂量激素用药后骤停、合并感染、应激、手术、创伤及重大精神刺激。

2) 体格检查要点:皮肤色素沉着、消瘦、腋毛和阴毛可稀少或缺如及心动过缓。

(4) 辅助检查:

1) 电解质及代谢:Na^+↓、Cl^-↓、K^+↑、Ca^{2+}↑、血糖↓。

2) 肾上腺皮质功能评估:①血皮质醇(晨起血):肾上腺皮质功能减退症,血F≤83 nmol/L(3 μg/dl);排除肾上腺皮质功能减退,血 F≥524 nmol/L(19 μg/dl);②24 h 尿皮质醇:常<55.2 nmol(20 μg);③ACTH 兴奋试验:最具诊断价值;④胰岛素低血糖兴奋试验:用于鉴别继发性肾上腺皮质功能减退症,正常情况下,血糖<2.2 mmol/L 时血 F>550 nmol/L(20 μg/dl)。

(5) 诊断及鉴别诊断:明显乏力,皮肤和黏膜广泛的色素沉着,尤其出现某些特征性部位色素沉着,伴低血压、消化系统等症状时,应考虑 Addison 病可能。

鉴别诊断:①黄褐斑;②瑞尔黑变病;③焦煤黑变病;④血色病;⑤黑色素斑-胃肠息肉病。

(6) 激素替代治疗。①糖皮质激素:醋酸可的松 25~37.5 mg/d,早晨服全日量的 2/3,下午服 1/3;氢化可的松 20~30 mg/d,服药方法同上;②盐皮质激素:氟氢可的松 0.05~0.15 mg/d,定期监测血浆肾素和血管紧张素 II 水平调整用药剂量。

3. 急性肾上腺皮质功能减退症(肾上腺危象)

(1) 病因。①急性肾上腺出血、坏死:感染最常见,多见于脑膜炎双球菌、出血热病毒感染;抗磷脂综合征(APS)等高凝因素促血栓形成可致肾上腺出血性坏死等;②肾上腺全切或次全切:多由术前准备不周、术后替代治疗不当诱发;③慢性肾上腺皮质功能减退者不良刺激:创伤、大汗、手术、分娩、呕吐及腹泻等应激状态可诱发;骤然停药或减药亦可导致。

(2) 临床表现。具有以下临床和实验室检查表现时应警惕肾上腺皮质危象:①与当前疾病的严重程度不平行的脱水、低血压或休克;②体重下降和厌食的基础上出现恶心、呕吐、腹痛或急腹症;③难以解释的低血糖;④难以解释的发热;⑤低钠血症、高钾血症、氮质血症、高钙血症或嗜酸性粒细胞增高;⑥色素过度沉着或白癜风;⑦其他自身免疫性内分泌腺功能减退,如甲状腺功能减退或性腺功能减退。

(3) 治疗。①迅速进行糖皮质激素治疗:氢化可的松首剂 100 mg st ivgtt→50~100 mg q6 h(第 1 日总量 300~400 mg),第 2、3 日减至 300 mg,分次静滴。如病情好转,继续减至 200 mg/d,继而 100 mg/d。②纠正水电解质紊乱:如无禁忌,积极扩容,必要时予血管活性药,纠正电解质紊乱。③纠正诱因:应积极控制感染及其他诱因。④对症支持治疗:氧疗,补充热量,必要时可酌情予镇静药物(忌吗啡/巴比妥类)。

九、原发性醛固酮增多症

1. 定义　原发性醛固酮增多症(primary hyperaldosteronism)是指肾上腺皮质分泌过量醛固酮,导致体内水钠潴留,血容量增多,血压升高,不适当排钾,肾素-血管紧张素系统活性受抑制。

2. 病因　①醛固酮瘤(35%):分泌醛固酮的腺瘤。②特发性醛固酮增多症(60%):双侧/单侧肾上腺增生。③原发性肾上腺增生:多为单侧肾上腺结节样增生。④家族性醛固酮增多症。Ⅰ型:糖皮质激素可抑制的醛固酮增多症;Ⅱ型:醛固酮分泌受 AngⅡ和立位影响,不受 ACTH 影响;Ⅲ型:与钾离子通道选择性丧失有关。⑤分泌醛固酮的肾上腺皮质癌:依赖病理学及是否有肿瘤远处转移证据。⑥异位分泌醛固酮瘤/癌:可见肾上腺残余肿瘤、卵巢肿瘤或其他生殖胚胎肿瘤。

3. 临床表现　特征性表现为难以控制的高血压+低钾血症。①高血压综合征:多为渐进性升高,舒张压升高更显著。②高尿钾、低血钾:肌无力、软瘫、周期性瘫痪、心律失常等;长期低血钾可导致失钾性肾病,表现为多尿,常可合并尿路感染及肾盂肾炎。

4. 问诊及查体关注

(1) 病史询问要点:①患者特征:发病年龄高峰30~50岁,女性较男性多见;②临床症状:头痛、头晕、乏力、肌无力、周期性瘫痪、肢端麻木、胸闷及呼吸困难;③伴随症状:肾脏(多尿、口渴、多饮)、心脏(心悸)、儿童生长发育障碍、糖耐量减低相应症状(口干、多饮)。

(2) 体格检查要点:血压水平、体型、心律、心界、心音、肠鸣音及肌力。

5. 辅助检查 ①一般检查:血常规、肝肾功、血电解质及24h尿电解质;②专科检查:血醛固酮、肾素检测;③影像学检查:肾上腺超声、肾上腺CT、肾上腺MRI及垂体MRI。

6. 诊断及鉴别诊断 原发性醛固酮增多症的诊断分为3个步骤:筛查试验、确诊试验和分型诊断,如图6-11所示,判断标准参考表6-8。

表6-8 根据PRA、DRC、醛固酮不同单位计算ARR常用切点

组别	PRA ng/(ml·h)	PRA pmol/(L·min)	DRC (mU/L)	DRC (ng/L)
醛固酮 (ng/dl)	20	1.6	2.4	3.8
	30	2.5	3.7	5.7
	40	3.1	4.9	7.7
醛固酮 (pmol/L)	750	60	91	144
	1 000	80	122	192

* PRA:血浆肾素活性;DRC:直接肾素浓度;ARR:血浆醛固酮与肾素比值;** 结果单位:若PRA为ng/(ml·h)为单位,醛固酮为ng/dl,则比值应<30,若醛固酮为pmol/L,则比值应<750。

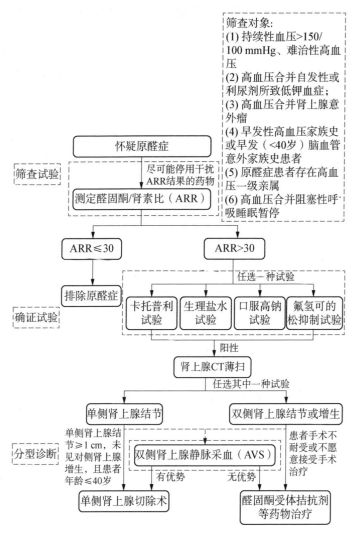

图6-11 原发性醛固酮增多症诊断流程

(1) 在筛查及确证试验中可使用的药物：维拉帕米缓释片、哌唑嗪、多沙唑嗪、特拉唑嗪、肼屈嗪及硝苯地平控释片。

(2) 根据 PRA、DRC、醛固酮不同单位计算 ARR 常用切点。

鉴别诊断：①原发性高血压；②继发性醛固酮增多症；③肾脏疾病（低钾性肾病、Liddle 综合征、肾素分泌瘤）；④皮质醇增多症；⑤异位 ACTH 综合征；⑥先天性肾上腺皮质增生（CAH）；⑦肾上腺去氧皮质酮（DOC）分泌瘤；⑧雌激素及口服避孕药所致高血压。

7. 治疗 治疗原则：处理并发症，病因治疗，全面病情评估，根据患病不同时期与严重程度及患者意愿选择治疗方式，减少不良反应（表 6-9）。

表 6-9 原发性醛固酮增多症的治疗

分型	一线治疗	二线治疗
单侧肾上腺病变（包括醛固酮瘤和单侧肾上腺增生）	腔镜下单侧肾上腺切除	螺内酯、依普利酮（国内无）、阿米洛利
双侧肾上腺病变（特醛症）	螺内酯、依普利酮、阿米洛利	胸腔镜下单侧肾上腺切除
糖皮质激素可抑制性醛固酮增多症	小剂量糖皮质激素	螺内酯、依普利酮及阿米洛利

十、嗜铬细胞瘤

1. 定义 嗜铬细胞瘤（pheochromocytoma）是指分泌儿

茶酚胺的肿瘤,其细胞来自胚胎发育时的神经嵴。90%位于肾上腺髓质内,其他交感神经组织内发生约占10%;90%为散发性,家族性占10%;90%的嗜铬细胞瘤为良性,90%的嗜铬细胞瘤是单发的。

2. 病因　近70%的嗜铬细胞瘤由某单一"驱动基因"突变导致,致病基因不同,疾病表现差异大。目前已发现26个易感基因。

3. 临床表现　特征性表现:嗜铬细胞瘤阵发或持续性分泌释放大量儿茶酚胺,作用在不同组织上的α和(或)β肾上腺能受体时,产生相应的效应。由于分泌方式、肿瘤大小、肾上腺素和去甲肾上腺素分泌量的多少及比例不同,使嗜铬细胞瘤的临床表现多种多样。

多以心血管症状为主要症状和体征:

(1) 心血管系统。①高血压:特征性表现,发生率超过90%,间歇性或持续性;②低血压、休克:可呈现高血压和低血压交替出现;③心脏表现:心律不齐,心力衰竭。

(2) 代谢紊乱。①基础代谢率增高:可表现为发热、消瘦;②代谢紊乱:血糖、血脂升高;③电解质紊乱:低钾血症、高钙血症。

(3) 其他系统。①消化系统:肠蠕动减弱导致的便秘、肠扩张;②泌尿系统:病情重而持久可致肾功能减退。膀胱内嗜铬细胞瘤患者排尿时可诱发血压升高;③神经系统:部分患者高血压发作时有精神紧张、烦躁、焦虑,甚至有恐怖或濒死感、晕厥、抽搐等;④血液系统:白细胞计数增多。

(4) 伴发其他疾病(特异性亚型)。可为Ⅱ、Ⅲ型多发性内分泌腺瘤病(MEN)的一部分,可伴发甲状腺髓样癌、甲状旁腺腺瘤或增生、肾上腺腺瘤或增生;也可并发神经细胞肿瘤如多发性神经纤维瘤、多发性神经血管母细胞瘤而出现各种临床表现。

4. 问诊及查体关注

(1) 病史询问要点。①患者特征:可发生于任何年龄,发病高峰为20~50岁,儿童嗜铬细胞瘤约占10%,无性别差异;②临床症状:高血压(发作性高血压或持续高血压阵发加重),可伴有头痛、心悸、多汗三联征;③发病诱因:体位改变或排大小便时血压升高;手术、麻醉等应激时血压骤升或休克;按摩或挤压双侧肾区或腹部诱发高血压。常规降压药物治疗效果差,或仅用β肾上腺素能受体阻断剂反而加重病情。有内分泌肿瘤家族史。

(2) 体格检查要点:血压水平、心律、心界、心音、肠鸣音及腹部肿块。

5. 辅助检查 ①一般检查:血常规、肝肾功能及血电解质;②专科检查:血、尿儿茶酚胺(去甲肾上腺素、肾上腺素、多巴胺)及其代谢产物测定;③影像学检查:肾上腺超声、肾上腺CT、肾上腺MRI、^{131}I-间碘苄胺(MIBG)闪烁扫描、生长抑素受体显像、^{18}F-FDG-PET显像。

6. 诊断及鉴别诊断 诊断根据典型临床表现、CA及其代谢产物增加,见图6-12。

(1) 激发试验:对于持续性高血压发作患者,血、尿儿茶酚胺及其代谢产物已明显升高,则不必再行药理试验,对于阵发性者,尤其间隔长,临床又不能排除者,才考虑药理试验。

1) 冷加压试验:如血压>160/110 mmHg者不宜进一步行激发试验。

2) 胰高血糖素激发试验:在冷加压试验后,待血压恢复

第六章 内分泌疾病

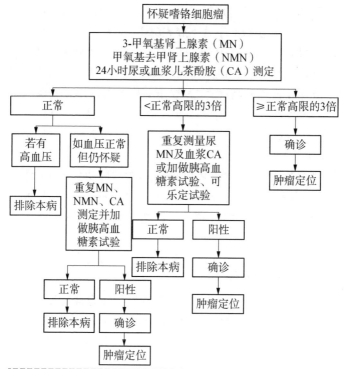

图 6-12 嗜铬细胞瘤诊断流程

至基础值。注射胰高血糖素 3 min 内,血浆儿茶酚胺(CA)水平升高 3 倍以上或去甲肾上腺素(NE)高于 11.8 mmol/L,血压较冷加压试验最高值升高 20/15 mmHg 以上则为阳性。

(2) 抑制试验:可乐定试验,大多数嗜铬细胞瘤患者血浆 CA 水平不变或升高;而大多数非本病的高血压患者血压可下降;原发性高血压者若基线 CA 高者,可抑制至正常范围或至原水平的 50% 以下;必要时可结合胰高血糖素激发试验或重复进行。

鉴别诊断:①原发性高血压;②甲状腺功能亢进;③糖尿病伴高血压;④绝经期综合征;⑤冠心病;⑥药物导致的交感兴奋;⑦颅内病变;⑧肾上腺髓质增生。

7. 治疗

(1) 治疗原则:手术治疗为主,联合内科治疗,控制血压,减少心脑血管并发症。

(2) 手术治疗:腔镜下肾上腺肿瘤切除为首选治疗。术前应予以酚妥拉明、酚苄明及哌唑嗪等 α 受体阻断剂控制血压;若出现心动过速等 β 受体兴奋症状,增用阿替洛尔等 β 受体阻滞剂。

(3) 放射性核素治疗:存在无法手术、发现转移灶、术后残留病灶等,采用 ^{131}I - MIBG 放射性核素治疗。

(4) 药物治疗:甲基酪氨酸(Demser),降低儿茶酚胺过量分泌,但国内未上市。

(5) 抗肿瘤药物化疗:针对恶性嗜铬细胞瘤,CVD 方案(环磷酰胺+达卡巴嗪+长春新碱)。

十一、低血糖症

1. 定义　由多种病因引起的临床表现为交感神经兴

第六章 内分泌疾病

奋和(或)神经缺糖症状,出现症状时血中葡萄糖浓度过低、症状随血糖的升高而缓解(即 Whipple 三联征)的一组疾病。

(1) 低血糖:血浆葡萄糖浓度低于 2.8mmol/L(50mg/dl)。

(2) 低血糖症(hypoglycemia):血浆葡萄糖(简称血糖)浓度过低、临床上以交感神经兴奋和神经缺糖表现。

(3) 低血糖反应:由于血糖快速下降,血糖虽高于 3.9mmol/L,但出现明显的交感神经兴奋症状。

(4) 未察觉的低血糖症:有低血糖和无明显的自主神经症状。

低血糖分级:

1) Ⅰ级:血糖<3.9mmol/L,且≥3.0mmol/L。

2) Ⅱ级:血糖<3.0mmol/L。

3) Ⅲ级:没有特定的血糖界限,伴有意识和(或)躯体改变的严重事件,需要他人帮助的低血糖。

2. 分类及病因 ①空腹低血糖:药物性、肝源性、胰岛源性、胰腺外肿瘤、肾源性、内分泌性、过度消耗及摄入不足等;②餐后低血糖(反应性):滋养性低血糖、2型糖尿病早期及原因不明的低血糖。

3. 临床表现 ①新生儿低血糖:苍白、气促、发呆、容易哭闹、间歇性抽动及喂养困难等;②儿童低血糖:同成人类似,但可表现为癫痫大发作;③孕妇低血糖:同成人类似,表现为头晕、心悸、乏力、手抖和出汗;④老年人低血糖:交感神经兴奋症状(大汗、心悸、恶心及苍白)不明显,但可以表现为性格改变、失眠、多梦,甚至可能诱发心肌梗死、脑梗死;⑤伴随症状:糖原累积症可出现肝脾肿大、生长迟缓、肌肉萎缩、无法独立行走等;肝硬化者可出现腹水、水肿、食欲下降及黄疸等；⑥Whipple 三联征:低血糖症状、低血浆葡萄糖（<2.8 mmol/L,即 50 mg/dl）及服糖后症状很快减轻或消失。

低血糖的临床分级:①轻度:饥饿感伴或不伴一过性出汗、心悸（可自行缓解）；②中度:心悸、出汗、饥饿伴或不伴手抖/头昏（需含糖食物纠正）；③重度:中枢神经供能不足（胡言乱语等神经精神症状,不能自救,可导致死亡）。

4. 问诊及查体关注

(1) 病史询问要点:①发作时间:餐前、餐后及夜间；②诱因:减肥、饥饿、饮酒、劳累、精神刺激、月经及发热等；③频率:偶发、频发；④时间:数分钟至数日；⑤其他合并症:抽搐、头痛等——MEN1；⑥癌报警信号:消瘦、肝大、腹部包块、腹痛及反复腹泻。

(2) 体格检查要点:交感神经兴奋等体征。

5. 辅助检查 ①血糖＋胰岛素＋C 肽:评估血糖水平及胰岛功能；②磺酰脲类及格列奈类血药浓度:判断是否是降糖药引起的低血糖；③饥饿（禁食）试验:常规检查未发现低血糖者应用,通过禁食诱发低血糖发作；④腹部 CT 及超声检查:排查是否存在胰岛素瘤；⑤其他:电解质、动脉血气、肝功能、肾功能、垂体、肾上腺皮质及甲状腺功能检测。

6. 诊断及鉴别诊断

(1) 诊断标准:

1) 非糖尿病患者低血糖:血糖≤2.8 mmol/L（50 mg/dl）。

2) 糖尿病患者低血糖:血糖≤3.9 mmol/L（70 mg/dl）。

(2) 诊断流程:见图 6-13。

第六章 内分泌疾病

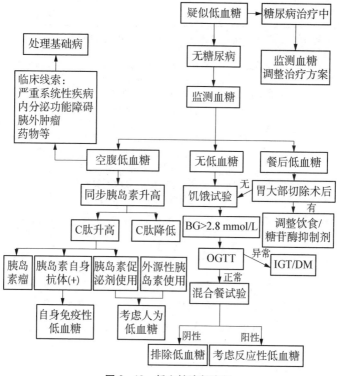

图6-13 低血糖诊断流程

（3）鉴别诊断：见表6-10。

表6-10 低血糖鉴别诊断

类型	分类	鉴别
空腹低血糖	药物	胰岛素、促胰岛素分泌剂、乙醇、水杨酸及普萘洛尔等
	肝源性	严重肝损害：重症肝炎、肝硬化晚期等
		肝酶系异常：糖原累积病、半乳糖血症等

(续表)

类型	分类	鉴别
	胰岛源性	胰岛素瘤/癌、胰岛β细胞增生及α细胞分泌胰高血糖素过少或不足
	胰外肿瘤	纤维肉瘤、平滑肌肉瘤、间皮细胞瘤、肝细胞瘤及胆管细胞瘤等
	肾源性	肾性糖尿、肾功能衰竭晚期(非透析引起)
	内分泌性	垂体前叶功能低下、肾上腺皮质功能低下、甲状腺功能低下及多腺体功能低下
	过度消耗及摄入不足	长期饥饿、剧烈运动、透析失糖、哺乳/妊娠、慢性腹泻、吸收不良及长期发热
	其他	自身免疫性低血糖、酮症性低血糖等
餐后低血糖(反应性)	滋养性低血糖:胃大部切除、胃肠运动功能异常综合征 2型糖尿病早期 原因不明的功能性低血糖	

7. 治疗　治疗原则:迅速处理,避免低血糖所致不可逆脑损害,及时寻找和确定病因,针对病因进行治疗,有效解除低血糖状态,防止低血糖复发,病因去除前可通过多次进食预防低血糖发作。

具体治疗。①健康宣教:对于特发性功能性低血糖症患者应加强宣传教育;饮食建议少食多餐,高蛋白、高脂、高纤维饮食,尽量避免吸收快的碳水化合物;②对因治疗:如肝源性患者积极治疗肝病,胰岛素瘤患者尽量进行手术切除;③药物提醒:药源性患者避免使用容易导致低血糖的药物;④其他辅助:必要时可使用抗焦虑药、抗胆碱药(如溴丙肽林等)。

十二、糖尿病

1. 定义　糖尿病(diabetes)是一组以葡萄糖和脂肪代谢紊乱、血浆葡萄糖水平增高为特征的代谢内分泌疾病。

2. 病因

(1) 1 型糖尿病:①免疫介导性 1 型糖尿病;②特发性 1 型糖尿病。

(2) 2 型糖尿病。

(3) 特殊类型糖尿病:①β 细胞功能基因缺陷;②胰岛素作用遗传性缺陷;③胰腺外分泌疾病;④内分泌疾病;⑤药物或化学品所致;⑥感染所致糖尿病;⑦少见的免疫介导糖尿病;⑧其他异常综合征有时伴发的糖尿病。

(4) 妊娠期糖尿病。

3. 临床表现

(1) 典型症状:多饮、烦渴、多尿、易饥多食及体重减低。

(2) 其他症状:疲乏、肢端麻木及皮肤瘙痒等。

4. 问诊及查体关注

(1) 病史询问要点:

1) 糖尿病发病年龄、临床症状及并发症。

2) 靶器官损害。①眼:长期糖尿病者可导致视网膜病变,引起视力下降甚至失明,也可出现白内障、青光眼等。②心血管:动脉粥样硬化,下肢跛行或心绞痛等。③泌尿道:尿中泡沫增多,尿急、尿频及尿痛等。④神经:a. 周围神经:肢端感觉异常、感觉过敏、刺痛及烧灼感;b. 单神经病:起病较急,受累的神经支配区突发感觉运动障碍,脑神经中动眼神经麻痹最常见。⑤胃肠道:腹泻、便秘等(自主神经病变导致)。⑥足部:足部伤口感染、溃疡、全身感染及骨髓炎等。

(2) 体格检查要点:针对靶器官(眼、心、肾、四肢及神经)进行相应查体。

5. 辅助检查 ①常规检查:血常规、尿常规(24 h 尿蛋白定量+尿微量白蛋白测定);血气分析(酮症倾向于患者必须查);

②生化检查:肝肾功能、电解质、血脂;③糖代谢:糖化血红蛋白/糖化白蛋白;④免疫及激素:OGTT 及血糖谱,1 型糖尿病相关自身抗体[胰岛细胞抗体(ICA)、胰岛素自身抗体(IAA)、谷氨酸脱羧酶抗体(GAD-Ab)],血/尿皮质醇、生长激素及甲状腺功能等;⑤脏器评估:眼科会诊(眼底检查);血管超声检查(颈部、下肢动脉等);肌电图检查(有手足麻木感觉异常者);肾脏超声检查。

6. 诊断

(1) 糖尿病(以静脉血浆血糖为准)诊断标准:

糖尿病典型症状,加上以下条件:

1) 随机血糖≥11.1 mmol/L(200 mg/dl);

2) 空腹血糖(FBG)水平≥7.0 mmol/L(126 mg/dl);

3) OGTT 2 h 血糖(2 hPBG)≥11.1 mmol/L(200 mg/dl);

4) 糖化血红蛋白(HbA1c)≥6.5%。

无糖尿病症状,需另日重复测定,予以证实,诊断才能成立。

＊WHO 及 ADA 认为 HbA1c≥6.5%可作为糖尿病的诊断性检查值,但检测方法需标准化(高效液相色谱法)。

(2) 糖尿病前期和正常血糖:见表 6-11。

表 6-11 糖尿病前期和正常血糖

糖代谢分类	静脉血浆葡萄糖(mmol/L)	
	空腹血糖(FBG)	糖负荷后 2 h 血糖(2 hPBG)
正常血糖(NGR)	3.9<血糖<6.1	<7.8
空腹血糖受损(IFG)	≥6.1,但<7.0	<7.8
糖耐量减低(IGT)	<7.0	≥7.8,<11.1

(3) 1型和2型糖尿病比较:见表6-12。

表6-12 1型和2型糖尿病比较

比较项	1型	2型
病因	自身免疫性,特发性	多因素:遗传+环境
主要发病机制	胰岛β细胞破坏	胰岛素抵抗
发病年龄	年轻	年老
酮症倾向	有	无
体型	消瘦	肥胖
治疗	胰岛素	口服药或胰岛素

(4) 糖尿病急慢性并发症:见图6-14。

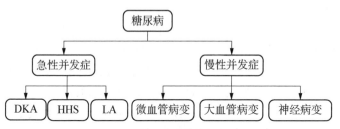

图6-14 糖尿病慢性并发症评估

* HHS:高血糖高渗综合征;LA:乳酸酸中毒。

7. 治疗

(1) 治疗原则:综合管理,合理膳食,适度运动,严格控制血糖,避免糖尿病急性并发症,减少糖尿病远期靶器官损害及药物不良反应。

(2) 治疗要点:

1) 生活方式干预和二甲双胍是 2 型糖尿病的一线治疗,生活方式干预是 2 型糖尿病的基础治疗措施,若无禁忌,二甲双胍也应贯穿治疗始终。

2) 一种降糖药物治疗而血糖不达标者,可采用 2 种或 3 种不同作用机制的药物联合治疗,也可加用胰岛素治疗。

3) 合并动脉粥样硬化性心血管疾病(ASCVD)或心血管风险高危的 2 型糖尿病,不论 HbA1c 是否达标,若无禁忌,都应在二甲双胍的基础上加用具有 ASCVD 获益证据的胰高血糖素样肽 1(glucagon-like peptide-1,GLP-1)受体激动剂或钠-葡萄糖同向转运蛋白-2(SGLT-2)抑制剂。

4) 合并 CKD 或心力衰竭的 2 型糖尿病,不论其 HbA1c 是否达标,若无禁忌,都应在二甲双胍的基础上加用 SGLT2i;若不能应用 SGLT2 抑制剂,则可考虑选用 GLP-1 受体激动剂。

5) 其他治疗。①一般治疗。②饮食:调控每日摄入的总热量;均衡饮食,合理安排各种营养成分;规律、定量饮食,少食多餐,与运动、药物治疗密切配合;饮食治疗个体化:满足生长发育、妊娠及哺乳妇女的特殊需要。③运动:严格遵守,长期坚持。④生活:戒烟、限酒。⑤药物治疗:经生活方式干预后血糖控制不达标(HbA1c≥6.5%)进入药物治疗。降糖药物及胰岛素的规范使用有助于本病患者血糖良好控制,药物用法及其特点分别见表 6-13、6-14。

新型降糖药:

A. SGLT2 抑制剂:促进肾排糖、尿糖增加。多项临床试验证实可减少心血管、肾脏并发症发生。目前,国内上市的有达格列净、恩格列净和卡格列净等。

表6-13 常用口服降糖药物

比较项	双胍类	磺脲类	格列奈类	α-糖苷酶抑制剂	噻唑烷二酮类	二肽基肽酶-4（DPP-4）抑制剂
代表药物	二甲双胍	格列美脲	瑞格列奈	阿卡波糖	吡格列酮	西格列汀
剂量	0.5~2 g/d	1~8 mg qd	0.5~4.0 mg tid	25~100 mg tid	15~45 mg qd	100 mg qd
药理作用	降低肝糖输出	促进胰岛素分泌	促进胰岛素分泌	抑制碳水化合物在肠道的分解消化	增加胰岛素敏感性	促进胰岛素分泌；抑制胰高血糖素分泌
适应证	2型糖尿病，单药首选，联合治疗时全程用药	2型糖尿病	2型糖尿病，早期餐后高血糖或以餐后高血糖为主的老年患者	尤其适用于以碳水化合物为主要食物成分的餐后血糖升高患者	2型糖尿病，尤以胰岛素抵抗为主型患者	单药，或与二甲双胍联合治疗2型糖尿病

(续表)

比较项	双胍类	磺脲类	格列奈类	α-糖苷酶抑制剂	噻唑烷二酮类	二肽基肽酶-4（DPP-4）抑制剂
优点	不增加体重、不导致低血糖、降低心血管事件	中长效控制空腹血糖为主，短效控制餐后血糖	降低餐后血糖，可用于肾功能不全患者	不导致低血糖、可降低餐后血糖、降低心血管事件	不导致低血糖、可以调脂	不导致低血糖、耐受好
不良反应	胃肠道反应、乳酸中毒、维生素B_{12}缺乏	低血糖、体重增加	低血糖、体重增加	胃肠道反应（如腹胀、排气、腹痛及腹泻等）	水肿、血容量增加、体重增加	荨麻疹、过敏反应、肝酶升高、上呼吸道感染、可能诱发胰腺炎

B. GLP-1受体激动剂:有降低心血管和肾脏并发症的作用。有艾塞那肽、利拉鲁肽、利司那肽和贝那鲁肽,度拉糖肽、司美格鲁肽每周 1 次,目前需皮下注射。

表 6-14 常见胰岛素的使用(仅列出临床常用)

类型	通用名	常用商品名	作用时间/h 起效	高峰	持续	给药方式
超短效	门冬胰岛素 赖脯胰岛素 谷赖胰岛素	诺和锐 优泌乐/速秀霖 艾倍得	0.16~0.25	1~2	3~5	餐前 5 min,一日 3 次
短效(代号 R)	生物合成人胰岛素 精蛋白锌重组人胰岛素 重组人胰岛素	诺和灵 R 优泌林 R 重和林 R、甘舒霖 R、优思灵 R	0.5~1	2~4	6~8	餐前 30 min,一日 3 次
中效(代号 N)	精蛋白生物合成人胰岛素 精蛋白锌重组人胰岛素 精蛋白重组人胰岛素 低精蛋白重组人胰岛素	诺和灵 N 优泌林 N 重和林 N、优思灵 N 甘舒霖 N	2~4	4~10	10~16	早餐或晚餐前 1 h,1 日 1~2 次
长效	甘精胰岛素 重组甘精胰岛素 地特胰岛素	来得时 长秀霖 诺和平	2~4	6~20	24~36	早餐或晚餐前 1 h,1 日 1~2 次

(续表)

类型	通用名	常用商品名	作用时间/h 起效	高峰	持续	给药方式
预混	精蛋白生物合成人胰岛素(30R)	诺和灵 30R				
	精蛋白生物合成人胰岛素(50R)	诺和灵 50R	0.16~1	2~12	10~16	早餐或晚餐前 30 min,1 日 2 次
	精蛋白锌重组人胰岛素预混	优泌林 70/30				
	门冬胰岛素 30	诺和锐 30				

注:①常规胰岛素治疗调整:(个体化原则,小剂量开始,逐渐加量);②基础胰岛素(包括中效及长效):起始剂量 0.2U/(kg·d),一般睡前注射;③预混胰岛素(包括预混类似物):起始剂量 0.1~0.2U/(kg·d),按 1:1 分配于早、晚餐前;④"三短一长"强化方案:初始剂量 0.2U/(kg·d),按日总量分配至三餐,午餐前可减 2U 加至早餐前;⑤针对监测血糖情况每 2~3d 进行经验性调整,每次调整增量不超过 4~6U。

严格控制血糖,微血管病变风险明显降低。降糖过程中,应警惕低血糖等不良事件发生,如表 6-15、6-16 所示。

表 6-15 降糖期间血糖波动及胰岛素调整

类型	血糖	处理
空腹血糖(FBG)	>7.0 mmol/L	除外 Smogyi,晚餐前或睡前 BG 每 1 mmol/L↑,胰岛素 1U↑
	5.0~7.0 mmol/L	调整胰岛素用药实现达标,之后用量不变
	<5.0 mmol/L	晚餐前或睡前 BG 每 1 mmol/L↓,胰岛素 2~4U↓
餐后血糖(PBG)	>10.0 mmol/L	BG 每 2 mmol/L↑,胰岛素 1U↑或加口服降糖药

表 6-16　2 型糖尿病综合控制目标

指标	目标值	指标	目标值
HbA1c	<6.5%	血压(mmHg)	130/80
血糖(mmol/L)	空腹:4.4~6.1 餐后:4.4~8.0	BMI(kg/m^2)	男性:25 女性:24
总胆固醇(mmol/L)	4.5	甘油三酯(mmol/L)	1.5
HDL-胆固醇(mmol/L)	1.0	LDL-胆固醇(mmol/L)	2.6
尿白蛋白/肌酐比值(mg/mmol)	男性:2.5 女性:3.5	主动有氧活动(分钟/周)	150

十三、糖尿病急性并发症

糖尿病急性并发症(acute complications of diabetes)如下。

1. 糖尿病酮症酸中毒(diabetic ketoacidosis，DKA)

（1）定义：是糖尿病常见的急性并发症之一，是由于胰岛素活性重度缺乏和升糖激素不适当升高，引起糖、脂肪和蛋白质代谢紊乱，以致水、电解质和酸碱平衡失调，出现高血糖、酮症、代谢性酸中毒和脱水为主要表现的临床综合征。

（2）诱因：①急性感染；②胰岛素不适当减量或突然中断治疗；③饮食不当、胃肠疾病；④脑卒中、心肌梗死、创伤、手术、妊娠、分娩；⑤精神刺激。

（3）分类：①轻度：仅有酮症而无酸中毒（糖尿病酮症）；②中度：除酮症外，还有轻至中度酸中毒（DKA）；③重度：酸中毒伴意识障碍(DKA 昏迷)或虽无意识障碍,但血清碳酸氢根低于 10 mmol/L。

(4) 问诊和查体关注:

1) 病史询问要点。①糖尿病症状:多尿、烦渴多饮和乏力症状加重;②并发症表现:失代偿阶段出现食欲减退、恶心、呕吐,常伴头痛、烦躁、嗜睡等症状,呼吸深快,呼气中有烂苹果味(丙酮气味);③高渗表现:病情进一步发展,出现严重失水现象,脱水量超过体重 5% 时,尿量减少、皮肤黏膜干燥、眼球下陷,如脱水量达到体重 15% 以上,脉快而弱,血压下降、四肢厥冷;到晚期,各种反射迟钝甚至消失,终至昏迷;④其他:广泛剧烈腹痛,常被误诊为急腹症。

2) 体格检查要点:关注血压、心率、皮肤有无干燥等脱水征象,注意神智变化。

(5) 诊断及鉴别诊断:

1) 诊断:结合患者的临床症状及实验室检查进行诊断,包括出现多尿、烦渴、多饮、乏力、昏睡、昏迷、酸中毒、失水及休克等表现,同时有尿糖和酮体阳性伴血糖增高,血 pH 和(或)二氧化碳结合力降低者,无论有无糖尿病病史,均可诊断为 DKA。

2) 鉴别诊断:①低血糖昏迷;②糖尿病高渗性昏迷;③乳酸性酸中毒;④其他原因引起的酮症酸中毒;⑤脑血管意外;⑥各种急腹症。

(6) 治疗:

1) 治疗原则:补液,胰岛素治疗,纠正电解质、酸碱平衡紊乱,处理诱因、并发症。

2) 具体方案见表 6-17。

表6-17 DKA治疗具体措施

方案	措 施
对单有酮症者,仅需补充液体和胰岛素治疗,持续到酮体消失	
补液	纠正失水,恢复肾灌注,有助于降低血糖和清除酮体,补液速度应先快后慢,并根据血压、心率、每小时尿量及周围循环状况决定输液量和输液速度 补液量:①总量:第1个24h予4 000～5 000 ml,重者可予6 000～8 000 ml;②速度:第1～2h予1 000～2 000 ml,第3～6h予1 000～2 000 ml;③性质:生理盐水;血糖<13.9 mmol/L时,5%葡萄糖+胰岛素
胰岛素	①小剂量胰岛素静脉滴注,开始以0.1 U/(kg·h),如在第1个小时内血糖下降不明显,且脱水已基本纠正,胰岛素剂量可加倍,希望血糖下降2.8～4.2 mmol/(L·h);②每1～2h测定血糖,根据血糖下降情况调整胰岛素用量;③当血糖降至13.9 mmol/L时,胰岛素剂量减至0.02～0.05 U/(kg·h);④使血糖维持在8.3～11.1 mmol/L
纠正电解质紊乱和酸中毒	①开始胰岛素及补液治疗后,患者的尿量正常(≥50 ml/h),血钾低于5.2 mmol/L即可静脉补钾;②治疗前已有低钾血症,在胰岛素及补液治疗同时必须补钾;③严重低钾血症时应立即补钾,当血钾升至3.3 mmol/L时,再开始胰岛素治疗;④血pH在6.9以下时,应考虑适当补碱,直到pH>7;⑤过快、过多补碱可出现:脑细胞酸中毒;加重组织缺氧,诱发脑水肿;促钾向细胞内转移,加重低血钾
去除诱因和治疗并发症	如休克、感染、心力衰竭和心律失常、脑水肿和肾衰竭及胃肠道表现等
其他	监测电解质、肾功能、静脉pH值(每2～4h),直至稳定;保持良好的血糖控制,预防和及时治疗感染及其他诱因,加强糖尿病教育,增强糖尿病患者和家属对DKA的认识

2. 高血糖高渗综合征(hyperosmolar hyperglycemic syndrome, HHS)

(1) 定义:是糖尿病严重急性并发症之一,多发生于已有数周多尿、体重减轻和饮食减少病史的老年2型糖尿病患者。临床上,多表现为严重高血糖而无酮症酸中毒,血浆渗透压升高、失水和精神错乱、昏睡或昏迷等精神神经系统症状。

(2) 诱因:常见诱因有感染、急性胃肠炎、胰腺炎、脑血管意外、严重肾疾病、血液或腹膜透析、水摄入不足及大量摄入含糖饮料等。

(3) 临床表现及辅助检查:起病隐匿,典型的 HHS 主要有严重失水和神经系统两组症状体征;实验室检查提示尿糖强阳性,尿酮阴性或弱阳性。血浆渗透压显著增高。

(4) 诊断及鉴别诊断:

1) 诊断标准:①中、老年患者,血糖≥33.3 mmol/L;②有效血浆渗透压≥320 mOsm/(kg·H_2O);③血清碳酸氢根≥15 mmol/L 或动脉血 pH≥7.30;④尿糖强阳性,血酮体阴性或弱阳性。

另外,要注意 HHS 有并发 DKA 或乳酸性酸中毒的可能性。因此,诊断依据中的①、③或④不符合时不能作为否定诊断依据。

2) 鉴别诊断:脑血管意外、糖尿病并发昏迷的其他情况。

(5) 治疗:

1) 治疗原则:早期识别,充分补液治疗,严格控制血糖,纠正电解质、酸碱平衡紊乱,处理诱发病、并发症。

2) 具体方案:①补液量:补液量高于 DKA,输液总量按发病前体重的 10%~12%估算,第 1 个 12 h 按输液总量 1/2 加当日尿量,其余 24 h 内输入。②胰岛素:小剂量胰岛素静脉输注控制血糖:血糖＞16.7 mmol/L,生理盐水＋胰岛素;血糖＜16.7 mmol/L,糖水＋胰岛素;使血糖维持在11.1～16.7 mmol/L,直至渗透压纠正。③其他:纠正水、电解质紊乱和酸碱失衡,处理诱发因素和并发症。

3. DKA、HHS及低血糖均为糖代谢异常的急性并发症临床应警惕,三者比较见表6-18。

表6-18 DKA、HHS及低血糖比较

临床特点、指标	DKA	HHS	低血糖
病史	糖尿病及感染、胰岛素停药或中断诱因史	年龄较大的糖尿病患者,常有呕吐、腹泻史	糖尿病史、进餐少、活动过度或注射胰岛素后未进食
症状	数小时起病,有恶心及呕吐	起病慢,口渴明显、嗜睡及昏迷	起病急,以小时计算,有交感神经兴奋表现
皮肤	失水、干燥	严重脱水	潮湿、多汗及苍白
呼吸	深、快(Kussmaul呼吸)	快	正常
脉搏	细速	细速	速而饱满
血压	下降或正常	下降	正常或稍高
尿糖	显著升高	显著升高	阴性
尿酮	阳性～强阳性	阴性或弱阳性	阴性
血糖	升高,多为16.7～33.3 mmol/L	显著升高,多＞33.3 mmol/L	显著降低,＜2.5 mmol/L
血pH	降低	正常	正常

(续表)

临床特点、指标	DKA	HHS	低血糖
阴离子间隙	升高	正常	正常或轻度升高
血浆渗透压	升高	显著升高>330 mOsm/(kg·H_2O)	正常
乳酸	升高	正常	正常

十四、糖尿病慢性并发症

1. 糖尿病视网膜病变 糖尿病视网膜病变(DRP)属于微血管病变,是常见的糖尿病慢性并发症(chronic complications of diabetes)之一,其分型及分期如表6-19所示。

表6-19 DR分型及分期标准

分型	分期
单纯型	Ⅰ 有微动脉瘤和(或)小出血点:(+)较少,易数;(++)较多,不易数 Ⅱ 有黄白色硬性渗出或有出血:(+)较少,易数;(++)较多,不易数 Ⅲ 有白色硬性渗出或有出血:(+)较少,易数;(++)较多,不易数
增生型	Ⅳ 眼底有新生血管或有玻璃体积血 Ⅴ 眼底有新生血管和纤维增生 Ⅵ 眼底有新生血管和纤维增生并发现视网膜脱离

2. 糖尿病肾病(diabetic kidney disease, DKD)

(1) 白蛋白尿:微量白蛋白尿,UACR 30~300 mg/g 或尿白蛋白排泄率 30～300 mg/24 h；大量白蛋白尿，UACR＞300 mg/g 或尿白蛋白排泄率＞300 mg/24 h。

（2）持续性或间歇性蛋白尿，排除其他原因引起的肾损伤且伴肾功能不全。

（3）持续性或间歇性蛋白尿，伴有糖尿病视网膜特异性病变。

临床分型：1 型 DKD 自然病史比较清楚，Mogensen 将其分为 5 期，2 型糖尿病可参照 1 型糖尿病分型，如表 6-20 所示。

表 6-20　糖尿病肾病分期（Mogensen 分期）

分期	eGFR	尿白蛋白排泄率	肾脏病理学表现
Ⅰ期（高功能期）	增高	正常	基本正常，可见肾小球和肾单位肥大
Ⅱ期（静止期）	正常或增高	运动后微量白蛋白尿	GBM 稍增厚，系膜区轻度扩张
Ⅲ期（早期 DN）	正常或部分增高	持续微量白蛋白尿	GBM 增厚，系膜区扩张
Ⅳ期（临床 DN）	正常或减低	大量白蛋白尿	结节性、渗出性及弥漫性病变
Ⅴ期（终末期肾病）	肾功能衰竭	大量蛋白尿	同Ⅳ期

3. 糖尿病神经病变　慢性感觉运动性神经病变（DPN）的临床表现及诊断依据如下。

（1）临床表现：①烧灼样疼痛、电击样或针刺样感觉、感觉麻木和过敏；②足部、下肢、手部，呈手套袜子样分布；③夜间加重；④振动觉、触觉、痛觉、温度觉和踝反射消失。

(2) 诊断依据：

1) 糖尿病周围神经病变：明确的糖尿病病史；具备周围神经病变的症状与体征，肌电图神经传导速度检查等有阳性发现；可以除外其他引起周围神经病变的原因。

2) 糖尿病自主神经病变：自主神经病变需做相应系统的自主神经功能检查。

4. 糖尿病足　指糖尿病患者由于合并神经病变及不同程度的血管病变而导致下肢感染，溃疡形成和（或）深部组织的损伤。

按照 Wagner 分级标准，分为 0 级：有发生溃疡危险因素的足，目前无溃疡；1 级：表面溃疡，临床上无感染；2 级：较深的溃疡，常合并软组织感染，无脓肿或者骨的感染；3 级：深度感染，伴有骨组织病变或脓肿；4 级：局限性坏疽（趾、足跟或前足背）；5 级：全足坏疽。

5. 糖尿病大血管并发症

(1) 动脉粥样硬化性冠心病：

1) 典型表现：心绞痛、急性冠脉综合征、心肌梗死、充血性心力衰竭及猝死等。

2) 不典型症状：疲乏、胃肠道症状及劳力性呼吸困难等。

3) 辅助检查：①心电图 ST 段改变，异常 Q 波等；②生化检测：cTnT、cTnI 增高，肌酸激酶增高等；③冠脉造影；④核素心肌灌注显像（SPECT）；⑤MRA。

4) 治疗：参考"冠状动脉粥样硬化性心脏病"。

(2) 糖尿病性脑血管病：指糖尿病并发的颅内大血管和微血管病变。临床具体包括，①脑动脉硬化：神经衰弱综合征；皮质下动脉硬化性脑病（Binswanger 病）；②无症状脑卒中：可为缺血梗死灶或出血，表现为一过性临床症状，易被忽略;③急性脑血管病:脑血栓形成更多见,脑出血较少。

(3) 糖尿病下肢血管病变:

1) 临床特征:多数无症状,部分患者可以出现间歇性跛行。

2) 治疗:①一般治疗:控制风险因素(控制高血糖/高血压/血脂异常、戒烟限酒等),间歇性跛行患者鼓励适当锻炼,提高无痛性步行距离;②血管扩张剂:酌情使用前列腺素类药物;③抗血小板药物:阿司匹林或西洛他唑等;④血运重建:介入血管成形术或外科血管旁路手术等。

十五、骨质疏松

1. 定义 骨质疏松(osteoporosis)是一种以骨量减少、骨组织微结构破坏,导致骨脆性增加、易发生骨折为特征的代谢性骨病。

2. 病因及分类 ①原发性骨质疏松症(包括绝经后及老年性骨质疏松症);②继发性骨质疏松症(其他明确的或特殊的疾病引起的骨量丢失)(表6-21)。

表6-21 继发性骨质疏松的病因

分类	病 因
内分泌与代谢疾病	①甲旁亢或甲旁减;②Cushing综合征;③甲亢或甲减;④性腺功能减退症;⑤高泌乳素血症;⑥糖尿病;⑦生长激素瘤或生长激素缺乏;⑧妊娠;⑨同型半胱氨酸血症和赖氨酸血症;⑩Menkes综合征等
血液系统疾病	①多发性骨髓瘤;②系统性肥大细胞增多症;③白血病;④淋巴瘤;⑤Gaucher病等
风湿免疫病	①成骨不全;②Ehlers-Danlos综合征;③马方综合征
肾脏疾病	①慢性肾炎;②慢性肾病;③慢性肾衰;④肾移植等

(续表)

分类	病因
药物相关	①糖皮质激素;②肝素;③抗惊厥药物;④环孢素;⑤GnRH类;⑥抗肿瘤药物
制动和失用性	①肢体瘫痪;②手术后长期制动;③关节功能障碍等
营养不良和胃肠疾病	①吸收不良综合征;②肠外营养;③胃切除;④肝胆疾病等

3. 临床表现

(1) 以腰背疼痛±脊柱变形±脆性骨折为主要临床表现。

(2) 脆性骨折:指非外伤或轻微外伤发生的骨折,发生了脆性骨折,临床上即可诊断骨质疏松症。

(3) 骨密度测量方法:双能X线吸收测定法(DXA)(骨质疏松症诊断的"金标准")、外周双能X线吸收测定法(pDXA)、定量计算机断层扫描(QCT)。

(4) 基于骨密度测定的诊断标准,如表6-22所示。

表6-22 骨密度测定判定标准

诊断	T值
正常	>-1
骨量减少	$-1 \sim -2.5$
骨质疏松	<-2.5
重度骨质疏松	<-2.5并伴有脆性骨折

*T值=(测定值-骨峰值)/正常成人骨密度标准差。T值表示同年龄、同性别绝经后妇女和年龄>50岁男性的骨密度水平。对于儿童、绝经前妇女及年龄<50岁的男性,其骨密度水平建议用Z值表示;Z值=(测定值-同龄人骨密度均值)/同龄人骨密度标准差。

4. 问诊及查体关注

(1) 病史询问要点。①诱因:吸烟、酗酒、摄入过多咖啡因、体力活动减少、长期卧床、日照减少、缺钙、维生素D缺乏、高钠饮食及胃切除术后;②临床症状:乏力、骨痛(腰背痛为主)、脊柱变形及骨折。

(2) 伴随症状要点:胸椎变形后压迫心肺出现循环、呼吸系统异常,周围皮肤褶皱瘙痒及溃烂。

5. 辅助检查

(1) 基本检查:

1) 骨骼X线片:骨透度增加,骨梁稀疏、变细,骨皮质变薄。

2) 实验室检查:血、尿常规;肝、肾功能;钙、磷、碱性磷酸酶及血清蛋白电泳等。

(2) 其他检查:

1) 血沉、性腺激素、25-(OH)-D_3、甲状旁腺激素、尿钙和磷、甲状腺功能、皮质醇、血气分析、血尿轻链、肿瘤标志物,甚至放射性核素骨扫描、骨髓穿刺或骨活检等检查。

2) 骨转换生化标志物,如表6-23所示。

表6-23 骨转换生化标志物

分类	标志物
骨形成标志物	血清碱性磷酸酶(ALP)、骨钙素(OC)、骨碱性磷酸酶(BALP)、Ⅰ型原胶原C-端前肽(PICP)及Ⅰ型原胶原N-端前肽(P1NP)
骨吸收标志物	空腹2h的尿钙/肌酐比值、血清抗酒石酸酸性磷酸酶(TRACP)、血清Ⅰ型胶原交联C-末端肽(S-CTX)、尿吡啶啉(Pyr)、尿脱氧吡啶啉(D-Pyr)、尿Ⅰ型胶原交联C-末端肽(U-CTX)及尿Ⅰ型胶原交联N-末端肽(U-NTX)

6. 诊断及鉴别诊断　临床上脆性骨折和(或)骨密度低下,可诊断骨质疏松,诊断流程如图6-15所示。

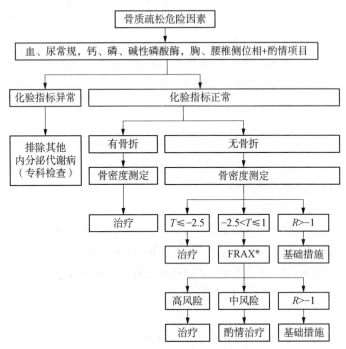

图6-15　骨质疏松症诊断流程

* FRAX:世界卫生组织推荐的骨折风险预测简易工具(WHO Fracture Risk Assessment Tool)。

7. 治疗

(1) 治疗目标:①一级预防(骨质疏松症危险因素者):防止或延缓其发展为骨质疏松症,并避免发生第1次骨折。②二级预防(骨质疏松症):避免发生骨折或再次骨折。

(2) 一般措施:①调整生活方式:饮食、运动及防止跌倒等;②骨健康基本补充剂:钙剂和维生素 D。

(3) 药物治疗:①双膦酸盐;②降钙素类;③雌激素类;④甲状旁腺激素(PTH);⑤选择性雌激素受体调节剂类(SERMs);⑥锶盐;⑦活性维生素 D 及其类似物;⑧维生素 K_2(四烯甲萘醌)。

第二节 功能性检查

一、常见内分泌轴

经典内分泌学认为,人体内的内分泌调节是通过许多功能调节"轴"来实现的,理解这些"轴"的调节功能是认识内分泌代谢疾病的基础,以下为常见两大内分泌轴。

1. 下丘脑-垂体-甲状腺轴及下丘脑-垂体-肾上腺轴 见图 6-16、6-17。

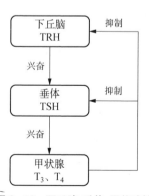

图 6-16 下丘脑-垂体-甲状腺轴

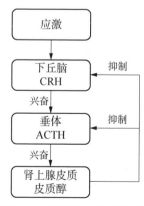

图 6-17 下丘脑-垂体-肾上腺轴

2. 肾素-血管紧张素-醛固酮系统(RAAS)　RAAS 为体内肾脏所产生的一种升压调节体系,引起血管平滑肌收缩及水、钠潴留,产生升压作用,如图 6-18 所示。

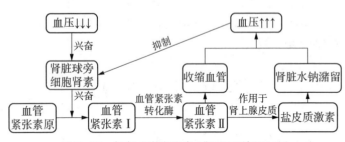

图 6-18　肾素-血管紧张素-醛固酮系统(RAAS)

二、内分泌系统功能试验

1. OGTT 试验(葡萄糖耐量试验)

(1) 试验原理:葡萄糖是胰岛素分泌刺激物,在 OGTT 同时测定血浆胰岛素和(或)C 肽,能了解胰岛 β 细胞功能,有助于糖尿病诊断、分型、病情判断及治疗指导。

(2) 试验方法:

1) 试验前 3 天正常饮食(其中糖类摄入量不少于 150 g/d)和正常体力活动。

2) 试验前日晚 10 时以后禁食。

3) 试验日先抽空腹血查血糖、C 肽、胰岛素。

4) 把 75 g 葡萄糖粉(相当于 82.5 g 含结晶水的葡萄糖粉)置于杯中,溶于 300 ml 水中,嘱患者 5 分钟内喝完,如吃 2 两馒头则需 15 分钟内吃完。

5) 在第 1 口服糖时计时,并于 30 分钟、60 分钟、120 分钟及 180 分钟各点抽血查血糖、C 肽、胰岛素。

6）注意血标本及时送检,服糖粉后仍需禁食直至试验结束,试验中不能服降血糖药及注射胰岛素。试验方法示意图及结果判定如图 6-19、表 6-24 所示。

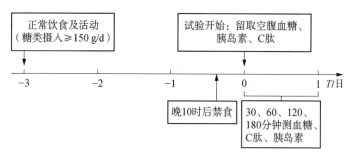

图 6-19　OGTT 试验操作流程

表 6-24　OGTT 结果判定

比较项	空腹	峰值(30～60 min)	降至正常用时
正常糖耐量	<6.1 mmol/L	<11.1 mmol/L	≤2 h(<7.8 mmol/L)
正常胰岛素	5～20 mU/L	50～100 mU/L	≤3 h(5～10 mU/L)
1 型 DM	胰岛素分泌曲线低平		
2 型 DM	胰岛素早相分泌受损,晚相分泌绝对值高于正常,但相对高血糖而言仍属降低,胰岛素分泌高峰延迟		

（2）甲状腺功能:甲状腺是人体重要的内分泌腺体,分泌甲状腺激素调节人体内环境,其相关激素及其意义见表 6-25。

（3）肾素-血管紧张素-醛固酮系统(RAAS)功能:

1）试验原理:醛固酮/肾素比值(ARR)目前用于筛查原发性醛固酮增多症。

表6-25 甲状腺功能及其意义

类型	增高	降低	特点
促甲状腺激素(TSH)	原发性甲减、垂体TSH瘤	甲亢、亚临床甲亢、中枢性甲减等	(1)测试甲状腺功能的非常敏感的特异性指标 (2)甲状腺癌术后、放疗后甲状腺素治疗,以及妊娠甲状腺疾病监测的重要指标
游离甲状腺素(FT_4)	甲亢、甲状腺激素不敏感综合征	甲减	(1)不受其结合蛋白质浓度和结合特性影响 (2)反映甲状腺功能最为灵敏和最有价值的指标之一
游离三碘甲腺原氨酸(FT_3)	甲亢、甲状腺激素不敏感综合征	甲减、低T_3综合征	—
甲状腺球蛋白抗体(TGAb)及抗甲状腺过氧化物酶抗体(TPOAb)——诊断自身免疫甲状腺疾病(AITD)常用指标			

试验前药物准备:如表6-26所示。

表6-26 试验前用药选择及停药时间

停药时间	药物
≥4周	醛固酮受体拮抗剂、排钾利尿剂及甘草制剂
≥2周	β受体阻断剂、中枢性α受体拮抗剂、NSAIDs、ACEI、ARB及二氢吡啶类CCB

2)试验方法:晨起活动2h后,保持坐位15 min后抽血测定肾素(PRA)、血管紧张素(AT)及醛固酮(ALD)。

3) 结果判定:由于缺乏统一的诊断流程和检测方法,且 ARR 受诸多因素影响,使 ARR 切点值变化范围非常大,故切点值应考虑分层诊断。根据 PRA、DRC、ALD 不同单位计算 ARR 常用切点,结果判定如表 6-27 所示。

表 6-27 PRA、DRC、ALD 计算 ARR 常用切点

组别	PRA (ng/ml·h)	PRA (pmol/L·min)	DRC (mU/L)	DRC (ng/L)
ALD (ng/dl)	20	1.6	2.4	3.8
	30	2.5	3.7	5.7
	40	3.1	4.9	7.7
ALD (pmol/L)	750	60	91	144
	1 000	80	122	192

注:PRA:血浆肾素活性;DRC:直接肾素浓度;ARR:血浆醛固酮与肾素比值;如 PRA 结果以 ng/(ml·h)为单位,ALD:醛固酮,以 ng/dl 为单位,则比值应 <30,如 ALD 单位为 pmol/L,则比值应 <750。

(4) ACTH-皮质醇节律:

1) 试验原理:正常人一般于午夜或清晨 1 点左右分泌最少,早上 8 时左右分泌最多。8 时以后逐渐分泌减少,下午 4 时左右分泌量较清晨最高值下降 50% 或 50% 以上。

2) 试验方法:静息状态下采血测 8:00、16:00、24:00 血 ACTH 和皮质醇,正常结果如表 6-28 所示。

表 6-28 正常结果判定

比较项	8:00	16:00	24:00
血浆皮质醇(nmo/L)	275~550	85~275	<50
血浆皮质醇(μg/dl)	10~20	3~10	<1.8

异常的血浆皮质醇昼夜节律:昼夜节律消失,血浆皮质醇水平异常升高,夜间高于白天。

(5) 地塞米松抑制试验:

1) 隔夜地塞米松抑制试验:

A. 试验原理:正常情况下,垂体分泌 ACTH 受血液循环中皮质醇水平的调节,外源性给予地塞米松后可以抑制垂体 ACTH 的分泌,抑制皮质醇水平,是最常用的排除皮质醇增多症的试验。

B. 试验方法:见图 6-20。

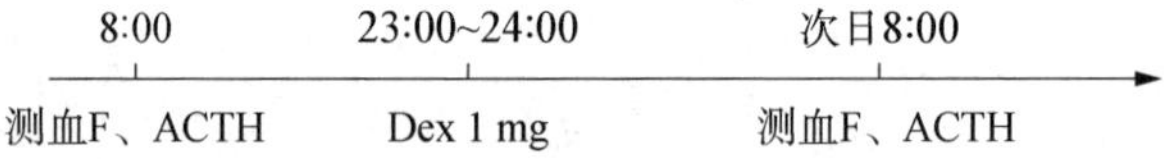

```
8:00              23:00~24:00         次日8:00
测血F、ACTH        Dex 1 mg            测血F、ACTH
```

参考标准:血皮质醇<1.8 μg/dl。

图 6-20 隔夜地塞米松抑制试验操作

C. 结果判定:见表 6-29。

表 6-29 隔夜地塞米松抑制试验结果判定

比较项	血皮质醇	血 ACTH
正常及单纯性肥胖	≥50%↓	≥50%↓
皮质醇增多症	<50%↓	<50%↓

注:如血皮质醇<140 nmol/L(5 μg/dl),则基本排除库欣;如血皮质醇<50 nmol/L(1.8 μg/dl)则排除库欣。

2) 小/大剂量地塞米松抑制试验:

试验原理:正常情况下,垂体分泌 ACTH 受血液循环中皮质醇水平的调节。地塞米松对垂体 ACTH 分泌抑制作用很强,但小剂量对血、尿皮质醇测定影响不大。外源性给予小剂量地塞米松观察血和尿皮质醇及血ACTH的变化,作为皮质醇增多症的确诊试验。库欣病患者的皮质醇大多能被大剂量地塞米松抑制,异位ACTH综合征/肾上腺源的皮质醇增多症患者的皮质醇则不能被大剂量地塞米松抑制,故大剂量地塞米松抑制试验主要用于鉴别库欣病和异位ACTH综合征/肾上腺源的皮质醇增多症。

试验方法:

A. 小剂量地塞米松抑制试验:

a. 留取对照标本2次(8:00抽血皮质醇、ACTH,6:00起收集24 h尿皮质醇、17羟、17酮)。

b. 第2个对照标本留好的当天11:00起,服药至第3天的5:00结束(地塞米松0.5 mg q6 h×2 d,即11:00-17:00-23:00-5:00)。

c. 服药的第2、3天8:00抽血皮质醇、ACTH,服药当天及第2天11:00起开始留24 h尿,测定尿皮质醇、17羟、17酮,第2、3天11:00收取24 h尿,测定尿皮质醇、17羟、17酮。

d. 结果判定:正常人服药后24 h尿皮质醇较服药前降低50%以上;或服药后24 h尿皮质醇小于27 nmol/24 h或8:00血皮质醇小于50 nmol/L。

B. 大剂量地塞米松抑制试验:

a. 小剂量结束当天11:00起服药至第3天的5:00结束(地塞米松2 mg, q6 h×2 d,即11:00-17:00-23:00-5:00)。

b. 服药的第2、3天8:00抽血皮质醇、ACTH,服药当天及第2天11:00起开始留24 h尿,测定尿皮质醇、17羟、17

酮,第2、3天11:00收取24h尿,测定皮质醇、17羟、17酮。

c. 小剂量地塞米松及大剂量地塞米松常一起进行,具体试验操作如图6-21所示,结果判读如表6-30所示。

图6-21 大、小剂量地塞米松试验操作流程

注:测定时间:8:00抽血皮质醇、ACTH,6:00起收集24h尿皮质醇、17羟、17酮。

表6-30 小/大剂量地塞米松抑制试验操作流程记录简图及正常结果判读

日期 (月/日)	血ACTH (pg/ml)	血F (nmol/L)	24h尿F (nmol/d)	24h尿量 (ml)	备注
对照					8:00抽血, 6:00至次日 6:00收集小 便
(1)					
(2)					
小剂量地塞米松抑制试验:0.5mg q6h×2d,服药时间: 11:00,17:00,23:00,5:00(次日)					
(1)					8:00抽血, 11:00至次 日11:00收 集小便
(2)					
抑制率					
大剂量地塞米松抑制试验:2mg q6h×2d,服药时间: 11:00,17:00,23:00,5:00(次日)					

(续表)

日期 (月/日)	血ACTH (pg/ml)	血F (nmol/L)	24 h尿F (nmol/d)	24 h尿量 (ml)	备注
(1)					
(2)					
抑制率					

判断标准:A.小剂量地塞米松抑制试验:用于库欣综合征定性诊断,正常人服药后24 h尿皮质醇较服药前降低50%以上或服药后24 h尿皮质醇小于27 nmol/d或8∶00血皮质醇小于50 nmol/L。B.大剂量地塞米松抑制试验:用于鉴别库欣病与异位ACTH(CRH)综合征,如用药后24 h尿皮质醇或血皮质醇水平被抑制超过对照值的50%则提示库欣病,反之为异位ACTH综合征或肾上腺皮质肿瘤。

(6) 禁水加压素试验。

试验原理:抗利尿激素(ADH)分泌能力完全或部分丧失引起的尿崩症分别称为完全性尿崩症和部分性尿崩症。长时间禁水后(16~18 h),ADH的分泌反应达到极限,表现为尿渗透压值达到平顶状态,此时注射外源性ADH,正常人的ADH没有进一步的分泌反应,表现为尿渗透压不再升高;而精神性多饮和部分性尿崩症有不同的反应,完全性尿崩症有良好的反应。

试验方法:

1) 禁水前开放饮水,排空大小便后留取基础值:包括尿比重、尿渗透压、血渗透压、血电解质(血钠和钾)、血糖,并且记录血压、心率及体重。

2) 禁水开始起每小时留尿一次,记录1小时尿量,测定尿比重(如有条件同时测定尿渗透压),并记录血压、心率及体重。如1小时尿量太少,无法测定尿比重时,可用蒸馏水稀释

n 倍再测定尿比重后换算,稀释前比重=(稀释后比重-1)×n+1 倍。如 1 小时解不出尿,可延长至 2 小时留尿。

3) 当尿比重连续 3 次数值无明显变化,提示尿浓缩至平台期时,测定尿比重、尿渗透压、血电解质及血糖。如血钠仍在正常范围,需继续禁水。如血钠高于正常,若患者无严重精神症状及低血压,需继续禁水,直至尿比重连续 3 次数值无明显变化,或数值由高降至低时方可进行加压素试验。

4) 进行加压素试验前,测定尿比重、尿渗透压、血电解质及血糖。同时皮下注射垂体后叶素 5 U,继续禁水 1 h 和 2 h 后测定尿比重、尿渗透压、血电解质及血糖。至此,试验结束,患者可以饮水。

5) 患者试验期间应严格禁水,可进少量饼干、糖果及巧克力等食品,不可进含水菜肴和米饭。具体试验方法如图 6-22 所示。

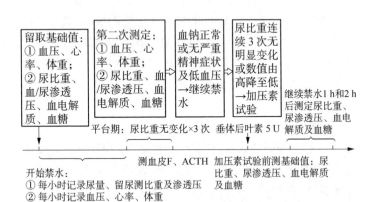

图 6-22 禁水加压试验操作流程

注:患者试验期间应严格禁水,可进少量饼干、糖果及巧克力等食品,不可进含水菜肴、米饭。

结果判定:正常人及精神性多饮者禁水后体重、血压及血渗透压变化不大,尿量逐渐减少,尿比重升高,多超过1.020,尿渗透压升高,大于血渗透压2倍以上,多超过750 mOsm/kg,注射加压素后尿渗透压不能进一步升高(不超过9%),有时甚至下降。

尿崩症患者禁水后尿比重下降>3%,严重者血压下降,有烦躁等精神症状。部分尿崩症患者在禁水后尿比重轻度上升,可达1.015,血渗透压正常偏高,尿渗透压升高,可超过血渗透压。在注射加压素后尿渗透压可进一步增高(最大增高值>10%或增加值>800 mOsm/kg)。完全性尿崩症患者,在禁饮后血渗透压偏高,平均值>300 mOsm/kg,尿量无明显减少,尿比重多不超过1.010,尿渗透压升高不明显,且明显低于血渗透压。在注射加压素后尿量减少,尿渗透压明显升高(较前>50%,甚至成倍升高),且超过血渗透压(表6-31)。

表6-31 禁水加压素试验结果判定

比较项	血渗透压 (mOsm/kg)	尿量	尿比重	尿渗透压 (mOsm/kg)	加压试验后 尿渗透压
正常及精神性多饮	无明显变化	逐渐减少	多>1.020	>2倍血透压(多>750)	不再进一步升高
完全性尿崩	多>300	无明显减少	多≤1.010	无显著升高(70~280),仍低于血渗透压	较前>50%,甚至成倍升高,超过血渗透压
部分性尿崩	正常偏高	明显减少	升高,介于上述两者之间	升高(250~700)	最大增高值>10%或增加值>800

(7) 糖尿病营养食谱处方：

1) 制订每日总热量：根据理想体重和体力活动情况，参考原来的生活习惯，计算每日所需的总热量。

A. 理想体重(kg)＝身高(cm)－105。

B. 不同体力活动应给予的热量：

a. 成人卧床静息状态，每日每千克理想体重 105～126 kJ（即 25～30 kcal）。

b. 轻体力劳动(例如文员)，每日每千克理想体重 126～146 kJ（即 30～35 kcal）。

c. 中度体力劳动，每日每千克理想体重 146～167 kJ（即 35～40 kcal）。

d. 重体力劳动，每日每千克理想体重 167 kJ 以上（即 40 kcal 以上）。

举例：一位 2 型糖尿病患者，身高 160 cm、体重 63 kg，职业为银行文员。

理想体重＝160－105＝55 kg，轻体力劳动每日予以总热量＝55 kg×[126～146 kJ/(kg·d)]＝5 775～6 930 kJ/d（即 1 650～1 925 kcal/d）。

C. 青少年、孕妇、哺乳、营养不良及伴有消耗性疾病时应酌情增加，肥胖者酌减，使体重控制在理想体重的±5%范围内。

2) 营养素的热量分配：

A. 糖类：通常占总热量的 50%～60%，提倡粗制米、面和一定量杂粮，严格限制或避免蔗糖、葡萄糖、蜜饯及其制品。

B. 脂肪：严格控制在总热量的 20%～30%内。限制食物的脂肪量，少食动物脂肪，尽量用植物油替代。

C. 蛋白质：普通糖尿病患者（无肾病及特殊需要者），占总热量的 15%～20%(每日每千克理想体重 0.8～1.2 g);临床糖尿病肾病(大量蛋白尿)者,每日每千克理想体重 0.8 g 以下。

3) 三餐热量分配:可按照每日三餐分配为 1/5、2/5、2/5,或 1/3、1/3、1/3。

4) 特殊需要与特殊要求:

A. 以下情况应适当补充维生素与矿物质:成人每日摄入总热量<5 040 kJ 时,易发生铁和叶酸缺乏;素食者易缺乏维生素 B_{12}、钙、铁、锌和维生素 B_2(核黄素);血糖控制不佳者易发生水溶性维生素及矿物质的过量丢失;药物利尿和慢性肾病可致镁缺乏。

B. 食物纤维:推荐食物粗纤维(不被小肠吸收但能满足饱腹感)和可溶性食物纤维(谷物、麦片及豆类中含量较多,能吸附肠道胆固醇)。

C. 食盐:每日摄入不超过 6 g,伴肾病或高血压者应<3 g。

D. 饮酒:最新指南中,不推荐糖尿病患者饮酒。禁忌大量饮酒,可诱发酮症酸中毒和低血糖。

第七章

风湿免疫病

第一节 常见症状总结

一、关节痛

1. 定义 关节痛(arthralgia)是由不同病因引起的关节及周围组织疼痛,可伴有关节肿胀。

2. 临床表现及分类 关节痛的原因很复杂,可以是局部外伤、感染或系统性疾病的一部分,也可以是系统性疾病的首发表现。不同疾病关节受累部位不同,有其特征性,见表7-1。

表7-1 根据关节部位分类及常见疾病

关节病变部位	常见疾病
中轴关节	强直性脊柱炎、骨关节炎及外伤
手部关节	类风湿关节炎(腕关节、掌指关节及近端指间关节等多关节)、骨关节炎(远端指间关节、近端指间关节及腕关节)、银屑病关节炎(远端指间关节、近端指间关节等,不对称及寡关节)、系统性硬化症(手指硬肿或关节挛缩)、Reiter综合征及痛风
肩关节	肩周炎(单侧)、风湿性多肌痛(双侧)
髋关节	强直性脊柱炎(双侧)、髋关节结核(单侧)及股骨头缺血坏死

(续表)

关节病变部位	常见疾病
膝关节	骨关节炎、强直性脊柱炎及类风湿关节炎
踝关节、足跟	骨关节炎、血清阴性脊柱关节病(跟腱)
跖趾关节	痛风(第1跖趾关节)、骨关节炎、类风湿关节炎、Reiter综合征(腊肠趾)及银屑病关节炎
其他	成人Still病(发热、皮疹及关节痛)、肿瘤骨转移、多发性骨髓瘤、骨质疏松、代谢性骨病、感染性关节病及复发性多软骨炎

根据有无炎症分类:①炎症性关节病:以夜间、静息时疼痛为特征,活动后好转;②非炎症性关节病:以活动性疼痛为特征,静息时好转。

3. 问诊及查体关注 有针对性地询问可以初步判别关节痛的病因(表7-2)。

表7-2 关节痛问诊重点及体格检查重点

类别		描 述
病史问诊重点	诱发因素	外伤、负重、运动、冷热、饮食(海鲜等高嘌呤食物)、饮酒及药物
	起病方式	缓急、反复及持续
	加重/缓解	休息、夜间/晨起及与活动关系
	关节分布	数量(多、寡)、部位(大/小、外周/中轴)及对称性
	关节特征	炎性(红、肿、热、痛)、晨僵、活动受限及畸形
	伴随症状	发热、咽痛、皮疹、皮下结节、黏膜溃疡、眼炎、尿道炎、口眼干、肌痛、胸闷、气促及腹痛、腹泻等

(续表)

类别		描述
	相关病史	职业史、吸烟史、饮食饮酒史、药物史及家族史
体格检查重点	外周关节	顺序：由远端向近端、强调对称性；依次完成视诊、触诊及关节活动度检查 内容：发红、肿胀、压痛、皮温升高、关节弹响、浮髌试验、尺侧偏斜、屈伸受限、纽扣花、天鹅颈、痛风石、类风湿结节、Heberden 结节、Bouchard 结节及 Jaccoud 征
	中轴关节	顺序：沿脊柱自上而下；依次完成视诊、触诊及叩诊 内容：关节活动度检查，包括枕墙距试验、指地试验、胸廓扩张试验、Schober 试验、Patrick 试验及骨盆侧压试验
	关节外查体	肺部（velcro 啰音、胸膜摩擦音）、皮肤（雷诺现象、紫癜、网状青斑、鳞屑、皮下结节、脓疱疹）、眼（结膜苍白、巩膜炎、葡萄膜炎、结膜炎、畏光、视力下降）、肢体感觉异常（神经压迫等）、肢端坏疽（血管炎、血管栓塞等）、腹部压痛（炎性肠病、NSAIDs 相关不良反应）、下肢水肿（系统性红斑狼疮肾脏累及等）、耳郭/鼻窦区/气道（怀疑复发性多软骨炎、肉芽肿性多血管炎时，需重点关注有无气道阻塞、塌陷，必要时紧急处理）、生殖器（男性漩涡状龟头炎提示 Reiter 综合征）、指甲病变（顶针样凹陷提示银屑病）及神经系统（头晕、头痛、神经精神异常及肢体感觉异常）等

4. 实验室及辅助检查 表7-3所列检查有助于病因诊断,根据诊断选择检查。

表7-3 关节痛诊断相关的实验室及辅助检查

类别	项目	
常规检查	三大常规、肝肾功能及骨代谢指标	
炎症免疫	ESR、CRP、免疫球蛋白、补体、自身抗体(ANAs、RF、抗CCP抗体、ANCAs)及HLA-B27等	
病原学检查	血液/体液涂片+培养、ASO、肝炎病毒标志物、病毒抗体、结核感染T细胞试验(T-spot)等	
肿瘤检查	肿瘤标志物、影像学筛查	
关节影像检查	X线	可显示关节对位、关节间隙等骨质结构(骨赘、软组织肿胀、骨破坏及骨桥等)
	CT	可清晰显示骨及软骨等解剖结构、重建结构,包括骨皮质侵蚀、软骨缺损、骨质增生/钙化等;双源CT检查可显示尿酸盐结晶
	MRI	可显示关节软骨、滑膜、肌腱及韧带等软组织病变、早期发现骨髓水肿、骨侵蚀等
	超声	可显示骨皮质不连续、滑膜炎性增生、晶体沉积及肌腱韧带病变等
关节有创检查	关节腔穿刺、关节镜探查及关节滑膜活检等	

5. 关节痛诊断思路

(1)整体思路见图7-1。

根据关节痛是炎症性质或非炎症性质、单关节或少关节或多关节、对称还是非对称及系统表现,开展诊断思路,见图7-1。

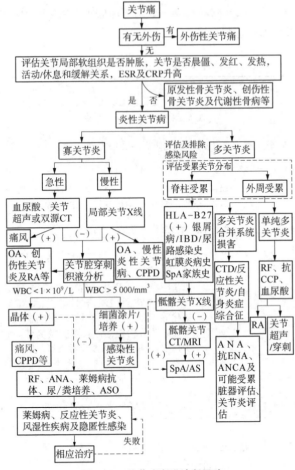

图7-1 关节痛渐进诊断思路

(2) 常见关节病的鉴别诊断：不同风湿病均有关节受累，但各有其特征，具体见表7-4。反应性关节炎与感染性关节炎均与感染相关，但是发病机制不同，区别见表7-5。

第七章 风湿免疫病

表7-4 关节病相关常见疾病鉴别诊断

症状	类风湿关节炎	骨关节炎	强直性脊柱炎	系统性红斑狼疮	银屑病关节炎	痛风性关节炎
发病年龄	≥30岁多见	≥40岁多见	≤40岁多见	20~40岁多见	20~40岁多见	≥40岁多见
性别	女性略多	均可	男性略多	女性多见	均可	男性常见
受累关节	小关节,对称性,远端指间关节为主	负重关节为主,如膝、脊柱及远端指间关节	中轴骨、外周关节及非对称性	多外周关节	指(趾)远端关节(对称或非对称)、中轴关节	单个至多个
晨僵	有(多>1h)	无或<30 min	有	有	有	无
关节畸形	有	无	有	无	有	反复发作
特殊体征	梭形肿胀、纽扣花、肌肉萎缩	指骨结节(Heberden、Bouchard结节)	驼背、脊柱生理曲度消失	Jaccoud征	腊肠指(趾)、笔帽征	耳郭、关节附近软组织痛风石

(续表)

症状	类风湿关节炎	骨关节炎	强直性脊柱炎	系统性红斑狼疮	银屑病关节炎	痛风性关节炎
皮下结节	10%有	无	无	无	无	有,痛风石
X线检查	对称性、关节间隙变窄,模糊、骨质疏松及骨质普遍形缺损	关节边缘唇状增生或骨赘形成	非对称性侵蚀性关节病,伴新骨形成,关节强直和骶髂关节炎	非侵蚀性,可有关节挛缩(肌腱挛缩所致)	类似RA,指骨基底部扩张,末节指骨端侵蚀,节指骨短,刀削状,有骨赘形成	关节面附近骨筋因骨组织被痛风石取代出现圆形缺损
血沉、CRP	高	正常	升高	升高	升高	升高
类风湿因子	70%阳性	阴性	阴性	可阳性	阴性	阴性
病程	反复,进行性	稳定或隐匿进行	进行性缓慢进展	亚急性、急性	慢性进行性	急性期-间歇期-慢性期
基本病理学变化	滑膜炎	关节退行性变	肌腱-骨附着点炎	滑膜炎	滑膜炎	尿酸盐结晶引起的急性炎症反应

(续表)

症状	类风湿关节炎	骨关节炎	强直性脊柱炎	系统性红斑狼疮	银屑病关节炎	痛风性关节炎
关节外表现	Felty综合征(粒细胞减少、脾大、淋巴结大、贫血)、发热、血管炎	无	虹膜睫状体炎、消瘦、乏力等	蝶形红斑、尿蛋白(+)等	指甲顶针样凹陷、指甲剥离、甲下角化过度、增厚及变色等、伴银屑病皮损	痛风性肾病、尿酸性肾结石、耳轮、耳郭痛风石
实验室检查	RF(+)、抗CCP(+)	无	HLA-B27(+)	补体下降、ANA、抗dsDNA、抗Sm、抗磷脂抗体谱、Coombs试验(+)	伴有骶髂关节受累、HLA-B27可阴性	高尿酸血症

表7-5 感染性关节炎与反应性关节炎的鉴别诊断

比较项	化脓性关节炎	Reiter综合征	Poncet综合征（结核性变态反应性关节炎）
相关疾病	血流感染、邻近组织感染	非淋菌性尿道炎、结膜炎及宫颈炎	结核病或结核感染
年龄	任何年龄	青壮年	青壮年
关节腔积液性质	脓性，可培养出致病菌	浆液性渗出液	浆液性渗出液
受累关节数	单关节	多发	多发
受累关节部位	髋、膝及肩等大关节	负重大关节，如膝、踝等关节，寡关节、不对称，腊肠指/趾	小关节先受累，波及大关节，下肢、不对称、寡关节炎
发病顺序	固定	游走，后固定于1~2个关节	游走
伴随症状	畏寒、寒战、高热及关节红肿热痛	可伴发热	可有结核中毒症状、结节性红斑
转归	关节面可出现毁损，可遗留畸形	可反复发作，迁延数月，关节无畸形，肌肉萎缩，HLA-B27阳性者可进展为强直性脊柱炎	反复发作，持续半年至1年，无畸形

二、自身抗体

1. 定义 指针对自身组织、器官、细胞及细胞成分的抗体，常见于自身免疫性疾病。正常人体血液中也可以有低滴度的自身抗体。

（1）抗核抗体（antinuclear antibody，ANA）：是一组对细胞核内的 DNA、RNA、蛋白或这些物质的分子复合物产生的自身抗体。抗核抗体核型及临床意义见表7-6和图7-2。

表7-6 抗核抗体常见荧光核型意义

常见核型	相关抗体	代表疾病
均质型	抗 dsDNA 抗体、抗组蛋白抗体及抗核小体抗体	SLE、药物性狼疮
斑点型	抗 SSA 抗体、抗 SSB 抗体、抗 RNP 抗体及抗 Sm 抗体	SLE、MCTD 及干燥综合征（SS）等
着丝点型	抗着丝点抗体（ACA）	SSc（局限型）
核仁型	抗 RNP-Ⅲ抗体、抗 Scl-70 抗体及抗 PM-Scl 抗体	SSc、IIM 及重叠综合征等
胞质型	抗 Jo-1 抗体、抗 SRP 抗体及抗 rRNP 抗体	IIM、SLE 等

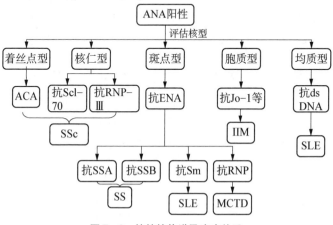

图7-2 抗核抗体谱及疾病关系

(2) 类风湿因子、抗 CCP 抗体：

1) 类风湿因子(rheumatoid factor,RF)：以变性 IgG 的 Fc 片段为靶抗原的自身抗体。可见于类风湿关节炎、其他系统性自身免疫病、感染性疾病及混合性冷球蛋白血症。

2) 抗环瓜氨酸多肽(cyclic citrullinated peptide,CCP)抗体(抗 CCP 抗体)：以合成的环瓜氨酸多肽(CCP)为抗原的自身抗体。对类风湿关节炎具有较高的敏感性和特异性，用于早期诊断和预后判断。

(3) 抗中性粒细胞胞质抗体(antineutrophil cytoplasmic antibody,ANCA)：是指与中性粒细胞及单核细胞胞质中溶酶体酶发生反应的抗体，根据免疫荧光染色结果分为胞质型(c-ANCA)和核周型(p-ANCA)。该类抗体是 ANCA 相关性血管炎重要的诊断抗体，其意义见表 7-6，不同 ANCA 相关性血管炎疾病中抗体阳性率见表 7-7。

表 7-6 ANCA 分类和临床意义

分类		临床意义
c-ANCA		主要靶抗原是蛋白酶-3(PR3)，多见于肉芽肿性多血管炎(GPA)
p-ANCA		主要靶抗原是髓过氧化物酶(MPO)，多见于显微镜下多血管炎(MPA)、嗜酸性肉芽肿性多血管炎(EGPA)、特发性坏死性新月体肾小球肾炎(NCGN)、溃疡性结肠炎(UC)等
ANCA 阳性还可见于	感染性疾病	AIDS、感染性心内膜炎、胰纤维性囊肿及病毒性肠炎等
	肿瘤性疾病	心房黏液瘤、结肠癌、支气管癌及非霍奇金淋巴瘤等
	药物相关	抗甲状腺药物(丙硫氧嘧啶)等
	其他	嗜酸性粒细胞增多症、Sweet 综合征等

表7-7 ANCA相关性血管炎不同疾病中的ANCA阳性率

疾病	PR3-ANCA(%)	MPO-ANCA(%)
肉芽肿性多血管炎(GPA)	85	10
显微镜下多血管炎(MPA)	40	60
嗜酸性肉芽肿性多血管炎(EGPA)	10	45

第二节 ◆ 常见疾病诊治

一、类风湿关节炎

1. 定义 类风湿关节炎(rheumatoid arthritis, RA)是一种以侵蚀性关节炎为主要症状的系统性慢性自身免疫疾病。

2. 病因 目前的病因不清,倾向于内外因素共同诱发,见表7-8。

表7-8 类风湿关节炎病因

类别	病因
遗传	遗传易感性,HLA-DR4阳性易感
感染	支原体、EB病毒、细小病毒B19、风疹病毒、结核分枝杆菌及反转录病毒等
激素	雌性激素
吸烟	与RA发病、疾病进展有关

3. **临床表现** 类风湿关节炎关节受累具有特征性,可以依据关节表现做出临床诊断,具体见表7-9。

表7-9 类风湿关节炎常见关节及系统表现

类别	表现
关节炎	①多关节、小关节为主,对称分布;②晨僵;③活动受限;④畸形
皮肤	类风湿结节、类风湿血管炎
肌肉病变	肌无力、肌炎、肌肉萎缩
心脏	心包炎(最多见)、心肌炎及冠脉病变
肺脏	(1) 间质性改变:各种ILD都有可能,以寻常型间质性肺炎(UIP)最为多见,好发于RA病史长且未经规范治疗的吸烟患者 (2) 胸膜病变:多为少量胸腔积液,通常无明显症状 (3) 特殊肺部表现:Caplan综合征为肺尘埃沉着症患者合并肺内类风湿结节,以广泛散发为主要表现 (4) 肺动脉高压
肾脏	主要与继发性肾脏病变相关,如①肾脏淀粉样变;②NSAIDs所致的镇痛剂肾病
血液	①贫血(疾病活动时,以慢性病性贫血为主);②Felty综合征:关节炎、粒细胞减少及脾大
血管病变	血管炎(主要以中小血管受累为主,如局部缺血梗死、坏疽)
神经症状	周围神经受累为主,为关节肿胀或积液压迫所致,中枢神经系统受累少见
眼部病变	巩膜炎、巩膜外层炎等
全身症状	发热、乏力及消瘦等

4. 问诊及查体关注(参考"关节痛"内容)

(1) 病史询问要点:①性别/年龄:女性多见,35~55岁;②起病病程:慢性病程(超过6周),逐渐进展;③关节症状:关节分布(外周多个小关节,对称),炎性表现(肿胀、压痛),晨僵显著,晚期可畸形致残;④伴随症状:关节外表现:皮疹、口眼干、肢端溃疡、下肢水肿、胸闷气促、胸痛、眼痛及手足麻木感等;⑤其他病史:风湿免疫病家族史,吸烟史。

(2) 体格检查要点:受累关节的分布、大小、对称性、数量、炎症体征(红、肿、热、痛),关节活动度、畸形情况,以及类风湿结节等。

5. 实验室和辅助检查 ①常规检查:血、尿、粪三大常规、肝肾功能及骨代谢指标;②炎症指标:ESR、CRP及血清淀粉样蛋白A(SAA);③免疫指标:免疫球蛋白、补体、血清蛋白电泳+血/尿免疫固定电泳(适用于高球蛋白血症者)、自身抗体(类风湿因子、抗CCP抗体、抗核抗体谱、ANCA谱)、HLA-B27(适用于大关节或中轴关节时)及抗"O"抗体;④感染筛查:结核感染T细胞试验(T-spot)、肝炎病毒(血清学±核酸)、关节腔穿刺者送检病原学检查,尿路感染者尿培养检查;⑤关节影像学检查:双手+双腕X线、关节超声、关节MRI检查。

6. 诊断及鉴别诊断

(1) 诊断:①至少有1个关节存在临床滑膜炎表现,并且不能用其他疾病解释;②满足上述条件,以下项目评分≥6分可诊断(表7-10)。

表7-10 2009年ACR/EULAR类风湿关节炎分类标准

项目	受累关节(个)	得分(分)
受累关节情况		
中大关节	1	0
	2~10	1
小关节	1~3	2
	4~10	3
至少一个为小关节	>10	5
血清学		
RF和抗CCP抗体均阴性	—	0
RF或抗CCP抗体至少一项低滴度阳性(>正常上限)	—	2
RF和抗CCP抗体至少一项高滴度(≥3倍UNL)阳性	—	3
滑膜炎持续时间		
<6周	—	0
≥6周	—	1
急性时相反应物		
CRP和ESR均正常	—	0
CRP或ESR增高	—	1

注:该分类标准是在核磁共振或超声诊断证实受累关节存在滑膜炎前提下采用。

(2)疾病活动度评分:

1) 28关节疾病活动度评分(DAS 28):缓解标准DAS 28≤2.6分,低疾病活动度2.6分<DAS 28≤3.2分,中等疾病活动度3.2分<DAS 28≤5.1分,高等疾病活动度DAS 28>5.1分。

2) 简化的疾病活动指数(SDAI):缓解标准 SDAI≤3.3分。

3) 临床疾病活动性指数(CDAI):缓解标准 CDAI≤2.8分。

(3) 鉴别诊断:见表7-11。

表7-11 与类风湿关节炎相鉴别的疾病

比较项	骨关节炎	脊柱关节炎	其他风湿免疫病
性别/年龄	中老年	青中年男性多见	育龄期女性多见
起病病程	缓慢起病	缓慢疾病	多缓慢起病,部分可急性、暴发性起病(如 SLE)
关节症状	负重关节易受累(膝、髋、手及脊柱)、骨摩擦感	中轴关节受累为主,伴或不伴外周关节炎,以骶髂关节炎、附着点炎为特征	不同风湿免疫病特征不同,SLE 以小关节、非侵蚀性关节炎为主;成人 Still 病大小关节皆可受累,以腕、肘、膝关节常见
实验室检查	自身抗体常阴性	部分 HLA-B27 阳性	ANA 等自身抗体阳性
X 线检查	关节边缘骨质增生	骶髂关节炎、附着点炎为特征	软组织肿胀为主,通常不会有骨破坏

7. 治疗 类风湿关节炎强调全病程管理和达标治疗,具体内容见表7-12。

表7-12 类风湿关节炎治疗原则、目标和措施

项目	描述
治疗原则	早期诊断,早期治疗,严密随访,达标治疗,减少药物不良反应,延缓关节进展,恢复关节功能
治疗目标	达标治疗(Treat to Target),即达到完全缓解或低疾病活动度
治疗药物	改善病情药物(一旦诊断,早期应用): (1) 化学合成DMARDs:甲氨蝶呤(锚定药)、来氟米特、柳氮磺胺吡啶、羟氯喹及艾拉莫德等 (2) 生物靶向DMARDs:肿瘤坏死因子拮抗剂、托珠单抗、阿巴西普及利妥昔单抗等 (3) 小分子靶向药:JAK抑制剂(如托法替布、乌帕替尼及巴瑞替尼等) (4) 植物药制剂:如雷公藤多苷片、白芍总苷等 改善症状药物: (1) 非甾体类抗炎药(NSAIDs):COX-2选择性抑制剂或非选择性抑制剂,监测NSAIDs相关不良反应 (2) 糖皮质激素:作为桥接治疗和系统受累时使用,前者短时间、小剂量应用,症状缓解后即减停
治疗策略	(1) 一旦明确诊断,及时应用DMARDs±NSAIDs/糖皮质激素联合治疗 (2) 每3~6个月评价病情活动度和药物安全性,若未达标则更换治疗方案 (3) 未缓解或难治性或伴预后不良因素患者,可换用生物制剂+甲氨蝶呤(MTX),或小分子靶向药物

二、系统性红斑狼疮

1. 定义 系统性红斑狼疮(systemic lupus erythematosus, SLE)好发于育龄期女性,是多脏器受累、多种自身抗体阳性的系统性自身免疫病。

2. 病因

(1) 遗传:遗传易感性。

(2) 内分泌:雌激素。

(3) 环境:病毒(EBV、细小病毒 B19 等)、紫外线照射、药物(普鲁卡因胺、肼屈嗪、奎尼丁、异烟肼及青霉胺等)。

(4) 免疫异常:①巨噬细胞清除凋亡物质障碍;②树突状细胞过度激活或自发活化导致外周免疫耐受打破;③T 细胞亚群比例和功能失平衡,相关的细胞因子表达紊乱;④NK 细胞活性降低;⑤B 细胞过度增殖和异常活化,产生多克隆免疫球蛋白和多种自身抗体;⑥中性粒细胞释放,中性粒细胞胞外诱捕网(NETs)增多及清除障碍。

3. 临床表现　多系统受累,异质性强,临床复杂。具体见表 7-13。

表 7-13　系统性红斑狼疮常见临床表现

部位	表现
皮肤黏膜	典型为蝶形红斑、盘状红斑,其他可有口腔溃疡、脱发、指腹/甲周红斑、血管炎、雷诺现象、冻疮样皮疹及脂膜炎等
关节	可有关节炎表现,小关节多见,无侵蚀性
肌肉	可有肌痛、肌酶升高
消化系统	自身免疫性肝炎、失蛋白肠病、肠系膜血管炎及假性肠梗阻等
呼吸系统	①胸膜炎,部分伴胸腔积液,常为双侧;②狼疮性肺炎,重者弥漫肺泡出血,病死率极高;③肺动脉高压;④间质性病变较少见

(续表)

部位	表 现
心血管系统	(1) 静脉血栓形成:需排查有无合并抗磷脂抗体综合征(APS) (2) 血管炎:小血管受累为主,表现为皮肤破溃、黏膜溃疡及灶性梗死,中等血管可受累,常见急性冠脉综合征,大血管病变十分少见 (3) 心脏:心包积液,最多见,常为中少量心包积液,部分心包压塞;心肌受累致心肌病、心功能不全,病情重,预后差;心内膜及心瓣膜受累(Libman-sacks 心内膜炎)
血液系统	(1) 血小板计数减少:骨髓涂片主要可见成熟障碍骨髓象 (2) 白细胞计数减少、淋巴细胞减少(很常见) (3) 贫血:溶血性贫血,Coombs 试验阳性;慢性病贫血;肾性贫血,如肾功能不全或终末期肾脏病(EPO↓、血磷↑及 PTH↑等)
泌尿系统	肾小球肾炎为主,表现为血尿、管型尿及蛋白尿,部分患者出现急性肾功能不全
眼部病变	视网膜病变(血管炎相关)、视神经病变及干眼症(需鉴别有无干燥综合征或重叠综合征)
神经系统	包括中枢神经系统受累或外周神经系统受累
全身症状	发热、乏力及纳差等

4. 问诊关注

(1) 诱因/加重:紫外线、感染、药物及劳累。

(2) 多系统症状:皮肤、黏膜、关节、肌肉、肾脏、消化道、肺、心脏及神经系统等。

(3) 全身症状:乏力、发热及体重下降,感染毒血症状。

(4) 既往史:疾病史、药物服用史、家族史及妊娠史,病程中治疗效果和病情演变。

5. 实验室及辅助检查 ①一般检查:血常规(贫血者包

括网织红细胞、血涂片)、尿常规及24 h尿蛋白定量+尿相差显微镜分析红细胞形态、粪常规、肝肾功能及凝血;②心脏标志物:心肌酶、NT-proBNP或BNP;③免疫:抗核抗体谱,包含ANA+抗dsDNA+抗ENA抗体;免疫球蛋白(通常为多克隆升高)+补体(活动时显著降低);Coombs试验、抗血小板抗体、狼疮抗凝物、抗心磷脂抗体及抗$β_2$GP1抗体;④感染排查:血/痰/尿/粪等体液病原学检查、结核感染T细胞试验(T-spot)(排查结核病或潜在结核)、病毒;⑤肾脏评估:肾脏超声、肾脏穿刺(病理学常表现为满堂亮、白金耳等);⑥颅脑评估:头颅MRI+DWI+FLAR、脑电图、腰穿测压+脑脊液常规/生化/病原学(ADA、墨汁染色、乳胶凝集试验等)/细胞学检测、寡克隆蛋白,按需选择AQP-4抗体等;⑦肺部评估:胸部CT检查,按需完善肺功能及支气管镜检查(灌洗+病原学送检);⑧心脏评估:心电图、超声心动图,按需完善冠脉CTA、心脏核素、心脏MRI(对于高度怀疑有心肌受累者);⑨其他:如与感染及肿瘤鉴别时,按需完善PET/CT评估(主要用于血液系统恶性肿瘤及部分实体瘤排查)。

6.诊断　系统性红斑狼疮采用的是分类标准,而非诊断标准,并通过系统性红斑狼疮疾病活动性指数(SLEDAI)完成活动度评价,见表7-14～7-17。

表7-14　1997年ACR有关系统性红斑狼疮的分类标准

分类	标准
颊部红斑	两颧突出部位固定红斑,扁平或高起
盘状红斑	片状高起于皮肤的红斑,黏附有角质脱屑和毛囊栓,陈旧性病变可发生萎缩性瘢痕

(续表)

分类	标 准
光过敏	对日光有明显反应,引起皮疹,从病史中得知或医师观察到
口腔溃疡	经医师观察到的口腔或鼻咽部溃疡,一般为无痛性
关节炎	非侵蚀性关节炎,累及 2 个或更多的外周关节,有压痛、肿胀或积液
浆膜炎	胸膜炎或心包炎
肾脏病变	尿蛋白>0.5 g/24 h 或+++,或管型(红细胞、血红蛋白、颗粒或混合管型)
神经病变	癫痫发作或精神病,除外药物或代谢紊乱
血液学病变	溶血性贫血,和(或)白细胞计数减少,和(或)淋巴细胞减少,和(或)血小板计数减少
免疫学异常	抗 dsDNA 抗体阳性,或抗 Sm 抗体阳性,或抗磷脂抗体阳性(包括抗心磷脂抗体、或狼疮抗凝物、或至少持续 6 个月的梅毒血清试验假阳性三者中具备一项阳性)
抗核抗体	在任何时候和未用药物诱发"药物性狼疮"的情况下,抗核抗体滴度异常

注:符合 4 项或 4 项以上者,在除外感染、肿瘤和其他风湿免疫病后,可诊断 SLE。

表 7-15 2012 年 SLICC 修改的 ACR 系统性红斑狼疮分类标准

分类	标 准
临床标准	①急性或亚急性皮肤狼疮表现;②慢性皮肤狼疮表现;③口腔或鼻咽部溃疡;④非瘢痕性脱发;⑤炎性滑膜炎:2 个或更多的外周关节肿胀或压痛,伴晨僵;⑥浆膜炎;⑦肾脏病变:尿蛋白>0.5 g/d 或出现红细胞管型;⑧神经病变:癫痫发作或精神病,多发单神经炎,脊髓炎,外周或颅神经病变,脑炎;⑨溶血性贫血;⑩白细胞计数减少(至少 1 次细胞计数<4.0×10^9/L)和(或)淋巴细胞减少(至少 1 次细胞计数<1.0×10^9/L);⑪和(或)血小板计数减少

(续表)

分类	标 准
免疫学标准	①ANA 滴度高于实验室参考标准;②抗 dsDNA 抗体滴度高于实验室参考标准(ELISA 法需 2 次高于参考标准);③抗 Sm 抗体阳性;④抗磷脂抗体阳性:狼疮抗凝物阳性/梅毒血清学试验假阳性/抗心磷脂抗体升高≥2 倍或抗 $β_2$GP1 抗体中滴度以上升高;⑤补体减低:CH50、C3、C4 低于正常;⑥无溶血性贫血,但Coombs 试验阳性

注:①符合 4 项或以上者,其中必须有一条临床标准和一条免疫标准,可诊断 SLE;②肾脏病理学证实狼疮性肾炎和 ANA/抗 dsDNA 抗体阳性,可诊断 SLE。

表 7-16 2019 年 ACR/EULAR 的系统性红斑狼疮分类标准

分类	标 准	
准入标准:ANA≥1:80(Hep-2 细胞法)		
(1) 如果不符合,不考虑 SLE 诊断		
(2) 如果符合,进一步参照以下分类标准		
临床分类标准及权重		
全身状况	发热>38.3℃	+2
血液系统	(1) 白细胞减少症<$4×10^9$/L	+3
	(2) 血小板减少症<$100×10^9$/L	+4
	(3) 溶血性贫血	+4
神经精神系统	(1) 谵妄	+2
	(2) 精神异常	+3
	(3) 癫痫	+5
皮肤黏膜	(1) 非瘢痕性脱发	+2
	(2) 口腔溃疡	+2
	(3) 亚急性皮肤狼疮或盘状狼疮	+4
	(4) 急性皮肤狼疮	+6

(续表)

分类	标准	
肾脏	蛋白尿>0.5 g/24 h 肾活检:Ⅱ型或Ⅴ型 LN 肾活检:Ⅲ或Ⅳ型 LN	+4 +8 +10
浆膜腔	(1) 胸腔积液或心包积液 (2) 急性心包炎	+5 +6
肌肉骨骼	关节受累(≥2 个关节滑膜炎或≥2 个关节痛+晨僵≥30 min)	+6
免疫学分类标准及权重		
抗磷脂抗体	中、高滴度 ACL 或 抗 β_2GP1(+)或 LA(+)	+2
补体	低 C3 或低 C4 低 C3 和低 C4	+3 +4
特异性抗体	抗 dsDNA(+)或抗 Sm(+)	+6

注:①如果计分标准可以被其他比 SLE 更符合的疾病解释,该计分标准不计分;②标准至少一次出现就足够;③SLE 分类标准要求至少包括 1 条临床分类标准以及总分≥10 分可诊断;④所有的标准,不需要同时发生;⑤在每个记分项,只计算最高分。

表 7-17 疾病活动度判断:系统性红斑狼疮疾病活动度指数(SLEDAI)评分(简化)

类别	项目	每项分值
临床症状(除外感染等其他原因导致的相应症状)	癫痫发作、精神病、器质性脑病综合征、视觉障碍、颅神经病变、狼疮性头痛、脑血管意外及血管炎	各 8 分

(续表)

类别	项目	每项分值
	关节炎(至少2个关节痛并有炎性体征)、肌炎(肌痛或肌无力且有肌酸激酶升高,肌电图改变或活检证实有肌炎)	各4分
	脱发、黏膜溃疡、胸膜炎及心包炎	各2分
	发热(>38℃,除外感染)	各1分
实验室检查(除外感染等其他原因所导致的异常)	管型尿(HGb颗粒管型或RBC管型)、血尿(RBC>5个/HFP)、蛋白尿(>0.5g/24h或近期出现或近期增加>0.5g/24h)、脓尿(白细胞>5个/HFP)	各4分
	低补体、抗dsDNA抗体升高(Farr放免法检测应>25%,或高于正常)	各2分
	血小板计数减少(<100×10⁹/L)、白细胞计数下降(<3.0×10⁹/L,除外药物所致)	各1分

注:①SLEDAI评分,如评分≤4分提示病情平稳;评分5~9分,低疾病活动度;评分10~14分,中度活动;>14分,重度活动;②上述计分为前10d之内的症状和检查;③SLEDAI评分价值有限,对于部分未纳入SLEDAI评分里的项目需仔细斟酌,综合临床表现评估疾病活动度。

鉴别诊断:需与感染性疾病、肿瘤性疾病、其他风湿免疫病、免疫性血管炎及自身炎症性疾病鉴别。

狼疮危象:弥漫肺泡出血、急进性肾小球肾炎、血小板严重减少伴重要脏器出血、重度溶血性贫血、神经精神狼疮、急性心肌炎及心包压塞。

7. 治疗　在活动期,基于疾病严重性、个体特征分层和个体化治疗,进行诱导缓解;活动性疾病缓解后进入维持期治疗,具体治疗原则和措施见表7-18。

表7-18 治疗原则及具体措施

项目	描述	
治疗原则	早期、个体化治疗,达标治疗,最大限度地延缓疾病进展,降低器官损害,改善预后	
一般治疗	避光、避免纹眉、染发,规律作息、适度运动、均衡饮食、预防感染	
传统药物	轻度(无内脏受累)	关节型(NSAIDs±羟氯喹±甲氨蝶呤、来氟米特)、皮肤型(外用药±羟氯喹±甲氨蝶呤),如若控制不佳,可加用中小剂量激素治疗
	中度(有内脏受累)	中大量激素治疗(pred 0.5~1.0 mg/kg/d)±环磷酰胺/吗替麦考酚酯/硫唑嘌呤/他克莫司/环孢素/来氟米特
	重度(严重脏器损害或危及生命)	糖皮质激素 pred≥1 mg/(kg·d)或甲泼尼龙 500~1 000 mg/d×3 d 冲击)联合环磷酰胺冲击(0.8~1.0 g q3周~q4周)治疗,并可考虑大剂量静脉输注免疫球蛋白[40 mg/(kg·d)]、血浆置换/免疫吸附
生物制剂	(1) 靶向B淋巴细胞的生物制剂:抗CD20和CD22单抗、抗BAFF单抗、TACI-Fc融合蛋白、蛋白酶体抑制剂 (2) 靶向T淋巴细胞的生物制剂:细胞毒T淋巴细胞抗原-4与人IgG1的Fc段融合蛋白(CTLA4-IgG1) (3) 抑制补体活化的生物制剂,如抗C5a抗体 (4) Ⅰ型干扰素受体靶向单抗	
其他治疗	血浆置换,自体干细胞移植,血液净化与肾移植	
防止并发症	监测激素冲击治疗后并发症、免疫抑制剂治疗后不良反应	

三、脊柱关节炎

1. 定义 脊柱关节炎(spondyloarthritis,SpA)为一组以中轴和(或)外周关节受累为主的多系统慢性炎症性疾病,包

第七章 风湿免疫病

括强直性脊柱炎、银屑病关节炎、反应性关节炎、炎症性肠病关节炎、幼年脊柱关节炎和未分化脊柱关节炎等。具有骶髂关节炎、肌腱附着点炎、类风湿因子阴性、与人类白细胞抗原B27(HLA-B27)相关、家族聚集患病倾向等共同特征。

病理学特征:附着点炎、局部骨侵蚀、局部钙化、新骨形成等。

2. 病因 ①遗传:HLA-B27;②环境:机械应力,肠道感染。

3. 临床表现 见表7-19。

表7-19 脊柱关节炎关节表现和关节外表现

分类	表现
关节表现	
病程特点	起病隐匿,初期主要表现为腰背部或腰骶部不适或疼痛,或臀部不适感
疼痛性质	慢性、反复发作,夜间及晨起时疼痛为主,休息无改善,活动、热敷后可缓解,对NSAIDs效果良好
脊柱外关节	可有足跟痛、颈椎僵硬、椎体角或肋软骨等附着点炎症状,可出现指/趾炎、腊肠指/趾样改变
受累关节分布	髋关节、膝关节及肩关节常见,下肢>上肢,多表现为对称分布
关节外表现	
全身症状	可出现低热、乏力及盗汗等,极少数有高热
眼部症状	易合并虹膜炎或虹膜睫状体炎,部分早于关节症状,单侧为主
心血管系统	主动脉瓣关闭不全,心脏扩大、房室传导阻滞及心包炎
呼吸系统	肺上叶纤维化,后期部分可伴有肺大疱
神经肌肉系统	可因关节脱位出现神经根压迫症状,严重者出现马尾综合征
泌尿系统	肾脏少见,主要为IgA肾病或淀粉样变,应与长期NSAIDs治疗引起肾损鉴别
消化系统	慢性腹泻,为不典型肠炎或炎症性肠病

4. 问诊及查体重点

(1) 病史问诊重点。①患者特征:青年起病,男性多见;②诱因/加重:尿路感染、腹泻;③中轴关节:炎性下腰痛,附着点炎,活动受限;④外周关节:不对称、单关节炎,指/趾炎;⑤伴随症状:眼、心血管及全身症状等;⑥既往史:家族聚集史,肠炎及感染等病史。

(2) 体格检查重点。①枕墙距:因颈部僵直和(或)胸椎段畸形后凸,枕部不能触及墙壁,阳性为枕墙距>0 cm;②胸廓活动检查:测量第4肋间隙水平深吸气与呼气胸廓周径变化 δ> 2.5 cm;③骨盆侧压:阳性为侧压患者骨盆疼痛;④Schober试验:双侧髂后上棘连线中点(A)及其上10 cm点(B),双膝直立弯腰,测量 A、B 前后两点距离变化差值 δ>5 cm;⑤4字试验(Patrick sign):阳性为膝关节屈曲侧骶髂关节疼痛。

5. 实验室及辅助检查 ①一般检查:三大常规、肝肾功能及骨代谢指标;②炎症指标:ESR、hsCRP及SAA;③具诊断意义的基因:HLA-B27;④影像学检查:骶髂关节前后位X线片检查,必要时可行骶髂关节CT及MRI(STIR)或关节超声检查;⑤其他:生物制剂使用前排查结核和肝炎感染,如行结核感染T细胞试验(T-spot)、肝炎病毒(血清学+核酸);疑似反应性关节炎,行体液病原体检查,关节积液者可关节腔穿刺送病原学检查。

6. 诊断 1984年纽约修订标准诊断,可诊断已经有关节损害的患者,2009年ASAS分类标准有益于无影像学骨损害的早期患者诊断。如表7-20~7-23所示。

7. 治疗 治疗原则:缓解症状,维持功能,预防脊柱病变的并发症,尽量减少脊柱外和关节外表现及共存疾病,维持良好的社会心理功能,具体治疗如图7-3所示。

表7-20 1984年强直性脊柱炎的纽约修订标准

项目	标准
诊断	
临床标准	腰痛、僵硬≥3个月,静息无改善,活动后缓解 腰椎额状面和矢状面活动受限 胸廓活动度低于相应年龄、性别的正常人
X线标准	双侧骶髂关节炎≥2级或单侧骶髂关节炎3～4级
分级	
肯定强直性脊柱炎	符合放射学标准和≥1项临床标准
可能强直性脊柱炎	符合3条临床标准 符合放射学标准而不具备任何临床标准(应除外其他原因所致的骶髂关节炎)

表7-21 2009年国际脊柱关节炎协会(ASAS)中轴型脊柱关节病分类标准

项目	标准
慢性腰背痛>3月且年龄≤45岁+骶髂关节炎影像学改变+≥1个SpA特征或HLA-B27阳性+其他≥2个SpA特征	
SpA特征	炎性腰背痛、外周关节炎、指/趾炎、足附着点炎、脊柱关节炎家族史、服用NSAIDs有效、虹膜睫状体炎、银屑病、炎症性肠病、HLA-B27(+)及CRP升高
骶髂关节影像学改变	X线片符合纽约修订标准:双侧2～4级或单侧3～4级骶髂关节炎,或骶髂关节MRI影像学表现符合ASAS共识定义:骶髂关节活动性炎性病变,伴有明确的骨髓水肿

表7-22 强直性脊柱炎疾病活动度评分(ASDAS)

评分/分	活动度
SDAS<1.3	疾病缓解
1.3≤ASDAS<2.1	低疾病活动度
2.1≤ASDAS<3.5	高疾病活动度
ASDAS>3.5	极高疾病活动度

表7-23 脊柱关节炎鉴别诊断

比较项	强直性脊柱炎	Reiter综合征	银屑病关节炎	炎症性肠病关节炎	反应性关节炎
性别	男>女	男=女	男=女	男=女	男=女
年龄	多≤40岁	青中年	任何年龄	任何年龄	任何年龄
起病方式	缓慢	急	不定	缓慢	急
HLA-B27	+++	++	+	+	++
骶髂关节炎	很常见	少见	可有	可有	-
受累部位对称性	对称	不对称	不对称	对称	对称
周围关节炎	++	+++	+++	+	+++
受累关节分布	下肢>上肢	下肢>上肢	上肢>下肢	下肢>上肢	下肢>上肢
葡萄膜炎	++	++	+	+	+
结膜炎	-	+	-	-	+
皮肤指甲受累	-	++	+++	-	-
黏膜受累	-	+	-	+	-
尿道炎	-	+	-	-	±
脊柱受累	+++	+	+	+	+

注:"-"代表无此表现;"±"代表可能有此表现;"+~+++"代表有此表现。

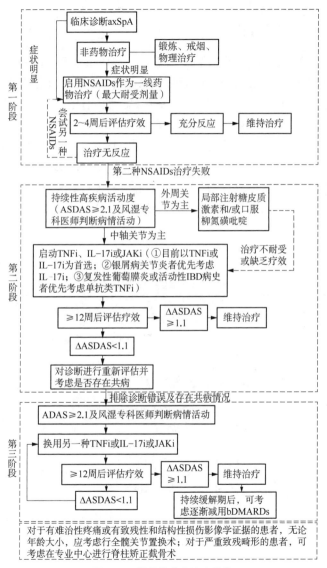

图7-3 脊柱关节病治疗推荐

四、干燥综合征

1. **定义** 干燥综合征(Sjögren syndrome,SS)是一种以累及多种外分泌腺体(唾液腺、泪腺等)、大量淋巴细胞浸润为主要特征,可伴有皮肤、关节、肌肉、肺、肾、消化、神经及甲状腺等多系统受累的慢性炎症性自身免疫病。

2. **病因** ①遗传:主要组织相容性复合体基因频率增高;*HLA-B8*、*DR3* 和 *DRw52*;原发性 SS 患者多为 *HLA-DR3*,继发性患者与 *HLA-DR4* 密切相关;②内分泌:雌激素可能促发;③环境:EB 病毒、反转录病毒和丙型肝炎病毒可能诱发。

3. **临床表现** 见表 7-24。

表 7-24 干燥综合征常见表现

类型		症 状
外分泌腺		口干、龋齿、眼干、干燥性角膜炎、皮肤干燥、鼻腔干燥及腮腺肿大
内脏受累	呼吸系统	主要为 NSIP、LIP,肺动脉高压及干燥性支气管炎
	泌尿系统	远端肾小管酸中毒多见
	消化系统	萎缩性胃炎、消化不良及胆汁淤积性肝炎
	神经系统	周围神经病变、视神经脊髓炎
	心血管系统	心包炎、肺动脉高压
	皮肤	紫癜样皮疹,与高球蛋白血症相关
	关节、肌肉	关节痛、肌痛
淋巴瘤		当腮腺等唾液腺持续肿大,多克隆性高球蛋白血症转变为单克隆性高球蛋白血症时需警惕

第七章 风湿免疫病

4. 问诊关注

(1) 病史询问要点。①患者特征:女性、中老年多见。②腺体症状:外分泌腺受累情况、程度。③伴随症状:有无多脏器受累情况;查找原发性风湿免疫病可能;排查淋巴瘤、其他肿瘤、慢性感染可能。④其他病史:慢性病史、家族史、药物史。

(2) 体格检查要点:唾液腺、泪腺、腮腺等外分泌腺体检查,以及可受累重要脏器相应查体。

5. 实验室和辅助检查 该病需要评估泪腺、涎腺功能及有无重要脏器受累,具体见表7-25。

表7-25 干燥综合征主要检查项目

分类	项目
一般检查	血常规(贫血者行网织红细胞检查)、尿常规(关注尿pH)、粪常规
血液生化	肝肾功能(关注CO_2结合率)、骨代谢标志物、血清蛋白电泳/免疫固定电泳(如怀疑淋巴瘤,游离轻链检测)
炎症指标	ESR、CRP及SAA
免疫指标	免疫球蛋白、补体、淋巴细胞亚群、RF、ANA及抗ENA谱
影像学检查	胸部HRCT:排查肺部病变,如肺间质病变 肺功能:DLCO↓,TLC及FVC可↓
功能检测	泪腺功能检测:Schirmer试验(≤5 mm/5 min)、泪膜破碎时间(<10 s)、角膜染色(指数≥4) 涎腺功能检测:唾液流率测定(≤1.5 ml/15 min)、腮腺造影、涎腺同位素扫描
唇腺活检	唇腺组织中聚集的淋巴细胞50个及以上为一个病灶,计数$4\,mm^2$组织中的病灶数,若病灶数≥1为阳性

6. 诊断 该病采用的是分类标准,注意要鉴别诊断和排除其他疾病,可参考表 7-26、7-27。

表 7-26 2002 年欧美修订的 SS 国际分类标准(AECG 标准)

项目	标准
1. 口腔症状(≥1 项)	①每日口干持续≥3 月;②成年后腮腺反复或持续肿大;③吞咽干性食物时需用水帮助
2. 眼部症状(≥1 项)	①每日感到不能忍受的眼干燥,持续≥3 月;②有反复沙砾感;③每日需用人工泪液≥3 次
3. 眼部体征	①Schirmer 试验(+)(≤5 mm/min);②角膜染色(+)≥4,Van Bijsterveld 计分法
4. 涎腺受损(≥1 项)	①唾液流率(+)(≤1.5/15 min);②腮腺造影(+);③涎腺同位素检查(+)
5. 组织学检查	下唇腺病理学活检提示淋巴细胞灶≥1 个
6. 自身抗体	抗 SSA 和(或)抗 SSB(+)(双扩散法)

注:上述现象需除外头颈面部放疗史、丙肝病毒感染、AIDS、淋巴瘤、结节病、移植物抗宿主病(GVHD)及抗乙酰胆碱药物应用。
原发性干燥综合征诊断:①≥4 条,但必须包含组织学检查或自身抗体阳性;②3~6 条中任意 3 条阳性。
继发性干燥综合征诊断:在有其他风湿免疫病基础上,符合口干或眼干症状,有眼部体征、涎腺受损证据及组织学检查中任意 2 条。

表 7-27 2016 年美国风湿病学会(ACR)/欧洲抗风湿病联盟(EULAR)制订的 SS 分类标准

项目	计分/分
唇腺病理学活检示淋巴细胞灶≥1 灶/4 mm²	3
血清抗 SSA 抗体(+)	3

(续表)

项 目	计分/分
至少单眼角膜染色计分(OSS)≥5或Van Bijsterveld评分≥4分	1
Schirmer试验(+)(≤5 mm/5 min)	1
唾液流率(+)(≤0.1 ml/min)	1
总分	9

评分≥4分,且除外颈、头面部放疗史、丙型肝炎病毒感染、AIDS、结节病、淀粉样变性、移植物抗宿主病(GVHD)及IgG4相关性疾病,即可诊断为干燥综合征。

纳入标准:至少有眼干或口干症状之一者,即下述至少一项为阳性:①每日感到不能忍受的眼干,持续3个月以上;②眼中反复沙砾感;③每日需用人工泪液3次或3次以上;④每日感到口干,持续3个月以上;⑤吞咽干性食物需频繁饮水帮助。或在EULAR的SS疾病活动度指数(ESSDAI)问卷中出现至少一个系统阳性的可疑SS者。

鉴别诊断:①其他自身免疫性疾病:类风湿关节炎、系统性红斑狼疮及混合型结缔组织病等;②非自身免疫性口干相关疾病:糖尿病、甲状腺功能减退症、尿崩症、药物性口干(精神病药物)、老年性外分泌腺体功能下降、长期饮酒吸烟、精神紧张、长时间说话及秋季干燥等。

7. 治疗 治疗手段包括局部治疗、对症处理、免疫抑制治疗及脏器保护,如表7-28所示。

表7-28 治疗原则和措施

项目	措 施
治疗原则	改善局部症状,防治重要脏器受累,增强患者对疾病认知,保持健康生活方式及愉悦心情

(续表)

项目	措　施
局部治疗	(1) 口腔干燥:定期进行口腔健康检查和护理,预防牙周病 轻度腺体功能受损:使用非药物刺激唾液腺分泌 中至重度腺体功能受损、但具有残余唾液腺功能:可考虑毛果芸香碱或西维美林 重度腺体功能受损、无残留唾液腺分泌功能:建议人工涎液替代治疗 (2) 眼干燥症:予以人工泪液 难治性或严重眼干燥症:可局部使用含有免疫抑制剂(如环孢素)的滴眼液,以及经处理后的小牛血清或血清替代物
全身治疗	(1) 无重要脏器受累,以皮疹、关节炎为主要表现:可选择NSAIDs、局部糖皮质激素、羟氯喹、白芍总苷、甲氨蝶呤、来氟米特及艾拉莫德等 (2) 重要内脏累及或继发性干燥综合征:全身糖皮质激素+羟氯喹±免疫抑制剂/生物制剂治疗 (3) 肾小管酸中毒:纠正酸碱平衡及电解质紊乱,补充枸橼酸/枸橼酸钾

五、痛风及高尿酸血症

1. 定义

(1) 痛风(gout):是一种单钠尿酸盐(MSU)沉积在关节所致的晶体相关性关节病,是嘌呤代谢紊乱和(或)尿酸排泄减少所致的高尿酸血症直接导致。除关节损害外,痛风患者还可伴发肾脏病变及其他代谢综合征表现,如高脂血症、高血压、糖尿病及冠心病等。

(2) 高尿酸血症(hyperuricemia):无论男性还是女性,非同日2次血尿酸水平超过420 $\mu mol/L$,称为高尿酸血症。

2. 病因　该病与嘌呤代谢紊乱或/和排泄障碍相关,具体病因见表7-29。

表7-29 高尿酸血症发生原因

分类		病因
原发性高尿酸血症	特发性尿酸增多症	原因未明的分子缺陷、先天性嘌呤代谢障碍
	尿酸产生过多	高嘌呤膳食 酒精过度摄入 高糖饮食 嘌呤代谢增加
继发性高尿酸血症	血液系统疾病/肿瘤	骨髓增殖性疾病(MPD)、实体肿瘤化疗后及溶贫等
	各类肾脏疾病	慢性肾脏病、肾小管疾病
	服用某些药物	利尿剂、吡嗪酰胺、环孢素及阿司匹林等
	有机酸产生过多	乳酸酸中毒、过度运动及饥饿等

3. 临床表现 见表7-30。

表7-30 痛风临床分期及表现

项目		临床表现
急性痛风性关节炎	典型表现	突发(夜间多见)关节红、肿、热及痛,可伴有头痛、发热及乏力等全身症状,病程具有自限性,1~2周自行缓解
	好发部位	第1跖趾关节＞其余跖趾关节＞足背＞踝＞膝＞指＞腕＞肘关节
慢性痛风性关节炎		间歇期消失,进入慢性阶段,痛风性关节炎症反复发作,可引起关节破坏、周围组织纤维化,关节僵硬、畸形及活动受限,部分可伴有明显痛风石形成

(续表)

项目	临床表现	
痛风石	发生在耳郭、前臂伸侧、第1跖趾关节、指关节及肘部等关节	
痛风性肾损害	慢性痛风性肾病	尿酸盐结晶沉积肾组织致间质性肾炎
	急性肾损害	大量单钠尿酸盐结晶阻塞肾小管导致
	尿路结石	尿酸性结石尿路梗阻,为X线阴性结石

4. 问诊关注

(1) 病史询问要点。①患者特征:中青年男性;②发病特征:呈发作性,发作时急性、快速至峰值,间歇期恢复正常;③诱发因素:高嘌呤饮食,饮酒,药物;④关节症状:急性单关节炎症(红肿热痛)、程度剧烈、活动受限,慢性可见痛风石;⑤既往史:家族史,高尿酸血症史,代谢异常/代谢综合征史,特殊药物及治疗史。

(2) 体格检查要点:受累关节的炎性体征(红肿热痛)和(或)慢性改变(痛风石)。

5. 实验室和辅助检查 见表7-31。

表7-31 痛风相关检查项目

分类	项 目
实验室检查	
原发病评估	血尿酸测定(急性发作期约30%患者可正常),尿酸测定(非必需,协助选择降尿酸药物类型)
并发症评估	肾功能检测(血肌酐、尿素氮)、尿常规(必要时24 h尿蛋白定量及相差显微镜检尿红细胞)

(续表)

分类	项 目
合并症评估	包括血压、体重、血脂、血糖、血同型半胱氨酸及胰岛素抵抗
影像学检查 　X线检查 　双能CT检查 　关节超声检查 　确诊"金标准"	（关节处）早期主要为软组织肿胀，晚期表现为软骨缘破坏、关节间隙变窄，偏心的穿凿样损害 （肾脏）透光结石不成像 显示软组织及关节周围尿酸盐结晶 特征性表现"暴风雪征"和"双轨征" 关节腔穿刺滑液偏振光显微镜下可见双折光针状尿酸盐结晶

6. 诊断　2015年痛风分类标准已被广泛使用，为评分系统，每项有具体要求，见表7-32。①该标准适用于至少发作过1次外周关节肿胀、疼痛及压痛，且在发作关节、滑囊或痛风结节中未找到尿酸盐结晶者。对于已在发作关节、滑囊或痛风结节中找到尿酸盐结晶者不适用此标准，但可直接诊断为痛风。②该标准最大得分是23分，当得分≥8分时可诊断为痛风。③该标准必须要进行血尿酸水平的检测。

表7-32　2015年ACR&EULAR痛风分类标准

项目	内容	评分/分
临床特点	受累关节分布：曾有急性症状发作的关节/滑囊部位（单或寡关节炎）	
	（1）踝关节或足部（非第1跖趾关节）关节受累	1
	（2）第1跖趾关节受累	2

(续表)

项目	内容	评分/分
	受累关节急性发作时症状:(1)皮肤发红(患者主诉或医师查体);(2)触痛或压痛;(3)活动障碍	
	(1) 符合上述 1 个特点	1
	(2) 符合上述 2 个特点	2
	(3) 符合上述 3 个特点	3
	典型的发作时间特点:(1)疼痛达峰<24 h;(2)症状缓解≤14 d;(3)发作间期完全缓解;符合上述≥2项(无论是否抗感染治疗)	
	(1) 曾有 1 次典型发作	1
	(2) 曾有≥2 次典型发作	2
	痛风石证据:皮下灰白色结节,表面皮肤薄,血供丰富;典型部位:关节、耳郭、鹰嘴滑囊、手指、肌腱(如跟腱)	
	(1) 没有痛风石	0
	(2) 存在痛风石	4
实验室检查	血尿酸水平:非降尿酸治疗中、距离发作>4 周时检测,可重复检测,以最高值为准	
	(1) <240 μmol/L(<4 mg/dl)	−4
	(2) 240~<360 μmol/L(4~<6 mg/dl)	0
	(3) 360~<480 μmol/L(6~<8 mg/dl)	2
	(4) 480~<600 μmol/L(8~<10 mg/dl)	3
	(5) ≥600 μmol/L(≥10 mg/dl)	4
	关节液分析:由有经验的医师对有症状关节或滑囊进行穿刺及偏振光显微镜检查	
	(1) 未做检查	0
	(2) 尿酸钠晶体阴性	−2

(续表)

项目	内容	评分/分
影像学特征	有或曾有症状的关节或滑囊处尿酸钠晶体的影像学证据:关节超声"双轨征",或双能CT检查的尿酸钠晶体沉积	
	(1) 无(两种证据)或未做检查	0
	(2) 存在(任一证据)	4
	痛风相关关节破坏的影像学证据:手/足X线片存在至少一处骨侵蚀(皮质破坏,边缘硬化或边缘突出)	
	(1) 无或未做检查	0
	(2) 存在	4

7. 治疗 痛风特别强调间歇期降尿酸治疗、非药物治疗和合并症处理,这将有利于疾病的全面管理和实现获益。具体见表7-33、7-34。

表7-33 痛风非药物治疗、药物治疗和急性期治疗

类别		治疗
治疗原则		改变生活方式/降低风险策略,联合药物治疗使血清尿酸达到并维持在目标水平,控制疾病,预防痛风反复发作,减少并发症
非药物治疗	生活方式管理	饮食控制、多饮水、减少饮酒、运动及肥胖者减轻体重等 控制痛风相关伴发疾病及危险因素,如高脂血症、高血压、高血糖、肥胖和吸烟

(续表)

类别		治疗
降尿酸药物治疗	指征	(1) 强烈推荐:有以下任何一种情况的痛风患者开始行降尿酸治疗(ULT):皮下痛风石≥1个;有证据表明存在痛风引起的任何影像学损害;或痛风频发(≥2次/年) (2) 有条件推荐:对曾经有>1次发作,但发作不频繁(<2次/每年)的患者开始ULT (3) 对痛风患者首次出现痛风发作时有条件反对立即开始ULT,以下情况除外:首次痛风发作并且合并中重度CKD(3级以上)、血尿酸浓度>540 μmol/L或尿路结石的患者,有条件推荐启动ULT (4) 在无症状高尿酸血症患者(血尿酸>408 μmol/L,无痛风发作或皮下痛风石),有条件反对使用ULT
	时机	目前认为在预防痛风发作药物保护下可以在发作期间开始降尿酸治疗
	目标和疗程	痛风患者降尿酸治疗目标为血尿酸<360 μmol/L,并长期维持;若患者已出现痛风石、慢性痛风性关节炎或痛风性关节炎频繁发作,降尿酸治疗目标为血尿酸<300 μmol/L;降尿酸治疗时血尿酸不低于180 μmol/L
	原则	降尿酸药物的选择需个体化,小剂量开始滴定,根据血尿酸水平调整,长期随访及用药,详细用药见下文

注:急性期治疗原则:快速控制关节炎的症状和疼痛。
卧床休息,抬高患肢,发作24 h内开始应用控制急性炎症的药物,如秋水仙碱和NSAIDs,当存在治疗禁忌或治疗效果不佳时,可考虑短期应用糖皮质激素抗炎。若单药治疗效果不佳,可选择上述药物联合治疗。对上述药物不耐受或有禁忌时,可考虑白细胞介素-1(IL-1)受体拮抗剂作二线痛风急性发作期的治疗。

表7-34 降尿酸治疗药物

类型	代表药物	用法	注意事项
抑制尿酸合成药物	别嘌醇	初始剂量 50 mg qd,每次 50 mg 递增,一般剂量 200～300 mg/d,分 2～3 次服,最大剂量 600 mg/d(根据肾功能调量,eGFR<10 ml/min/1.73 m^2 时或透析患者禁用)	别嘌醇亚洲人群过敏发生率高,建议用前查 HLA-B5801;非布司他使用前应进行心血管评估和权衡利弊
	非布司他	初始剂量 20～40 mg qd,每次递增 20 mg,最大剂量 80 mg/d	
促尿酸排泄药物	苯溴马隆	初始剂量 25 mg qd,最大剂量为 75～100 mg/d	如有肾功能(eGFR≤30 ml/min/1.73 m^2)及尿路结石则慎用
尿酸酶类药物	瑞普凯希	国内未上市:使用剂量 8 mg q2w ivgtt	易诱发痛风急性发作;过敏反应
其他有促尿酸排泄药物	氯沙坦	根据患者血压、蛋白尿情况选择使用	使用剂量及注意事项参考第一章第二节"五、高血压"及"六、血脂异常"
	非诺贝特	根据患者血脂水平选用	

六、特发性炎性肌病

1. 定义 特发性炎性肌病(idiopathic inflammatory myopathy)是一组病因未明的骨骼肌慢性非化脓性炎症性疾病,包括多发性肌炎、皮肌炎、包涵体肌炎、非特异性肌炎和免疫介导的坏死性肌病。以对称性四肢近端肌无力、肌肉疼痛及血清肌酸激酶升高为主要表现,可累及肺、心血管及关节等其他脏器。

2. 病因 ①遗传:易感基因:$HLA-DRB1*0301$ 及其连锁等位基因 $DQA1*0501$、$HLA-DRB1*0901$、$HLA-DRB1*1201$;②环境:肠道病毒,反转录病毒,葡萄球菌,梭状芽孢杆菌,分枝杆菌,寄生虫等;紫外线;恶性肿瘤。

3. 临床表现 见表7-35。

表7-35 多发性肌炎和皮肌炎常见表现

类型	表现	
皮肤病变	向阳疹	眼睑、眼眶周围出现水肿的紫红色皮疹
	Gottron疹/征	PIP、MCP伸侧的扁平紫红色丘疹,表面附有糠状鳞屑,境界清楚,Gottron征为不局限于PIP及MCP伸面皮疹表现
	技工手	双手手指桡侧及掌面皮肤表皮增厚、角化过度、皲裂等,类似长期粗体力活工人的手
	其他	雷诺现象、V字征、披肩征、枪套征、甲周红斑、皮肤钙化及对光敏感等
肌肉病变	常表现为对称性四肢近端肌肉无力、肌痛等特征性变化。病变肌肉主要发生在横纹肌,有时也可发生于平滑肌和心肌,部分患者也可以表现为呼吸肌受累,出现呼吸困难等	
肺部病变	肺间质病变多见,类型可为机化性肺炎(OP)、非特异性间质性肺炎(NSIP),部分寻常型间质性肺炎(UIP)表现,少数出现急性间质性肺炎(AIP),表现为快速进展,短期内出现呼吸衰竭,是导致特发性炎性肌病死亡的主要原因之一;肺部表现需仔细鉴别是否存在感染因素	
关节炎	多对称受累,为反应性,少见毁损性关节破坏,与抗合成酶抗体阳性相关	
消化系统	吞咽困难、腹胀、胃食管反流等,可以有"肝酶"(本质是肌炎致肌酶谱异常)升高,需鉴别	

(续表)

类型	表 现
心脏	心衰、心律失常、心包炎及肺动脉高压等;严重心肌病变与免疫介导坏死性肌病相关
肿瘤性变化	肿瘤可出现在特发性炎性肌病诊断前或后或同时,对高危患者需进行排查,包括后续随访
特殊亚型	
无肌病性皮肌炎(ADM)	只有皮肤受累而无明显肌肉病变,是 DM 中的一种亚型。抗 MDA5 抗体阳性的患者中 ADM 较常见,常伴有严重的急性进展性 ILD,预后差
抗合成酶综合征(ARS)	血清中存在抗合成酶抗体的患者,包括抗 Jo-1、抗 PL-7、抗 PL-12 及抗 EJ 抗体等。临床上表现为雷诺现象、技工手、关节炎、肌炎、发热及 ILD
恶性肿瘤相关性皮肌炎	DM 与恶性肿瘤之间存在相关性,尤其是抗 TIF1-γ 抗体阳性的 DM 患者合并恶性肿瘤的风险更高,需要积极排查肿瘤

4. 问诊关注

(1) 病史询问要点。①患者特征:儿童/中老年。②诱发因素:感染、药物等。③皮肤肌肉。a. 皮疹:分布、类型;b. 肌肉:分布、横纹肌、平滑肌/心肌,肌力,肌酶谱,肌电图,影像,病理学。④伴随症状:a. 鉴别其他肌酶升高疾病可能,重点排查肿瘤;b. 评估皮肤肌肉以外脏器受累情况;c. 有无危象(呼吸肌、吞咽肌受累等)。⑤其他病史:其他风湿免疫病史、家族史、慢性病史及药物使用史。

(2) 体格检查要点:①皮肤(向阳疹、Gottron 疹、技工手等);②肌肉(四肢近端肌力下降,吞咽肌、呼吸肌、颈屈肌无力)等体征。

5. 实验室和辅助检查 该病中肌酶升高需要与心肌损害、肝功能损害鉴别,肌肉 MRI 检查具有无痛无创的优点(表7-36)。

表7-36 实验室及辅助检查

类别	项	目
一般项目	血尿粪常规(关注 OB,排查消化系肿瘤)、肝肾功能(常 ALT<AST, LDH 升高)	
肌酶谱	包括上述 ALT/AST、肌酸激酶(CK、CK-MB、CK-MM)、肌红蛋白、心肌酶谱(cTnT、cTnI)及醛缩酶等	
炎症指标	CRP、ESR 及 SAA	
免疫指标	免疫球蛋白、补体、血清蛋白电泳+血/尿免疫固定电泳(排查血液系统肿瘤)±免疫细胞亚群、抗核抗体谱及肌炎抗体谱(如果高度怀疑免疫介导坏死性肌病,需包含抗 HMGCR、抗 SRP 抗体)	
感染排查	T-spot、呼吸道9联、病毒性肝炎(血清学+核酸)± PCT/G 试验/GM 试验/病原学培养	
影像学	胸部 CT 检查	建议高分辨 CT,有助于判定患者肺间质病变类型
	肌肉 MRI 检查	诊断及随访期间评估肌肉炎症
	肌电图检查	短阵、纤颤波为主,肌源性损害
肌活检	DM	血管、肌束膜周围 $CD4^+$ T 细胞及 B 细胞浸润为主
	PM	肌内膜周围主要为 $CD8^+$ T 细胞浸润

6. 诊断与鉴别诊断 见表7-37、7-38。

表 7-37　1975 年 Peter & Bohan 多发性肌炎和皮肌炎分类标准

项目	标准
1	肢带肌和颈前屈肌对称性无力,持续数周至数月,伴或不伴食管或呼吸肌无力
2	肌肉活检显示炎性肌肉改变
3	血清骨骼肌肌酶升高
4	肌电图提示肌源性改变
5	皮肤表现为向阳疹,Gottron 征,甲周红斑

判定标准:确诊 PM 应符合 1～4 条中的任意 3 条标准;可疑 PM 符合 1～4 条中的任意 2 条标准;确诊 DM 应符合第 5 条加 1～4 条中的任意 3 条;拟诊 DM 应符合第 5 条及 1～4 条中的任意 2 条;可疑 DM 应符合第 5 条及 1～4 条中的任意 1 条标准。

表 7-38　与多发性肌炎和皮肌炎相鉴别的疾病

分类	描述
与 PM 相鉴别的疾病	
免疫介导的坏死性肌病	与 PM 相似,需要肌肉病理学检查区分
包涵体肌炎	多见于 50 岁以上老年人,男性多见,常同时累及四肢近端和远端肌肉。病理上与 PM 相似,特征性改变是电镜下在肌细胞胞质和(或)核内见包涵体
感染相关性肌病	病毒(HIV,柯萨奇病毒,巨细胞病毒,EB 病毒及乙肝病毒等)、真菌、细菌及寄生虫
药物相关性肌病	他汀类药物、抗乙肝病毒药物等
肌营养不良	一组遗传性进展性疾病:Duchenne 肌营养不良症,Becker 肌营养不良症,肢带型肌营养不良症,面-肩-肱型肌营养不良症
线粒体肌病	青少年多见,骨骼肌极易疲劳,休息时缓解,肌酶、肌电图异常,肌肉活检可见到特征性的破碎红纤维改变
其他继发因素导致肌病	内分泌疾病相关性肌病,酒精性肌病,横纹肌溶解症,高强度运动缺血缺氧、低钾所致肌肉损伤,其他风湿免疫病致肌肉病变等

(续表)

分类	描述
与 DM 相鉴别的疾病	主要由皮疹展开鉴别,包括系统性红斑狼疮、银屑病、接触性皮炎、皮肤 T 细胞淋巴瘤、特应性皮炎、硬皮病、旋毛虫病、成人 Still 病及皮肤血管炎等

7. 治疗　治疗原则：早期诊断、早期治疗，缓解肌肉炎症和损伤，改善肌力，积极治疗肌肉脏器病变，严密随访，减少药物不良反应，具体治疗如表 7-39 所示。

表 7-39　多发性肌炎和皮肌炎的治疗

分类		治疗措施
一般治疗		避光,避免纹眉、染发,规律作息、均衡饮食、预防感染及适度运动
药物治疗	糖皮质激素	首选用药,通常起始剂量为泼尼松 1～2 mg/(kg·d);对于严重肌病患者或伴严重吞咽困难、心肌受累或进展型肺间质病变者,可考虑甲泼尼龙 500～1000 mg qd 冲击
	免疫抑制剂	(1) 甲氨蝶呤:控制肌肉炎症,改善皮损,常用剂量 7.5～20 mg qw (2) 硫唑嘌呤:控制肌肉炎症,起效较 MTX 慢,常用剂量 1～2 mg/(kg·d) (3) 环孢素:主要用于 MTX 或 AZA 治疗无效的患者,对于肺部病变可优先考虑使用,常用剂量 3～5 mg/(kg·d) (4) 他克莫司:同环孢素,常用剂量 1～2 mg/d (5) 环磷酰胺:伴间质性肺病患者,常用剂量 0.5～1.0 g/m^2,每 3～4 周使用 1 次

(续表)

分类	治疗措施
	(6) 羟氯喹:对皮肤病变有效,对肌肉病变无明显作用,且有诱发肌病风险,易与原发病混淆,常用剂量:300~400 mg/d (7) 对于难治性或肌病进展快者,可考虑联用免疫抑制剂治疗
其他	(1) IVIG:用于复发或难治性、危重症患者,常规剂量 0.4 g/(kg·d),每月用 5 d,连续使用 3~6 月 (2) CD20 单抗、血浆置换等
功能锻炼	急性期后,开始恢复康复锻炼,减少肌容量丢失

七、系统性硬化症

1. **定义** 系统性硬化症(systemic sclerosis)是一种病因不明的、以局限性或弥漫性皮肤增厚和纤维化为特征的弥漫性结缔组织病,也可累及消化道、肺、心脏、血管及肾脏等内脏器官。

2. **病因** ①遗传:a. 一级亲属家族史;b. 多基因遗传:免疫细胞和细胞因子相关基因,血管内皮功能相关基因,纤维化相关基因。②环境。a. 药物、化学物质:L-色氨酸,二氧化硅,聚氯乙烯,环氧树脂,芳香族碳氢化物,博来霉素,可卡因,隆胸使用硅胶等;b. 感染:巨细胞病毒,细小病毒 B19 等。

3. **临床表现** 该病以皮肤硬肿为特征性表现,如早期皮肤肿胀,手指可呈"腊肠指"改变;皮肤逐渐硬化、变厚,面部表现为"面具脸";病变皮肤呈"椒盐征",在萎缩期,皮肤变薄,不易捏起,关节屈曲挛缩(表 7-40)。

表 7-40 系统性硬化症常见临床表现

类别	临床表现
皮肤病变	分为3期,分别为肿胀期、硬化期及萎缩期
	特征性表现　面具脸、腊肠指/趾、口周辐轮状纹、色素沉着和脱失
	局限性　　　头面部及肘、膝关节以远皮肤硬化
	弥漫性　　　肘、膝关节近端,病变速度快
呼吸系统	肺间质病变,肺部感染,呼吸肌受累可表现为限制性通气功能障碍
心血管系统	肺动脉高压、心包炎、心脏传导阻滞、肥厚性心肌病及雷诺现象
消化系统	吞咽困难、胃食管反流、腹胀及腹泻
泌尿系统	血尿、蛋白尿、肾功能不全,泼尼松≥15 mg/d 易出现肾危象
关节肌肉	关节炎、肌痛及乏力
CREST 综合征	钙化(C)、雷诺现象(R)、吞咽困难(E)、手指硬化(S)、毛细血管扩张(T),是一种特殊类型的局限型系统性硬化症

4. 问诊关注

(1) 病史询问要点。①患者特征:30～50岁;②早期预警:雷诺现象,手指肿胀(腊肠指);③特征症状:皮肤病变,骨骼肌肉病变;④伴随症状:消化系统、肺、心、肾、内分泌及神经病变;⑤其他病史:糖尿病/肾病史,职业暴露史,用药史,家族史。

(2) 体格检查要点:重点检查皮肤有无特异性改变。

5. 实验室和辅助检查　①一般项目:血尿粪常规(关注尿蛋白水平、粪 OB)、肝肾功能(关注肌酐);②心脏标志物:BNP 或 NT-proBNP、cTnI/cTnT 等;③炎症指标:ESR、

hsCRP；④免疫指标：免疫球蛋白、补体、抗 Scl-70 抗体与抗着丝点抗体（ACA）阳性，系统性硬化症抗体谱有助于诊断及判断预后；⑤胸部 HRCT：评估肺间质病变，多为 NSIP 及 UIP；⑥肺功能：如肺受累，FVC、TLC、FEV_1、DLCO 可低下；⑦超声心动图：筛查有无肺动脉高压，有条件进一步行右心漂浮导管确诊。

6. 诊断　2013 年分类标准采用评分方法，向掌指关节近端延伸的双手指皮肤增厚得高权重。如表 7-41、7-42 所示。

表 7-41　2013 年 ACR 更新的系统性硬化症分类标准

主项	亚项	权重/分
向掌指关节近端延伸的双手手指皮肤增厚	—	9
手指皮肤增厚（只算最高分）	手指肿大 手指指端硬化（掌指关节远端，但近端指间关节近端）	2 4
指尖病变（只算最高分）	指尖溃疡 指尖凹陷性瘢痕	2 3
毛细血管扩张	—	2
甲襞毛细血管异常	—	2
肺动脉高压和（或）间质性肺病（最高得分为 2 分）	肺动脉高压 间质性肺炎	2 2
雷诺现象	—	3
SSc 相关自身抗体 [抗着丝点抗体、抗拓扑异构酶Ⅰ抗体、抗核糖核酸聚合酶Ⅲ抗体]（最高得分为 3 分）	抗着丝点抗体 抗拓扑异构酶Ⅰ抗体 抗核糖核酸聚合酶Ⅲ抗体	3

表7-42　与系统性硬化症相鉴别的疾病

分类	鉴别
早期手指肿胀、肌肉疼痛及乏力僵硬时需鉴别	未分化结缔组织病、类风湿关节炎、系统性红斑狼疮及特发性肌炎
后期皮肤变硬、组织纤维化时需鉴别	成人硬肿病、硬化性黏液水肿、嗜酸性筋膜炎、肾源性系统性纤维化及硬化萎缩性苔藓等
各系统受累时需鉴别	对各个系统相关疾病进行鉴别

7. 治疗

(1) 治疗原则:预防内脏器官受累,阻止或减慢已受累器官的功能恶化,改善已受累器官功能,减少并发症,提高生活质量。

(2) 治疗措施:见表7-43。

表7-43　系统性硬化症具体治疗措施

类别		治疗措施
皮肤硬化	局限性硬皮病	局部治疗为主,光疗为一线治疗,另可外用激素、维生素D及他克莫司乳膏,伴瘙痒者可使用抗组胺药抗过敏治疗
	弥漫性硬皮病	早期弥漫性皮肤病变,推荐甲氨蝶呤;有研究提示环磷酰胺(CYC)亦可缓解SSc皮肤症状
雷诺现象	一线治疗	钙离子通道阻滞剂和血管紧张素Ⅱ受体阻断剂

(续表)

类别		治疗措施
	其他治疗	选择性5-羟色胺再摄取抑制剂、α-阻断剂、他汀类药物、5-磷酸二酯酶抑制剂(西地那非等)、前列环素类似物、手指(掌)交感神经切除术(伴或不伴肉毒素注射)
	指尖溃疡	多学科综合管理,优先选口服血管扩张剂(PDE-5抑制剂、前列环素类似物或者内皮素受体拮抗剂)治疗,进行镇痛治疗,感染时需尽快处理
呼吸系统	肺间质病变	推荐使用CYC治疗,MMF可用作CYC的备选药物或后续用药
	肺动脉高压	CYC治疗,同时联合5-磷酸二酯酶抑制剂(西地那非等)和(或)内皮素拮抗剂(波生坦等)和(或)利奥西胍,对于严重的PAH,推荐静脉使用前列环素
泌尿系统	蛋白尿	ACEI控制蛋白尿,监测血压
	肾危象	短效ACEI(卡托普利)治疗,3 d内控制血压至基线水平,监测血肌酐,必要时血液净化治疗
消化系统	反流性食管炎	少食多餐,作息规律,PPI/H_2RA+促动力药物(依托必利等)
	胃肠动力障碍/胀气	西甲硅油及肠道益生菌,推荐间断给予口服广谱抗生素(如环丙沙星)治疗小肠细菌过度生长

八、成人Still病

1. 定义　成人Still病(adult onset Still disease, AOSD)是一种多基因多因素致病、多系统受累的自身炎症性疾病,以间歇性发热、一过性多形性皮疹、关节痛和(或)关节炎、咽痛、淋巴结肿大、白细胞总数和中性粒细胞增多为主要临床表现,在诊断之前应排除感染、肿瘤和其他风湿免疫病才可考虑本病。

2. **病因** ①遗传:HLA-B8、BW35、BW44及DRB1;②感染:链球菌、病毒感染;③免疫:细胞免疫、体液免疫紊乱;④变态反应:Ⅰ型变态反应参与发病。

3. **临床表现** 见表7-44。

表7-44 成人Still病常见临床表现

类别	表现
发热	弛张热为主,少数稽留热
皮疹	热出疹出,热退疹退,非瘙痒性斑疹/斑丘疹(鲑鱼粉色)
肌肉关节症状	非侵蚀性寡关节炎,非特异性肌痛,大关节较小关节更为多见
血液系统	WBC/NEUT%↑,肝脾肿大
其他	咽痛、淋巴结肿大、多浆膜腔积液,无系统性感染证据

4. **问诊与查体关注**

(1) 病史询问要点。①患者特征:18~32岁年轻人多见,男女相仿;②起病诱因:牙龈炎、咽喉炎等感染诱发;③主要症状:皮疹与发热相伴为特征,多系统受累;④伴随症状:排除感染、肿瘤、免疫性疾病及药物过敏等;⑤其他病史:慢性病史、感染史、药物史及家族史。

(2) 体格检查要点:检查皮疹、关节、浅表淋巴结、肝脾大等体征。

5. **实验室和辅助检查** 见表7-45。

表7-45 成人Still病诊断和鉴别诊断时的主要检查项目

类别	项目
一般检查	血常规(WBC/NEUT%↑,HGb↓,PLT↑,如血三系↓→警惕噬血细胞综合征(HLH))、尿常规及粪常规
肝肾功能	转氨酶常升高
炎症指标	CRP、SAA显著升高,铁蛋白升高(多≥5倍),ESR亦可升高
病原学	阴性
自身抗体	阴性或低滴度阳性
影像学检查	除外感染性和肿瘤性病变
组织活检	皮肤、淋巴结及骨穿+活检等

6. 诊断 在诊断成人Still病之前,需要做充分的排他性诊断,包括感染、肿瘤等疾病(表7-46)。

表7-46 成人Still病诊断标准

Yamaguchi标准		Cush标准	
主要条件	次要条件	必要条件	次要条件
发热≥39℃,持续1周以上	咽痛	发热≥39℃,持续1周以上	浆膜腔积液
关节痛持续2周以上	淋巴结和(或)脾大	关节炎	皮疹
典型皮疹	肝功能异常	类风湿因子<1:80	肝/脾/淋巴结肿大
白细胞≥15×10⁹/L	RF/ANA均阴性	ANA<1:100	白细胞≥15×10⁹/L
以上诊断中符合5项或以上(主要指标至少2个)		满足必要条件,次要条件至少2项	

鉴别诊断:①感染性疾病:病毒感染性疾病及血流感染;②恶性肿瘤:主要排除血液系统肿瘤,尤其须与淋巴瘤鉴别;③其他风湿免疫病:排除 SLE、RA、血管炎及自身炎症综合征等。

7. 治疗　治疗原则:早期诊断,早期治疗,控制病情,减少复发,避免并发症。具体治疗措施及流程见图 7-4。

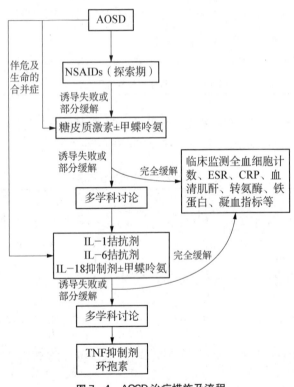

图 7-4　AOSD 治疗措施及流程

第八章

常见感染性疾病诊治

一、发热待查

1. 定义 当机体在致热源作用下或体温中枢功能障碍时,产热大于散热,体温≥37.3℃时称发热(fever)。

2. 病因 ①感染性发热:细菌、真菌、病毒、结核、支原体、立克次体、螺旋体及寄生虫等;②非感染性发热:变态反应和风湿免疫病、血液病、肿瘤性疾病、内分泌性发热、中枢性发热、无菌性坏死组织吸收热及药物热等。

3. 问诊及查体关注 见表8-1。

表8-1 发热问诊和查体重点

项目	要　　点
问诊重点	
热型	稽留热、弛张热、周期热、波浪热及间歇热
热程	病程,可否自行退热,幼年时是否有长期反复发热
全身症状	乏力、肌肉酸痛、盗汗及体重下降
伴随症状	头痛、意识障碍、眼痛、视力下降及听力下降
	咳嗽、鼻塞、流涕、胸闷、胸痛、气促、咯血、呼吸困难、心悸及颈痛
	腹痛、腹泻、恶心、呕吐、反酸及嗳气
	尿频、尿急、尿痛、血尿、泡沫尿及睾丸痛
	咽痛、关节痛、肌肉疼痛、四肢乏力、皮疹/紫癜/皮肤破溃、光敏、脱发、口干眼干、口/鼻/消化道/外阴溃疡及雷诺现象
	背痛、骨痛

(续表)

项目	要点
用药情况	抗感染药物(名称、剂量、剂型、给药频率、治疗后热峰变化及症状缓解/加重) 发热与每种抗感染药物相关性(各自出现时间) 其他药物:非甾体消炎药、糖皮质激素、免疫抑制剂、化学毒性药物、化疗药物及靶向药物等
既往史/个人史	基础疾病史(如糖尿病,心肺疾病等)、不洁饮食史(生食或半熟)、冶游史、病宠接触史、家禽接触史、长期潮湿居住条件、牙科病史、手术史及输血史
家族史	家族中长期发热者(遗传图谱)、遗传性疾病史、肿瘤病史及免疫性疾病史
流行病学史	园林作业、牧区接触、疫区接触、昆虫接触及周围集体发病
查体重点	头面部:眼睑、结膜、巩膜、鼻中隔及软骨、乳突/鼻旁窦压痛、耳郭/外耳道/听力、口腔(黏膜溃疡、龋齿、牙龈)及颞动脉 颈部及淋巴结:甲状腺、颈动脉(触诊、听诊)及浅表淋巴结(包括滑车淋巴结) 四肢:指端、指甲(甲床,甲周)、皮肤、关节、肌肉及"4"字征 胸腹:心肺、腹部、肾脏、生殖器的全面查体,包括外阴及肛门、肛门指检、男性睾丸与附睾检查、女性盆腔及阴道检查 神经系统查体(病理征及脑膜刺激征等)

4. 实验室和辅助检查 见表 8-2、8-3。

表8-2 明确发热病因可选择的实验室检查项目

类别	项目
常规检查	血常规、尿常规、粪常规、肝肾功能＋电解质及凝血因子检查
炎症评估	血沉、C反应蛋白及铁蛋白
免疫评估	自身抗体、免疫球蛋白、补体、Coombs试验及淋巴细胞亚群分类
肿瘤评估	肿瘤标志物、粪隐血、血免疫固定电泳、血 κ/λ 轻链及外周血涂片
感染评估	降钙素原、血培养(双侧双套)HIV、RPR、EBV病毒抗体、CMV-IgG/IgM、弓形虫 IgG/IgM、T-spot、粪/痰找寄生虫、(有可疑流病史)流感病毒抗原/PCR、虎红试验(布氏杆菌)、热带病相关抗体(黄病毒等)
内分泌评估	甲状腺功能、月经史及妇科激素检查

表8-3 明确发热病因可选择的影像学和组织病理学、病原学检查

分类	项目
影像学检查	
胸腹盆CT	必要时可行增强CT(需排除甲亢、肾功能不全、碘过敏等禁忌,可替代腹部B超),主要排查隐匿部位感染灶、新生物等
超声	心超:排查有无感染性心内膜炎(建议请经验丰富的医师行心超)
	颞动脉超声:老年患者,伴或不伴肌肉酸痛,排查有无巨细胞动脉炎
	颈/肾等动脉超声:年轻女性,伴有无脉或跛行,排查有无大动脉炎
	肝胆胰脾＋双肾超声、浅表淋巴结超声、关节腔超声等

(续表)

分类	项 目
MRI	意义与CT类似,可选择性使用,尤其考虑中枢神经系统疾病时
PET/CT	系统评估后无发现或高度怀疑恶性疾病,尤其是淋巴瘤时
侵入性操作	
胃肠镜	消化道症状(梗阻、排便习惯改变及消瘦等)、多次粪隐血(+),排查消化道肿瘤等
支气管镜	呼吸道症状(反复咳嗽、影像学占位及纵隔淋巴结肿大拟行穿刺)
有创操作	
骨穿+活检	感染性疾病(杜尔利什曼原虫、沙门菌等)、血液系统疾病(白血病、淋巴瘤骨髓受累、多发性骨髓瘤等)
淋巴结穿刺/活检	怀疑淋巴增殖性疾病、淋巴瘤等
腰穿	神经系统症状(伴头痛、意识不清、精神错乱及颅高压等):脑脊液送检常规+生化+病原学,根据临床倾向选做寡克隆区带、AQP4抗体等
胸腹穿	不明原因胸腔积液/腹水鉴别渗出/漏出液
肺穿	不明原因肺部占位:送检组织/细胞学检查、感染(包括抗酸染色、六铵银染色等)

5. 诊断及鉴别诊断

(1) 诊断原则:先考虑常见病、多发病,后考虑少见病、罕见病;先器质性疾病,后功能性疾病;先一元论,后二元论。

(2) 诊断思路:

1) 确定发热存在:除外伪装热。

2) 先定性:区分器质性发热与功能性发热;鉴别感染性疾病与非感染性疾病。

3) 再定位。

A. 感染性疾病:常见感染部位包括肺部感染、尿路感染、肠道感染、胆道感染等,多伴对应的局部症状,尤其不要遗漏感染性心内膜炎、结核病及局灶感染等。

B. 非感染性疾病:分为肿瘤性疾病,风湿免疫病及其他类疾病,需根据临床表现、实验室及辅助检查推论。

4) 最后定因:明确发热原因。

6. 治疗　治疗原则:按照上述诊断思路明确诊断后,针对病因做出相应处理和治疗;若仍病因未明,则对症控制体温,并根据病情合理使用退热剂、抗菌药物及糖皮质激素等,或是诊断性治疗,具体治疗如表8-4所示。

表8-4　发热的处理措施和注意事项

措施	注意事项
控制体温	≤39℃:可不予药物退热,观察热型,维持水、电解质平衡; ＞39℃或过长时长发热:可酌情退热(物理/药物)或观察热型后规律退热,控制体温或发热患者明显不适,维持水、电解质平衡
诊断性治疗	药物原则:特异性强、疗效确切、安全性大,足量、足疗程; 如诊断性抗结核治疗,足量,疗程≥3～4周,监测抗结核不良反应及病情变化
合理使用抗感染药物	不作为常规诊断性治疗手段; 抗感染药物使用前,尽可能留取病原学检测; 如不能获取病原学证据,但临床高度怀疑感染的情况下,临床医师需分析可能的感染部位,并进行经验性的病原学判断; 根据病原学及药敏试验结果选择窄谱抗感染药物治疗

(续表)

措施	注意事项
慎用糖皮质激素	原则上,不主张在病因未明的发热患者中使用激素,尤其不应作为退热药物使用; 如需使用,严密监测感染及激素相关不良反应
长期随访	少部分经系统全面评估后仍不能诊断,症状轻微者,可门诊长期随访,观察病情,若出现新的线索需重新入院按发热待查流程评估

二、脓毒症与感染性休克

1. 定义

(1) 菌血症:血培养阳性。

(2) 脓毒症(sepsis):感染+系统性炎症反应,如寒战、发热、窦速及精神改变等。

(3) 脓毒综合征:脓毒症+器官损害,如意识障碍、低氧、少尿及代谢性酸中毒等。

(4) 感染性休克(septic shock):脓毒综合征+补液后顽固低血压。

2. 病因 由细菌、真菌、病毒及寄生虫等感染,以及各种类型的创伤所引起。诱因:年幼或高龄,免疫系统受损,糖尿病,肝硬化,创伤,侵入性治疗(如静脉内导管或气管插管),长期服用糖皮质激素和(或)免疫抑制剂,接受化疗/靶向药物治疗等。

3. 临床表现 ①原发感染灶的症状和体征;②全身炎症反应综合征(SIRS)的表现:发热>38℃或低体温<36℃(老年人或免疫力低下者可能没有发热反应);心率>90次/分;呼吸频率>20次/分或过度通气,$PaCO_2$<32 mmHg;外周血白

细胞计数$>12\times10^9$/L 或$<4\times10^9$/L 或未成熟细胞$>10\%$;③休克及多器官功能不全的表现:低血压(意识障碍,脉搏细速,四肢湿冷,少尿或无尿);低氧血症;代谢性酸中毒等。

4. 问诊与查体关注 ①病史询问:可参考"发热待查"相关内容;②查体要点:体温、血压、心率、皮温、口唇及皮肤颜色、呼吸频率、氧饱和度及精神状态。

5. 实验室和辅助检查 围绕着明确病因、病原体和脏器功能检查,常用辅助检查如表8-5所示。

表8-5 根据患者的情况选择相关检查

类型	项目
一般实验室检查	血气分析、血常规、尿常规、炎症标记物(ESR/CRP/PCT)、出凝血功能+D-二聚体、肝肾功能、电解质、血糖、乳酸、淀粉酶、肌酶及心肌标记物(cTnT/BNP)
影像学检查	头、胸、腹、盆的平片/超声/CT及心超
可疑感染源的微生物学评估	
上呼吸道感染	咽拭子
下呼吸道感染	高质量痰、流感快速检测、尿抗原(如肺炎链球菌、军团菌)及灌洗液
泌尿道	尿培养、镜检显示脓尿
血管导管	血培养(导管血及外周血)、导管尖端培养(若拔除)
留置胸管	胸腔积液培养(从胸管放出)
伤口	脓液革兰氏染色及培养
皮肤/软组织	水疱液或脓液培养
中枢神经系统	脑脊液细胞计数、蛋白、糖及革兰氏染色及培养
胃肠道	沙门菌、志贺菌或空肠弯曲菌粪培养;艰难梭菌毒素检测

(续表)

类型	项 目
腹腔内	腹腔内积液的需氧和厌氧培养(经皮引流或外科引流)
腹膜透析导管	腹透液细胞计数、培养
生殖道	女性:宫颈内及阴道拭子接种选择性培养基 男性:尿液革兰氏染色和培养
关节	关节腔穿刺液细胞计数、革兰氏染色、培养

6. 严重程度评分 脓毒症严重程度评分,有助于识别预后不良患者和积极处理,如表8-6所示。

表8-6 脓毒症严重程度评分

快速序贯器官功能衰竭评分(qSOFA)	分值
收缩压≤100 mmHg	1分
呼吸≥22次/min	1分
精神状态改变	1分
若评分≥2分则预后不良,需要入抢救室监护并即刻处理	

7. 治疗 治疗原则:一旦明确诊断,应尽早进行抗休克治疗,以针对纠正组织缺氧为最终治疗目标。

(1) 生命支持:①生命监测:监测心电、呼吸、血压、氧饱和度和血流动力学;②生命支持:感染控制之前主要采取支持性治疗,如改善血压、组织氧供和重要器官灌注等。

(2) 复苏:①呼吸道:检查呼吸道是否通畅,高流量吸氧,顽固性低氧者行气管插管,机械通气,治疗呼吸衰竭;②建立静脉通路:外周置管用于补液及抗感染治疗,中心动静脉置管用于测定心输出量;③补液:首选快速静脉补液,而非使用血管加压药、正性肌力药物或输血;首选晶体液(如生理盐水或乳酸林格氏液),不要予高渗淀粉溶液;④血管活性药物:充分液体复苏(如最初3 h内给予3 L)后仍低血压者,若心输出量低,予肾上腺素,若心输出量高(外周血管阻力低),予去甲肾上腺素;⑤临床目标:平均动脉压(MAP)≥60~70 mmHg和尿排出量≥0.5 ml/(kg·h);⑥补液及血管活性药物仍难以纠正者:可额外予糖皮质激素、正性肌力治疗和输血等。

(3)抗感染治疗:①脓毒症者,在发病后尽快(1 h内)给予经验性广谱抗生素静脉治疗;②感染性休克者,尤其是很可能为革兰氏染色阴性脓毒症者,建议联合治疗;③药物选择取决于患者的病情、共存疾病、免疫缺陷、疾病发生的临床背景、怀疑的感染部位、是否留置侵入性装置、革兰氏染色结果,以及当地微生物的流行情况和耐药情况;④对非中性粒细胞减少患者,无须常规给予抗真菌治疗;⑤治疗失败或初始治疗无效的患者,应考虑进一步移除疑似感染装置、抗感染方案是否恰当,或是否发生了院内继发感染。

(4)感染性休克时的血管活性药物见表8-7。

表8-7 血管活性药物对心率、心肌收缩力和动脉收缩效应的影响

药物	对心率的影响	对心肌收缩力的影响	动脉收缩效应
多巴酚丁胺	+	+++	(扩张血管)
多巴胺	++	++	++
肾上腺素	+++	+++	++
去甲肾上腺素	++	++	+++
去氧肾上腺素	0	0	+++

附

其他相关概念

与脓毒症相关的其他概念包括以下(表8-8)。

1. **毒血症** 致病菌侵入宿主后,只在机体局部生长繁殖,病菌不进入血循环,但其产生的外毒素入血。产毒菌多为革兰氏阳性菌,少数是革兰氏阴性菌,例如白喉、破伤风等。

2. **菌血症** 致病菌由局部侵入血流,只是短暂的一过性通过血循环,但未在血流中生长繁殖,到达体内适宜部位后再进行繁殖而致病,以革兰氏阴性菌和阳性菌感染常见。

3. **败血症** 致病菌侵入血流后,大量繁殖并产生毒性产物,引起急性全身性感染症状,例如高热、皮肤和黏膜瘀斑、肝脾肿大等。革兰氏阳性球菌败血症易发生迁徙病灶,革兰氏阴性杆菌败血症易合并感染性休克。当败血症伴有多发性脓肿时称为脓毒败血症。

4. **脓毒血症** 是严重型败血症的一种,指由各种病原微生物如细菌、真菌、病毒及寄生虫等化脓性病菌侵入血流后大量繁殖,产生大量毒素导致的一种急危重症。

表8-8 相近概念的比较

概念	是否入血	是否产生毒素	是否有脓肿
菌血症	是	否	否
毒血症	否	是	否
败血症	是	是	否
脓毒血症	是	是	是

三、结核病

1. 定义

(1) 潜伏结核:指宿主感染了结核分枝杆菌,病原体持续存在,宿主对结核分枝杆菌抗原刺激的持续免疫应答状态,但无临床活动性结核证据。特点是仅皮肤结核菌试验(PPD)或结核感染 T 细胞试验(T-spot)阳性,无结核相关症状,体内无结核病灶,不会人与人传染。

(2) 结核病(tuberculosis):由结核分枝杆菌感染引起的慢性传染性疾病。包括:

1) 肺结核:累及肺实质。

2) 肺外结核:肺实质以外的病灶统称为肺外结核,包括结核性胸膜炎、淋巴结结核、腹腔结核(包括结核性腹膜炎)、结核性心包炎、泌尿生殖道结核、骨关节结核、中枢神经系统结核及播散性结核(也称粟粒性结核)等。

2. 病因 结核分枝杆菌复合群。诱因:免疫力低下,居住或前往高发地区,人群聚集、通风不良场所。

3. 肺结核

(1) 问诊和体检关注:

1) 病史询问要点。①局部症状:a. 肺脏:咳嗽、咳痰、痰中带血及咯血;b. 胸膜:胸痛、干咳及呼吸困难;c. 腹腔:腹痛及腹胀。②全身症状:发热、盗汗、疲乏、间断或持续午后低热、食欲不振及体重减轻等。

2) 体格检查要点:早期肺部体征不明显,当病变累及范围较大时,局部叩诊呈浊音,听诊可闻及管状呼吸音。病变及胸膜时,早期于患侧可闻及胸膜摩擦音,随着胸腔积液的增加,患侧胸廓饱满,肋间隙增宽,气管向健侧移位,叩诊呈浊音至实音,听诊呼吸音减弱至消失。

(2) 辅助检查。①实验室检查:a. ESR升高,CRP正常或升高;b. WBC不升高;c. 结核感染T细胞试验(T-spot)阳性。②影像学检查:a. 好发部位:上叶尖后段、下叶背段;b. 肺结核CT:多部位、多种形态病灶同时存在,可表现为多发斑片、结节、实变及空洞,伴或不伴钙化;c. 粟粒性结核,表现为双肺弥漫性、大小均匀的小结节。③病原学检查:痰涂片,支气管灌洗液抗酸染片和培养、组织培养和NGS等。

(3) 诊断:分为疑似、临床诊断和确诊病例(表8-9)。

表8-9 肺结核诊断

分类	诊 断
疑似病例	临床表现+胸部影像学表现符合
临床诊断病例	疑似病例+以下任意1项: (1) T-spot阳性 (2) 痰、BALF或肺组织涂片找到抗酸杆菌 (3) 肺外其他部位病理学检查符合结核病
确诊病例	临床诊断+以下任意1项: (1) 痰、BALF或肺组织分枝杆菌培养鉴定为结核分枝杆菌 (2) 痰、BALF或肺组织核酸检测阳性(如XpertMTB/RIF) (3) 肺组织病理学:上皮细胞样肉芽肿性炎,典型者有干酪样坏死,抗酸染色阳性

诊断流程见图8-1。

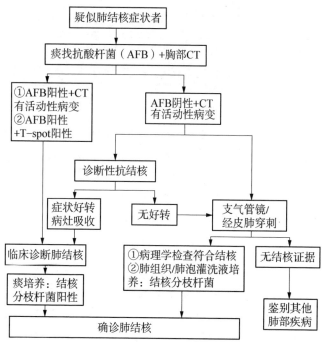

图8-1 疑似肺结核者诊断流程

(4) 鉴别诊断：需与肺癌、肺非结核分枝杆菌感染及肺曲霉菌病等鉴别。

4. 肺外结核

(1) 临床表现：不同受累部位有相应表现（表8-10）。总体把握：①结核累及部位不同，症状体征各不相同；②肺外结核患者均需查胸部影像学评估有无合并肺结核。

表 8-10 常见肺外结核表现

类型	表现
淋巴结结核	最好发于颈部,可扪及淋巴结肿大、压痛
结核性胸膜炎	胸痛、干咳和呼吸困难,随着胸腔内积液逐渐增多,胸痛症状可逐渐减轻或消失,胸闷气促逐渐加重
腹腔结核	腹痛、腹胀及腹水相关症状
肠结核	最常侵犯回盲部,可有腹痛、大便习惯改变、腹部肿块及肠梗阻表现
骨关节结核	病变处骨痛、活动后加重及活动受限
泌尿系统结核	尿路刺激症状、血尿及脓尿
全身症状	发热、盗汗、疲乏、间断或持续午后低热、食欲不振及体重减轻等

(2) 辅助检查:主要针对病原学检查。①病原学检查:"金标准":血液/尿液/痰液/脓液/脑脊液/胸腔积液/腹水等,以及病灶组织:抗酸染色、结核培养、NGS;进一步完善药物敏感性测定、耐药基因分析。②免疫学检查:T-spot、皮肤结核菌素试验(PPD)。③血液学检查:ESR、CRP 在结核活动期明显增快。④内镜检查:纤维支气管镜、关节镜、结肠镜及膀胱镜等。⑤影像学检查:a. 淋巴结结核:超声可见累及部位处淋巴结肿大;CT 可表现为单发或多发肿大淋巴结,增强后有环形强化;b. 结核性胸膜炎:CT 可表现为胸积液、胸膜增厚,伴或不伴钙化;c. 消化系统结核:CT 可表现为腹腔积液、腹膜增厚、腹膜强化结节、肠系膜网膜增厚及回盲部肠壁增厚伴近端扩张等;d. 骨关节结核:最好发于脊柱,部分可合并腰大肌脓肿;e. X 线:可发现骨侵蚀等病变;CT:分辨率更高;MRI:

敏感度高,更早期诊断。

(3)诊断:综合临床资料展开诊断,肺外结核诊断分为疑似病例、临床诊断病例和确诊病例(表8-11)。

表8-11 肺外结核诊断

分类	诊 断
疑似病例	临床表现+胸部影像学检查符合
临床诊断病例	符合结核病临床表现+影像学+临床诊断依据至少1项: (1) T-spot 阳性 (2) 浆膜腔积液提示以淋巴细胞为主渗出液,ADA升高(胸腔积液>45U/L,腹水>33U/L) (3) 浆膜腔积液、脓液、组织等标本涂片找到抗酸杆菌 (4) 确诊肺结核
确诊病例	临床诊断病例+符合确诊依据任意1项: (1) 浆膜腔积液、脓液及组织等标本分枝杆菌培养鉴定为结核分枝杆菌 (2) 浆膜腔积液、脓液及组织等标本核酸检测阳性(如 XpertMTB/RIF) (3) 穿刺组织病理学表现:上皮细胞样肉芽肿性炎,典型者有干酪样坏死,抗酸染色阳性

5. 治疗 治疗原则:联合杀菌、防止耐药、预防复发。

(1)抗结核治疗:肺外结核治疗与肺结核相同。药物选择如表8-12。

(2)治疗疗程。①常规疗程:6~9月,根据病灶吸收情况决定;②骨关节结核:9月;③中枢结核:9~12月。

表 8-12 抗结核药物选择

分类	药物
一线抗结核药物及常规剂量	异烟肼 0.3 g qd 利福平 0.45 g qd 乙胺丁醇 0.45 g qd 吡嗪酰胺 1 g qd 其他:利福喷丁 0.6 g 2次/周
二线抗结核药物及常规剂量	喹诺酮类:左氧氟沙星 0.5 g qd/莫西沙星 0.4 g qd 氨基糖苷类:阿米卡星 0.4~0.6 g qd ivgtt;链霉素、卷曲霉素 其他二线药物:氯法齐明;环丝氨酸;对氨基水杨酸、乙硫异烟胺及丙硫异烟胺等
其他抗结核药物	利奈唑胺 碳青霉烯类 贝达喹啉 德拉马尼 —

(3) 其他治疗:①营养支持治疗、增强免疫治疗;②手术治疗:如脊柱结核及其他部位骨关节结核、部分浅表淋巴结结核:有时需辅以局部治疗,包括清创、病灶清除及椎管减压等;③其他治疗:如中枢结核有椎管阻塞、脑脊液蛋白质≥3 000 mg/L者可并用鞘内注入(异烟肼 0.1 g/次及地塞米松 3~5 mg/次);颅压高者需辅以甘露醇等脱水治疗。

四、深部真菌感染

1. 定义 深部真菌感染(invasive fungal infection)是除表皮、毛发、甲床外,侵犯内脏、皮下组织、皮肤(角质层以下)和黏膜的真菌感染。

2. 病因 ①病原体。a. 地方性真菌病:包括球孢子菌、组织胞浆菌、芽生菌、暗色丝孢霉菌、青霉菌、孢子丝菌及副球孢子菌；b.条件致病性真菌：包括曲霉属、念珠菌属、隐球菌、接合菌、赛多孢菌、毛孢子菌、镰刀菌及肺孢子菌等。②发病机制：几乎都是通过吸入的方式获得；机会性真菌念珠菌可从正常的定植部位(通常是胃肠道黏膜)侵入宿主。

3. 临床表现　真菌感染部位：可累及各个脏器，以呼吸系统最为常见。①呼吸系统：急慢性肺部炎症、肺脓肿；②中枢神经系统：脑膜炎、脑脓肿；③消化系统：口腔念珠菌病；④泌尿生殖系统：肾盂肾炎、膀胱炎及阴道炎；⑤心血管系统：心内膜炎；⑥骨关节：骨髓炎，常见孢子丝菌的皮肤外型及放线菌；⑦眼、耳、鼻：角膜炎、眼内炎及鼻窦炎。

4. 曲霉病

(1) 定义：指由曲霉感染或过敏引起的一组疾病。曲霉病(aspergillosis)感染常见于耳道、眼、鼻、鼻腔和肺等部位。小部分人群中，可发生侵袭性感染导致骨髓炎或脑膜脑炎。

(2) 临床表现及分类见表8-13。

表8-13　曲霉病常见表现

器官	曲霉病类型		
	侵袭性(急性和亚急性)	慢性	过敏性
肺	侵犯血管(尤其是中性粒细胞减少患者中)，也可不侵犯血管而表现为肉芽肿性	慢性空洞、慢性纤维化、曲霉球及气道定植	真菌致敏性严重哮喘(SAFS)、过敏性支气管肺曲霉病(ABPA)
鼻窦	急性侵袭性	慢性侵袭性、慢性肉芽肿性	过敏性真菌性鼻窦炎、嗜酸性真菌性鼻窦炎

(续表)

器官	曲霉病类型		
	侵袭性(急性和亚急性)	慢性	过敏性
脑	脓肿、出血性梗死及脑膜炎	肉芽肿性、脑膜炎	无
皮肤	急性播散、局部侵袭(创伤、烧伤及静脉注射处)	外耳炎	无
心脏	心内膜炎、心包炎	无	无
眼	角膜炎、眼内炎	无	无报道

(3) 问诊与查体关注:

1) 病史询问要点。①发热:热型、频率及病程长短;②呼吸道症状:胸闷、气急、咳嗽、咳痰、痰色及咯血等;③其他肺外症状:五官、皮肤及中枢神经等;④其他病史:慢性疾病史、免疫抑制治疗史、接触粉尘或发霉物质史。

2) 体格检查要点:受累脏器的相应查体。

(4) 辅助检查。①血液学检查:血常规,CRP,ESR,PCT及GM试验;②病原学检查:痰液/体液/组织的真菌涂片、曲霉培养、NGS;③无创影像检查:肺部CT扫描,头颅MRI平扫+增强扫描;④有创操作检查:支气管镜灌洗+活检、经皮肺穿刺等有创检查。

(5) 侵袭性肺曲霉病的诊断标准见表8-14。

(6) 肺曲霉病的诊断与治疗。

1) 诊断标准:持续出现的胸部特征影像、曲霉菌感染的直接证据或血清免疫学反应、排除其他可能诊断、疾病至少存在3个月,为慢性肺曲霉病的诊断标准。

2) 治疗原则:去除诱因,治疗原发病,纠正免疫缺陷;早期诊断,早期治疗,根据感染部位、严重程度、基础情况等确立个体化治疗方案。积极明确病原菌,严重感染者在病原菌未明确前可予以经验性抗真菌治疗,待明确病原菌后及时调整用药;严重者予以静脉给药、联合治疗。

表8-14 侵袭性肺曲霉病的诊断标准

项目	标准
确诊标准	肺组织标本组织病理学或直接显微镜检查见菌丝且伴有组织损伤的证据 或无菌部位标本(不包括BALF、鼻旁窦标本和尿液标本)培养阳性
极似诊断	至少1项宿主因素、1项临床特征和1项真菌证据
拟诊标准	仅有宿主因素和临床特征,无真菌学证据
备注	宿主因素:①近期中性粒细胞减少;②血液系统恶性肿瘤;③接受同种异体造血干细胞移植;④接受实体器官移植;⑤在过去60 d内使用泼尼松≥0.3 mg/kg/d≥3周;⑥在过去90 d内使用T细胞免疫抑制剂;⑦使用B细胞免疫抑制剂;⑧遗传性严重免疫缺陷病(如慢性肉芽肿疾病);⑨累及肠道、肺或肝脏的急性移植物抗宿主病,用糖皮质激素一线治疗无效	临床表现:CT有以下4项影像中的1项:致密的、边界清楚的病变,伴或不伴晕轮征,空气新月征,空洞,楔形、节段性或大叶性实变	真菌学证据:痰液、BALF、支气管刷检有曲霉感染的直接证据;或血浆、血清、BALF GM抗原检测阳性;或血浆、血清或BALF,2次或多次重复PCR检测阳性

治疗方法见表8-15。

表 8-15 肺曲霉病治疗方法

分类	首选方法	备选方案	注意事项
侵袭性	伏立康唑	AmB、卡泊芬净、米卡芬净、泊沙康唑	药物相互作用（特别是利福平），AmB的肾功能不全、低钾和过敏反应
单个曲霉球	随访或手术治疗	伊曲康唑、伏立康唑、腔内注射AmB	多发空洞性病变手术预后差，首选药物治疗
慢性肺曲霉病	伊曲康唑、伏立康唑	泊沙康唑、AmB或米卡芬净	质子泵抑制剂会引起伊曲康唑吸收不良
ABPA/SAFS	伊曲康唑＋糖皮质激素	伏立康唑、泊沙康唑	在多数病例中，长期治疗可能获益

5. 隐球菌病（cryptococcosis）

（1）定义：由新生隐球菌或格特隐球菌引起的，可经鸽粪、禽类等传播的深部真菌感染性疾病，常见的感染部位为中枢神经系统、肺部、皮肤及骨骼等。

（2）临床表现及分类：①免疫功能正常患者：大部分人都有新生隐球菌暴露，亚临床的原发感染较常见，且大多数无症状；常见症状：咳嗽、咳痰、咯血、呼吸困难、胸痛、发热、不适、盗汗和体重减轻。②免疫功能受损患者：发热、咳嗽、呼吸困难甚至出现呼吸衰竭；可有头痛等中枢神经系统感染表现；感染隐球菌病的HIV患者的临床表现更急且更严重。

（3）问诊与查体关注：

1) 病史询问要点。①起病:出现症状或体检发现;②演变性质:较慢;③时间:数周至数月;④伴随症状:咳嗽,胸闷胸痛,头痛,皮肤改变;⑤药物史:化疗药、糖皮质激素及免疫抑制剂等;⑥环境特征:禽鸟类接触史;⑦自身免疫特征:肿瘤放化疗,长期使用免疫抑制药物及 HIV 感染。

2) 体格检查要点:对中枢神经系统、肺部、皮肤等常见受累脏器进行查体。

(4) 辅助检查:①血液学检查:血常规,CRP,ESR;②病原学检查:血液/体液/灌洗液/脑脊液的隐球菌荚膜抗原滴度、微生物涂片+培养、墨汁染色、隐球菌荚膜抗原/乳胶凝集试验、NGS检测;③无创影像学:肺部 CT,头颅 MRI 平扫+增强;④有创操作:支气管镜灌洗+活检、经皮肺穿刺、腰穿等。

(5) 诊断:

1) 痰、支气管肺泡灌洗液、脑脊液、组织标本中培养出隐球菌可确定诊断。

2) 痰、支气管肺泡灌洗液、脑脊液或组织标本中观察到荚膜包被的酵母菌型,提示有隐球菌感染。

3) 血清荚膜抗原阳性率为 70% 左右,可以协助诊断,但抗原检测结果阴性不能排除隐球菌病的诊断。

4) 宏基因二代测序对痰、肺泡灌洗液、脑脊液、组织及血等有一定的阳性率,可以协助临床诊断。

(6) 治疗原则:早期诊断,早期治疗;治愈感染,预防播散,防治并发症。

治疗措施见表 8-16。

表 8-16 隐球菌治疗措施

分类	措施
药物治疗	
免疫功能受损的轻至中度隐球菌病患者	氟康唑 400 mg(6 mg/kg)口服,使用 6~12 个月
替代药物	伊曲康唑、伏立康唑及泊沙康唑等
对于三唑类耐药患者	两性霉素 B 或两性霉素 B 脂质体
外科手术	
对于内科治疗无效的肺局部隐球菌感染可能需要外科手术切除	

五、获得性免疫缺陷综合征

1. 定义　获得性免疫缺陷综合征(acquired immunodeficiency syndrome,AIDS)简称"艾滋病",是由人类免疫缺陷病毒(human immunodeficiency virus,HIV)感染引起的一种慢性传染病。HIV 属反转录病毒科慢病毒属中的人类慢病毒组,全球范围内以 HIV-1 流行为主。

2. 病因　HIV 特异性侵犯 $CD4^+$ T 淋巴细胞,造成 $CD4^+$ T 淋巴细胞数量下降和功能受损,导致机体免疫缺陷,出现机会性感染和肿瘤。

3. 流行病学　①传染源:艾滋病患者和无症状 HIV 感染者;病毒主要存在于血液、精液和阴道分泌物。②传播途径:性接触、血液及母婴传播。③易感人群:人群普遍易感,以青壮年为多。

4. 临床表现　①急性期:发热、咽痛、头痛及关节肌肉痛等流感样症状。②无症状期:一般持续 6~8 年,免疫系统受损,具有传染性。③艾滋病期:a.持续 1 个月以上的发热、盗汗、腹泻,体重减轻10%以上;b.全身淋巴结肿大(除腹股沟外全身≥2处淋巴结肿大,淋巴结直径≥1 cm且无压痛、粘连,持续>3月);c.机会性感染(念珠菌病、耶氏肺孢子菌肺炎、活动性巨细胞病毒感染、结核、隐球菌性脑膜炎及弓形虫脑病等);d.肿瘤(卡波西肉瘤、淋巴瘤及肛门癌/宫颈癌等)。

5. 问诊与查体关注

(1) 病史询问要点。①流行病学史:主要针对性询问,包括冶游史;②临床表现:关注机会性感染(如耶氏肺孢子菌肺炎等)及肿瘤(如卡波西肉瘤、淋巴瘤等)。

(2) 体格检查要点:关节、肌肉、浅表淋巴结等部位查体,以及感染或肿痛受累脏器的相应查体。

6. 实验室检查　①HIV抗体检测:筛查试验(含初筛和复检)和确证试验。大多数HIV感染者在3个月内呈血清抗体阳性;②HIV p24抗原:出现在感染早期,可用于检测急性HIV感染;③核酸检测:HIV RNA在感染急性期可检出;④淋巴细胞亚群检查:$CD4^+$ T淋巴细胞计数下降,多呈CD4/CD8比值倒置(<1.0);⑤HIV耐药检测:基因型和表型耐药检测;⑥其他:血尿常规、生化等(药物选择);⑦影像学检查:用于各种机会性感染和肿瘤的筛查。

7. 诊断与鉴别诊断

(1) 诊断:血液中HIV抗体阳性或检出HIV RNA均可确诊为HIV感染。以HIV抗体阳性(经确证试验证实)为必要条件,HIV RNA和p24抗原检测不作为常规检验。

(2) 窗口期:从HIV感染至可被检测出之间的时间间隔,HIV抗体检测窗口期为22 d,p24抗原检测窗口期为16 d。

(3) 鉴别诊断:

1) 急性期:需与传单、流感等鉴别。

2) 艾滋病期:出现机会性感染和肿瘤,需进行相应鉴别。

(4) 实验室检查:

$CD4^+T$ 淋巴细胞减少,需与特发性、免疫抑制治疗等鉴别。

8. 治疗　治疗原则:关键是抗反转录病毒治疗,多采用多种药物联合治疗(一般为 3 种),故又称高效抗反转录病毒治疗(highly active anti-retrovirus therapy, HAART)。治疗措施见表 8-17。

表 8-17　AIDS 的治疗

项目	描述	
治疗人群	所有 HIV 感染者	
治疗时机	一经诊断均应尽早开始抗病毒治疗	
治疗方案	抗反转录病毒药物根据作用机制不同分为七大类,分别为:①核苷(酸)类反转录酶抑制剂(NRTIs);②非核苷类反转录酶抑制剂(NNRTIs);③蛋白酶抑制剂(PIs);④整合酶抑制剂(INSTIs);⑤融合抑制剂(FIs);⑥CCR5 受体拮抗剂;⑦附着后抑制剂(PAIs)	
	上述药物以前 4 种较为常用。治疗方案建议由 3 种药物组成,以 NRTIs 作为骨干药物。初治者建议 2 种 NRTIs+1 种 NNRTIs/PIs/INSTIs	
合并机会性感染和肿瘤者治疗方案	原则与普通 HIV 感染者相似,应及早进行抗病毒治疗,抗感染治疗、抗肿瘤治疗可与抗反转录病毒治疗同时进行。多种药物治疗时应注意药物相互作用及药物不良反应监测	
治疗监测	临床症状	症状缓解,机会性感染发生率下降
	病毒学指标	治疗有效:血浆中 HIV RNA 水平可在 4 周内快速下降至少 1 个 log 值(10 倍),3~6 个月内下降到 $<50 \times 10^6$ 拷贝/L

(续表)

项目	描述
	治疗失败:HIV RNA 长期 $>200\times10^6$ 拷贝/L
免疫学治疗	主要是 $CD4^+$ T 淋巴细胞计数、CD4/CD8 比值。抗病毒治疗后 3 个月,$CD4^+$ T 淋巴细胞数与治疗前相比增加 30% 或在治疗后 1 年增加 100×10^6/L,提示治疗有效

免疫重建炎性反应综合征(immune reconstitution inflammatory syndrome, IRIS):指 HIV 感染者在经抗反转录病毒治疗后,在免疫功能恢复过程中出现的一组临床综合征。一般出现在治疗后前 3 个月,主要表现为新出现的机会性感染(暴露型)或原有机会性感染在抗反转录病毒治疗后加重(矛盾型)。IRIS 出现后应继续抗病毒治疗,暴露型需要针对病原体抗感染治疗,矛盾型通常为自限性,无须特殊处理

9. 预防 针对该病的易患人群采取相应预防措施(表 8-18)。

表 8-18 获得性免疫缺陷病预防

分类	措 施
控制传染源	尽早治疗 HIV 感染者以减少传播,"治疗即预防"策略
切断传播途径	杜绝不洁注射,加强性教育,加强血制品及器官管理,切断母婴传播
保护易感人群	(1) 暴露前预防(PrEP)和暴露后预防(PEP) (2) 职业暴露后处理:①用肥皂液和流动水清洗污染局部;②眼部黏膜等污染时,以大量生理盐水反复冲洗黏膜;③存在伤口时,应轻压伤口处,尽可能挤出损伤处血液,再以肥皂液和流动水冲洗伤口;④以 75% 酒精或 0.5% 碘伏对伤口局部进行消毒、包扎处理

(续表)

分类	措　施
	(3) 预防治疗的适应证：当 HIV 感染状态不明或暴露源不明时，无论暴露级别高低，通常不进行预防性用药。如暴露源来源于 HIV 高危者或感染者，应进行预防性用药 (4) 暴露后预防：尽可能在最短时间内(2 h 内)进行预防性用药，最好不超过 24 h，即使超过 24 h 仍建议预防性用药，疗程为 28 d (5) 暴露后监测：发生 HIV 暴露后立即、1月、2月、3月和 6 个月后检测 HIV 抗体

六、病毒性肝炎

1. 定义　病毒性肝炎(viral hepatitis)是由多种肝炎病毒引起的，以肝脏损害为主的一组传染病，包括甲型、乙型、丙型、丁型及戊型病毒性肝炎。临床上主要表现为乏力、食欲减退、肝大及肝功能异常，可有发热和黄疸，无症状感染者较常见，严重者可致肝衰竭，慢性者可进展为肝硬化、肝癌。

2. 病因　病毒性肝炎分型、结构、致病特点见表 8-19。

表 8-19　病毒性肝炎分型和特点

肝炎病毒	HAV	HBV	HCV	HDV	HEV
种/属	小 RNA/嗜肝 RNA 病毒	嗜肝 DNA/正嗜肝 DNA 病毒	黄病毒科/丙型肝炎病毒	δ病毒	戊肝病毒
基因结构	正单链 RNA	双链环状 DNA	正单链 RNA	负单链 RNA	正单链环状 RNA

(续表)

肝炎病毒	HAV	HBV	HCV	HDV	HEV
传播方式	粪-口	血液/体液	血液/体液	与HBV共感染或重叠感染	粪-口
潜伏期/d	15~50	40~160	14~180	40~180	15~64
起病方式	急性	急性/慢性	急性/慢性	急性/慢性	急性
慢性化	No	Yes	Yes	Yes	Yes*
有无疫苗	Yes	Yes	No	Yes	Yes
肝硬化/肝细胞癌	No	Yes	Yes	Yes	No

* HEV慢性化可发生在免疫抑制人群中。

3. 临床表现 见表8-20。

表8-20 病毒性肝炎临床表现

肝炎	症状体征(具体表现)与实验室发现
无症状感染	症状及查体无阳性发现,血清学标志物阳性,可有肝功能轻度异常
急性肝炎	全身症状:畏寒发热,乏力 消化系统症状:①食欲减退,厌油,恶心、呕吐,腹胀及腹泻。②右上腹疼痛;肝区叩痛,肝脾肿大。③黄疸表现:皮肤巩膜黄染,尿黄,部分肝内梗阻性黄疸:皮肤瘙痒,大便发白。④实验室发现:转氨酶、胆红素升高

(续表)

肝炎	症状体征(具体表现)与实验室发现
慢性肝炎	肝炎病程≥6个月:①可无症状和体征,仅表现为反复或持续性的肝功能指标轻度异常;②反复出现乏力、纳差、厌油、尿黄、腹胀、肝区不适及查体肝脾轻重度肿大等;③严重者肝炎症状持续或明显,伴肝病面容、肝掌、蜘蛛痣、肝脏增大或缩小及脾大;④实验室发现:肝酶升高、反复或持续加重的黄疸,白蛋白降低,凝血功能障碍
重型肝炎(肝衰竭)	极度乏力,严重消化道症状,黄疸进行性加深,肝萎缩,出血倾向明显,神经精神症状(烦躁或嗜睡、昏迷、性格改变,定向和计算力障碍、扑翼样震颤,可有脑水肿表现),肝肾综合征(尿少、氮质血症)
肝功能失代偿并发症	门脉高压:脾肿大伴血小板减少,胃食管静脉曲张破裂导致上消化道出血,浆膜腔积液(腹水);继发感染(自发性腹膜炎、胆系感染);肝肾综合征;肝肺综合征;肝性脑病;内分泌系统紊乱;难以纠正的低血糖、低蛋白血症、电解质或酸碱紊乱;肝细胞癌
肝外脏器损害	最常见慢性肾炎、关节炎,甲状腺炎、眼口干燥及冷球蛋白血症等

4. 问诊与查体关注

(1) 病史询问要点。①诱发因素:饮食(急性肝炎重点排查甲肝、戊肝,如海鲜、生食及旅行史),用药史;②症状:全身症状(发热、乏力),饮食情况,消化道症状,皮肤,二便情况;③家族史:乙型肝炎、肝癌;④接触史:手术、输血史、文身、不安全注射、性伴侣及体液暴露。

(2) 体格检查要点:重点排查肝脏及消化系统体征,有无皮肤巩膜黄染。

5. 实验室检查　包括三大常规、肝功能(肝酶、白蛋白、胆红素、总胆汁酸及胆碱酯酶);必要时需评估肾功能,血糖血脂,血气及电解质,血氨,凝血功能(PT、INT、PTA),肝纤维化4项(透明质酸、Ⅲ型前胶原肽、Ⅳ型胶原及层粘连蛋白),甲胎蛋白等指标(表8-21)。

表8-21 各类肝炎病毒血清免疫学标志物及病毒分子生物学标志物

病毒	血清学标志物	病毒核酸
HAV	HAV IgM, HAV IgG;粪便HAV抗原*	HAV RNA(血清或唾液,粪便)*
HBV	乙型肝炎病毒标志物(HBsAg、抗HBs、HBeAg、抗HBe、抗HBc),抗HBc-IgM, HBcrAg*	HBV DNA 定量, HBV RNA*
HCV	HCV抗体(初筛), HCV核心抗原*	HCV RNA定量, HCV基因型
HDV	HDV抗体	HDV RNA*
HEV	HEV IgM, HEV IgG; HEV抗原*	HEV RNA(血清、粪便)*

*第三方机构或实验室科研用检测。

6. 辅助检查 慢性病毒性肝炎需完善辅助检查评估病情。如:肝脏弹性超声(FibroScan)、肝脾超声或CT、MRI、怀疑肝纤维化或肝硬化者需行门脉系统超声或门静脉CTA、胃镜评估胃底食管静脉、腹水超声等。必要时可行肝穿刺病理评估肝脏炎症活动度和纤维化程度。

7. 诊断及鉴别诊断

(1) 结合流行病学、临床症状体征、实验室检查及血清免疫学或病毒分子生物学标志物可明确诊断。慢性患者或重症患者需系统性评估。

(2) 鉴别诊断:其他非肝炎病毒引起的肝炎(CMV、EBV

等),其他感染(如细菌、立克次体、钩体病等引起的感染中毒性肝炎,华支睾吸虫及血吸虫等寄生虫病)、非酒精性脂肪肝、酒精性肝炎、药物性肝损、自身免疫性肝病、遗传代谢性肝病、溶血性或肝外梗阻性黄疸,布-加综合征。

8. 治疗

(1) 治疗原则:以综合治疗为主。①一般治疗;②对症支持治疗;③抗病毒治疗。注意需根据不同病毒、病程及分期、并发症综合治疗,慢乙肝、慢丙肝需全面评估、密切随访疗效及安全性,抗病毒药物需结合指南更新进行选择。

(2) 治疗具体措施:见表8-22及图8-2。

表8-22 病毒性肝炎治疗措施

治疗	方法	备注
一般治疗	隔离;卧床休息;合理饮食 避免肝毒性药物	(1) 急性肝炎:消化道隔离、卧床休息,足够蛋白及维生素、易消化、清淡饮食 (2) 重症肝炎者需限制蛋白质摄入,注意护理,保持大便通畅,胃食管静脉曲张者给予软食
对症支持治疗	抗炎、稳定细胞膜、抗氧化、利胆药物	甘草酸制剂;水飞蓟素;多烯磷脂酰胆碱;双环醇;腺苷蛋氨酸;消炎利胆片等
	抗纤维化药物	安络化纤丸、复方鳖甲软肝片、扶正化瘀胶囊等
	重症患者	(1) 静脉营养:充足维生素、高渗葡萄糖(可加入能量合剂和胰岛素)、补充白蛋白 (2) 维持电解质、酸碱平衡 (3) 肝性脑病:乳果糖、灌肠、支链氨基酸

(续表)

治疗	方法	备注
抗病毒药物	药物选择：首选强效低耐药药物，包括恩替卡韦（ETV），富马酸替诺福韦二吡呋酯（TDF）、富马酸替诺福韦艾拉酚胺（TAF）；部分患者经评估、排除禁忌证后可选择长效干扰素	见图8-2
	慢性丙型肝炎适应证：所有HCV RNA阳性者	以直接抗病毒药物（DAA）为基础的方案
并发症治疗	①脑水肿：高渗脱水剂；②循环衰竭：特利加压素；③出血：维生素K_1/凝血酶原复合物/新鲜血浆，口服凝血酶冻干粉，PPI，生长抑素，内镜或介入止血；④腹水：白蛋白、利尿剂；⑤抗感染治疗；⑥呼吸支持；⑦人工肝；⑧肝移植	

七、多重耐药菌/泛耐药菌感染

1. 定义

(1) 多重耐药菌（multidrug resistant，MDR）：对在抗菌谱范围内的3类或3类以上抗菌药物不敏感（包括耐药和中介）的细菌。

(2) 泛耐药菌（extensively drug resistant，XDR）：指除对1、2类抗菌药物敏感外，对几乎所有类别抗菌药物不敏感的细菌。

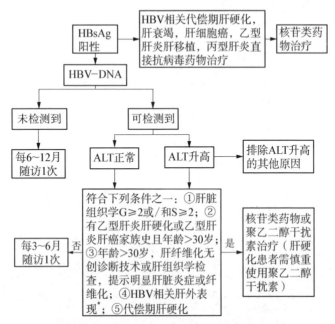

图 8-2 慢性 HBV 感染抗病毒治疗适应证流程图

注:* HBV 相关的肝外表现:肾小球肾炎、血管炎等。

随访项目:病毒学检测、肝脏生物化学指标检测、甲胎蛋白、维生素 K 缺乏或拮抗剂诱导蛋白检测,腹部超声检查、肝脏硬度值检测。

HBV 相关的肝外表现:肾小球肾炎、血管炎等。

HBV 相关失代偿期肝硬化患者 NAs 治疗期间的随访标准:每 3 个月 1 次,复查血常规、肝功能和肾功能、血氨、病毒学、甲胎蛋白、维生素 K 缺乏或拮抗剂诱导蛋白,行腹部超声检查;必要时行增强 CT 或 MRI 检查。

ALT 升高的其他原因:其他病原体感染、药物或毒物服用史、酒精服用史、脂肪代谢紊乱、自身免疫紊乱、肝脏淤血或血管性疾病、遗传代谢性肝损伤、全身性系统性疾病等。

(3) 多重耐药菌/泛耐药菌感染：即多重耐药菌/泛耐药菌造成的感染状态。

2. 病因　多重耐药菌/泛耐药菌可由外源性获得（如其他人员或环境），也可由内源性获得（即来自患者本身寄殖菌）。风险因素包括免疫缺陷、慢性病（糖尿病、恶性肿瘤、COPD、肝病、肾病及风湿免疫病等）、新生儿、婴幼儿或老年人、烧伤或创伤产生组织坏死者、抗菌药物应用史、创伤性诊疗措施等（如静脉导管、气管插管、异物植入及污染手术等）。多见于医院获得性感染。

3. 临床表现　除感染的一般系统症状，如发热、畏寒等，可依据感染部位的不同而表现出相应的症状。

4. 问诊及查体关注

(1) 问诊要点：手术史，住院病史，抗菌药物应用史，病原学培养及药敏结果，相关医疗机构耐药菌流行情况，植入物史及免疫抑制基础等

(2) 查体要点：相应感染部位的体征；注意高度疑似耐药菌患者，实施接触隔离。

5. 辅助检查　最重要的是感染部位临床标本（如血、尿、痰及导管等）的病原学培养及体外抗菌药物敏感性试验。

6. 治疗

(1) 治疗原则：合理选择抗菌药物方案；去除耐药菌高危因素；预防耐药菌传播。

(2) 药物治疗：①选择耐药菌敏感抗菌药物；②联合用药；③根据抗菌药物 PK/PD 特性合理化给药方案。

(3) 去除耐药高危因素：如尽可能早拔除静脉导管、导尿管及气管插管等。

(4) 预防耐药菌传播：落实标准预防和耐药菌接触隔离，

预防院内传播。

八、肝脓肿

1. 定义　细菌性肝脓肿(pyogenic liver abscess)指细菌或阿米巴原虫经多种途径感染肝脏,导致肝内发生炎症、液化、坏死及脓液积聚,从而形成化脓性病灶。

2. 病因　肝脓肿的感染途径主要有如下6种:胆道途径、门静脉途径、肝动脉途径、直接侵犯、开放性创伤及隐源性途径。其中胆道途径(包括胆结石,胆道肿瘤、狭窄和先天性胆道畸形)是引起肝脓肿最常见的病因。

3. 临床表现　常见临床表现包括右上腹痛、发热、畏寒寒战、恶心、厌食、体重减轻和乏力。此外,由于肝脓肿对横膈的刺激,部分患者还可能出现咳嗽、右胸或右肩疼痛。胆源性肝脓肿患者往往临床症状更严重,继发血流感染及感染性休克的比例更高。

4. 问诊与查体关注

(1) 病史询问要点。①诱发因素:既往有无胆道疾病史(尤其是胆石症),近期有无腹盆腔/肠道感染或行肝动脉介入手术;②症状性质:右上腹痛、发热及畏寒寒战;③伴随症状:恶心、厌食及乏力。

(2) 体格检查要点:肝脏的触诊与叩诊。

5. 辅助检查　影像学检查是诊断肝脓肿的重要手段,也为观察治疗效果及预后提供客观依据。CT是肝脓肿的首选影像学检查,除了可以确诊肝脓肿外,还可以评估是否存在脓肿分隔及分隔数量、是否存在多灶性脓肿、准确判断脓肿大小,进而指导临床医师选择合适的引流方案。除CT外,超声检查也是一种较为理想的诊断方法。

6. 诊断及鉴别诊断 结合病史、实验室检查及影像学检查,肝脓肿的诊断一般并不困难,主要需与肝脏的良恶性肿瘤相鉴别。在明确为肝脓肿之后,需进一步鉴别引起脓肿的感染病原体,如普通细菌(如肺炎克雷伯菌、大肠埃希菌、金黄色葡萄球菌、肠球菌及厌氧菌等)、阿米巴原虫、特殊病原体(如结核分枝杆菌)等。肝脓肿经引流后脓液行微生物学检查(培养或分子检测等)有助于明确感染病原体。

6. 治疗

(1) 治疗原则:①在肝脓肿明确诊断之后,应启动经验性抗菌治疗;如通过血培养或脓液培养能明确感染病原体,则应精准、目标性抗感染治疗。②对于能够耐受有创操作的患者,直径>3 cm、已液化的肝脓肿应予经皮肝穿刺介入治疗。③对于不适合介入治疗或介入治疗失败的患者,可考虑手术治疗。

(2) 治疗具体措施:

1) 药物治疗:应用抗生素时应经验性选择可能覆盖肝脓肿常见菌群的药物,如哌拉西林/他唑巴坦、阿莫西林/克拉维酸、三代头孢菌素等,如果可能合并厌氧菌感染或考虑阿米巴肝脓肿,可加用甲硝唑。在取得病原学检查结果后,根据药敏结果调整抗生素。

2) 介入治疗:经皮肝穿刺介入治疗的适应证包括:①脓肿壁已经成熟或脓肿液化趋于成熟的肝脓肿;②经抗生素保守治疗后效果不明显、持续发热;③直径>3 cm 的脓肿;④凝血功能正常但无法耐受手术的患者。当脓肿每日引流量持续多日少于 10 ml,引流后脓腔直径<2 cm,且患者临床症状及实验室指标基本恢复正常后,可拔除引流管。

3) 手术治疗:适用于以下情况:①不适合介入治疗或介入治疗失败;②脓肿存在多分隔或为多发性脓肿,脓液黏稠难以引流;③脓肿穿孔破裂或存在并发症;④合并其他需要手术的腹部疾病,如恶性肿瘤或胆道疾病等。肝脓肿切开引流和部分肝叶切除术是常见的两种手术方式。

九、感染性腹泻

1. 定义　腹泻通常定义为每日(24 h)排未成形粪便≥3次,或每天排出未成形粪便的总量超过 250 g。感染性腹泻(infectious diarrhea)是指各种病原体感染肠道而引起的腹泻。根据腹泻的持续时间长短,可将其分为急性(<14 d)、持续性(14～29 d)或慢性(≥30 d)。病原体主要包括细菌、病毒、寄生虫和真菌等。

2. 病因　①细菌:霍乱弧菌、痢疾杆菌、产肠毒素大肠埃希菌、志贺菌、副溶血弧菌、沙门菌、弯曲菌、气单胞菌、产气荚膜梭菌、蜡样芽孢杆菌、小肠结肠炎耶尔森菌、单核细胞增多性李斯特菌、脆弱拟杆菌、艰难梭菌、金黄色葡萄球菌及结核杆菌等。②病毒:诺如病毒、轮状病毒、腺病毒、星状病毒、某些呼吸道病毒及肝炎病毒等。③寄生虫:贾第鞭毛虫、溶组织内阿米巴、隐孢子虫及环孢子虫等。④真菌:念珠菌、曲霉、毛霉、组织胞浆菌及副球孢子菌等。

3. 临床表现

(1) 具体表现。①粪便性状:稀便、水样便、黏液便、脓血便或血样便;②其他消化道症状:腹痛、恶心、呕吐、腹胀及纳差等;③全身症状:发热、全身不适,病情重者可以因大量丢失水、电解质而引起脱水、电解质紊乱甚至休克。

(2) 不同类型。①分泌性腹泻:多不伴有发热、腹痛,稀便或水样便,粪便显微镜检多无细胞,或可见少许红细胞、白细胞;②炎症性腹泻:常伴有发热,腹痛、里急后重,粪便多为黏液便或脓血便,粪便显微镜检可见较多红细胞、白细胞。

4. 问诊与查体关注

(1) 病史询问要点。①诱发因素:进食不洁食物或水、咽痛流涕等感冒症状。②腹泻情况:a. 粪便性质:稀便、水样便、黏液便、脓血便、血样便;b. 腹泻次数及粪便量。③其他症状及体征:腹痛、腹胀、恶心、呕吐、纳差及发热等。④既往史及个人史:基础疾病史(是否为免疫抑制状态)、暴露史(禽类、宠物等)、旅游史及抗菌药物使用史。

(2) 体格检查要点:腹部体征(压痛、肠鸣音等),有无中毒征象、精神状态及脱水体征。

5. 辅助检查

(1) 粪便检查:①粪便细菌及真菌培养,仍然是感染性腹泻诊断的"金标准";②粪便常规及隐血检查;③诺如/轮状病毒抗原或核酸检测;④粪便涂片找寄生虫虫卵或卵囊;⑤其他,如艰难梭菌抗原及毒素。

(2) 血常规、ESR 及 CRP 等炎症指标。

(3) 肝肾功能、电解质等生化指标。

(4) 有明显腹膜刺激征或肠梗阻的患者,完善腹部影像学检查。

6. 诊断及鉴别诊断　依靠临床症状及体征不难做出诊断,感染性腹泻需鉴别不同类型病原体,同时需与非感染性腹泻原因鉴别,如炎症性肠病(克罗恩病和溃疡性结肠炎)、放射性肠炎及缺血性结肠炎;胃肠道肿瘤、神经内分泌肿瘤及全身性疾病如内分泌系统(甲亢、糖尿病等)、风湿免疫系统疾病等。

7. 治疗

(1) 治疗原则:多数成人急性感染性腹泻呈自限性,主要治疗原则为纠正水和电解质紊乱、指导饮食及合理用药。

（2）治疗具体措施见表8-23。

表8-23 感染性腹泻治疗措施

治疗	方法	备注
饮食	一般不需禁食；严重呕吐者初起禁食，口服补液疗法或静脉补液开始后4h内应恢复进食	少吃多餐（建议可每日6餐）；进食少油腻、易消化、富含微量元素和维生素的食物；尽可能增加热量摄入；避免进食罐装果汁等以免加重腹泻
对症治疗	补液治疗	成人急性感染性腹泻患者，应尽可能鼓励其接受口服补液盐治疗，但有下述情况应采取静脉补液治疗：①频繁呕吐，不能进食或饮水者；②高热等全身状况严重，尤其是伴意识障碍者；③严重脱水，循环衰竭伴严重电解质紊乱和酸碱失衡者；④其他不适合口服补液治疗的情况。脱水引起休克者的补液应遵循"先快后慢、先盐后糖、先晶体后胶体、见尿补钾"的原则
	止泻治疗	①肠黏膜保护剂和吸附剂：蒙脱石、果胶和活性炭等，有吸附肠道毒素和保护肠黏膜的作用；②益生菌：尽可能避免与抗菌药物同时使用
	抑制肠道分泌肠动力抑制剂	次水杨酸铋、脑啡肽酶抑制剂等感染性腹泻不推荐使用

(续表)

治疗	方法	备注
病原学治疗	抗菌药物	不应常规使用抗菌药物,以下情况考虑使用抗感染药物:①发热伴有黏液脓血便的急性腹泻;②经培养证实为细菌感染且对症治疗无好转者;③老年人、免疫功能低下者及脓毒血症患者;④中、重度的旅行者腹泻患者 选择应用抗菌药物前应首先行粪便细菌培养和药敏试验,若无结果,可行经验性抗菌治疗喹诺酮类药物为首选抗菌药物,也可选阿奇霉素、复方磺胺甲噁唑等,应根据药敏结果予以调整
	抗病毒药物	病毒性腹泻的病原学治疗一般不用抗病毒药物和抗菌药物
	抗寄生虫药物	①贾第虫病,可使用替硝唑或甲硝唑;②急性溶组织内阿米巴肠病,使用甲硝唑或替硝唑,随后加用巴龙霉素或二氯尼特;③隐孢子虫病,使用螺旋霉素
预防	做好手卫生、消化道隔离、消毒、及时报告和填写传染病报告卡	

附

细菌性痢疾

简称菌痢,是由痢疾杆菌引起的一种假膜性肠炎。病变多局限于结肠,以大量纤维素渗出形成假膜为特征,假膜脱落伴有不规则浅表溃疡形成。临床主要表现为腹痛、腹泻、里急后重、黏液脓血便。

菌痢的病理变化主要发生于大肠,尤以乙状结肠和直肠为重。病变严重者可波及整个结肠甚至回肠下段。根据肠道病变特征、全身变化及临床经过的不同,菌痢分为急性、慢性及中毒性3种。

1. 急性细菌性痢疾　①病变肠管蠕动亢进并有痉挛,引起阵发性腹痛、腹泻等症状;②炎症刺激直肠壁内的神经末梢及肛门括约肌,导致里急后重和排便次数增多,最初为稀便混有黏液,待肠内容物排尽后转为黏液脓血便,偶尔排出片状假膜。

2. 慢性细菌性痢疾　①菌痢病程超过2个月者称为慢性菌痢,多由急性菌痢转变而来;②临床表现为腹痛、腹胀、腹泻等肠道症状;③少数慢性菌痢患者可无明显的症状和体征,但大便培养持续阳性,成为慢性带菌者及传染源。

3. 中毒性细菌性痢疾　①多见于2~7岁儿童,发病后数小时即可出现中毒性休克或呼吸衰竭而死亡;②临床特征是起病急骤、严重的全身中毒症状,但肠道病变和症状轻微。

十、流行性感冒

1. 定义　流行性感冒(influenza)简称流感,是由流感病毒感染引起的一种急性呼吸系统疾病,可在世界各地暴发和流行,多发生于冬季。

2. 病因　甲型和乙型流感病毒是引起人类致病的主要病原体。传染源为流感患者和隐性感染者,主要通过呼吸道分泌物的飞沫传播(如打喷嚏和咳嗽),人群普遍易感。

3. 临床表现　在1~4 d的潜伏期后,以突然发热(体温可达39~40℃)、头痛、肌痛和乏力起病,伴有呼吸道疾病表现,如干咳、咽痛和流涕,通常呈自限性。并发症包括肺炎(最常见)、中枢神经系统受累、心肌炎和心包炎、肌炎及横纹肌溶解等。

4. 问诊与查体关注

(1) 病史询问要点。①病因:暴露史;②症状:急性起病,发热、头痛、肌肉或关节酸痛及乏力;③伴随症状:咽痛、流涕及咳嗽。

(2) 体格检查要点:包括结膜、咽部、关节、肌肉及循环呼吸系统、消化系统等查体。

5. 实验室检查 具体见表8-24。

表8-24 流行性感冒病原学检查项目

方法	检测时间	特点
分子核酸检测	15~60 min	首选,高灵敏度和特异度,可分型
抗原检测	10~15 min	中灵敏度和高特异度,可分型
病毒分离培养	3~10 d	用于公共卫生监测
血清学试验	—	需要配对的急性期和恢复期血清样本,仅用于回顾性研究

注:流感检测的最佳标本为鼻咽抽吸物和鼻咽拭子,其次是咽拭子。

6. 诊断及鉴别诊断 流感确诊有赖于病原学诊断。由于流感的症状、体征缺乏特异性,易与普通感冒和其他上呼吸道感染相混淆。

7. 治疗及预防 神经氨酸酶抑制剂(奥司他韦、扎那米韦或帕拉米韦)和Cap依赖型核酸内切酶抑制剂(巴洛沙韦)是治疗流感的有效药物。奥司他韦或扎那米韦的常规疗程为5 d,而帕拉米韦和巴洛沙韦通常单次给药。其中,奥司他韦(75 mg,每日2次,口服)是治疗重症流感的首选药物。

每年接种流感疫苗是预防流感最有效的手段,通过勤洗手、尽量避免与流感或疑似患者接触等进行预防。

十一、皮肤和软组织感染

1. 定义　皮肤和软组织感染(skin and soft tissue infection, SSTI)是指病原微生物侵犯表皮、真皮、皮下脂肪组织、筋膜及肌肉引起的炎症性病变,分类包括非坏死性感染、坏死性感染及咬伤;具体有脓疱、疖、痈、蜂窝织炎、丹毒、皮肤脓肿及化脓性肌炎;坏疽、肌坏死、坏死性筋膜炎;动物或人咬伤等。

2. 诱因及病原体

(1) 皮肤屏障功能障碍是发生 SSTI 的诱因,包括皮肤疾病、损伤等。其次是免疫功能低下,包括肿瘤、糖尿病、慢性酒精中毒、长期应用糖皮质激素和免疫抑制剂。

(2) 致病病原体:金黄色葡萄球菌和 A 组链球菌是引起 SSTI 尤其是蜂窝织炎最常见的病原体。其次,其他革兰氏阳性球菌、厌氧菌、革兰氏阴性菌等也可引起感染,如梭状芽孢杆菌、大肠埃希菌等,可出现单一菌和混合菌感染。此外,丹毒丝菌、海分枝杆菌及诺卡菌可引起无痛性软组织感染。

3. 临床表现　任何年龄均可发病,65 岁以上发病率高;好发于免疫低下患者或皮肤屏障障碍者;临床表现多样,轻者可出现局部红肿热痛,化脓时出现局部波动感,产气菌感染时组织含气,触诊时有握雪感;重者可出现严重头痛、发热等全身症状,甚至出现感染性休克症状;进展快者数小时内病灶迅速扩大,并可出现骨筋膜室综合征等并发症。

4. 问诊及查体关注

(1) 病史询问要点:有无外伤,基础疾病等危险因素;病灶进展速度。

(2) 体格检查要点:应注意皮损性质、溃疡形成状况及坏死程度,及早判断有无并发症,是否复杂 SSTI(全身症状明显,炎症标志物升高明显者),是否需要外科处理。同时要注意全身状况,如发热、乏力及精神萎靡等,有无感染性休克等征象。

5. 辅助检查

(1) 实验室检查:包括血常规、C 反应蛋白、血沉及降钙素原炎症标志物检查,发热患者进行血培养检查。

(2) 病原学检查:应积极进行微生物检测;对伤口脓液或分泌物进行革兰氏染色或培养、药敏试验;对伤口或穿刺组织进行传统培养涂片及分子生物学检测;对于有特殊外伤的患者,如鱼刺伤,应进行涂片找抗酸杆菌、分枝杆菌培养、创伤弧菌等筛查。

(3) 影像学检查:一般无须进行辅助检查。对于复杂性 SSTI,或化脓性肌炎等病情复杂疑难患者,局部 B 超、血管超声、MRI 或 CT 可协助评估病灶范围及并发症情况。

6. 诊断及鉴别诊断　根据本病诱因及临床特点,诊断并不困难;局部红肿痛时需与痛风鉴别;化脓性肌炎需与肌肉血肿鉴别。

7. 治疗　治疗原则:药物治疗联合外科治疗。

治疗措施:

(1) 丹毒、蜂窝织炎药物治疗。经验性治疗:抗青霉素酶的青霉素类(苯唑西林、萘夫西林)或一代头孢菌素类(头孢唑林)、克林霉素、复方磺胺甲噁唑等。需警惕耐甲氧西林金黄色葡萄球菌感染。

(2) 化脓性感染需脓液引流。

(3) 坏死性筋膜炎多学科联合治疗。入院后的前 12 h 内措施:引流、清创、感染装置及异物清除。早期控制感染源、抗生素治疗(建议广谱抗生素经验性抗感染治疗)和(器官)支持治疗是治疗该类疾病的三大基石。此外,也可进行高压氧、伤口负压吸引及输注丙种球蛋白等辅助治疗。

十二、中枢神经系统感染

1. **定义** 中枢神经系统感染(central nervous system infection)是病原微生物侵犯中枢神经系统的实质、被膜及血管等引起的急性或慢性炎症性疾病。

2. **病因** 常见的中枢神经系统感染性疾病根据致病病原微生物不同可以分为细菌性脑膜炎、真菌性脑膜炎、病毒性脑炎、结核性脑膜炎、寄生虫脑病及其他少见病原体等。

3. **临床表现**

(1)全身症状:如发热、头痛及乏力等。

(2)颅内压升高相关症状:恶心、呕吐(多为喷射性)、视物模糊(复视、视野变窄甚至失明等)、神志改变(如嗜睡、昏迷等)。

(3)神经功能缺损:肢体无力或瘫痪,可伴有麻木感;认知功能障碍(包括记忆力减退、情绪异常、定位障碍及语言障碍等)。

4. **问诊及查体关注**

(1)病史询问要点:包括季节因素、旅居史、地理因素、职业、毒物化学物品接触史、动物接触史、虫咬、犬咬、基础疾病、肿瘤疾病史、疫苗接种史及免疫状态等。

(2)体格检查重点:神经系统定位体征、高级神经活动、局灶性特征、脑干、小脑、锥体外系体征和脑膜刺激征等;全身体征包括浅表淋巴结、皮肤黏膜有无瘀斑等。

第八章 常见感染性疾病诊治

5. 诊断及鉴别诊断　疑诊中枢神经系统感染诊断思路（图8-3）。

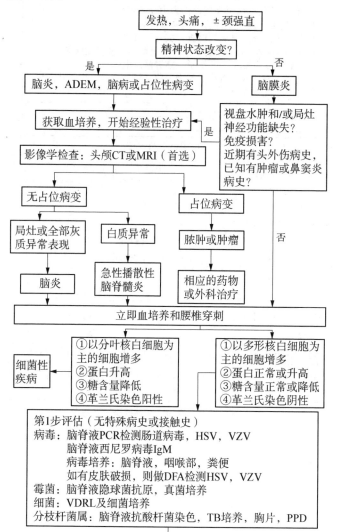

↓

第2步评估（如果上述评估为阴性结果）
 EB病毒：血清学检查，脑脊液PCR
 支原体检查：血清学检查，脑脊液PCR
 流感病毒A、B：血清学，呼吸道培养，脑脊液PCR
 腺病毒：血清学，咽拭子，脑脊液PCR
 真菌：脑脊液和血清学球孢子菌抗体检查，组织胞浆菌属抗原及抗体检查

第3步评估（基于流行病学）

流行病学资料评估

蚊虫、虱子接触	科罗拉多蜱热病毒、虫媒病毒、立克次体属、疏螺旋体属及埃里克体属
近期皮疹	麻疹、风疹及人疱疹病毒6型
腹泻（婴幼儿/儿童）	轮状病毒
肝炎	丙型肝炎病毒
接触浣熊或异食症	浣熊拜林蛔线虫
接触蝙蝠/动物咬伤	狂犬病
接触野生鼠类或仓鼠	淋巴细胞性脉络丛脑膜炎病毒
接触宠物鸟（鹦鹉目）	鹦鹉热衣原体（鹦鹉热）
接触猫	巴尔通体属（猫抓热）
接触牛或非巴氏消毒乳制品	布氏菌属、伯纳特立克次体（Q热）
在湖泊、池塘或未用氯气消毒的水中游泳	棘阿米巴或耐格里原虫（阿米巴脑膜脑炎）

图8-3 疑诊中枢神经系统感染诊断思路

注：ADEM为急性播散性脑脊髓炎。

6. 治疗　根据病原学检查结果展开治疗（图8-4）。

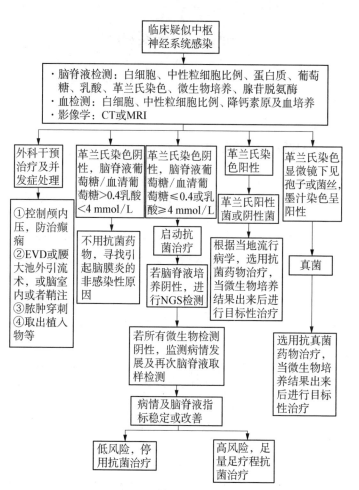

图8-4　中枢神经系统感染治疗思路

第九章

神经系统疾病

一、特发性面神经麻痹

1. **定义** 特发性面神经麻痹(idiopathic facial palsy)又称"贝尔麻痹(Bell palsy)",是指面神经管内急性非化脓性炎症引起的周围性面神经麻痹。

2. **病因** ①血管痉挛:可能与局部营养神经的血管受冷后痉挛,导致面神经分布区域缺血、水肿、受压有关;②病毒感染:如疱疹病毒等。

3. **临床表现** 任何年龄均可发病,以20~40岁最为多见,男性多于女性,绝大多数为单侧发病。通常呈急性起病,几小时或数日后达峰。

①前驱症状:起病前几日可有耳后、耳内及乳突区轻度疼痛。②主要表现:一侧面肌完全瘫痪、贝尔现象(Bell phenomenon)、泪点随下睑外翻及泪液外溢、患者角膜反射较弱或消失、面部感觉检查正常。③不同受累部位表现:a.茎乳突孔以上:患侧舌前2/3味觉障碍;b.镫骨肌分支以上:味觉损害和听觉过敏;c.膝状神经节:面神经麻痹、听觉过敏和舌前2/3味觉障碍,病侧乳突部疼痛+耳郭部和外耳道感觉减退+外耳道或鼓膜溃疡(Ramsay-Hunt syndrome,为急性带状疱疹病毒感染所致)。④面神经麻痹恢复后,少数病例可

复发。

4. 问诊及查体关注

(1) 病史询问要点。①诱发因素：劳累、吹风及着凉等；②前驱症状：耳后疼痛；③伴随症状：听力、味觉改变。

(2) 体格检查要点：周围性/中枢性面瘫，其他神经系统体征，外耳道疱疹。

5. 辅助检查　一般无须进行辅助检查。对于症状不典型的患者，头颅CT/MRI有助于鉴别诊断。

6. 诊断及鉴别诊断　根据本病的起病形式和临床特点，诊断并不困难，主要须与能引起周围性面肌瘫痪的其他疾病相鉴别，如吉兰-巴雷综合征、腮腺炎或腮腺肿瘤、颌后的化脓性淋巴结炎、颅后窝病变、大脑半球病变及Lyme病。

7. 治疗

(1) 治疗原则：改善局部血液循环，促进水肿、炎症消退，防止面神经进一步受损，促进面神经功能恢复，保护病侧暴露的角膜免受损害或感染，防止瘫痪侧被健侧面肌过度牵拉等。

(2) 治疗措施：

1) 药物治疗：①病程早期予以激素；②地巴唑、呋喃硫胺、维生素B_{12}。

2) 理疗。

3) 针灸疗法。

4) 暴露角膜的保护。

5) 手术治疗：改善面肌瘫痪后遗症。

二、三叉神经痛

1. 定义　三叉神经痛(trigeminal neuralgia)是面颊部三叉神经分布区内的一种特殊的阵发性剧烈疼痛。

2. 病因 三叉神经痛可分为原发性与继发性,以原发性居多。

①原发性:感染;压迫;颈动脉管顶壁缺陷。②继发性:三叉神经节和后根受到邻近病变的侵犯导致,常见的有脑桥小脑角内的占位病变;邻近结构的炎症;颅底骨质的病变;鼻咽癌、中耳癌的转移;多发性硬化症等。

3. 临床表现 ①流行病学:常见于40岁以上女性,发病率有随年龄增长而增长的趋势。②临床特点:三叉神经痛为三叉神经分布区域阵发性电击样、针刺样、刀割样或撕裂样痛,只影响三叉神经的感觉部分,除疼痛外没有其他感觉或运动的障碍。③体征:三叉神经痛患者神经系统检查常无阳性体征发现。但病程中如曾做过封闭或射频治疗者,患侧面部可发现浅感觉的轻度减退、角膜反射减弱或消失。

4. 问诊与查体关注

(1) 病史询问要点。①疼痛性质:阵发性,起病快,无先兆且很严重;电击样、针刺样、刀割样或撕裂样痛;仅数秒至1~2 min即骤然停止;严重发作时面肌可因疼痛而抽搐;②诱发因素及触发点:触发点常为患侧的鼻翼、上唇、下唇、口角、眶下、牙根,上下犬齿等处,这些部位稍加触摸,即可引起一阵闪电般的发作;另外,咀嚼、大声说话、张大口、擤鼻涕、刷牙、洗脸、饮食及冷热风吹亦容易引起发作;③疼痛分布:三叉神经分布区,大多为单侧,以下颌支最多。

(2) 体格检查要点:神经系统查体。

5. 辅助检查 无特殊辅助检查。个别患者可考虑完善头颅MRTA评估神经与血管关系。

6. 诊断与鉴别诊断 ①诊断:原发性三叉神经痛诊断依据其典型的面部疼痛发作,疼痛局限于三叉神经分布范围内,面部有触发点,神经系统检查无阳性发现。②鉴别诊断:不典型面痛(Sluder病);鼻咽癌;牙痛;疱疹性疼痛;颅内肿瘤;舌咽神经痛;三叉神经病。

7. 治疗　治疗原则:继发性三叉神经痛应针对病因治疗,原发性三叉神经痛的治疗方法有以下几种。

(1) 药物治疗。①卡马西平:100 mg bid起始,每日可增加100 mg直至疼痛停止,最大剂量可达每日1 000～1 200 mg;②奥卡西平:300 mg/d起始,分2次给药,维持剂量范围300～1 200 mg/d;③苯妥英钠:常用剂量0.1 g tid～qid;④加巴喷丁:第一次睡前服300 mg,以后每日增加300 mg,分3次口服,维持剂量1 800～3 600 mg;⑤拉莫三嗪:需从极小剂量缓慢增加,维持剂量200～400 mg/d;⑥其他药物,如巴氯芬片(50～80 mg/d)、普瑞巴林(150～600 mg,每日2次),中药可选用七叶莲。用药均需注意皮疹、头晕等发生情况。

(2) 外科治疗:主要从以下3个部位进行干预。

1) 周围神经:从半月神经节远端到触发点,如神经封闭治疗。

2) 半月神经节:如三叉神经半月节封闭、经皮半月节射频热凝疗法。

3) 半月神经节后感觉神经根:如三叉神经微血管减压术、伽玛刀治疗。

三、脑梗死

1. 定义　脑梗死(cerebral infarction)是指局部脑组织由于血液供应缺乏而发生的坏死。

2. 病因及分型　脑梗死的病因主要是血液供应障碍。血管、血液成分和血流动力学改变均可造成脑供血动脉缺血。

最常见的是脑动脉粥样硬化,其次是各种原因造成的脑栓塞。其病因学按照 TOAST 分型可分为:①大动脉粥样硬化性卒中;②心源性脑栓塞;③小动脉闭塞性卒中或腔隙性卒中;④其他原因引发的缺血性卒中;⑤原因不明的缺血性卒中。

3. 临床表现 损害的症状主要根据堵塞脑动脉的供血分布而定。

①完全前循环梗死,三联征:a. 大脑高级功能障碍;b. 同向偏盲;c. 对侧 3 个部位(面、上肢与下肢)的运动和(或)感觉障碍。②部分前循环梗死,有以上三联征中的两个,或只有高级神经活动障碍,或感觉运动缺损较完全前循环梗死局限。③后循环梗死,同侧脑神经麻痹伴对侧运动/感觉障碍、双侧运动/感觉障碍、眼球会聚异常、小脑症状不伴同侧长束症状(如共济失调性轻偏瘫)或单侧同向视野缺损。④腔隙性脑梗死,纯运动性、纯感觉性、感觉运动混合性、共济失调轻偏瘫及构音障碍手笨拙综合征 5 种。

4. 问诊及查体关注

(1) 病史询问要点。①起病方式:安静休息时/活动中,达峰时间;②伴随症状:意识丧失、头痛、恶心、呕吐等;③神经系统症状:意识、偏瘫、失语等局灶性神经功能缺损症状;④既往史:可疑的前驱短暂性脑缺血发作证据、动脉粥样硬化、高血压、糖尿病;⑤个人史:年龄、性别、饮酒史、吸烟史;⑥家族史:脑血管疾病家族史。

(2) 体格检查要点:神经系统查体要全面。

5. 辅助检查 ①病灶性质的确定:头颅 CT、MRI(包括 DWI 序列)。②病因学检查,包括:a. 颅内血供评估:颈动脉超声、TCD、CTA、MRA 和 DSA;b. 颅外评估:心脏超声及经食管心脏超声等。

6. 诊断及鉴别诊断　主要与以下疾病进行鉴别：①出血性卒中；②颅内占位性病变；③颅脑外伤；④小血管病变和脱髓鞘病变。鉴别诊断方法主要是根据临床表现和影像学检查，如头颅 MRI 增强、脑血管 MRA/CTA、头颅 MRS 等，有助于脑梗死与肿瘤、脓肿等鉴别。必要时需结合脑脊液检查发现脱落细胞、寡克隆区带等特殊检查方法进一步明确诊断。

7. 治疗

（1）治疗原则：确保病情稳定，稳定生命体征，迅速逆转任何促发病情的因素，药物治疗，减少并发症，早期康复锻炼，恢复社会功能。

（2）治疗措施见表 9-1。

表 9-1　脑梗死治疗措施

治疗	措　施
院前急救和处理	ABC（气道、呼吸、循环），评估有无低血糖
急性再灌注治疗	发病时间<4.5 h，静脉溶栓；发病时间<6 h，可直接血管内治疗，6～24 h 经影像评估后决定是否可行血管内治疗
药物治疗	抗血小板聚集、他汀类药物。扩容及神经保护剂（目前缺少循证医学依据）
二级预防	血糖、血脂及血压的管理
并发症防治	警惕及防治感染、深静脉血栓等并发症
康复	早期康复锻炼

（3）诊治流程如图 9-1 所示。

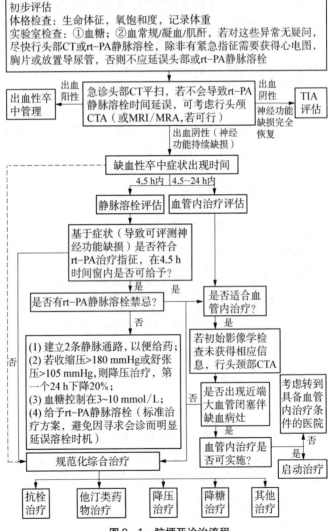

图9-1 脑梗死诊治流程

四、脑出血

1. 定义 脑出血(intracerebral hemorrhage)是原发性非外伤性脑实质内出血,也称"自发性脑出血"。

2. 病因 ①常见:高血压合并动脉粥样硬化;②其他:脑动脉瘤、脑动静脉畸形、脑淀粉样血管病、烟雾病(moyamoya disease)、动脉炎、梗死后出血、瘤卒中、血液病、抗凝或溶栓治疗等。

3. 临床表现

(1) 常发生于50岁以上患者,多有高血压病史。

(2) 突然起病,多有情绪激动、活动用力等诱因,症状在数分钟至数小时内达到高峰。

(3) 临床表现取决于出血量和出血部位,不同部位脑出血的临床症状如表9-2所示。

表9-2 脑出血的临床表现

脑出血部位		临床表现
基底节	壳核	责任血管:豆纹动脉,尤其是外侧支 三偏(对侧偏瘫、对侧偏身感觉障碍和同向性偏盲),双眼向病灶侧凝视,优势半球受累可有失语,出血量较小可表现为纯感觉或纯运动障碍
	丘脑	责任血管:丘脑穿通动脉或丘脑膝状体动脉 (1) 对侧肢体瘫痪(多下肢重于上肢),对侧偏身感觉障碍(较重,深浅感觉均有障碍,深感觉障碍突出,可伴自发性疼痛和感觉过度),优势半球受累可有失语,非优势半球受累可有体象障碍和偏侧忽视,精神异常,丘脑语言,丘脑痴呆 (2) 向下扩展到下丘脑或中脑上部引起眼位异常(垂直凝视或侧视麻痹、双眼分离性斜视、凝视鼻尖、瞳孔对光反射迟钝、假性展神经麻痹及会聚障碍等)

(续表)

脑出血部位		临床表现
		（3）累及丘脑下部或破入第三脑室引起意识障碍加深、瞳孔缩小、中枢性高热及去大脑强直
	尾状核头	头痛、呕吐、对侧中枢性面舌瘫、轻度颈强，或仅有脑膜刺激征
脑叶	额叶	前额痛,呕吐,痫性发作多见,对侧轻偏瘫、共同偏视、精神障碍,尿便障碍,摸索、强握反射,优势半球受累可有运动性失语
	顶叶	偏瘫较轻,偏侧感觉障碍显著,对侧下象限盲,优势半球受累可有混合性失语,非优势半球受累可有体象障碍
	颞叶	对侧中枢性面舌瘫,上肢为主的瘫痪,对侧上象限盲,优势半球受累可有感觉性或混合性失语,可有颞叶癫痫、幻嗅及幻视等
	枕叶	对侧同向性偏盲（黄斑回避）或对侧象限盲,一过性黑矇和视物变形,多无肢体瘫痪
脑干	脑桥	责任血管：基底动脉脑桥支 （1）头痛、呕吐、眩晕、复视、眼球不同轴、侧视麻痹,交叉性瘫痪/偏瘫及四肢瘫等 （2）可表现为脑桥旁正中综合征(Foville syndrome)、脑桥腹外侧部综合征(Millard-Gubler syndrome)及闭锁综合征 （3）大量出血时,可有意识障碍,针尖样瞳孔,四肢瘫痪,呼吸障碍,去大脑强直,应激性溃疡,中枢性高热
	中脑	（1）复视,眼睑下垂,一侧或两侧瞳孔扩大,眼球不同轴,水平或垂直眼震,同侧肢体共济失调 （2）可表现为 Weber 或贝内迪克特(Benedikt)综合征 （3）重者可出现意识障碍,四肢瘫痪,去大脑强直
	延髓	（1）猝倒,意识障碍,呼吸节律不规则,心律失常,继而死亡 （2）可表现为不典型延髓背外侧综合征(Wallenberg syndrome)

(续表)

脑出血部位	临床表现
小脑	责任血管:最常见为小脑上动脉分支 (1) 眩晕,共济失调,频繁呕吐,后头部疼痛 (2) 轻者仅小脑体征:眼球震颤、病变侧共济失调、构音障碍及无偏瘫 (3) 重者脑桥受压体征:外展神经麻痹,侧视麻痹,周围性面瘫,吞咽困难及肢体瘫痪 (4) 大量小脑出血尤其是蚓部出血:很快昏迷,针尖样瞳孔,呼吸节律不规则,去脑强直发作,枕骨大孔疝
脑室	分为原发性或继发性 (1) 出血量小:头痛、呕吐及脑膜刺激征 (2) 出血量大:昏迷,针尖样瞳孔,四肢瘫,去脑强直发作,常伴丘脑下部受损症状

4. 问诊及查体关注

(1) 病史询问要点。①起病形式:活动或情绪激动时突发起病;②神经系统症状:局灶性神经功能缺损症状;③颅高压表现:脑膜刺激征,头痛、恶心及呕吐等;④血压:可伴血压明显升高。

(2) 体格检查要点:关注意识、生命体征,完善神经系统查体。

5. 辅助检查　①头颅CT:首选,表现为圆形或椭圆形高密度影,边界清楚;②头颅MRI:表现取决于血肿中血红蛋白的氧合状态及分解代谢程度,不同时期信号不同,MRI更易发现脑血管畸形、肿瘤及血管瘤等病变;③脑血管影像学及造影:MRA、CTA、DSA等检查有助于病因诊断。

6. 诊断及鉴别诊断　诊断基于临床表现及辅助检查结果:①临床表现:急性起病+局灶性神经功能缺损+颅高压+可有血压升高;②辅助检查:头颅CT检查首选。

鉴别诊断:脑梗死,蛛网膜下腔出血,外伤性颅内血肿,其他昏迷病因。

7. 治疗　治疗原则:控制增高的颅内压防止脑疝形成,防止血肿扩大并保证脑灌注,治疗各种并发症和合并症,减少病死率和伤残率。

治疗措施见表9-3。

表9-3　脑出血治疗措施

治疗	措　施
支持治疗	①卧床,保持安静;②保持呼吸道通畅;③必要时吸氧、鼻饲,营养支持;④密切观察病情
脱水降颅压	20%甘露醇,甘油果糖、白蛋白等(根据出血部位及量)
控制血压	急性期如血压>180/100 mmHg,可平稳降压
纠正凝血异常	① 华法林、肝素导致出血者停药,相应抗拮剂治疗;② 严重凝血因子缺乏或血小板减少者补充凝血因子和血小板
防治并发症	① 中枢性高热以物理降温为主;② 防治肺部感染、上消化道出血、水电解质紊乱、下肢深静脉血栓形成、肺栓塞、肺水肿、心肌损害及痫性发作等
手术治疗	手术指征:基底节出血:壳核≥30 ml,丘脑≥15 ml;小脑出血≥10 ml,或直径≥3 cm,或合并脑积水
康复治疗	如病情允许,尽早康复锻炼

五、蛛网膜下腔出血

1. **定义** 颅内血管破裂,血液流入蛛网膜下腔,称为蛛网膜下腔出血(subarachnoid hemorrhage,SAH)。SAH有创伤性和非创伤性之分,前者指由颅脑外伤引起的SAH,后者又称自发性SAH。

2. **病因及危险因素** 自发性SAH的病因很多,在我国最常见的是颅内动脉瘤破裂,占75%~85%;其次是脑血管畸形(包括脑动静脉畸形和硬脑膜动静脉瘘)及烟雾病。具体见表9-4、9-5。

表9-4 SAH病因

类别	病因
血管病变	动脉瘤、动静脉畸形、动脉粥样硬化、高血压、脑血栓、血管淀粉样变、系统性红斑狼疮、巨细胞动脉炎、局灶性血管坏死、结节性多动脉炎、毛细血管扩张症及斯德奇-韦伯(Sturge-Weber)综合征等
静脉血栓形成	怀孕、服用避孕药、创伤、感染、凝血系统疾病、消瘦及脱水等
血液病	白血病、霍奇金病、血友病、淋巴瘤、骨髓瘤、多种原因引起的贫血和凝血障碍、DIC及使用抗凝药物等
过敏性疾病	IgA血管炎、出血性肾炎等
感染	细菌性脑膜炎、结核性脑膜炎、梅毒性脑膜炎、真菌性脑膜炎、多种感染及寄生虫病等
中毒	可卡因、肾上腺素、单胺氧化酶抑制剂、乙醇、苯丙胺、乙醚、一氧化碳、咖啡、尼古丁及铅等
肿瘤	胶质瘤、脑膜瘤、血管母细胞瘤、垂体瘤、肉瘤、血管瘤、骨软骨瘤及神经纤维瘤等
其他	维生素K缺乏、电解质失衡及中暑等

表9-5 SAH风险因素

风险因素	风险程度	风险因素	风险程度
吸烟	↑↑↑	口服避孕药	↑↓
酗酒	↑↑↑	轻体重	↑↓
高血压	↑↑↑	糖尿病	←→
可卡因(以及其他拟交感类药物)	↑	高脂血症	←→
		激素替代疗法	↓

注:↑表示风险增加;↓表示风险降低;↑↓表示尚有争议;←→表示不增加风险。

3. 临床表现 包括诱发因素、临床表现及临床分级。见表9-6、9-7。

表9-6 SAH临床表现

项目	表现
诱发因素	剧烈运动、举重、情绪激动、咳嗽、屏便及房事
先兆表现	单侧眼眶或球后痛伴动眼神经麻痹是常见先兆,头痛频率、持续时间或强度改变往往也是动脉瘤破裂先兆,见于20%的患者,有时伴有恶心、呕吐和头晕症状,但脑膜刺激征和畏光症少见。常发生于SAH前2h至8周
典型表现 头痛	见于80%~95%的患者,突发,呈劈裂般剧痛,遍及全头或前额、枕部,再延及颈、肩腰背和下肢等。头痛发作前常有诱因,如剧烈运动、屏气动作或性生活,约占发患者数的20%
恶心、呕吐	约3/4患者在发病后出现恶心、呕吐、面色苍白及出冷汗
意识障碍	见于半数以上患者,可有短暂意识模糊至昏迷。少数患者可有淡漠、怕响声、畏光等

(续表)

项目		表现
	精神症状	表现为谵妄、木僵、定向障碍、虚构和痴呆
	癫痫	见于20%的患者
	自主神经系统过度反应	表现为血压突然增高、心律不齐、心电图病理改变(如T波倒置、ST段压低、Q-T间期延长、U波出现)
不典型表现	老年人	头痛少(<50%)且不明显,意识障碍多且重,颈项强直较克尼格(Kernig)征多见
	儿童	头痛主诉少见,常表现为面色苍白、恶心、呕吐,酷似胃肠道病变症状
体征		①脑膜刺激征:约1/4患者可有颈痛和颈强直,在发病数小时至6d出现,但以1~2d最明显。克尼格征较颈强直多见;②单侧或双侧锥体束征;③眼底出血(Terson征):表现为玻璃体膜下片状出血,多见于前交通动脉瘤破裂,见于3%~13%的SAH病例,出血患者视力常下降;④局灶体征少见

表9-7 SAH临床分级

级别	Botterell分级 (1956年)	Hunt和Hess分级 (1968—1974年)	世界神经外科联盟分级(1988年)	
			GCS	运动功能障碍
Ⅰ	清醒,有或无SAH症状	无症状或头痛,颈强直	15	无
Ⅱ	嗜睡,无明显神经功能缺失	脑神经麻痹(如Ⅲ、Ⅳ),中、重度头痛,颈硬	13~14	无
Ⅲ	嗜睡,神经功能丧失,可能存在颅内血肿	轻度局灶神经功能缺失,嗜睡或错乱	13~14	存在

(续表)

级别	Botterell 分级 (1956年)	Hunt 和 Hess 分级 (1968—1974年)	世界神经外科联盟分级(1988年)	
			GCS	运动功能障碍
Ⅳ	因血肿出现严重神经功能缺失,老年患者可能症状较轻,但合并其他脑血管疾病	昏迷,中、重度偏瘫,去大脑强直早期	7~12	存在或无
Ⅴ	濒死,去大脑强直	深昏迷,去大脑强直,濒死	3~6	存在或无

注:如有严重全身系统疾病如高血压、糖尿病、严重动脉粥样硬化、慢性肺部疾病或血管造影显示血管痉挛,评级增加一级。Ⅰ~Ⅱ级 SAH 患者预后较好,Ⅳ~Ⅴ级患者预后不佳。

4. 问诊及查体关注

(1) 病史询问要点。①诱发因素:发病前有无剧烈运动、举重、情绪激动、咳嗽、屏便及房事;②先兆表现:发病前或者近期(8周内)有无眼眶、球后痛等;③神经系统症状:头痛、意识障碍及癫痫等;④伴随症状:恶心、呕吐、面色苍白、血压升高及心律不齐等;⑤既往史:有无高血压、肿瘤;⑥个人史:年龄、性别、抽烟史及饮酒史。

(2) 体格检查要点:有无脑膜刺激征、锥体束征及眼底出血征等。

5. 辅助检查 ①头颅 CT:为首选检查;②全脑血管造影:为标准诊断方法,出血3天后病情稳定即可行造影;③其他检查:CTA、MRA、脑脊液检查有助于病因学诊断。

6. 诊断流程及鉴别诊断 诊断流程见图 9-2。

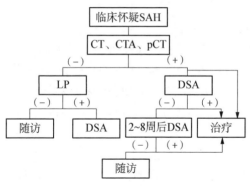

图9-2 SAH诊断流程

鉴别诊断:主要与突发剧烈头痛鉴别。

(1) 颅内病变:①血管性:垂体卒中、脑内出血及脑栓塞;②感染:脑膜炎、脑炎;③新生物、颅内出血、脑脓肿引起的颅内压增高。

(2) 良性头痛:偏头痛、紧张、感染相关性头痛、良性疲劳性头痛及与兴奋有关的头痛。

(3) 来自脑神经的头痛:①由于肿瘤、动脉瘤、托洛萨-亨特(Tolosa-Hunt)综合征、三叉神经痛(Raeder综合征)及格拉代尼戈(Gradenigo)综合征引起脑神经受压或炎症;②神经痛:三叉神经痛、舌咽神经痛。

(4) 颅内牵涉痛:眼球疾病如球后神经炎、青光眼;鼻旁窦炎;牙周脓肿、颞颌关节炎。

(5) 系统疾病:恶性高血压、病毒性疾病及颈段脊髓动静脉瘘。

六、癫痫和癫痫持续状态

1. **定义** 癫痫(epilepsy)是指一组由于脑部神经元异常过度放电引起的突然、短暂、反复发作的中枢神经系统功能失常的慢性疾病和综合征。

全身性强直-阵挛性癫痫持续状态(generalized tonic-clonic seizures,GTCS):即每次全身性强直-阵挛发作持续>5 min,或>2次发作且发作间期意识未能完全恢复。

2. 病因 ①遗传性:已知或推测的基因突变,且癫痫发作是该疾病的核心症状;②结构性:卒中、创伤及皮质发育不良等;③代谢性:已知或推测的代谢紊乱,且癫痫发作是核心症状(如卟啉症,尿毒症或吡哆醇依赖性癫痫发作);④免疫性:某种免疫疾病,且癫痫发作是核心症状。自身免疫性疾病影响多种器官系统,并且经常涉及中枢神经系统炎症;⑤感染性:脑炎等;⑥未知病因。

3. 临床表现 癫痫发作多具有短时性、刻板性和反复发作3个特点;各类发作既可单独或不同组合地出现于同一患者,也可于起病初期表现为一种类型的发作,后转为另一种类型(表9-8)。

表9-8 国际抗癫痫联盟(ILAE)2017癫痫发作分类

分类	特 征	
局灶起源	知觉存在; 知觉受损	运动性:自动症、失张力、阵挛、癫痫样痉挛、过度运动、肌阵挛及强直; 非运动性:自主神经、行为中止、认知的、情绪的及感觉的
	局灶进展为双侧强直-阵挛	
全面起源	运动性:强直-阵挛、阵挛、强直、肌阵挛、肌阵挛-强直-阵挛、肌阵挛-失张力、失张力及癫痫样痉挛 非运动性(失神):典型、不典型、肌阵挛及眼睑肌阵挛	
未知起源	运动性:强直-阵挛及癫痫样阵挛 非运动性:行为中止	
无法分类	—	

4. 问诊及查体关注

(1) 病史询问要点。①疾病特点:起病年龄、起病方式、发作频率、发作诱因及发作表现;②伴随症状:发作后意识状态、头痛、舌咬伤、外伤及二便失禁等;③个人史:出生史、生长发育史、热性惊厥史及癫痫持续状态史;④家族史:癫痫家族史。

(2) 体格检查要点:生命体征、面容、意识及生长发育等。

5. 辅助检查 脑电图、影像学(MRI、CT)、脑磁图及其他(泌乳素等)检查。

6. 诊断及鉴别诊断

(1) 癫痫的诊断流程见图9-3。

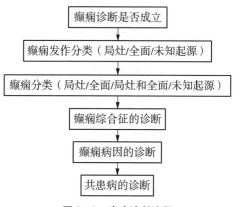

图9-3 癫痫诊断流程

(2) 鉴别诊断:①新生儿:周期性呼吸、非惊厥性呼吸暂停及颤动;②婴幼儿:屏气发作、非癫痫性强直发作、情感性交叉擦腿动作及过度惊吓症;③儿童:睡眠肌阵挛、夜惊、梦魇及梦游症、发作性睡病、多发性抽动症及发作性运动诱发性运动障碍；④成人：晕厥、癔病、短暂性脑缺血发作、偏头痛及精神病性发作。

7. 治疗

(1) 治疗目标：①尽可能地控制发作；②改善癫痫预后；③最大限度地减少使用抗癫痫药物产生的不良反应；④提高患者的生活质量。

(2) 治疗原则：①首选单药治疗，小剂量起始逐步增至有效浓度；②不可随意更换或停药，换药需逐步进行，控制良好并持续3~5年未发作者方可考虑逐步减停药物；③根据发作类型用药；④合并用药推荐不同作用机制的药物；⑤尽量不选用有相同不良反应的药物。

(3) 癫痫发作间期的治疗流程见图9-4。

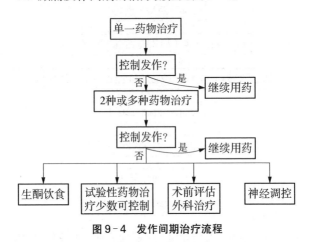

图9-4 发作间期治疗流程

(4) 癫痫持续状态的治疗流程见图9-5。

治疗目的：尽早终止发作、保护脑神经元、查找病因并去除诱发因素。

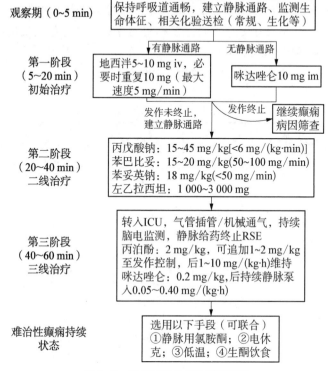

图9-5 癫痫持续状态治疗及流程

七、多发性硬化

1. 定义 多发性硬化(multiple sclerosis，MS)是一种以中枢神经系统白质炎性脱髓鞘为主要病理特点的自身免疫性疾病，多在成年早期发病，女性多于男性，大多数患者表现为反复发作的神经功能障碍，多次缓解复发，病情每况愈下。最常累及的部位为脑室周围白质、视神经、脊髓、脑干和小脑。主要临床特点为症状体征的空间多发性和病程的时间多发性。

2. 病因与发病机制 ①病毒感染；②自身免疫反应；③遗传因素；④环境因素。

3. 临床表现及临床分型 具体见表9-9、9-10。

表9-9 MS临床表现

临床表现	内容
视力障碍	可为MS的首发症状,表现为急性视神经炎或球后视神经炎、核间性眼肌麻痹及相对性传入性瞳孔障碍(Marcus Gunn瞳孔)
肢体无力	50%的患者首发症状为一个或多个肢体的无力,可表现为四肢瘫、偏瘫、截瘫或单瘫,以不对称瘫痪最为常见
感觉异常	肢体、躯干或面部针刺麻木感,异常的肢体发冷、蚁走感、瘙痒感或尖锐、烧灼样疼痛,以及定位不明确的感觉异常;莱尔米特征(Lhermitte sign)
共济失调	多以四肢共济运动障碍为主,伴有轻度的意向性震颤,有时为躯干性共济失调,可伴有或不伴有构音障碍;部分晚期MS患者可见查科三联征(Charcot triad)
自主神经功能障碍	尿频、尿失禁、便秘或者便秘与腹泻交替出现、半身多汗或流涎
精神症状和认知功能障碍	抑郁、易怒和脾气暴躁,部分欣快、兴奋,也可淡漠、嗜睡、强哭强笑、重复言语、猜疑和被害妄想
发作性症状	发作性构音障碍、共济失调、单肢疼痛性发作及感觉迟钝、面肌痉挛、闪光、阵发性瘙痒和强直性发作,一般持续数秒或数分钟
其他症状	伴有周围神经损害和其他自身免疫性疾病(如类风湿关节炎、干燥综合征及重症肌无力等)

表 9-10 多发性硬化临床分型

临床分型	临床特点
复发-缓解型	80%～85%MS患者最初为本类型。表现为明显的复发和缓解过程,每次发作后均基本恢复,不留或仅留下轻微后遗症
原发进展型	约10%的MS患者表现为本类型。病程大于1年,疾病呈缓慢进行性加重,无缓解复发过程
继发进展型	大约50%的复发-缓解型患者在患病10～15年后疾病不再有复发缓解,呈缓慢进行性加重过程
进展复发型	约5%的MS患者表现为本类型。疾病最初呈缓慢进行性加重,病程中偶尔出现较明显的复发及部分缓解过程

4. 问诊及查体关注

(1) 病史询问要点。①发病年龄和性别:多于20～40岁发病,男女比例1∶2;②起病形式:急性/亚急性起病;③临床特征:空间及时间多发性。

(2) 体格检查要点:视力、视野、眼球活动;运动、感觉、共济、尿便障碍及莱尔米特征(Lhermitte sign)。

5. 辅助检查

(1) 脑脊液检查:压力多正常,单个核细胞数、蛋白正常或轻度升高、IgG鞘内合成(IgG指数增高+寡克隆带阳性)。

(2) 电生理学检查:可合并视觉诱发电位(VEP)、体感诱发电位(SEP)及脑干听觉诱发电位(BAEP)异常。

(3) 影像学检查:

1) 头颅 MRI 检查示白质内多发长 T_1、长 T_2 异常信号影,脑内病灶直径常<1.0 cm,一般 0.3～1.0 cm,散在分布于

脑室周围、胼胝体、脑干与小脑,少数在灰白质交界处,直角脱髓鞘征(Dawson finger sign)是 MS 特征性的表现之一。

2) 脊髓 MS 病灶以颈胸段多见,形态多样,多为散在小点状、斑块状、圆形或椭圆形,少数为不规则片状,部分病灶可融合。多分布于脊髓外周的白质部分,病灶直径>3 mm,长度很少超过 2 个椎体节段。

6. 诊断与鉴别诊断

(1) 诊断标准见表 9-11。

表 9-11 2017 多发性硬化 McDonald 诊断标准

比较项	存在客观临床证据的病灶数量	诊断 MS 需要的额外数据
≥2 次临床发作	≥2	无*
≥2 次临床发作	1(以及有明确证据的累及某一确切的解剖位置的既往发作史[a])	无*
≥2 次临床发作	1	由再次累及另一 CNS 部位的临床发作或由 MRI 证明存在空间多发[b]
1 次临床发作	≥2	由再次临床发作或由 MRI 证实存在时间多发[c];或存在脑脊液特异的寡克隆带[d]
1 次临床发作	1	由再次累及另一 CNS 部位的临床发作或由 MRI 证明存在空间多发[b] 由再次临床发作或由 MRI 证实存在空间多发[c];或存在脑脊液特异的寡克隆带[d]

注:若满足2017McDonald诊断标准且不存在其他更好的对临床症状的解释。那么,诊断即为确诊的MS;若存在真实的临床孤立综合征,且怀疑MS,但不完全符合2017McDonald诊断标准。那么,可诊断为可能的MS;若随着病程进展出现其他更好的解释临床病程的诊断,那么,该诊断可修正为非多发性硬化。

*指无须额外的检查来证明存在空间与时间多发,除非无法行MRI,所有考虑为MS的患者均应行头颅MRI。另外,以下情况下患者应当行脊髓MRI或脑脊液检查:①患者临床与MRI证据支持MS不充分时;②存在临床表现但并非典型的临床孤立综合征时;③症状不典型时。若影像学或其他检查(如脑脊液)已进行且为阴性,在做出MS诊断时需要十分谨慎,应考虑其他疾病可能。

[a]基于两次临床发作的客观临床发现,行临床诊断更可靠。在缺乏客观神经系统发现时,对于一次既往发作的可靠的历史证据,可包括对符合炎症性脱髓鞘性发作特征的症状与病程演变既往事件;然而,至少要有一次发作可由客观检查来支持。若缺乏保留的客观证据,则需要谨慎。

2017版McDonald诊断标准中对临床孤立综合征患者MRI空间[b]与时间[c]多发的判断标准如下。

① 中枢神经系统4个区域(包括脑室周围、皮层或皮层下、幕下及脊髓)中至少2个区域存在符合MS特点的至少1个T_2高信号病灶*,即符合空间多发。②任何时间同时存在钆强化与非强化病灶,或随访的MRI中出现了新发的T_2高信号或钆强化病灶,且存在基线MRI作参考,即符合时间多发。③与2010版McDonald诊断标准不同的是,2017版不存在症状性与非症状性MRI病灶的区分。对一些患者如50岁以上或伴有血管危险因素的人群,谨慎起见,临床医生应当寻找更多的室周病灶。

(2)鉴别诊断:①视神经脊髓炎;②急性播散性脑脊髓炎;③多发性腔隙性脑梗死;④皮层下动脉硬化性脑病;⑤原发性中枢神经系统淋巴瘤;⑥脑白质营养不良;⑦热带痉挛性瘫痪;⑧脊髓肿瘤。

7. 治疗　治疗原则:加快发作的恢复,降低后续发作的风险,减少残疾。

治疗措施见表9-12。

表 9-12 MS 治疗措施

治疗	方法	备注
急性发作期治疗	(1) 首选糖皮质激素	使用原则为大剂量、短疗程,不主张小剂量长时间应用激素,推荐使用甲泼尼龙
	(2) 激素治疗无效者	可选择静脉注射免疫球蛋白治疗或血浆置换
疾病修正治疗	(1) 复发型 MS	β-干扰素、醋酸格拉默、米托蒽醌、那他珠单抗、芬戈莫德、特立氟胺、硫唑嘌呤及奥法妥木单抗
	(2) 继发进展型 MS	环孢素、甲氨蝶呤及环磷酰胺
	(3) 原发进展型 MS	目前尚缺乏有效的药物治疗,主要是对症支持治疗
对症治疗	(1) 痛性痉挛	巴氯芬、卡马西平、替扎尼定、地西泮、氯硝西泮及丹曲林(硝苯呋海因)
	(2) 膀胱直肠功能障碍	尿潴留→拟胆碱药:如氯化卡巴胆碱或氯化乌拉碱 尿失禁→抗胆碱药:如溴丙胺太林(普鲁本辛)、溴本辛、丙咪嗪
	(3) 疲劳	金刚烷胺、莫达非尼
	(4) 震颤	苯海索、左旋多巴及普萘洛尔
	(5) 精神与情绪障碍	抗精神病药物、抗抑郁/焦虑药物及心理治疗

八、急性炎性脱髓鞘性多发性神经病

1. **定义** 急性炎性脱髓鞘性多发性神经病(acute inflammatory demyelinating polyradiculoneuropathy,AIDP)又称急性感染性多发性神经根炎、急性炎性脱髓鞘性多发性神经炎或急性炎性脱髓鞘性多发性神经根炎,即吉兰-巴雷综合征(Guillain-Barré syndrome,GBS)。主要损害多数脊神经根和周围神经,也常累及颅神经,病理改变是周围神经组织中小血管周围淋巴细胞与巨噬细胞浸润及神经纤维的脱髓鞘,严重病例可出现继发轴突变性。

2. **病因** ①外在致病因素:a. 2/3以上的GBS患者发病前4周有呼吸道或胃肠道感染症状;b. 相关前驱感染病原体:空肠弯曲菌、巨细胞病毒、EB病毒、肺炎嗜血杆菌及乙型肝炎病毒;c. 相关疾病继发:白血病、淋巴瘤及器官移植后应用免疫抑制剂;d. 自身免疫病:系统性红斑狼疮、桥本甲状腺炎。②机体本身因素:免疫遗传因素不同的个体对某一疾病易患性存在差别。

3. **临床表现及分型** AIDP分型及临床表现见表9-13。

4. **问诊及查体关注**

(1) 病史询问要点。①起病诱因:胃肠道或呼吸道感染史、疫苗接种史;②起病方式:急性/亚急性起病;③病程进展:多在2周左右达高峰;④临床表现:a. 运动:肢体对称性弛缓性肌无力,常由双下肢开始逐渐累及躯干肌、脑神经;严重病例可累及肋间肌和膈肌;b. 感觉:可有肢体感觉异常,如烧灼感、麻木刺痛和不适感;c. 颅神经:面神经,舌咽、迷走神经;d. 自主神经功能:皮肤潮红、出汗增多、心律失常、直立性低血压、尿便障碍等。

表9-13 AIDP分型及临床表现

分型	临床特点
AIDP/GBS	可发生于任何年龄,男女发病率相似,多数起病前1～3周有呼吸道或胃肠道感染症状 急性起病,多在2周达到高峰,首发症状常为四肢远端对称性无力,很快加重并向近端发展,或自近端开始向远端发展,可涉及躯干和颅神经(双侧面神经麻痹最为常见,其次为舌咽和迷走神经麻痹),严重者可累及肋间肌和膈肌导致呼吸肌麻痹。瘫痪常为迟缓性,腱反射减弱或消失,病理反射阴性。初期肌肉萎缩不明显,后期肢体远端有肌萎缩。感觉障碍一般比运动障碍为轻。某些患者可存在腓肠肌压痛。可伴自主神经功能损害
急性运动轴突性神经病	与AIDP类似,急性起病,对称性肢体无力,部分患者有脑神经运动功能受损,重症者可出现呼吸肌无力。腱反射减低或消失与肌力减退程度较一致。无明显感觉异常,无或仅有轻微自主神经功能障碍
急性运动感觉轴突性神经病	急性起病,对称性肢体无力,多有脑神经运动功能受累,重症者可有呼吸肌无力,呼吸衰竭。患者同时有感觉障碍,部分患者出现感觉性共济失调。常有自主神经功能障碍
米勒-费希尔综合征	共济失调、腱反射减退及眼肌麻痹
急性泛自主神经病	急性起病,快速进展,多在1～2周内达高峰,少数呈亚急性病程,表现为视物模糊、畏光、瞳孔散大、对光反射减弱或消失、头晕、直立性低血压、恶心、呕吐、腹泻、腹胀,重症者可有肠麻痹、便秘、尿潴留、勃起功能障碍、热不耐受、少汗、眼干和口干等
急性感觉神经病	少见,以感觉神经受累为主,临床特点是急性起病的广泛对称性四肢疼痛和麻木,感觉性共济失调,明显的四肢和躯干深、浅感觉障碍,绝大多数患者腱反射减低或消失,自主神经受累轻,肌力正常或有轻度无力

(2)体格检查要点:颅神经(面神经)受累;四肢弛缓性瘫痪;四肢腱反射减弱;四肢感觉缺失呈手套-袜套样分布;腓肠肌压痛(+);偶见克尼格征和拉赛格征等神经根刺激症状。

5. 辅助检查 包括肌电图、脑脊液检查及自身抗体等检查(表9-14)。

表9-14 AIDP辅助检查

分型	电生理
AIDP/GBS	肌电图检测可见发病早期可能仅有F波或H反射延迟或消失。神经传导速度减慢,远端潜伏期延长,动作电位波幅正常或下降。感觉神经传导一般正常,异常时不能排除诊断
急性运动轴突性神经病	电生理学突出特点为近乎纯运动神经受累,并以运动轴突损害明显
急性运动感觉轴突性神经病	感觉神经传导测定可见感觉神经动作电位波幅下降或无法引出波形。此外,其他同急性运动轴突性神经病
米勒-费希尔综合征	周围神经电生理检测可有传导延迟,髓鞘和轴突同时受累
急性泛自主神经病	电生理学检查显示神经传导和针电极肌电图一般正常。皮肤交感反应、R-R变异率等自主神经检查可见异常
急性感觉神经病	电生理学检查见感觉神经传导速度轻度减慢,感觉神经动作电位波幅明显下降或消失。运动神经传导测定可有脱髓鞘表现。针电极肌电图通常正常

(续表)

腰穿	蛋白细胞分离(发病后第3周最为明显),蛋白增高自0.8~8g/L不等,糖和氯化物正常,白细胞计数一般<$10×10^6$/L;脑脊液压力多正常;部分患者脑脊液出现寡克隆区带;部分脑脊液血清抗神经节苷脂抗体阳性
其他	血细胞可轻度升高,肌酶可轻度升高;部分患者血清抗神经节苷脂抗体阳性(急性运动轴突性神经病多见GM1、GD1a抗体阳性,米勒-费希尔多见GQ1b抗体阳性);部分患者血清可检测到抗空肠弯曲菌抗体、抗巨细胞病毒抗体;部分患者粪便中可分离和培养出空肠弯曲菌

6. 诊断标准及鉴别诊断

(1) 诊断标准见表9-15。

表9-15 AIDP诊断标准

分型	诊断标准
AIDP/GBS	①常有前驱感染史,呈急性起病,进行性加重,多在2周左右达高峰;②对称性肢体和延髓支配肌肉、面部肌肉无力,重症者可有呼吸肌无力,四肢腱反射减低或消失;③可有轻度感觉异常和自主神经功能障碍;④脑脊液出现蛋白-细胞分离现象;⑤电生理学检查提示远端运动神经传导潜伏期延长、传导速度减慢、F波异常、传导阻滞、异常波形离散等;⑥病程有自限性
急性运动轴突性神经病	类似AIDP诊断标准,突出特点是神经电生理学检查提示近乎纯运动神经受累,并以运动神经轴突损害明显
急性运动感觉轴突性神经病	类似AIDP诊断标准,突出特点是神经电生理学检查提示感觉和运动神经轴突损害明显
米勒-费希尔综合征	急性起病。临床上,以眼外肌瘫痪、共济失调和腱反射减低为主要症状,肢体肌力正常或轻度减退。其余同AIDP

(续表)

分型	诊断标准
急性泛自主神经病	急性起病,快速进展,多在2周内达高峰。广泛的交感神经和副交感神经功能障碍,不伴或伴有轻微肢体无力和感觉异常。需排除其他导致自主神经损伤的疾病,如中毒、药物相关、血卟啉病、糖尿病、急性感觉神经病及交感神经炎等
急性感觉神经病	急性起病,广泛对称性四肢疼痛和麻木,感觉性共济失调,明显的四肢和躯干深、浅感觉障碍。需要排除其他病因如糖尿病痛性神经病、中毒性神经病、急性自主神经病、干燥综合征合并神经病及副肿瘤综合征等

(2)鉴别诊断:

1)AIDP、急性运动轴突性神经病、急性运动感觉轴突性神经病的鉴别:脊髓炎、周期性瘫痪、多发性肌炎、脊髓灰质炎、重症肌无力、急性横纹肌溶解症、白喉神经病、莱姆病、卟啉病周围神经病、癔症性瘫痪及中毒性周围神经病(如重金属、药物、肉毒素中毒等)。

2)米勒-费希尔综合征鉴别:Bickerstaff脑干脑炎,急性眼外肌麻痹,脑干梗死、出血,视神经脊髓炎,多发性硬化,重症肌无力。

3)急性泛自主神经病:中毒、药物相关、血卟啉病、糖尿病、急性感觉神经病及交感神经炎。

4)急性感觉神经病:糖尿病痛性神经病、中毒性神经病、急性自主神经病、干燥综合征合并神经病及副肿瘤综合征。

7.治疗

(1)治疗原则:支持治疗,对因治疗,免疫治疗,并发症管理。

(2) 治疗措施：

1) 静脉注射免疫球蛋白(IVIG)：无免疫球蛋白过敏或先天性 IgA 缺乏症等禁忌证者的急性期患者。

2) 血浆置换：排除严重感染、血液病、心理失常等禁忌证的急性期患者。

3) 激素治疗：多项临床试验结果均显示单独应用糖皮质激素治疗 GBS 无明显疗效，其疗效有待进一步探讨。

4) 营养支持：足量 B 族维生素、维生素 C、辅酶 Q10 和高热量易消化饮食，对吞咽困难者应及时鼻饲饮食。

5) 保持呼吸道通畅：密切观察患者呼吸；有呼吸衰竭和气道分泌物过多者应及早气管切开，必要时用呼吸机辅助通气。

6) 加强护理、患肢及早康复治疗：可用物理、针灸治疗。

九、偏头痛

1. 定义　偏头痛(migraine)是一种发作性的、多为偏侧的、中重度、搏动样头痛，一般持续 4～72 h，可伴有恶心、呕吐，光、声或活动可加重头痛，安静环境中休息则可缓解头痛。

2. 病因及发病机制　①遗传：如家族性偏瘫型偏头痛；②内分泌与代谢因素：女性偏头痛发病率大于男性；常于月经期发作频率增加；5-HT、去甲肾上腺素、P 物质及花生四烯酸等代谢异常可导致偏头痛发生；③某些食物可诱发偏头痛发作：包括含亚硝酸盐防腐剂的肉类，含苯乙胺的巧克力，食品添加剂如味精，红酒及葡萄酒；④其他诱发因素：禁食、紧张、情绪变化、月经、强光和药物（口服避孕药、血管扩张剂）；⑤发病机制：血管学说；神经学说；三叉神经血管学说；视网膜-丘脑-皮质机制。

3. 临床表现及分类　见表9-16。

表9-16　偏头痛分类和临床表现

国际头痛分类(ICHD-3)	具体内容
无先兆偏头痛	最常见,约占80%,又称为普通型偏头痛、单纯性半侧颅痛
先兆偏头痛	约占10%,包括典型先兆偏头痛性头痛、脑干先兆偏头痛、偏瘫性偏头痛和视网膜型偏头痛
慢性偏头痛	大多源自无先兆偏头痛,仅2%～3%的普通类型偏头痛患者会发展为慢性偏头痛
偏头痛的并发症	偏头痛持续状态,无梗死的持续先兆,偏头痛性梗死和偏头痛先兆触发的痫性发作
很可能的偏头痛	很可能的无先兆偏头痛,很可能的有先兆偏头痛
与偏头痛可能相关的周期性疾病	复发性胃肠道紊乱、良性阵发性眩晕及良性阵发性斜颈

4. 问诊及查体关注

(1)病史询问要点。①性别:女性多见(常始于青春期,多于经前期或经期发作);②起病时间:通常在10～30岁;③常见诱发因素:睡眠障碍、过劳及饮食;常见诱发食物:酒、巧克力、味精、糖精、含酪胺的食物、柑橘类水果、含咖啡因的饮食、含亚硝酸盐和亚硝酸的食物;④先兆:发生在头痛之前或伴随头痛一起发生的完全可逆的局灶性神经系统症状,可表现为视觉、感觉和运动障碍;⑤性质:搏动性;⑥程度:中、重度;⑦持续时间:4～72 h;⑧伴随症状:恶心、呕吐、出汗及畏光;⑨发作频率:是否发展为慢性偏头痛;⑩家族史:50%～

80%的患者有阳性家族史。

(2) 体格检查要点:常无特殊发现,但需重点关注体温、血压、头面部、颈部和神经系统查体以明确有无神经系统受损体征,与其他继发性头痛疾病进行鉴别。

5. 辅助检查 通过头颅CT、MRI、MRA、脑电图检查排除其他继发性疾病;TCD发泡试验,超声心动图(尤其是经食管超声心动图)检查有助于发现卵圆孔未闭。

6. 诊断流程及鉴别诊断

(1) 无先兆偏头痛诊断标准(ICHD-3):

1) 发作次数≥5次,符合下述第2~4项。

2) 未治疗或未成功治疗,每次头痛发作持续4~72h。

3) 头痛至少具备以下特征中的2项:①单侧性;②搏动性;③中度或重度疼痛;④常规体力活动(如步行或上楼)会加重头痛,或头痛导致患者回避常规体力活动。

4) 发作期间至少有1项以下表现:①恶心和(或)呕吐;②畏光和畏声。

5) 不符合ICHD-3诊断。

(2) 先兆偏头痛诊断标准(ICHD-3):

1) 发作次数>2次,且符合下述第2项。

2) 一种或一种以上完全可逆的先兆症状:①视觉症状;②感觉症状;③言语和(或)语言症状;④运动症状;⑤脑干症状;⑥视网膜症状。

3) 以下4种特征中至少具备2种:①至少有1种先兆症状逐渐扩散≥5 min,和(或)2种或2种以上症状接连出现;②各种先兆症状单独出现持续5~60 min;③至少一种先兆症状是单侧的;④先兆症状伴随头痛出现,或在其后60 min内出现头痛。

4) 不符合 ICHD-3 其他诊断,并排除短暂性脑缺血发作。

(3) 慢性偏头痛诊断标准(ICHD-3):

1) 头痛(紧张性和/或偏头痛)每月发作≥15d,持续 3 个月以上,并符合以下第 2、3 项标准。

2) 至少 5 次头痛发作。

3) 符合无先兆偏头痛第 2~4 项诊断标准。

4) 和(或)符合先兆偏头痛第 2、3 项诊断标准。

5) 每月病程≥8 天,持续 3 个月以上,符合以下任何一项标准:①先兆偏头痛第 3、4 项诊断标准;②先兆偏头痛第 2、3 项诊断标准;③发作开始时患者认为是偏头痛,并使用曲普坦类药物或麦角衍生物得以缓解。

6) 不能更好地符合 ICHD-3 的其他诊断。

鉴别诊断:丛集性头痛、紧张性头痛、非偏头痛性血管性头痛、痛性眼肌麻痹及颈动脉痛。

7. 治疗　治疗目的:①尽快终止头痛发作;②缓解伴发症状,并减轻或避免不良反应;③预防复发和尽快恢复正常生活功能。

治疗措施见表 9-17。

表 9-17　偏头痛治疗措施

治疗	方法	备注
发作期的急性对症用药	非特异性镇痛药物	NSAIDs(如布洛芬、双氯芬酸等)、抗组胺药(苯海拉明等)、胃肠动力药(甲氧氯普胺等)、镇静催眠药
	特异性镇痛药物	曲普坦类药物、麦角生物碱类药物

(续表)

治疗	方法	备注
预防性用药	首选用药	抗惊厥药(丙戊酸盐等)、β受体阻滞剂(普萘洛尔等)、抑制去甲肾上腺素及5-HT再摄取药物(阿米替林、文拉法辛等)及钙通道阻滞剂(氟桂利嗪等)
	次选药物	β受体阻滞剂(美托洛尔等)、抗惊厥药(加巴喷丁、拉莫三嗪等)及钙通道阻滞剂(维拉帕米等)
	辅助用药	镁剂、蜂斗菜、小白菊、辅酶Q10、维生素B_2(核黄素)及α-硫辛酸
	非药物治疗	针灸、推拿、生物反馈结合肌肉弛训练、冥想、心理治疗(认知行为治疗)及高压氧疗法等

十、脊髓压迫症

1. 定义 脊髓压迫症(spinal cord compression)是一组具有占位性特征的椎管内病变。可出现受压平面以下的肢体运动、反射、感觉、括约肌功能及皮肤营养障碍。

2. 病因 ①肿瘤:最为常见,约占脊髓压迫症总数的1/3以上;其中绝大多数起源于脊髓组织本身及其附属结构;②炎症:感染及寄生虫性脓肿、肉芽肿,其中以硬脊膜外多见;③脊柱损伤:椎体脱位、骨折片错位及血肿;④脊髓血管畸形:除畸形血管的扩张膨胀具有压迫作用外,还可导致脊髓缺血性损害;⑤腰椎间盘突出:较常见,常因过度用力或脊柱的过伸、过屈运动引起;⑥某些先天性脊柱病变:如颅底凹陷、寰椎枕化、颈椎融合、脊柱裂、脊髓脊膜膨出、脊柱佝偻侧突畸形及严重的肥大性脊柱炎等。

3. **临床表现** ①病程经过:脊髓压迫症的自然病程大体可分为3个阶段,即早期(根痛期)、脊髓部分受压期和完全受压期。以慢性髓外压迫性病变表现最为典型。②临床特点:a. 感觉障碍:为脊神经后根、脊髓内的各种感觉传导束受到刺激或损害所致。包括疼痛、感觉过敏、感觉减退或缺失、感觉分离和感觉异常等;b. 肌肉运动障碍与肌腱反射改变:病变累及前根、前角及皮质脊髓束时,产生肌力、肌张力和反射改变。病变在颈段及腰骶段尤为明显;c. 括约肌功能障碍;d. 营养性障碍;e. 自主神经功能障碍。

4. **问诊与查体关注**

(1) 病史询问要点:①起病和病程:急性/慢性起病;多一侧起病;病程越长,3个阶段越明显;②症状:根痛、肌萎缩、运动/感觉障碍出现时间顺序、括约肌障碍等;③损伤范围:包括纵向、横向、髓内/外等,以确定病变部位;④合并症状:不同的损伤部位可出现不同的合并症状,如高位颈段受压时可伴有脑神经麻痹,脊颅型肿瘤可有水平眼震,脊髓肿瘤常伴有视盘水肿等。

(2) 体格检查要点:全面的神经系统查体,包括感觉、运动、反射等。

5. **辅助检查** ①脑脊液检查:a. 脑脊液动力改变:压迫性病变可造成脊髓蛛网膜下腔阻塞;b. 脑脊液细胞计数:一般在正常范围,炎性病变者有白细胞增加,肿瘤有出血坏死者红细胞和白细胞可有增加;c. 脑脊液颜色与蛋白质含量:脊髓压迫症脑脊液蛋白质含量多少与脊髓蛛网膜下腔阻塞的程度、阻塞时间和阻塞水平的高低有关。②脊柱X线摄片、CT检查、MRI检查:MRI是诊断脊髓病变最有价值的工具。

6. 诊断流程和鉴别诊断　首先必须明确脊髓损害是压迫性的还是非压迫性的,通过必要的检查可以确定脊髓压迫的部位或平面,进而分析压迫是在脊髓内还是在脊髓外,以及压迫的程度,最后判断压迫病变的性质。这是诊断脊髓压迫症的基本步骤和要求(图9-6、表9-18)。

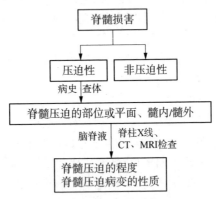

图 9-6　脊髓压迫症诊断流程

表 9-18　脊髓压迫症髓外压迫和髓内压迫的鉴别

比较项	髓外压迫	髓内压迫
起病与病程	缓慢,多一侧开始,病程长	较快,起病时即常有下肢受损症状,病程较短
症状波动	常有	少见
根痛	早期常有	少见,晚期可偶有
肌萎缩	较常见	少见
运动、感觉障碍顺序	多自远侧开始,向心发展,常有脊髓半横断表现	多自压迫水平向远侧发展,呈离心形式,可有感觉分离现象

(续表)

比较项	髓外压迫	髓内压迫
棘突压痛	常有	无
括约肌功能障碍	较晚出现	较早
蛛网膜下腔阻塞	较早,较完全	较晚出现,常不完全
脑脊液变化	动力试验多呈部分或完全阻塞,脑脊液颜色呈黄色或金黄色,蛋白质含量高,可有细胞数增加	一般无阻塞或部分阻塞,脑脊液常无色透明,蛋白增高不明显,细胞数正常
脊柱X线片	后期常有变化	无
脊髓造影	造影剂阻断面光滑,常呈杯口状	造影剂阻断面不平整,常呈梭形膨大
预后	良好	差

7. 治疗和预后 ①治疗原则:去除压迫病因,针对不同病因采取相应治疗。②治疗方法:手术是唯一有效的治疗手段,激素和放疗是脊髓转移性肿瘤的常用治疗方法。手术后应积极辅以药物治疗、物理疗法,加强护理,以加快脊髓功能的恢复。对年迈及瘫痪患者应注意防治肺炎、压疮和尿路感染等并发症。③脊髓压迫症的预后取决于以下因素:压迫病因的性质及其可能解除的程度;脊髓功能障碍的程度;脊髓受压平面的高低;压迫病因解除的早晚;急性压迫与慢性压迫;解除压迫后脊髓功能恢复程度。

十一、帕金森病

1. **定义** 帕金森病(Parkinson disease)又名"震颤麻痹",是一种常见于中老年人的神经系统变性疾病,临床上以静止性震颤、运动迟缓、肌强直和姿势平衡障碍为主要特征。

2. **病因** ①遗传因素:α突触核蛋白(SNCA)、LRRK2、MAPT及HLA等单核苷酸多态性;②环境因素:嗜神经毒1-甲基4-苯基1,2,3,6-四氢吡啶(MPTP)及类似物;③神经系统老化:黑质多巴胺能神经元退行性变;④多因素交叉作用:多因素导致黑质多巴胺能神经元大量丢失。

(1) 病理改变:黑质多巴胺(DA)能神经元大量变性丢失,路易小体形成。

(2) 生化改变:纹状体多巴胺水平降低,乙酰胆碱系统相对亢进,两大递质系统失衡。

3. **临床表现** ①运动症状:a. 静止性震颤:常由一侧上肢远端起始,静止时明显,随意运动时减轻,紧张时加剧,入睡后消失,"搓丸样"运动,频率4~6 Hz;b. 肌强直:"铅管样强直"(一致性阻力增高);"齿轮样强直"(均匀阻力+震颤);特殊姿势:头部前倾,躯干俯屈,肘关节屈曲,腕关节伸直,前臂内收,髋及膝关节略为弯曲;c. 运动迟缓:随意运动减少,动作缓慢、笨拙,"面具脸",语速慢音调低,"小字征",快速重复性运动减慢;d. 姿势障碍:行走摆臂减少,"冻结步态","前冲"或"慌张步态"。②非运动症状:a. 感觉障碍:早期可出现嗅觉减退,中晚期常肢体麻木、疼痛;b. 睡眠障碍:快速眼动期睡眠行为异常(RBD);不宁腿综合征(RLS);c. 自主神经功能障碍:便秘、多汗、脂溢性皮炎、流涎、性功能减退、排尿障碍及直立性低血压等;d. 精神障碍:抑郁、焦虑、痴呆及幻觉等。

4. 问诊及查体关注

(1) 病史询问要点。①起病:隐匿起病,缓慢发展,平均起病年龄55岁,男性略多于女性;②运动症状:静止性震颤(单侧起病)、肌强直、运动迟缓及姿势障碍;③非运动症状:感觉、睡眠、自主神经功能及精神障碍;④鉴别继发性因素:如脑血管病、脑外伤、感染、药物及中毒史等;⑤鉴别其他神经变性疾病:有无不自主运动、眼球凝视障碍、直立性低血压、小脑性共济失调、角膜色素环、皮质复合感觉缺失及锥体束征等。

(2) 体格检查要点:体态、肌张力、感觉与运动等神经系统查体。

5. 辅助检查 ①影像学检查:CT、MRI无特征性改变;^{18}F-多巴PET示多巴胺递质合成明显减少;^{125}I-β-CIT或^{99m}Tc-TRODAT-1 PET/SPECT示多巴胺转运体功能降低;^{123}I-IBZM PET示D_2多巴胺受体功能早期失神经超敏,后期低敏。②血、脑脊液检查:均无异常,脑脊液中高香草酸(HVA)含量可以降低。③嗅棒测试:早期嗅觉减退。

6. 诊断

(1) 临床确诊的帕金森病:不存在"绝对排除标准";至少符合2条"支持标准";没有"警示征象"。

(2) 临床很可能的帕金森病:不符合"绝对排除标准";如果出现"警示征象",则需要通过"支持标准"来抵消(出现1条警示征象需1条支持标准抵消,出现2条警示征象需2条支持标准抵消;出现2条以上警示征象,诊断不能成立)。

(3) 帕金森病诊断及鉴别诊断见表9-19、9-20。

表 9-19 帕金森病诊断

支持标准	绝对排除标准	警示征象
患者对多巴胺能药物治疗明确,且显著有效	存在明确的小脑性共济失调,或小脑性眼动异常	发病后 5 年内出现快速进展的步态障碍,以至于需要经常使用轮椅
	发病 3 年后仍局限于下肢的帕金森样症状	发病后 5 年内出现延髓麻痹症状
出现左旋多巴诱导的异动症	出现向下的垂直性核上性凝视麻痹,或者向下的垂直性扫视选择性减慢	发病后 5 年内出现吸气性呼吸功能障碍
	在发病后 5 年内,患者被诊断为高度怀疑的行为变异型额颞叶痴呆或原发性进行性失语	运动症状或体征在发病后 5 年内或 5 年以上完全不进展,除非这种病情稳定与治疗相关
临床体检观察到单个肢体的静止性震颤(既往或本次检查)	尽管病情为中等严重程度,但患者对高剂量左旋多巴治疗缺乏显著的治疗应答	发病后 5 年内出现严重的自主神经功能障碍,包括直立性低血压、尿潴留或尿失禁
	存在明确的皮质复合感觉丧失,以及存在明确的肢体观念运动性失用或进行性失语	发病后 5 年内不出现任何一种常见的非运动症状,包括嗅觉减退、睡眠障碍、自主神经功能障碍及精神障碍
存在嗅觉减退或丧失,或头颅超声检查显示黑质异常高回声,或心脏 MIBG 闪烁显像法显示心脏去交感神经支配	分子神经影像学检查示突触前多巴胺能系统功能正常	发病后 3 年内由于平衡障碍导致反复(>1 次/年)跌倒
	存在明确可导致帕金森综合征或疑似与患者症状相关的其他疾病,或者基于全面诊断评估,由专业医师判断其可能为其他综合征,而非帕金森病	起病或病程中表现为双侧对称性的帕金森综合征症状,没有任何侧别优势,且客观体检亦未观察到明显的侧别性
		出现其他原因不能解释的锥体束征

表 9-20 帕金森病鉴别诊断

类型	鉴别
原发性	少年型帕金森综合征
继发性帕金森综合征	(1) 感染:脑炎后、慢病毒感染; (2) 药物:神经安定剂(吩噻嗪类及丁酰胺类)、利血平、甲氧氯普胺、α-甲基多巴、锂、氟桂利嗪及桂利嗪; (3) 毒物:MTPT 及其结构类似的杀虫剂和除草剂、一氧化碳、锰、汞、二硫化碳、甲醇及乙醇 (4) 血管性:多发性脑梗死、低血压性休克 (5) 外伤:拳击性脑病 (6) 其他:甲状旁腺功能异常、甲状腺功能减退、肝豆变性、脑瘤及正常压力性脑积水
遗传变性帕金森综合征	常染色体显性遗传性路易小体病、亨廷顿病、肝豆状核变性、苍白球黑质红核色素变性、脊髓小脑变性、家族性基底节钙化、家族性帕金森综合征伴周围神经病及神经棘红细胞增多症
帕金森叠加综合征	进行性核上性麻痹、多系统萎缩-P 型、多系统萎缩-C 型、帕金森综合征-痴呆-肌萎缩侧索硬化复合征、皮质基底节变性、偏侧萎缩-偏侧帕金森综合征
其他	原发性震颤、抑郁症、脑血管病或颈椎病

7. 治疗

(1) 治疗原则:

1) 综合治疗:包括药物、手术、运动疗法、心理疏导及照料护理等。

2) 用药原则:早期诊断、早期治疗,剂量滴定,尽可能以小剂量达到满意的临床效果,强调个体化特点,尽可能避免、推迟或减少药物不良反应和运动并发症。

(2) 药物治疗：

1) 早期帕金森：

A. 早发型患者，在不伴有智能减退的情况下：①麦角类多巴胺受体(DR)激动剂；②B型单胺氧化酶(MAO-B)抑制剂；③金刚烷胺；④复方左旋多巴；⑤恩他卡朋双多巴片。

B. 晚发型或伴智能减退：一般首选左旋多巴，随症状加重、疗效减退可添加DR激动剂、MAO-B抑制剂或儿茶酚-O-甲基转移酶(COMT)抑制剂，抗胆碱能药尽量不用，尤其是老年男性不良反应多。

2) 中晚期帕金森治疗见表9-21。

表9-21 中晚期帕金森的治疗措施

并发症		处理方法
运动并发症	症状波动 剂末恶化	①左旋多巴增加每日服药次数，减少或不变每次服药剂量；②左旋多巴由常释剂换用控释剂；③加用长半衰期的DR激动剂；④加用COMT抑制剂；⑤加用MAO-B抑制剂；⑥避免饮食对左旋多巴吸收的影响；⑦DBS
	开-关现象	①口服DR激动剂；②微泵持续输注左旋多巴甲酯或乙酯或DR激动剂
异动症	剂峰异动症	①减少每次左旋多巴剂量；②如单用左旋多巴，适当减少剂量，加用DR激动剂或COMT抑制剂；③加用金刚烷胺；④加用非典型抗精神病药物；⑤左旋多巴控释剂换用常释剂、水溶剂

(续表)

并发症			处理方法
非运动症状并发症		双相异动症	①左旋多巴控释剂换用常释剂；②加用 DR 激动剂或 COMT 抑制剂；③微泵持续输注 DR 激动剂或左旋多巴甲酯或乙酯
		肌张力障碍	①晨起肌张力障碍：睡前加用左旋多巴控释片或长效 DR 激动剂，或起床前服用左旋多巴常释剂或水溶剂；②"开"期肌张力障碍：同"剂峰异动症"
		姿势平衡障碍	缺乏有效治疗措施，主动调整身体重心、踏步走、大步走、听口令、听音乐或拍拍子行走或跨越物体等可能有益，必要时使用助行器或轮椅，做好防护
	感觉障碍	嗅觉减退	尚无措施
		疼痛或麻木	如疾病引起，调整抗 PD 药物；如伴随骨关节病变所致，选择相应治疗措施
		不宁腿综合征	入睡前 2 h DR 激动剂或左旋多巴
	自主神经功能障碍	便秘	增加饮水量、水果、蔬菜、纤维素和乳果糖或其他温和导泻药物、胃蠕动药物等，停用抗胆碱能药物，增加运动
		泌尿障碍	减少晚餐后摄水量，试用外周抗胆碱能药物
		体位性低血压	适当增加盐和水的摄入，睡眠时抬高床头，穿弹力袜，不宜快速改变体位，米多君或多潘立酮等药物治疗

(续表)

并发症		处理方法
精神障碍	抑郁、焦虑	甄别是否抗 PD 药物诱发或疾病本身导致;选用 SSRI、DR 激动剂等
	幻觉	非典型抗精神病药物
	认知障碍	胆碱酶抑制剂等
睡眠障碍	失眠	调整帕金森药物,优化服药时间(司来吉兰早、中服用,金刚烷胺 16:00 前服用);如无效可选用短效镇静安眠药
	快速眼动期睡眠行为异常	氯硝西泮(小剂量起用,注意嗜睡、跌倒风险)
	白天过度嗜睡	如与抗 PD 药物有关,可适当减量,或用左旋多巴控释剂代替常释剂

(3) 手术治疗:脑深部电刺激术(DBS):靶点包括苍白球内侧部、丘脑腹中间核和丘脑底核等。

(4) 康复、心理治疗。

十二、重症肌无力

1. **定义** 重症肌无力(myasthenia gravis)是一种神经肌肉接头传递障碍的获得性自身免疫性疾病。病变部位在神经-肌肉接头的突触后膜,该膜上的乙酰胆碱受体(AChR)受损、数目减少。主要临床表现为骨骼肌极易疲劳,活动后加重,静息和应用胆碱酯酶抑制剂治疗后症状明显减轻。

2. **临床表现**

(1) 起病年龄:20~40 岁及 40~60 岁两个发病高峰。

(2) 骨骼肌易疲劳或肌无力呈波动性,晨轻暮重。①眼肌受累:上睑下垂、斜视、复视、眼球活动受限,甚至眼球固定;②面部肌肉受累:表情淡漠、苦笑面容;③口咽肌受累:连续咀嚼无力、进食时间长、鼻音、饮水呛咳及吞咽困难;④胸锁乳突肌和斜方肌受累:颈软、抬头困难、转颈及耸肩无力;⑤四肢肌肉受累:近端为重,抬臂、梳头、上楼梯困难,腱反射通常不受影响,感觉正常;⑥呼吸肌受累:呼吸困难(危象)。

(3)重症肌无力危象:一些患者在发病早期迅速恶化或进展过程中突然加重,出现呼吸肌受累,以致不能维持正常的换气功能。①肌无力危象:疾病发展严重,注射新斯的明好转;②胆碱能危象:抗胆碱酯酶药物过量,常伴瞳孔缩小、多汗及唾液分泌增多,注射新斯的明加重;③反拗性危象:服用抗胆碱酯酶药物期间,因感染、分娩及手术等因素导致突然对治疗无效,注射新斯的明无效,也不加重。

(4)Osserman 分型见表 9-22。

表 9-22 Osserman 分型

分型	表现
成年型	
Ⅰ型:单纯眼肌型	病变仅限于眼外肌
Ⅱa 型:轻度全身型	病情进展缓慢且较轻,无危象,对药物治疗有效
Ⅱb 型:中度全身型	严重肌无力伴延髓肌受累,但无危象,对药物治疗欠佳
Ⅲ型:急性进展型	发病急,常在首次症状出现数周内发展至延髓肌、肢带肌、躯干肌和呼吸肌,常伴危象,需气管切开,病死率高
Ⅳ型:晚发全身肌无力型	由Ⅰ、Ⅱa、Ⅱb 型发展而来,症状同Ⅲ型,常合并胸腺瘤,病死率高
Ⅴ型:肌萎缩型	较早伴有明显肌萎缩表现

(续表)

分型	表 现
儿童型 　新生儿型 　先天性重症肌无力	 由母体AChR抗体IgG经胎盘传给胎儿,治疗后可痊愈 出生后短期内出现肌无力,治疗效果不佳,但病情发展缓慢,可长期存活,可有明确家族史。
少年型	14～18岁起病,多单纯眼外肌麻痹,部分伴吞咽困难及四肢无力

3. 问诊及查体关注

(1) 病史询问要点。①起病:两个发病高峰年龄,隐匿或亚急性起病,进展或缓解与复发交替病程,部分持续性;②易疲劳:症状波动、晨轻暮重;③受累肌群:眼肌、面部肌肉、口咽肌、胸锁乳突肌和斜方肌、四肢肌肉及呼吸肌;④辨别危象:呼吸功能评估;⑤伴随疾病:有无胸腺瘤、胸腺增生病史。

(2) 体格检查要点:受累肌群检查,以及呼吸幅度、频率及视触叩听体征。

4. 辅助检查　①疲劳试验:用力眨眼30次眼裂变小;两臂持续平举后上臂下垂;起蹲10～20次后不能继续。②新斯的明试验:一次性肌内注射甲基硫酸新斯的明1.5 mg(成人),一般同时注射阿托品0.5 mg,10～20 min后症状明显减轻为阳性。③神经肌肉电生理检查:a.重复神经电刺激:低频刺激递减10%～15%,高频刺激递减30%以上为阳性,检查前停用抗胆碱酯酶药物12～18 h;b.常规肌电图和神经传导速度:一般正常;c.单纤维肌电图:颤抖(jitter)增宽和(或)阻滞

(block)。④AChR等重症肌无力抗体滴度测定;⑤胸腺影像学。

5. 诊断及鉴别诊断

(1) 诊断基于临床表现及辅助检查。①临床表现:病变累及骨骼肌,肌无力呈波动性和晨轻暮重,疲劳试验阳性;②辅助检查:新斯的明试验阳性,重复神经电刺激递减,单纤维肌电图颤抖增宽和(或)阻滞,AChR抗体滴度增高。

(2) 鉴别诊断:Lambert-Eaton综合征,慢性炎性肌病,眼肌型肌营养不良,进行性延髓麻痹及肉毒杆菌中毒等。

6. 治疗

(1) 治疗目标:达到微小状态(MMS,没有任何因疾病引起的功能受限,经专业的神经肌病医师检查可发现某些肌肉无力)或更好,治疗相关不良反应≤1级(治疗未引起临床症状或症状轻微,不需要干预)。

(2) 治疗措施:包括药物治疗、非药物治疗、危象处理(表9-23)。

表9-23 重症肌无力治疗措施

方法	措施
药物治疗	胆碱酯酶抑制剂:溴吡斯的明、溴化新斯的明 肾上腺皮质激素:大剂量冲击法(短期内可能症状加重甚至危象,需住院)或小剂量递增法,注意激素相关并发症 免疫抑制剂:硫唑嘌呤、环磷酰胺及环孢素等 禁用和慎用药物:奎宁、吗啡、氨基糖苷类抗生素、新霉素、多黏菌素、巴龙霉素、地西泮及苯乙比妥等
胸腺病变治疗	用于伴有胸腺肿瘤、胸腺增生、药物治疗困难者,治疗包括胸腺切除和胸腺放射治疗

(续表)

方法	措 施
血浆置换	适用于肌无力危象和难治性重症肌无力
静脉注射免疫球蛋白	
危象的处理	一旦呼吸机瘫痪,立即气管插管或气管切开,辅助通气;保持气道通畅;积极抗感染;判断危象类型;足量免疫抑制剂治疗

十三、周围神经病

1. **定义** 周围神经系统包括嗅神经、视神经以外的脑神经、脊神经、自主神经及其神经节。周围神经病(peripheral neuropathy)是指原发于周围神经系统结构或者功能损害的疾病。本部分介绍单神经病,多数性单神经病及多发性同周神经病诊断的总体思路。

2. **病因** ①外伤,最常见病因。压迫性或卡陷(entrapment)性瘫痪通常影响浅表的神经(如尺神经,桡神经,腓骨神经)、骨质隆突处、在狭窄的管道内(如腕管综合征)。②风湿免疫病,如结节性多动脉炎、系统性红斑狼疮、干燥综合征、类风湿关节炎及结节病等。③代谢性疾病:如糖尿病,淀粉样蛋白变性病。④感染性疾病:如莱姆病、艾滋病或由自体免疫反应引起(如吉兰-巴雷综合征)。⑤药物,包括依米丁、环己巴比妥、巴比妥、三氯叔丁醇(chlorobutanol)、磺胺类、苯妥英钠、呋喃妥因、长春碱类及重金属类等。⑥营养缺乏与代谢性疾病:B族维生素缺乏是常见的病因。⑦恶性肿瘤:引起多发性周围神经病变或副癌综合征的表现。⑧遗传因素:如遗传性运动感觉周围神经病。

3. **病理学** ①沃勒变性（Wallerian degeneration）：神经轴突因外伤断裂后，其远端的神经纤维发生的顺序性变化；②节段性脱髓鞘（segmental demyelination）：有髓神经纤维非连续性的原发性脱髓鞘，严重者也可累及整个髓鞘；③轴突变性（axonal degeneration）：轴索损伤后的病理改变包括轴索肿胀、碎裂、回缩及萎缩等。

4. **临床表现** 任何年龄均可发病。①感觉障碍：感觉障碍分为感觉刺激症状和感觉损害性症状。感觉刺激症状包括疼痛、感觉过敏和感觉异常（麻刺感、烧灼感及蚁走感等）。感觉损坏症状包括感觉减退和感觉缺失，也包括踩棉花感、腕和踝束带感、不稳定感。②运动障碍：分为运动刺激症状和运动损害性症状。运动刺激症状包括肌肉束颤、肌阵挛和肌肉痉挛、强直等。运动损害性症状主要指肌无力。③自主神经功能障碍：直立性低血压、勃起功能障碍、膀胱括约肌障碍、腹泻、便秘、肢端干燥或出汗过多等，提示为有髓小纤维和无髓纤维损害。

5. **问诊及查体关注**

(1) 病史询问要点。①起病方式：急性、亚急性或隐性发病；②病程进展：单相病程还是波动病程，快速或缓慢进展，进展型、逐渐升级或复发缓解型病程；③诱发因素及前驱症状：发病前是否有劳累、感冒、腹泻、着凉、体重减轻及饮酒等；④相关的伴发疾病：最常见于内分泌疾病，如糖尿病、甲减、肢端肥大症、肾上腺脑白质营养不良等。营养不良（如饥饿和酗酒）和特定的维生素缺乏（维生素 B_1、维生素 B_6、维生素 B_{12} 等。

(2) 体格检查要点：主要是肢体远端肌无力和萎缩，感觉损害体征（特别是以远端为主，呈手、袜套样分布），自主神经体征（泌汗、排便及划痕实验）。其他重要体征还包括弓形足或其他骨骼畸形、神经肥大、皮肤损坏、关节炎、黏膜干燥、肝脾和淋巴结肿大等。

6. 辅助检查　①血、脑脊液检查:血液和脑脊液检验的选择主要根据周围神经系统的定性和伴发疾病展开;②神经影像学检查:周围神经 MRI,周围神经超声检查;③神经电生理学检查:确定是否存在周围神经病,以及协助判断病因。定量感觉检查;④自主神经功能检查:呼吸时心率变异范围、Valsalva 比例、卧立位心率反应、持续握拳的血压反应及交感皮肤反应;⑤神经活检和皮肤活检:临床上,主要开展腓肠神经(纯感觉神经)活检和皮肤活检(提供小纤维神经损害的情况);⑥分子遗传学:建立在个体的病史和详尽的家系调查的基础之上。

7. 诊断及鉴别诊断　周围神经病诊断思路:①确定周围神经损害的分布范围和临床解剖类型;②判断神经纤维的病理变化过程;③判断病因是遗传性还是获得性;④寻找现存或已愈的伴发性疾病;⑤必要时进一步选择神经活检、皮肤活检或基因检测。

8. 治疗　周围神经疾病的治疗目标分为短期目标和长期目标。

①短期目标:早期主要是及早消除炎症、水肿,促进神经再生,防止肢体发生挛缩畸形,恢复期是促进神经再生,恢复神经的正常功能,矫正畸形;②长期目标:最大限度地恢复原有的功能,恢复正常的日常生活和社会活动。

治疗上,分为对因治疗和对症治疗。积极地寻找病因和对因治疗是根本,严重的卡压性周围神经病可考虑局部的手术松解,糖尿病性周围神经病需要严格控制血糖,建议糖化血红蛋白控制至 6.5% 以下,以减少相关并发症的发生。

索引

COPD 急性加重（acute exacerbation of COPD，AECOPD） 86
IgA 肾病（IgA nephropathy，IgAN） 233
IgG4 相关硬化性胆管炎（IgG4-related sclerosing cholangitis） 194
ST 段抬高型心肌梗死（ST-segment elevation myocardial infarction，STEMI） 22

二画

人类免疫缺陷病毒（human immunodeficiency virus，HIV） 510

三画

三叉神经痛（trigeminal neuralgia） 537
干燥综合征（Sjögren syndrome，SS） 464
大肠癌（colon cancer） 180
上呼吸道感染（upper respiratory tract infection，URTI；upper respiratory infection，URI） 72

四画

支气管扩张（bronchiectasis） 95
支气管哮喘（bronchial asthma） 74
不稳定型心绞痛（unstable angina，UA） 22
巨幼红细胞贫血（megaloblastic anemia） 286
中枢神经系统白血病（central nervous system leukemia，CNSL） 309
中枢神经系统感染（central nervous system infection） 532
中性粒细胞缺乏症（agranulocytosis） 276
中性粒细胞减少症（neutropenia） 276

中度重症急性胰腺炎(MSAP) 203
气胸(aerothorax) 115
心力衰竭(heart failure) 12
心房颤动(auricular fibrillation) 33
心律失常(arrhythmia) 28
心脏瓣膜病(valvulopathy) 48
心悸(palpitation) 1
水肿(edema) 11
甲状旁腺功能亢进症(hyperparathyroidism) 375
甲状旁腺功能减退症(hypoparathyroidism) 378
甲状腺功能亢进症(hyperthyroidism) 358
甲状腺功能减退症(hypothyroidism) 363
甲状腺危象(thyroid crisis) 362
甲状腺结节(thyroid nodule) 373

五画

主动脉夹层(aortic dissection) 56
出血性疾病(hemorrhagic disease) 350
皮肤和软组织感染(skin and soft tissue infection, SSTI) 530
发绀(cyanosis) 9
发热(fever) 489

六画

动脉粥样硬化性心血管疾病(atherosclerotic coronary artery disease, ASCVD) 46
吉兰-巴雷综合征(Guillain-Barré syndrome, GBS) 561
亚急性甲状腺炎(subacute thyroiditis) 368
再生障碍性贫血(aplastic anemia, AA) 294
成人Still病(adult onset Still disease, AOSD) 485
过敏性紫癜(Henoch-Schonlein purpura, HSP) 243
过敏性紫癜性肾炎(HSPN) 243

曲霉病(aspergillosis) 505
自发性腹膜炎(spontaneous bacterial peritonitis) 202
自身免疫性肝炎(autoimmune hepatitis,AIH) 194
自身免疫性肝病(autoimmune liver disease,AILD) 194
自身免疫性溶血性贫血(autoimmune hemolytic anemia, AIHA) 290
血小板减少(thrombocytopenia) 273
血友病(hemophilia) 352
血红蛋白病(hemoglobinopathy) 299
血尿(hematuria) 213
血脂异常(dyslipidemia) 45
血液透析(hemodialysis,HD) 263
全身性强直-阵挛性癫痫持续状态(generalized tonic-clonic seizures, GTCS) 552
多发性骨髓瘤(multiple myeloma,MM) 326
多发性硬化(multiple sclerosis,MS) 555
多重耐药菌(multidrug resistant,MDR) 519
关节痛(arthralgia) 434

七画

克罗恩病(Crohn's disease,CD) 170
医院获得性肺炎(hospital acquired pneumonia,HAP) 104
抗中性粒细胞胞质抗体(antineutrophil cytoplasmic antibody, ANCA) 444
抗核抗体(antinuclear antibody,ANA) 443
低血糖症(hypoglycemia) 397
低钾血症(hypokalemia) 220
肝内胆管癌(intrahepatic cholangio carcinoma,ICC) 198
肝细胞癌(hepatocellular carcinoma,HCC) 198
肝脓肿(pyogenic liver abscess) 522
肝硬化(liver cirrhosis) 188

肠易激综合征(irritable bowel syndrome，IBS) 177

肠结核(intestinal tuberculosis) 176

免疫重建炎性反应综合征(immune reconstitution inflammatory syndrome，IRIS) 513

系统性红斑狼疮(systemic lupus erythematosus，SLE) 450

系统性硬化症(systemic sclerosis) 481

库欣综合征(Cushing syndrome) 379

快速进展性肾小球肾炎(rapidly progressive glomerulonephritis，RPGN) 227

间质性肺疾病(interstitial lung disease，ILD) 113

间接抗人球蛋白试验(indirect antiglobulin test，IAT) 292

泛耐药菌(extensively drug resistant，XDR) 519

社区获得性肺炎(community acquired pneumonia，CAP) 98

尿路感染(urinary tract infection，UTI) 260

八画

环瓜氨酸多肽(cyclic citrullinated peptide，CCP) 444

直接抗人球蛋白试验(direct antiglobulin test，DAT) 292

非ST段抬高型心肌梗死(non-ST-segment elevation myocardial infarction，NSTEMI) 22

非酒精性脂肪肝病(nonalcoholic fatty liver disease，NAFLD) 184

非霍奇金淋巴瘤(non-Hodgkin lymphoma，NHL) 318

肾上腺皮质功能减退症(adrenocortical hypofunction) 385

肾小球疾病(glomerular disease) 222

肾小管间质性肾炎(tubulointerstitial nephritis，TIN) 248

肾小管酸中毒(renal tubular acidosis，RTA) 250

肾病综合征(nephrotic syndrome，NS) 235

呼吸机相关肺炎(ventilator associated pneumonia，VAP) 105

呼吸困难(dyspnea) 65

帕金森病(Parkinson disease) 574

贮存铁耗尽(iron depletion) 283

贫血(anemia) 268
肺功能(pulmonary function) 135
肺结核(pulmonary tuberculosis) 110
肺栓塞(pulmonary embolism, PE) 123
肺癌(lung cancer) 121
周围神经病(peripheral neuropathy) 584
炎症性肠病(inflammatory bowel disease, IBD) 170
经皮冠状动脉介入术(percutaneous coronary intervertion, PCI) 24
经动脉化疗栓塞术(transarterial chemoembolization, TACE) 200

九画

轻症急性胰腺炎(MAP) 202
胃食管反流病(gastroesophageal reflux disease, GERD) 158
胃癌(gastric cancer) 167
咯血(hemoptysis) 61
骨质疏松(osteoporosis) 417
骨髓增生异常综合征(myelodysplastic syndrome, MDS) 330
骨髓瘤管型肾病(myeloma cast nephropathy, MCN) 246
钠-葡萄糖同向转运蛋白-2(SGLT-2) 404
重症肌无力(myasthenia gravis) 580
重症急性胰腺炎(severe acute pancreatitis, SAP) 203
食管癌(esophagus cancer) 160
急性气管-支气管炎(acute tracheobronchitis) 70
急性心包炎(acute pericarditis) 53
急性白血病(acute leukemia, AL) 302
急性早幼粒细胞白血病(acute promyelocytic leukemia, APL) 302
急性肾小管坏死(acute tubular necrosis, ATN) 253
急性肾小管间质性肾炎(acute tubulointerstitial nephritis, AIN) 248
急性肾损伤(acute kidney injury, AKI) 253
急性呼吸窘迫综合征(acute respiratory distress syndrome, ARDS)

128

急性炎性脱髓鞘性多发性神经病(acute inflammatory demyelinating polyradiculoneuropathy, AIDP) 561

急性冠脉综合征(acute coronary syndrome, ACS) 22

急性胰腺炎(acute pancreatitis, AP) 202

急性淋巴细胞白血病(acute lymphoblastic leukemia, ALL) 302

急性链球菌感染后肾小球肾炎(poststreptococcal glomerulonephritis, PSGN) 224

急性髓系白血病(acute myeloid leukemia, AML) 302

类风湿因子(rheumatoid factor, RF) 444

类风湿关节炎(rheumatoid arthritis, RA) 445

冠状动脉血管造影(coronary angiography, CAG) 23

冠状动脉旁路移植术(coronary artery bypass grafting, CABG) 24

冠状动脉粥样硬化性心脏病(coronary atherosclerotic heart disease) 22

结核病(tuberculosis) 499

十画

获得性免疫缺陷综合征(acquired immunodeficiency syndrome, AIDS) 510

格雷夫斯病(Graves disease, GD) 360

原发免疫性血小板减少症(primary immune thrombocytopenia) 345

原发性肝癌(primary hepatic carcinoma, PHC) 198

原发性胆汁性胆管炎(primary biliary cholangitis, PBC) 194

原发性硬化性胆管炎(primary sclerosing cholangitis, PSC) 194

原发性醛固酮增多症(primary hyperaldosteronism) 389

铁缺乏症(iron deficiency, ID) 283

缺铁性红细胞生成(iron deficient erythropoiesis, IDE) 283

缺铁性贫血(iron deficiency anemia, IDA) 283

特发性血小板减少性紫癜(idiopathic thrombocytopenic purpura, ITP) 345

特发性炎性肌病（idiopathic inflammatory myopathy） 475

特发性面神经麻痹（idiopathic facial palsy） 536

胰高血糖素样肽 1（glucagon-like peptide–1，GLP–1） 404

胸腔积液（hydrothorax） 118

胸痛（chest pain） 3

脑出血（intracerebral hemorrhage） 543

脑梗死（cerebral infarction） 539

脓毒症（sepsis） 494

狼疮性肾炎（lupus nephritis，LN） 239

高血压（hypertension） 37

高血压亚急症（hypertensive urgency） 38

高血压危象（hypertensive crisis） 38

高血压急症（hypertensive emergency） 38

高血糖高渗综合征（hyperosmolar hyperglycemic syndrome，HHS） 412

高尿酸血症（hyperuricemia） 468

高钾血症（hyperkalemia） 216

高效抗反转录病毒治疗（highly active anti-retrovirus therapy，HAART） 512

病毒性肝炎（viral hepatitis） 514

脊柱关节炎（spondyloarthritis，SpA） 458

脊髓压迫症（spinal cord compression） 570

酒精性肝病（alcoholic liver disease，ALD） 184

消化性溃疡（peptic ulcer） 163

消化道出血（gastrointestinal bleeding） 152

流行性感冒（influenza） 528

继发性肾小球疾病（secondary glomerular disease） 237

十一画

黄疸（jaundice） 146

偏头痛（migraine） 566

淋巴结肿大(lymphadenectasis) 279

淋巴瘤(lymphoma) 318

深部真菌感染(invasive fungal infection) 504

蛋白尿(proteinuria) 211

隐球菌病(cryptococcosis) 508

十二画

蛛网膜下腔出血(subarachnoid hemorrhage, SAH) 547

痛风(gout) 468

溃疡性结肠炎(ulcerative colitis, UC) 170

十三画

感染性休克(septic shock) 494

感染性腹泻(infectious diarrhea) 524

嗜铬细胞瘤(pheochromocytoma) 392

嗜酸性粒细胞增多症(eosinophilia) 341

腹水(ascites) 200

腹痛(abdominal pain) 139

十四画

慢性阻塞性肺疾病(chronic obstructive pulmonary disease, COPD) 81

慢性肾小球肾炎(chronic glomerulonephritis, CGN) 246

慢性肾小管间质性肾炎(chronic tubulointerstitial nephritis, CIN) 248

慢性肾脏病(chronic kidney disease, CKD) 254

慢性呼吸衰竭(chronic respiratory failure) 130

慢性胃炎(chronic gastritis) 165

慢性淋巴细胞白血病(chronic lymphocytic leukemia, CLL) 314

慢性腹泻(chronic diarrhea) 150

慢性髓细胞白血病(chronic myelocytic leukemia, CML) 311

十六画

霍奇金淋巴瘤(Hodgkin lymphoma,HL) 318
噬血细胞性淋巴组织细胞增生症(hemophagocytic lymphohistiocytosis, HLH) 340
糖尿病(diabetes) 400
糖尿病肾病(diabetic kidney disease,DKD) 414
糖尿病肾病(diabetic nephropathy,DN) 237
糖尿病急性并发症(acute complications of diabetes) 409
糖尿病酮症酸中毒(diabetic ketoacidosis,DKA) 409
糖尿病慢性并发症(chronic complications of diabetes) 414

二十一画

癫痫(epilepsy) 551

图书在版编目(CIP)数据

内科基地住院医师口袋书.临床思维/姜林娣,杨露伟,戴晓敏主编.—上海:复旦大学出版社,2023.9(2024.9重印)
ISBN 978-7-309-15620-1

Ⅰ.①内… Ⅱ.①姜… ②杨… ③戴… Ⅲ.①医师-岗位培训-自学参考资料 Ⅳ.①R192.3

中国版本图书馆 CIP 数据核字(2021)第 071796 号

内科基地住院医师口袋书.临床思维
姜林娣 杨露伟 戴晓敏 主编
责任编辑/江黎涵

复旦大学出版社有限公司出版发行
上海市国权路 579 号 邮编:200433
网址:fupnet@fudanpress.com http://www.fudanpress.com
门市零售:86-21-65102580 团体订购:86-21-65104505
出版部电话:86-21-65642845
上海崇明裕安印刷厂

开本 787 毫米×1092 毫米 1/32 印张 19.125 字数 430 千字
2024 年 9 月第 1 版第 2 次印刷

ISBN 978-7-309-15620-1/R·1876
定价:118.00 元

如有印装质量问题,请向复旦大学出版社有限公司出版部调换。
版权所有 侵权必究